全国中医药行业高等职业教育"十三五"规划教材

基础医学概论

（供康复治疗技术、药学、中药学、药品经营与管理、
医学美容技术、医学影像技术等专业用）

主 编◎王 玲 吴 娟

U0335534

中国中医药出版社
·北 京·

图书在版编目（CIP）数据

基础医学概论 / 王玲，吴娟主编 .—北京：中国中医药出版社，2018.8（2023.3重印）

全国中医药行业高等职业教育"十三五"规划教材

ISBN 978 – 7 – 5132 – 4956 – 0

Ⅰ . ①基⋯　Ⅱ . ①王⋯　②吴⋯　Ⅲ . ①基础医学—高等职业教育—教材

Ⅳ . ① R3

中国版本图书馆 CIP 数据核字（2018）第 090370 号

中国中医药出版社出版

北京经济技术开发区科创十三街 31 号院二区 8 号楼

邮政编码　100176

传真　010-64405721

河北品睿印刷有限公司印刷

各地新华书店经销

开本 787×1092　1/16　印张 36　字数 752 千字

2018 年 8 月第 1 版　2023 年 3 月第 4 次印刷

书号　ISBN 978 – 7 – 5132 – 4956 – 0

定价　128.00 元

网址　www.cptcm.com

服务热线　010-64405510

购书热线　010-89535836

维权打假　010-64405753

微信服务号　zgzyycbs

微商城网址　https://kdt.im/LIdUGr

官方微博　http://e.weibo.com/cptcm

天猫旗舰店网址　https://zgzyycbs.tmall.com

如有印装质量问题请与本社出版部联系（010-64405510）
版权专有　侵权必究

全国中医药行业高等职业教育"十三五"规划教材

全国中医药职业教育教学指导委员会

主 任 委 员

卢国慧（国家中医药管理局人事教育司司长）

副主任委员

赵国胜（安徽中医药高等专科学校教授）

张立祥（山东中医药高等专科学校党委书记）

姜德民（甘肃省中医学校校长）

范吉平（中国中医药出版社社长）

秘 书 长

周景玉（国家中医药管理局人事教育司综合协调处处长）

委 员

王义祁（安徽中医药高等专科学校党委副书记）

王秀兰（上海中医药大学教授）

卞 瑶（云南中医学院继续教育学院、职业技术学院院长）

方家选（南阳医学高等专科学校校长）

孔令俭（曲阜中医药学校校长）

叶正良（天士力控股集团公司生产制造事业群CEO）

包武晓（呼伦贝尔职业技术学院蒙医蒙药系副主任）

冯居秦（西安海棠职业学院院长）

尼玛次仁（西藏藏医学院院长）

吕文亮（湖北中医药大学校长）

刘 勇（成都中医药大学峨眉学院党委书记、院长）

李 刚（亳州中药科技学校校长）

李 铭（昆明医科大学副校长）

李伏君（千金药业有限公司技术副总经理）

李灿东（福建中医药大学校长）

李建民（黑龙江中医药大学佳木斯学院教授）

李景儒（黑龙江省计划生育科学研究院院长）

杨佳琦（杭州市拱墅区米市巷街道社区卫生服务中心主任）

吾布力·吐尔地（新疆维吾尔医学专科学校药学系主任）

吴　彬（广西中医药大学护理学院院长）

宋利华（连云港中医药高等职业技术学院教授）

迟江波（烟台渤海制药集团有限公司总裁）

张美林（成都中医药大学附属针灸学校党委书记）

张登山（邢台医学高等专科学校教授）

张震云（山西药科职业学院党委副书记、院长）

陈　燕（湖南中医药大学附属中西医结合医院院长）

陈玉奇（沈阳市中医药学校校长）

陈令轩（国家中医药管理局人事教育司综合协调处副主任科员）

周忠民（渭南职业技术学院教授）

胡志方（江西中医药高等专科学校校长）

徐家正（海口市中医药学校校长）

凌　娅（江苏康缘药业股份有限公司副董事长）

郭争鸣（湖南中医药高等专科学校校长）

郭桂明（北京中医医院药学部主任）

唐家奇（广东湛江中医学校教授）

曹世奎（长春中医药大学招生与就业处处长）

龚晋文（山西卫生健康职业学院/山西省中医学校党委副书记）

董维春（北京卫生职业学院党委书记）

谭　工（重庆三峡医药高等专科学校副校长）

潘年松（遵义医药高等专科学校副校长）

赵　剑（芜湖绿叶制药有限公司总经理）

梁小明（江西博雅生物制药股份有限公司常务副总经理）

龙　岩（德生堂医药集团董事长）

中医药职业教育是我国现代职业教育体系的重要组成部分，肩负着培养新时代中医药行业多样化人才、传承中医药技术技能、促进中医药服务健康中国建设的重要职责。为贯彻落实《国务院关于加快发展现代职业教育的决定》（国发〔2014〕19号）、《中医药健康服务发展规划（2015—2020年）》（国办发〔2015〕32号）和《中医药发展战略规划纲要（2016—2030年）》（国发〔2016〕15号）（简称《纲要》）等文件精神，尤其是实现《纲要》中"到2030年，基本形成一支由百名国医大师、万名中医名师、百万中医师、千万职业技能人员组成的中医药人才队伍"的发展目标，提升中医药职业教育对全民健康和地方经济的贡献度，提高职业技术院校学生的实际操作能力，实现职业教育与产业需求、岗位胜任能力严密对接，突出新时代中医药职业教育的特色，国家中医药管理局教材建设工作委员会办公室（以下简称"教材办"）、中国中医药出版社在国家中医药管理局领导下，在全国中医药职业教育教学指导委员会指导下，总结"全国中医药行业高等职业教育'十二五'规划教材"建设的经验，组织完成了"全国中医药行业高等职业教育'十三五'规划教材"建设工作。

中国中医药出版社是全国中医药行业规划教材唯一出版基地，为国家中医中西医结合执业（助理）医师资格考试大纲和细则、实践技能指导用书、全国中医药专业技术资格考试大纲和细则唯一授权出版单位，与国家中医药管理局中医师资格认证中心建立了良好的战略伙伴关系。

本套教材规划过程中，教材办认真听取了全国中医药职业教育教学指导委员会相关专家的意见，结合职业教育教学一线教师的反馈意见，加强顶层设计和组织管理，是全国唯一的中医药行业高等职业教育规划教材，于2016年启动了教材建设工作。通过广泛调研、全国范围遴选主编，又先后经过主编会议、编写会议、定稿会议等环节的质量管理和控制，在千余位编者的共同努力下，历时1年多时间，完成了83种规划教材的编写工作。

本套教材由50余所开展中医药高等职业教育院校的专家及相关医院、医药企业等单位联合编写，中国中医药出版社出版，供高等职业教育院校中医学、针灸推拿、中医骨伤、中药学、康复治疗技术、护理6个专业使用。

本套教材具有以下特点：

1. 以教学指导意见为纲领，贴近新时代实际

注重体现新时代中医药高等职业教育的特点，以教育部新的教学指导意

见为纲领，注重针对性、适用性以及实用性，贴近学生、贴近岗位、贴近社会，符合中医药高等职业教育教学实际。

2. 突出质量意识、精品意识，满足中医药人才培养的需求

注重强化质量意识、精品意识，从教材内容结构设计、知识点、规范化、标准化、编写技巧、语言文字等方面加以改革，具备"精品教材"特质，满足中医药事业发展对于技术技能型、应用型中医药人才的需求。

3. 以学生为中心，以促进就业为导向

坚持以学生为中心，强调以就业为导向、以能力为本位、以岗位需求为标准的原则，按照技术技能型、应用型中医药人才的培养目标进行编写，教材内容涵盖资格考试全部内容及所有考试要求的知识点，满足学生获得"双证书"及相关工作岗位需求，有利于促进学生就业。

4. 注重数字化融合创新，力求呈现形式多样化

努力按照融合教材编写的思路和要求，创新教材呈现形式，版式设计突出结构模块化，新颖、活泼，图文并茂，并注重配套多种数字化素材，以期在全国中医药行业院校教育平台"医开讲－医教在线"数字化平台上获取多种数字化教学资源，符合职业院校学生认知规律及特点，以利于增强学生的学习兴趣。

本套教材的建设，得到国家中医药管理局领导的指导与大力支持，凝聚了全国中医药行业职业教育工作者的集体智慧，体现了全国中医药行业齐心协力、求真务实的工作作风，代表了全国中医药行业为"十三五"期间中医药事业发展和人才培养所做的共同努力，谨此向有关单位和个人致以衷心的感谢！希望本套教材的出版，能够对全国中医药行业职业教育教学的发展和中医药人才的培养产生积极的推动作用。需要说明的是，尽管所有组织者与编写者竭尽心智，精益求精，本套教材仍有一定的提升空间，敬请各教学单位、教学人员及广大学生多提宝贵意见和建议，以便今后修订和提高。

国家中医药管理局教材建设工作委员会办公室

全国中医药职业教育教学指导委员会

2018 年 1 月

全国中医药行业高等职业教育"十三五"规划教材

《基础医学概论》
编 委 会

主 编

王 玲（昆明卫生职业学院）

吴 娟（江西中医药高等专科学校）

副 主 编（以姓氏笔画为序）

左晓利（安阳职业技术学院）

李国利（重庆三峡医药高等专科学校）

宋军华（山东省青岛卫生学校）

编 委（以姓氏笔画为序）

付抚东（江西中医药高等专科学校）

吴 繁（保山中医药高等专科学校）

陈亚奇（南阳医学高等专科学校）

官文焕（昆明卫生职业学院）

高 荧（山东中医药高等专科学校）

学术秘书

张琳娟（江西中医药高等专科学校）

徐翠平（昆明卫生职业学院）

基础医学是研究人体生命与疾病及治疗原理的一组学科，高楼起于地基，医学源于基础。医学科学的发展为人类展示了没有基础医学的发展，临床医学是很难发展的，没有人体解剖学和病理学的发展，外科手术就无法发展到更高层次，没有药理学、病原生物学的发展，就无法控制手术后的感染。从100多年来医学和生理学诺贝尔奖获得者不难看出基础医学的重要性，75%的医学和生理学诺贝尔奖是颁发给基础医学研究者，充分说明了基础医学的重要性。只有大力发展基础医学，才能缩短我国与发达国家的差距，从而提高大众的健康水平。

基础医学概论作为医学相关专业的一门重要的专业基础课，是一部供医学院校非医疗专业学生学习、了解医学全貌，掌握必要的医学基础知识的必修教材。其基本理论、基本知识直接为后续课程服务。因此，根据课程的定位，确定编写原则和编写思路。在教材的设计编排上，按照基础医学各学科间的逻辑关系，进行优化整合，重新构建教材体系。在编写内容的取舍上，坚持淡化学科意识，服务后续课程，满足未来工作岗位实际需要的原则，精选专业必备的知识。彻底打破传统学科界限，使多学科繁多的知识有机结合、密切联系、精简优化，减少重复内容和教学时数，真正体现为后续课程服务。

全书由五篇十四章组成，基础医学主干课程包括人体解剖学、生理学、生物化学、医学微生物学、医学免疫学、病理学与病理生理学、药理学等部分。第一篇为解剖生理学，该篇将传统的人体解剖学和生理学进行整合，彻底打破传统学科界限，使繁多的知识有机结合、融为一体，减少学科知识的重复。第二篇为生物化学基础，重点介绍酶与维生素、物质代谢。第三篇为微生物学与免疫学基础，病原生物主要介绍常见病原微生物的生物学性状、感染与免疫、微生物学检查与防治措施等；免疫学主要介绍免疫系统的组织结构、生理功能、免疫病理和免疫学的应用等。第四篇为病理学，该篇主要介绍疾病的基本病变、肿瘤病理、常见功能代谢紊乱、常见器官衰竭、常见疾病病理等。第五篇为药理学，重点阐述了基础药效药代动力学、影响药物作用的因素和合理用药原则。

本书以学生为中心，以巩固专业思想为导向，编写内容科学、规范，突出职业技术教育技能培养目标，注重实用，与执业资格考试大纲一致，是适合高等职业院校教育需求的职业教育教材。在内容上既突出各学科的系统性，纲目清楚、层次分明、通俗易懂，基本理论和新进展兼顾；同时也顾及各学科之间的关联性，使全书形成一个结合紧密的有机体。在每章节前编有"学习目标"，章中适当穿插知识链接和案例导入，章节后附有复习思考题，以供学生在每学完一阶段后可自测知识点的掌握情况。本教材突出对学生的应用性、职业技能培养，注重提高学生的科学素养；结构上重视基础知识，体现课程的选择性和整体性；在内容上体现时代性、基础性、选择性；在教学实施上注重自主学习，提倡教学方式多样化；促进教学水平的提高以及教学实践的改进等。

本教材的编写分工：绪论及第十二章第五节由王玲编写；第一、二章由陈亚奇编写；第三、四章由付抚东编写；第五、六章由张琳娟编写；第七、八、九章由李国利编写；第十章由左晓利编写；第十一章第一、二、三节由徐翠平编写；第十一章第四、五节，第十三章第一、二、三节由官文焕编写；第十二章第一、二节由吴繁编写；第十二章第三、四节由吴娟编写；第十三章第四、五、六、七节由宋军华编写；第十四章由高荧编写。

本教材适用于中医药院校、各医学院校的医学相关（非医）专业高职生，如康复治疗技术、药学、中药、药品经营与管理、医疗美容技术、医学影像技术等专业的学生使用，也可供对医学感兴趣的读者阅读。

本教材在编写和审定过程中，汲取和借鉴了相关教材的成果，得到了出版社领导和各院校专家、广大同行的大力支持和协助，在此一并致以崇高的敬意和衷心的感谢！参与本教材编写工作的所有组织者与编写者虽已尽心尽力，力求呈现一本高质量有特色的教材，但书中不妥之处在所难免，希望大家在使用过程中提出宝贵意见和建议，以便今后修订和提高。

《基础医学概论》编委会

2018 年 1 月

▌第四篇 病理学基础▌

‖第五篇　药理学基础‖

绪　论

【学习目标】

　　掌握人体学方位术语，轴和面；熟悉基础医学的定义和研究任务、人体功能调节的方式及特点；了解基础医学与临床医学的关系，新陈代谢、兴奋性、内环境等名词的概念，反馈的概念、正反馈与负反馈的调节作用。

一、基础医学的地位及基本观点

　　基础医学是研究人体生命与疾病及治疗原理的一组学科，是其他医学的理论基础，基础医学的发展使医学进入知其然而知其所以然的阶段。医学科学的发展为我们展示了没有基础医学的发展，临床医学是很难发展的，没有人体解剖学和病理学的发展，外科手术就无法发展到更高层次，没有药理学、病原生物学的发展，就无法控制手术后的感染。20世纪生理学、生物化学、免疫学、病理学与病理生理学的进展，使外科手术的范围扩展到身体各个部位，并提高了外科手术的安全性。

　　高楼起于地基，医学源于基础。有了基础医学的大发展，才有临床医学的日新月异。从医学和生理学诺贝尔奖获得者不难看出基础医学的重要性，自1901年开始颁发首届诺贝尔奖至今100多年的历史证明了这一点，75%的医学和生理学诺贝尔奖颁发给基础医学研究者，充分说明了基础医学的重要性。

　　临床医学存在很多难以解决的问题，在现代医学中首先是从基础医学研究着手，探究疾病的本质、发生机制、治疗和预防方法，再过渡到临床应用。只有大力发展基础医学，才能缩短我国与发达国家的差距，从而提高大众的健康水平。

　　基础医学研究的内容：基础医学主干课程包括人体解剖学、生理学、生物化学、医学微生物学、医学免疫学、病理学与病理生理学、药理学等部分组成。研究内容概括为以下四个方面：

1. 研究人体的正常形态结构 基础医学从不同的角度研究人体形态结构、发生发展及其功能的关系，医学名词 1/3 以上来源于正常人体结构，与医学其他各学科关系极其密切。清代王清任说："著书不明脏腑，岂不是痴人说梦；治病不明脏腑，何异于盲子夜行"，可见祖国古代传统医学已将人体解剖学提高到何等重要的地位。正确认识人体各器官、系统，才能区分正常与异常，才能正确理解人体的生理功能和病理变化。

2. 研究正常人体的功能 研究人体各器官、组织、细胞功能活动及其原理，探讨生命活动的本质和规律。

3. 研究人体的病理学变化 研究疾病发生的一般规律及其机制，研究患病机体的功能改变、生命活动和生殖规律，探究疾病的本质，为医学实践提供理论依据。

4. 研究医学微生物与免疫学及其机制 研究微生物的生物学特性、致病性、免疫性、检查原则、防治原则，阐述微生物与人体和外界环境之间的相互关系。探讨免疫学系统的组织结构、免疫系统对抗原的识别及其应用。

二、人体结构的常用术语和名词

（一）人体的组成

1. 细胞 组成人体形态、结构和功能的基本单位是细胞，细胞由细胞膜、细胞质和细胞核构成。

2. 组织 由形态相似、功能相近的细胞，借细胞间质结合在一起，称组织。人体有四大类，即上皮组织、结缔组织、肌组织和神经组织。

3. 器官 几种不同的组织构成具有一定形态、完成一定功能的称器官，如心、肝、肺、肾等。

4. 系统 许多功能相关的器官完成连续性生理功能的称系统。如运动系统、消化系统、呼吸系统、泌尿系统、生殖系统、脉管系统、感觉器、神经系统和内分泌系统等。

5. 内脏 位于胸腹腔内并借一定管道与外界相通的称内脏。

（二）人体的分部

按照人体的部位，可分为头、颈、躯干和四肢等四大部分。头又可分面部和颅部，颈的后部称为项。躯干分为胸、腹、盆、会阴、背和腰等。四肢分上肢和下肢。上肢分为肩、臂、前臂和手等；下肢分为臀、股、小腿和足等。

（三）常用术语

1. 解剖学姿势 身体直立，两眼平视正前方，上肢下垂于躯干两侧，掌心向前，下肢并拢，足尖向前的姿势称标准解剖学姿势。描述人体各部器官的位置、形态、结构及相互关系时，都要与解剖学姿势为依据。

2. 方位 有关方位术语，是以解剖学姿势为标准，用以描述人体结构位置相互关系，最常用的有：

（1）上和下：近颅者为上，近足者为下。

（2）前和后：近腹者为前，近背者为后；在胚胎时期描述胚胎有关结构的位置时，上为背、下为腹、前为头、后为尾。

（3）内和外：是描述空腔器官，近腔者为内，远腔者为外。

（4）浅和深：是描述与皮肤表面相对距离关系的术语。近皮肤者为浅，远离皮肤而距人体内部中心近者为深。

（5）内侧和外侧：近正中矢状面者为内侧，远者为外侧。

（6）近侧和远侧：多用于描述四肢。距肢体根部近者为近侧，而相对距离较远或肢体末端的部位为远侧。

（四）轴

为了分析关节的运动，在解剖姿势下做出相互垂直的三个轴。

1. 矢状轴　呈前后方向，是与人体的长轴和冠状轴互相垂直的轴。

2. 冠状轴　呈左、右方向，是与人体的长轴和矢状轴互相垂直的轴。

3. 垂直轴　为上下向垂直于水平面，与人体长垂平行的轴。

（五）面

1. 矢状面　沿前后方向将人体分成左、右两部的面称矢状面。通过人体正中线将人体分为左右对称的面，称正中矢状面。

2. 冠状面　也称额状面，沿前、后方向将人体分成前、后两半的面，称冠状面。

3. 水平面　又称横切面，是与矢状面和冠状面都互相垂直的面，将人体分为上下两部的面，称水平面。

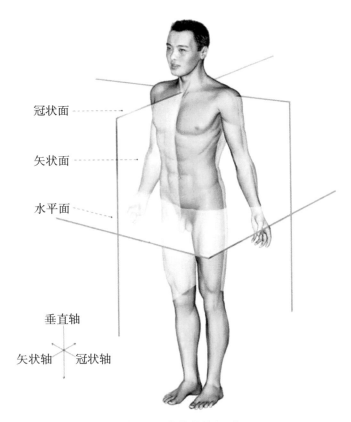

图 0-1　人体的轴与面

三、人体功能的调节

（一）生命活动的基本表现

1. 新陈代谢　新陈代谢是指机体与周围环境之间不断地进行物质交换和能量交换，以实现自我更新的过程。新陈代谢的过程包括两方面：合成代谢（同化作用）：摄取营养物质，合成自身结构，储存能量；分解代谢（异化作用）：自身旧物质排出体外，释放能量。其目的是实现自我更新，新陈代谢是生命最基本的特征。

2. 兴奋性　兴奋性是机体或活组织细胞接受刺激产生反应的能力或特性。兴奋性的生理意义在于任何组织、细胞或器官对刺激所发生的反应，都必须以兴奋性为前提；丧失了兴奋性的，机体与环境间的关系中断，生命也就结束。

（1）刺激与反应：刺激是指被机体或组织感受到的各种环境变化，刺激的种类分为物理性刺激、化学性刺激、生物性刺激、社会心理性刺激。反应指机体或活组织受刺激后所发生的一切变化，反应的两种表现形式为兴奋和抑制。兴奋是某种功能活动出现或加强；抑制是某种功能活动减弱或停止。刺激与反应的关系表现为刺激是原因，反应是结果。

（2）兴奋性与可兴奋组织：兴奋性是机体或活组织细胞接受刺激产生反应的能力或特性。可兴奋组织是指受到有效刺激能产生动作电位的细胞或组织。要使机体发生任何有效刺激反应必须具备三个条件：①足够的刺激强度；②足够的刺激持续时间；③一定的强度 – 时间变化率（单位时间内强度变化的幅度）。

（3）衡量细胞兴奋性的指标：阈强度又称阈值或刺激阈，是指能引起组织发生反应的最小刺激强度。阈刺激是强度等于阈值的刺激。阈上刺激：强度大于阈值的刺激。阈下刺激是强度小于阈值的刺激。兴奋性与阈强度的关系表现在两者呈反变关系，阈强度越小，兴奋性越高；阈强度越大，兴奋性越低。阈强度是衡量组织兴奋性高低的客观指标。

3. 生殖　生殖是指生物体发育成熟后，能够产生与自己相似的子代个体的功能。生殖功能对种群的繁衍是必需的；因此，被视为生命活动的基本特征之一。

（二）生命活动与环境

1. 生命活动与外环境

（1）机体对外环境的适应性：外环境是机体整体直接接触和生活的环境。如：外界、大气环境。人体与外环境之间存在两方面的关系：人的活动对外环境的影响；外环境对人的作用。外环境包括自然环境和社会环境，自然环境的影响按性质可以分为物理因素、化学因素和生物因素。例如：气温、气压、光照等。社会环境是影响人体功能的另一个重要方面，包括：社会因素和心理因素。

（2）适应性的概念及其生理意义：适应性是指机体能够随着外界环境的变化而调整其内部关系的生理特性。适应性的生理意义是使机体与周围环境之间经常保持动态平衡，有利于机体在不断变化的环境中进行正常的生命活动。

2. 生命活动与内环境

（1）机体的内环境：细胞外液是细胞直接接触和赖以生存的环境，被称为机体的内环境。

（2）内环境的稳态：稳态（homeostasis），也称自稳态，是指内环境理化性质相对恒定的状态。稳态的维持是机体自我调节的结果。

内环境的稳态是维持机体正常生命活动的必要条件。

（三）生命活动的调节

人体生理功能的调节方式有神经调节、体液调节、自身调节。神经调节是人体内最主要的调节方式。

1. 神经调节　神经调节是指通过神经系统的活动对机体功能进行调节的方式，神经调节的特点是反应迅速、短暂、精准。

神经调节的基本方式是反射（reflex）。反射是在中枢神经系统的参与下，机体对内外环境刺激做出的规律性反应。反射的结构基础是反射弧，由感受器、传入神经、神经中枢、传出神经和效应器五个部分组成。

反射的基本类型分为非条件反射和条件反射两种。非条件反射是先天遗传、反射弧固定、数量有限、种族共有的、初级的神经活动。条件反射是产生在非条件反射基础上，后天获得、反射灵活可变、数量无限、高级的神经活动。

2. 体液调节　体液调节（humoral regulation）是指体液中某些化学物质通过体液途径对机体功能进行的调节方式。作用方式包括远距离的内分泌、旁分泌、自分泌和神经分泌。发挥调节作用的物质为激素。体液调节的特点表现为缓慢、持久、弥散。

3. 自身调节　自身调节（autoregulation）是指组织器官和细胞不依赖于神经或体液因素，自身对环境刺激发生的一种适应性反应。这种调节在部分组织器官内发现。自身调节的特点为局限、幅度有限、灵敏度低。

（四）人体功能调节的控制系统

1. 非自动控制系统　控制部分发出指令影响受控部分，受控部分不能返回信息，控制方式是单向的开环系统，其没有自动控制系统的特点，在人体功能调节中一般较少见。

2. 自动控制系统　自动控制系统又称反馈控制系统，是指在控制部分发出指令控制受控部分活动的同时，而控制部分自身的活动又接受来自受控部分返回信息的影响。这种控制方式是双向的闭环系统。受控部分发出的信息反过来影响控制部分的活动过程，称为反馈（feedback）。

受控部分发出的反馈信息反过来减弱控制部分活动的调节方式称为负反馈（negative feedback）。机体内较为多见，如维持血压相对稳定、血糖浓度、体温调节等。负反馈调节是维持机体各种生理功能相对稳定的一种重要调节方式。

正反馈（positive feedback）是指受控部分发出的信息加强控制部分活动的调节方式。起到促使某种生理活动不断加强，并迅速完成的作用。人体内不如负反馈多见。例如：排便、排尿、分娩及血液凝固过程等。

3. 前馈控制系统　前馈（feed forward）是指控制部分向受控部分发出信息的同时，通过监测装置对控制部分直接调控，进而向受控部分发出前馈信号，及时调节受控部分的活动，使其更准确、实时和适度。前馈控制系统可使机体的反应具有一定的超前性和预见性。一般反馈控制需时长，前馈控制更为迅速。如骨骼肌运动，大脑通过传出神经向骨骼肌（屈肌）发出收缩信号的同时，又通过前馈控制系统抑制伸肌的收缩，使它们的活动实时、适度，这样可使肢体活动更准确、协调。有些条件反射也属于人体的前馈控制，例如进食前的胃液分泌头期，在食物未进入胃前，胃液就由胃黏膜腺体分泌了。

复习思考题

一、名词解释

1. 新陈代谢　2. 正反馈　3. 负反馈

二、简答题

1. 简述基础医学在医学中的重要性。

2. 描述人体的分布。

3. 简述机体功能的调节方式及其特点。

第一篇　解剖生理学

第 一 章

运动系统

【学习目标】

掌握运动系统的组成和功能，躯干骨和四肢骨的名称和形态，能触摸全身常用的骨性标志，掌握骨连结的概念、关节的构造，能触摸全身常用的肌性标志。熟悉骨的形态、分类，颅骨的构成；椎骨间的连结、肋的连结，脊柱和胸廓的整体观；躯干肌和四肢肌的名称、位置；熟悉头肌的名称、位置。了解骨的构造及理化特性，上、下肢骨的连结与运动，骨盆的组成、分部，女性骨盆的特点，肌的形态、构造及辅助结构。

第一节　概　述

运动系统由骨、骨连结和骨骼肌三部分组成（图1-1）。具有支持、保护和运动的功能。运动中，骨起杠杆作用，骨连结是运动的枢纽，骨骼肌则为运动的动力器官。

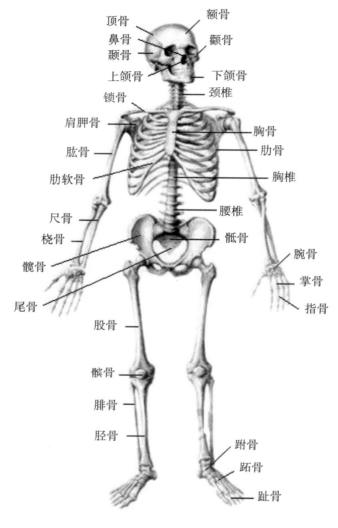

顶骨　　　　　额骨
鼻骨　　　　　颧骨
颞骨
上颌骨　　　　下颌骨
锁骨　　　　　颈椎
肩胛骨　　　　胸骨
肱骨　　　　　肋骨
肋软骨　　　　胸椎
尺骨　　　　　腰椎
桡骨　　　　　骶骨
髋骨　　　　　腕骨
尾骨　　　　　掌骨
　　　　　　　指骨
股骨
髌骨
腓骨
胫骨　　　　　跗骨
　　　　　　　跖骨
　　　　　　　趾骨

图 1-1　全身骨骼

第二节　骨

一、骨的形态、分类

成人共有 206 块骨，按部位不同可分为颅骨、躯干骨和四肢骨；按形态不同可分为长骨、短骨、扁骨和不规则骨 4 类。

1. 长骨　呈长管状，分一体两端。体又称骨干，为中间较细的部分，其内部的空腔称髓腔，容纳骨髓。骨干表面常有 1～2 个血管出入的小孔，称滋养孔。两端的膨大部分称骺，具有光滑的关节面，关节面上被覆有关节软骨。长骨多分布于四肢，如肱骨、股骨等。

2. 短骨　一般呈立方形，有多个关节面，多成群连结在一起，分布于手和足部，如腕骨、跗骨等。

3. 扁骨　呈板状，主要构成颅腔、胸腔和盆腔的壁，起保护作用，如顶骨、胸骨和肋骨等。

4. 不规则骨　形状不规则，主要分布于躯干、颅底和面部，如椎骨、颞骨和上颌骨等。有的不规则骨内含有与外界相通的空腔，称含气骨，如上颌骨和筛骨等。

另外，在某些肌腱和韧带内，尚有一些形如豆状的小骨，称籽骨，在运动中有改变力的方向及减少对肌腱摩擦的作用。

二、骨的构造及理化特性

（一）骨的构造

骨由骨质、骨膜和骨髓 3 部分构成（图 1-2）。

1. 骨质　按结构分为骨密质和骨松质两种。骨密质致密坚实，耐压性强，由不同排列方式的骨板构成，分布于骨的表层。骨松质呈海绵状，由大量片状的骨小梁交错排列而成，分布于长骨两端和短骨、扁骨的内部。颅盖骨内、外表层的骨密质分别称内板和外板，内板薄而松脆，外板厚而坚韧，富有弹性，故颅盖骨骨折多发生于内板。两板之间的骨松质称板障，有板障静脉通过。

2. 骨膜　为一层致密结缔组织膜，淡红色，覆盖于除关节面以外的骨表面，含有丰富的血管、神经和淋巴管，对骨的营养、再生和感觉有重要作用。骨膜内还含有成骨细胞和破骨细胞，分别具有产生新骨质和破坏旧骨质的功能，对骨的生长和损伤后的修复起重要作用。

3. 骨髓　充填于髓腔和骨松质的间隙内，分红骨髓和黄骨髓两种。红骨髓含有大量不同发育阶段的红细胞和其他幼稚的血细胞，有造血功能。

（二）骨的理化特性

骨含有有机质和无机质两种化学成分。有机质主要是骨胶原纤维和黏多糖蛋白，使骨具有弹性和韧性；无机质主要是碱性磷酸钙为主的无机盐类，使骨坚硬而具有脆性。骨的化学成分、物理性质可随年龄的增长而发生变化。幼儿的骨有机质和无机质各占一半，故弹性、韧性较大，在外力影响下，易发生变形而不易骨折。成人骨化学成分有机质占 35%，无机质占 65%，此比例使骨既有较大的硬度，又有一定的弹性和韧性，能承受较大的压力而不变形。老年人的骨无机质所占比例更大，因而骨的脆性增大，易发生骨折。

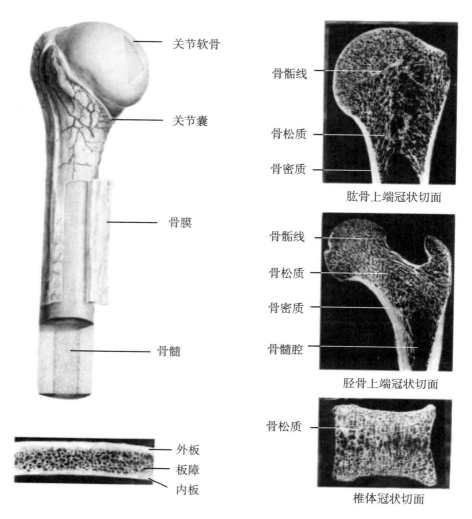

关节软骨

关节囊

骨膜

骨髓

外板
板障
内板

骨骺线

骨松质

骨密质

肱骨上端冠状切面

骨骺线

骨松质

骨密质

骨髓腔

胫骨上端冠状切面

骨松质

椎体冠状切面

图1-2 骨的构造

三、躯干骨和四肢骨的名称和形态

躯干骨共51块，由24块椎骨、12对肋、1块胸骨、1块骶骨和1块尾骨组成。它们借骨连结构成脊柱和胸廓。

（一）脊柱

幼年时椎骨有33块，即颈椎7块、胸椎12块、腰椎5块、骶椎5块和尾椎4块。成年后5块骶椎融合成1块骶骨，4块尾椎融合成1块尾骨。

1. 椎骨的一般形态　椎骨由前方的椎体和后方的椎弓两部分构成，两者围成的孔称椎孔。所有椎孔相连构成椎管，容纳脊髓。椎弓呈半环形，与椎体相连缩细的部分称椎弓根。椎弓根上、下缘各有一切迹，相邻椎骨的上、下切迹共同围成椎间孔，孔内有脊神经和血管通过。椎弓的后部较宽大称椎弓板。由椎弓板发出 7 个突起：向上发出的一对称上关节突，向下发出的一对称下关节突，向两侧发出的一对称横突，向后或后下方发出的一个称棘突（图 1-3）。

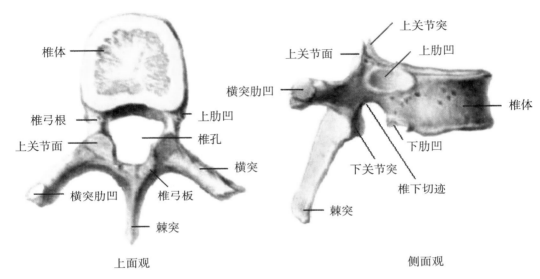

| 上面观 | 侧面观 |

图 1-3　胸椎

2. 各部椎骨的形态特征

（1）颈椎：椎体较小，椎孔较大，呈三角形。横突根部有横突孔，孔内有椎动脉和椎静脉通过。第 2～6 颈椎棘突短，末端分叉。第 3～7 颈椎体上面的两侧缘向上微突，称钩突，若过度增生，可使椎间孔狭窄，压迫脊神经（图 1-4）。

第 1 颈椎又称寰椎，呈环状，无椎体、棘突和关节突，由前弓、后弓和两个侧块构成。（图 1-5）。

第 2 颈椎又称枢椎，由椎体向上发出的指状突起称齿突，与寰椎的齿突凹相关节（图 1-6）。

第 7 颈椎又称隆椎，棘突较长，末端不分叉，活体易于触及，常作为计数椎骨的标志（图 1-7）。

（2）胸椎：在椎体侧面后份的上、下缘各有一浅凹，分别称上肋凹和下肋凹，与肋头相关节。在横突末端的前面，有圆形的横突肋凹，与肋结节相关节。胸椎棘突较长，伸向后下方。相邻棘突呈叠瓦状排列（图 1-3）。

（3）腰椎：椎体大，椎弓发达，棘突宽短，呈板状，水平伸向后方（图 1-8）。

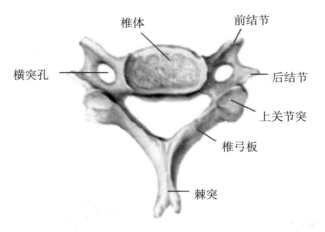

图 1-4　颈椎

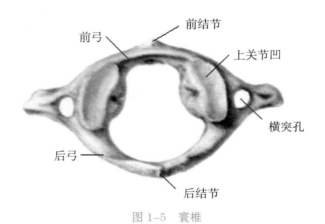

图 1-5　寰椎

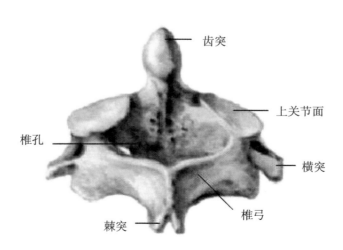

图 1-6　枢椎

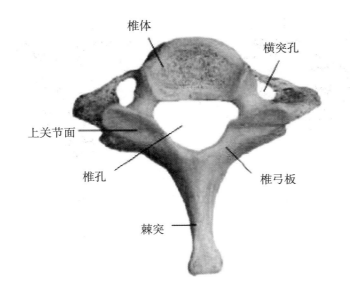

图 1-7　第 7 颈椎

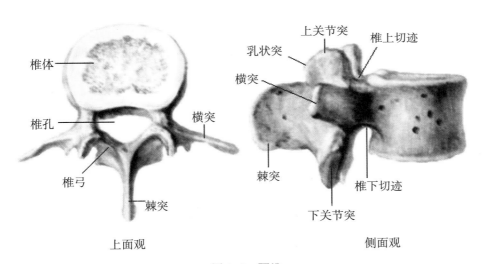

上面观　　　　　　　　　　　侧面观

图 1-8　腰椎

（4）骶骨：由 5 块骶椎融合而成，略呈倒置的等腰三角形。上缘中部向前突出称岬，女性骶骨岬是产科测量骨盆上口大小的重要标志。下端接尾骨。骶骨侧面各有一关节面，称耳状面，与髂骨的耳状面构成骶髂关节。骶骨前面光滑微凹，有 4 对骶前孔。后面粗糙隆凸，有 4 对骶后孔。骶骨内有纵行的骶管，与骶前孔、骶后孔相通。骶管上接椎管，下端的开口称骶管裂孔，裂孔两侧各有一向下的突起，称骶角（图 1-9）。

（5）尾骨：由 4 块退化的尾椎融合而成，上接骶骨，下端游离（图 1-9）。

13

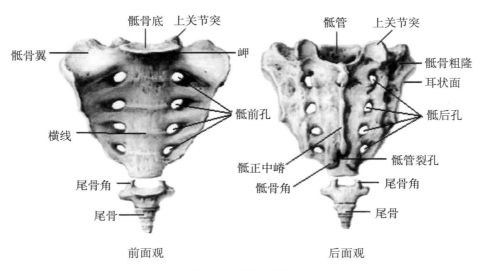

图 1-9　骶骨和尾骨

（二）胸廓

胸廓由 12 块胸椎、12 对肋和 1 块胸骨连结而成。具有支持、保护胸、腹腔器官和参与呼吸运动等功能。

1. 胸骨　位于胸前壁正中，为长方形扁骨。自上而下由胸骨柄、胸骨体和剑突 3 部分组成。胸骨柄上缘中部凹陷，称颈静脉切迹，两侧有锁切迹，与锁骨相连结。胸骨柄与胸骨体相连处稍向前突，形成胸骨角，平对第 2 肋软骨，可在体表触及，是计数肋的重要标志。胸骨体呈长方形，外侧缘有与第 2 ～ 7 肋软骨相连的肋切迹。剑突扁而薄，下端游离（图 1-10 ）。

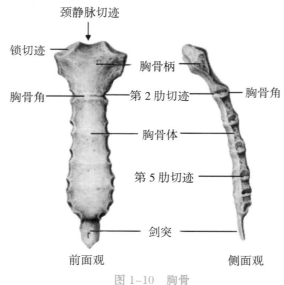

图 1-10　胸骨

2. 肋　共12对，第1～7对肋前端与胸骨相连，称真肋；第8～10对肋前端不直接与胸骨相连，称假肋；第11、12对肋前端游离，称浮肋。

肋由肋骨和肋软骨两部分组成。后端膨大称肋头，与胸椎的上、下肋凹相关节。肋头外侧稍细的部分称肋颈，肋颈外侧的隆起称肋结节，其关节面与胸椎的横突肋凹相关节（图1–11）。

第1肋骨扁宽，分上、下面和内、外缘，无肋角和肋沟。内缘前份有前斜角肌结节，为前斜角肌附着处。第2肋骨为过渡型。第11、12肋骨无肋结节、肋颈及肋角。

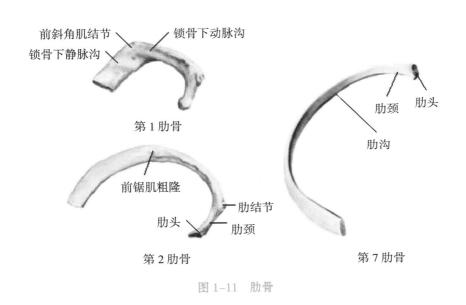

图1–11　肋骨

（三）上肢骨

上肢骨每侧32块，共64块，由锁骨、肩胛骨、肱骨、尺骨、桡骨和手骨组成。

1. 锁骨　位于胸廓前上部，略呈"～"形，全长均可在体表摸到。锁骨内侧端粗大，称胸骨端，与胸骨柄相关节。外侧端扁平，称肩峰端，与肩胛骨的肩峰相关节。内侧2/3凸向前，外侧1/3凸向后。锁骨骨折易发生在中、外1/3交界处（图1–12）。

2. 肩胛骨　位于胸廓后面的外上方，平对第2～7肋之间，为三角形扁骨。肩胛骨前面微凹称肩胛下窝。后面有一横嵴称肩胛冈。肩胛冈的外侧端突起，称肩峰，是肩部的最高点。肩胛冈上、下方的浅窝，分别称冈上窝和冈下窝。肩胛骨上缘较短，其外侧有一指状突起，称喙突。内侧缘较薄，邻近脊柱，又称脊柱缘。外侧缘较厚，邻近腋窝，又称腋缘。肩胛骨的上角平对第2肋，下角平对第7肋，是计数肋的标志。外侧角肥厚，有一朝向外侧的浅窝，称关节盂，与肱骨头相关节。关节盂的上、下方各有一小隆起，分别称盂上结节和盂下结节（图1–13）。

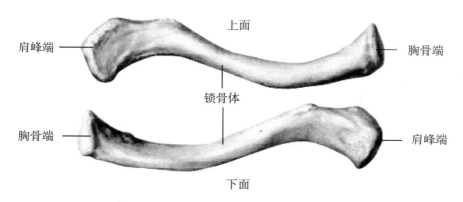

肩峰端   上面   胸骨端

锁骨体

胸骨端   下面   肩峰端

图 1-12　锁骨

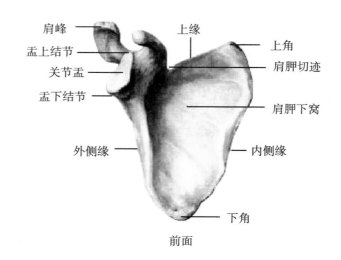

肩峰　　　　　上缘　　　　　上角
盂上结节　　　　　　　　　肩胛切迹
关节盂
盂下结节　　　　　　　　　肩胛下窝

外侧缘　　　　　　　　　内侧缘

下角

前面

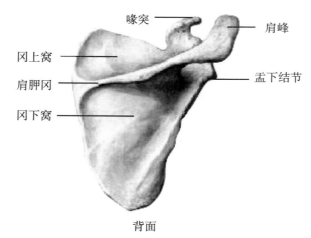

喙突　　　　　肩峰
冈上窝
肩胛冈　　　　　　　　　盂下结节
冈下窝

背面

图 1-13　肩胛骨

3. 肱骨　位于臂部，可分为肱骨体和上、下两端。上端膨大，内上部为半球状，称肱骨头，与肩胛骨的关节盂相关节。头周围的环行浅沟，称解剖颈。肱骨头的前、外侧各有一个隆起，分别称小结节和大结节，两结节向下延伸，分别形成小结节嵴和大结节嵴。上端与体交界处稍细，称外科颈，是易发生骨折的部位。肱骨体外侧面中部，有粗糙的三角肌粗隆。后面中部有一从内上斜向外下的浅沟，称桡神经沟，有桡神经通过，肱骨中段骨折，易损伤此神经。肱骨下端略扁，其内、外侧各有一突起，分别称内上髁和外上髁，均可在体表摸到。内上髁后方有一浅沟，称尺神经沟，有尺神经通过，肱骨内上髁骨折易伤及此神经。肱骨下端的远侧面，外侧部有半球状的肱骨小头，与桡骨相关节，内侧部有形如滑车的肱骨滑车，与尺骨相关节。滑车前面上方的窝，称冠突窝。滑车后面上方的窝，称鹰嘴窝（图1-14）。

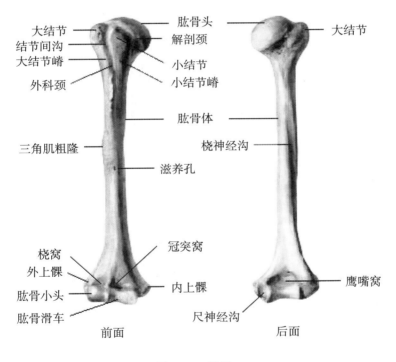

图 1-14　肱骨

4. 桡骨　位于前臂外侧，分一体两端。上端呈短圆柱状，称桡骨头，其上面有关节凹，与肱骨小头相关节；头周围有环状关节面，与尺骨相关节。头下方略细，称桡骨颈。颈的内下方有粗糙的隆起，称桡骨粗隆。桡骨体呈三棱柱形，内侧缘锐薄，称骨间缘。下端较宽，下面有腕关节面与腕骨相关节。下端外侧向下的突起，称桡骨茎突。下端内面的关节面称尺切迹，与尺骨头相关节（图1-15）。

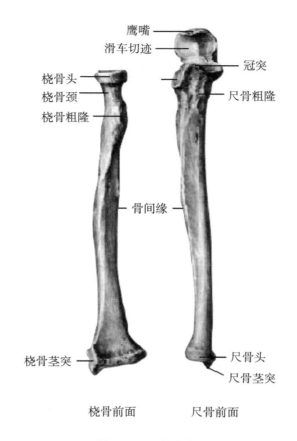

桡骨前面　　尺骨前面

图 1-15　尺骨和桡骨

5. 尺骨　位于前臂内侧，分一体两端。上端前面有一半月形关节面，称滑车切迹，与肱骨滑车相关节。滑车切迹的上、下方各有一突起，分别称鹰嘴和冠突。冠突外侧面有一凹面，称桡切迹，与桡骨头相关节。尺骨体的外侧缘较薄，称骨间缘，与桡骨骨间缘相对。下端称尺骨头，头后内侧向下的突起，称尺骨茎突（图 1-15）。

6. 手骨　包括腕骨、掌骨和指骨（图 1-16）。

（1）腕骨：共 8 块，均属短骨，排成两列。近侧列由外侧向内侧依次为：手舟骨、月骨、三角骨和豌豆骨；远侧列由外侧向内侧依次为：大多角骨、小多角骨、头状骨和钩骨。

（2）掌骨：共 5 块，属于长骨。由外侧向内侧依次为第 1～5 掌骨。掌骨的近侧端为底，与腕骨相接；远侧端为头，与指骨相接；中间部为体。

（3）指骨：共 14 块，属于长骨。除拇指为 2 块外，其余各指均为 3 块，由近侧向远侧分别称近节指骨、中节指骨和远节指骨。

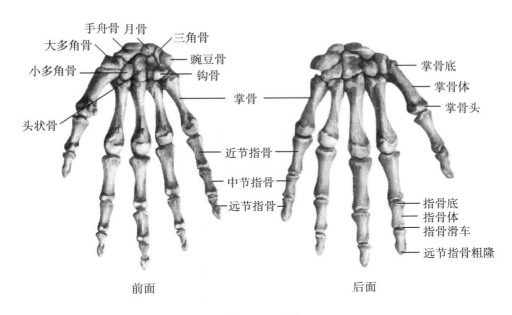

手舟骨　月骨
大多角骨　　　　三角骨
　　　　　　豌豆骨
小多角骨　　　钩骨
　　　　　　　　掌骨
头状骨

近节指骨
中节指骨
远节指骨

前面

掌骨底
掌骨体
掌骨头

指骨底
指骨体
指骨滑车
远节指骨粗隆

后面

图 1-16　手骨

（四）下肢骨

下肢骨每侧31块，共62块，由髋骨、股骨、髌骨、胫骨、腓骨和足骨组成。

1. 髋骨　位于盆部，是不规则扁骨，由髂骨、耻骨和坐骨融合而成。髂骨位于髋骨的上部，耻骨和坐骨分别位于髋骨的前下部和后下部。三骨融合处的外面有一大窝，称髋臼，髋臼下缘缺损处，称髋臼切迹。髋臼前下方的大孔，称闭孔（图1-17）。

2. 股骨　位于大腿，为人体最长的长骨，约占身高的1/4，分一体和两端。上端伸向内上方的球状膨大，称股骨头，与髋臼相关节。股骨头关节面近中央处有一小凹，称股骨头凹，有股骨头韧带附着。股骨头外下方缩细的部分，称股骨颈。颈与体交界处有两个隆起，内下方的较小称

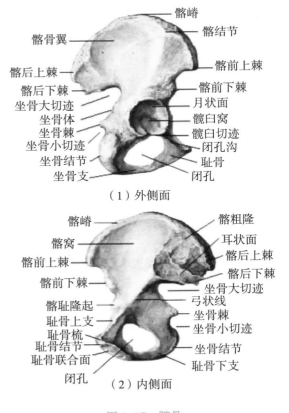

髂嵴
髂结节
髂骨翼
髂后上棘　　　　　　　髂前上棘
髂后下棘　　　　　　　髂前下棘
坐骨大切迹　　　　　　月状面
坐骨体　　　　　　　　髋臼窝
坐骨棘　　　　　　　　髋臼切迹
坐骨小切迹　　　　　　闭孔沟
坐骨结节　　　　　　　耻骨
坐骨支　　　　　　　　闭孔

（1）外侧面

髂嵴　　　　　　　　　髂粗隆
髂窝　　　　　　　　　耳状面
髂前上棘　　　　　　　髂后上棘
髂前下棘　　　　　　　髂后下棘
髂耻隆起　　　　　　　坐骨大切迹
耻骨上支　　　　　　　弓状线
耻骨梳　　　　　　　　坐骨棘
耻骨结节　　　　　　　坐骨小切迹
耻骨联合面　　　　　　坐骨结节
耻骨下支
闭孔

（2）内侧面

图 1-17　髋骨

小转子，外上方的较大称大转子，大、小转子之间，前面有转子间线，后面有转子间嵴。

股骨下端突向后的两个骨髁，分别称内侧髁和外侧髁，两髁之间的深窝，称髁间窝，两髁前面的关节面，称髌面，与髌骨相关节。两髁侧面的最突出部，分别称内上髁和外上髁，是重要的体表标志（图 1-18）。

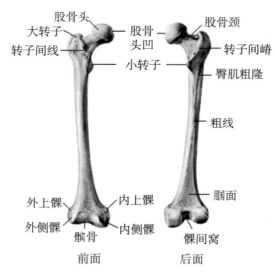

图 1-18　股骨

3. 髌骨　位于膝关节前方的股四头肌肌腱内，是人体最大的籽骨（图 1-19）。

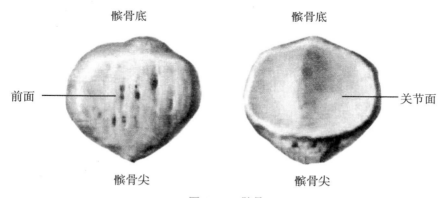

图 1-19　髌骨

4. 胫骨　位于小腿内侧，为粗大的长骨，分一体两端。上端粗大，有与股骨内、外侧髁相对应的内侧髁和外侧髁。两髁之间的隆起，称髁间隆起。外侧髁的后外侧有一小关节面，称腓关节面，与腓骨头相关节。上端与体移行处的前面有粗糙的隆起，称胫骨粗隆。

外侧缘称骨间缘。胫骨下端内侧有向下的突起，称内踝，外侧有腓切迹，与腓骨相接，下面有关节面与距骨相关节（图1-20）。

5.腓骨　位于小腿外侧，细长，分一体两端。上端膨大称腓骨头，头下方缩细称腓骨颈。体内侧缘锐利，称骨间缘。下端膨大称外踝（图1-20）。

6.足骨　包括跗骨、跖骨和趾骨（图1-21）。

（1）跗骨：共7块，属于短骨，排成3列。后列有上方的距骨和下方的跟骨；中列为位于距骨前方的足舟骨；前列由内侧向外侧依次为内侧楔骨、中间楔骨、外侧楔骨和骰骨。距骨上面的关节面称距骨滑车。跟骨后端的隆凸称跟骨结节。

（2）跖骨：共5块，属于长骨。由内侧向外侧依次称第1～5跖骨。跖骨近侧端为底，中间为体，远侧端为头。

（3）趾骨：共14块，命名与指骨相同。

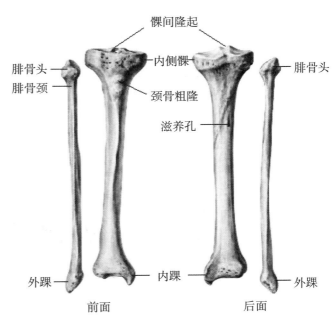

图1-20　胫骨和腓骨

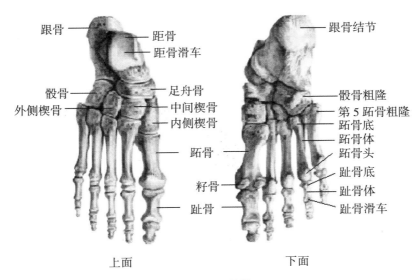

图1-21　足骨

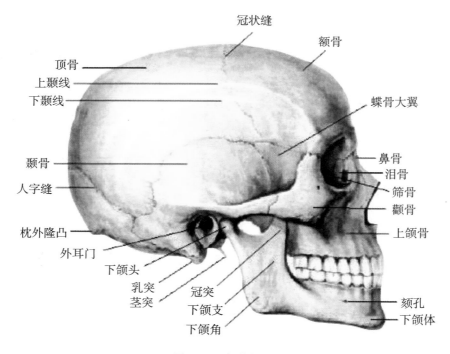

图 1-22 颅的侧面

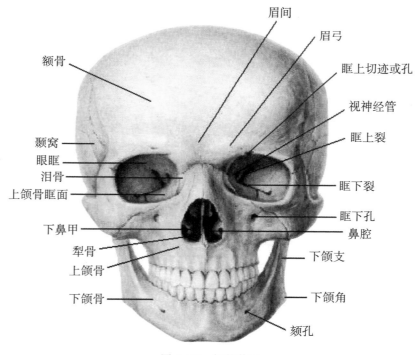

图 1-23 颅的前面

四、颅骨的构成

颅骨共 23 块（3 对听小骨未包括在内），彼此借骨连结相连构成颅。颅借寰枕关节与脊柱相连。

（一）颅的组成

颅由后上部的脑颅和前下部的面颅两部分组成（图 1-22、1-23）。

1. 脑颅 由 8 块颅骨构成，包括成对的颞骨和顶骨，不成对的额骨、筛骨、蝶骨和枕骨，它们共同围成颅腔，支持和保护脑。颅底由中部的蝶骨、前部的筛骨和额骨、两侧的颞骨和后部的枕骨构成。

2. 面颅 由 15 块颅骨构成，成对的有上颌骨、腭骨、颧骨、鼻骨、泪骨和下鼻甲，不成对的有犁骨、下颌骨和舌骨，它们构成面部支架，并围成眶、骨性鼻腔和骨性口腔。

（二）部分颅骨的形态

1. 下颌骨 呈蹄铁形，分中部的下颌体及两侧的下颌支。下颌支内面的中央有一开口，称下颌孔，经下颌管通颏孔（图 1-24）。

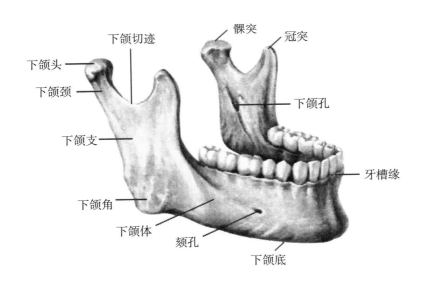

图 1-24 下颌骨

2. 舌骨 呈蹄铁形，中间部称舌骨体，由体向后伸出的长突称大角，体与大角结合处向上伸出的短突称小角。舌骨体和大角均可在体表摸到（图 1-25）。

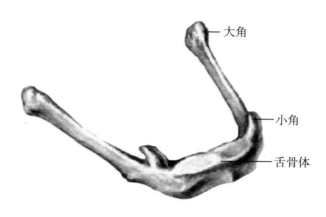

图 1-25　舌骨

（三）颅的整体观

1. 颅的上面观　颅的上面呈卵圆形，光滑隆凸。颅盖各骨之间借缝相连，位于额骨与顶骨之间的称冠状缝；两侧顶骨之间的称矢状缝；位于顶骨与枕骨之间的称人字缝。

2. 颅的侧面观　颅的侧面中部有外耳门，向内通向外耳道。外耳门前方的弓形骨桥称颧弓，后下方的突起为乳突。颧弓将颅侧面分为上方的颞窝和下方的颞下窝。在颞窝前下部，额骨、顶骨、颞骨和蝶骨会合形成 H 形的缝，称为翼点，此处骨质薄弱，其内面有脑膜中动脉前支经过，骨折时易损伤该血管引起颅内出血（图 1-22）。

3. 颅的前面观　颅的前面中央有一大孔，称梨状孔，向后通骨性鼻腔。梨状孔的外上方为眶，下方为骨性口腔（图 1-23）。

（1）眶：为一对四棱锥体形的腔，容纳眼球及眼副器。眶口朝向前，略呈方形，由 4 缘围成。眶上缘的内、中 1/3 交界处有眶上孔或眶上切迹，眶下缘的中点下方有眶下孔。眶尖朝向后内，尖端有视神经管，向后与颅中窝相通。

（2）骨性鼻腔：位于面颅中央，由犁骨和筛骨垂直板构成的骨性鼻中隔将其分为左右两半。骨性鼻腔的上壁为筛板，下壁为骨腭，外侧壁由上颌骨和筛骨等构成，自上而下有 3 个向下弯曲的骨片，分别为上鼻甲、中鼻甲和下鼻甲，鼻甲的下方有相应的鼻道，分别称上鼻道、中鼻道和下鼻道。上鼻甲的后上方与蝶骨体之间有一浅窝，称蝶筛隐窝。骨性鼻腔前方的开口为梨状孔，后方的开口成对，称鼻后孔，通鼻咽（图 1-26、图 1-27）。

（3）鼻旁窦：是位于鼻腔周围颅骨内的含气空腔。包括上颌窦、额窦、蝶窦和筛窦，它们均开口于鼻腔。额窦开口于中鼻道；蝶窦开口于蝶筛隐窝；筛窦前、中群开口于中鼻道，后群开口于上鼻道；上颌窦开口于中鼻道。

（4）骨性口腔：由上颌骨、腭骨和下颌骨围成，向后通口咽。

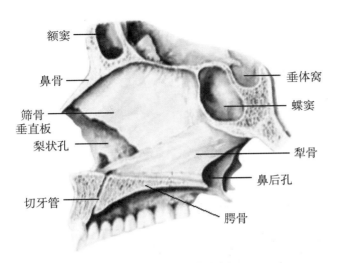

图 1-26　骨性鼻中隔

额窦

鼻骨

筛骨
垂直板

梨状孔

切牙管

垂体窝

蝶窦

犁骨

鼻后孔

腭骨

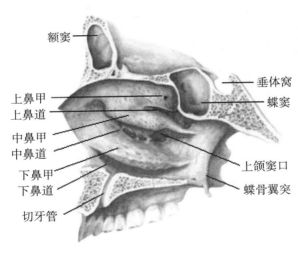

图 1-27　骨性鼻腔的外侧壁

额窦

上鼻甲

上鼻道

中鼻甲

中鼻道

下鼻甲

下鼻道

切牙管

垂体窝

蝶窦

上颌窦口

蝶骨翼突

4. 颅底内面观　颅底内面凹凸不平，由前向后可分为颅前窝、颅中窝和颅后窝 3 部分
（图 1-28）。

（1）颅前窝：较浅，中部凹陷处为筛板，板上有许多小孔称筛孔，向下与骨性鼻腔相
通。筛板正中向上的突起为鸡冠。筛板的外侧为额骨，构成眶上壁。

（2）颅中窝：中部隆起，由蝶骨体构成。蝶骨体上面呈马鞍状，称蝶鞍。蝶鞍中部
的凹窝称垂体窝，容纳垂体。垂体窝的前外侧有视神经管，管的外侧有眶上裂，均与眶相
通。垂体窝后界高耸的方形骨板称鞍背。蝶骨体两侧由前内向后外依次有圆孔、卵圆孔和
棘孔。卵圆孔和棘孔后方的三棱锥形骨突为颞骨岩部。岩部外侧较平坦称鼓室盖，为中耳

鼓室的上壁。

（3）颅后窝：较深，中央有枕骨大孔，向下通椎管。枕骨大孔的前外侧缘上有舌下神经管内口，前上方的平坦斜面称斜坡，后上方的隆起称枕内隆凸，此凸向上延续为上矢状窦沟，向两侧延续为横窦沟，继转向前下内改称乙状窦沟，末端终于颈静脉孔。颞骨岩部后面的中央有一孔称内耳门，通入内耳道。

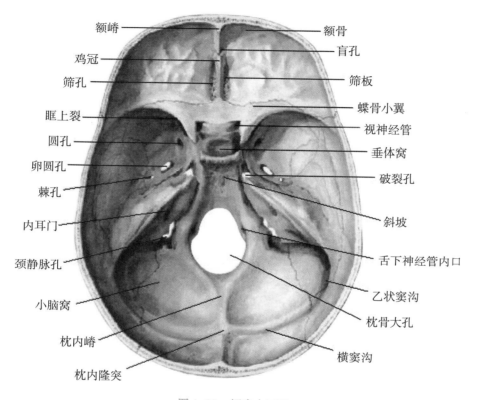

额嵴 —— 额骨
鸡冠 —— 盲孔
筛孔 —— 筛板
眶上裂 —— 蝶骨小翼
圆孔 —— 视神经管
卵圆孔 —— 垂体窝
棘孔 —— 破裂孔
内耳门 —— 斜坡
颈静脉孔 —— 舌下神经管内口
小脑窝 —— 乙状窦沟
枕内嵴 —— 枕骨大孔
枕内隆突 —— 横窦沟

图 1-28　颅底内面观

5. 颅底外面观　颅底外面可分前、后两部。前部较低，牙槽弓围绕的部分称骨腭，由上颌骨和腭骨水平板构成。骨腭后上方的一对孔为鼻后孔，孔两侧的垂直骨板为翼突，翼突根部的后外侧依次有卵圆孔和棘孔（图 1-29）。

（四）新生儿颅的特征

新生儿颅顶各骨尚未完全发育，骨与骨之间仍保留有一定面积的结缔组织膜，面积较大者称颅囟。其中位于两顶骨与额骨之间的称前囟，呈菱形，最大，约 1 ～ 2 岁时闭合。位于两顶骨与枕骨之间的称后囟，呈三角形，出生后 2 ～ 3 个月闭合（图 1-30）。

五、全身常用的骨性标志

躯干骨的重要骨性标志有：第 7 颈椎棘突、颈静脉切迹、胸骨角、肋弓和骶角等。

上肢骨重要的骨性标志有：锁骨、肩胛冈、肩峰、喙突、肩胛骨上角、肩胛骨下角、肱骨内上髁、肱骨外上髁、尺骨鹰嘴、尺骨茎突、桡骨茎突等。

下肢骨重要的骨性标志有：髂嵴、髂前上棘、髂后上棘、髂结节、耻骨结节、坐骨结节、股骨大转子、股骨内上髁、股骨外上髁、髌骨、腓骨头、胫骨粗隆、胫骨前缘、内踝、外踝、跟骨结节等。

颅骨重要的骨性标志有：枕外隆凸、乳突、下颌角、颧弓、眶上缘、眶下缘等。

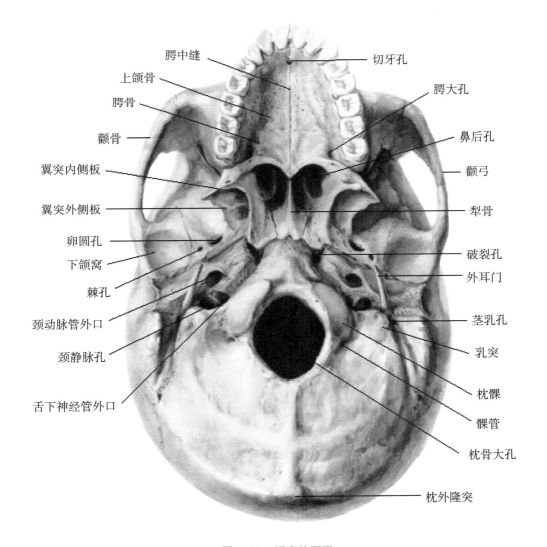

腭中缝　切牙孔　上颌骨　腭大孔　腭骨　鼻后孔　颧骨　颧弓　翼突内侧板　犁骨　翼突外侧板　破裂孔　卵圆孔　外耳门　下颌窝　棘孔　茎乳孔　颈动脉管外口　乳突　颈静脉孔　枕髁　舌下神经管外口　髁管　枕骨大孔　枕外隆凸

图 1-29　颅底外面观

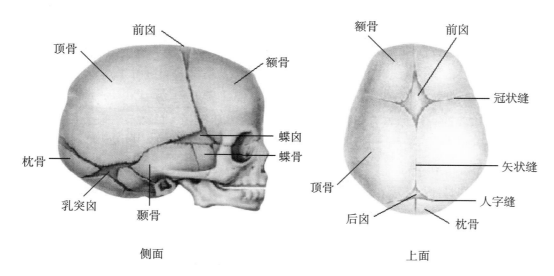

图 1-30　新生儿颅

第三节　骨连结

一、骨连结的概念、关节的构造

骨与骨之间的连结装置称骨连结。根据连结形式的不同，骨连结可分为直接连结和间接连结两种。

1.直接连结　是指骨与骨之间借致密结缔组织、软骨或骨直接相连，因骨与骨之间无间隙，故运动范围极小或完全不能运动。根据连结组织的不同，可分为纤维连结、软骨连结和骨性结合 3 种类型（图 1-31）。

（1）纤维连结：骨与骨之间借致密结缔组织直接相连，其间无间隙，称纤维连结。如椎骨之间的韧带连结、前臂骨之间的骨间膜和颅骨之间的缝等。

（2）软骨连结：骨与骨之间借软骨相连，其间无间隙，称软骨连结。如椎体之间的椎间盘、耻骨之间的耻骨联合等。

（3）骨性结合：两骨之间借骨组织相连，称骨性结合。一般由纤维连结和一些软骨连结骨化而成，无活动性。如髂骨、坐骨、耻骨之间的结

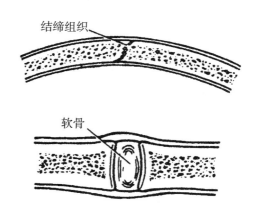

图 1-31　骨的纤维连结和软骨连结

合等。

2. 间接连结　又称关节或滑膜关
节，是骨与骨之间借膜性的结缔组织
囊相连，相对的骨面之间具有腔隙的
一种连结。关节是人体骨连结的主要
形式（图1-32）。

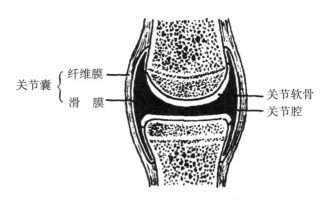

图1-32　关节的基本结构模式图

（1）关节的基本结构：每个关节
都具有关节面、关节囊和关节腔3种
基本结构。

1）关节面：是构成关节各骨的邻接面，多为一凸一凹，分别称关节头和关节窝。关
节面上覆有薄层透明软骨称关节软骨，表面光滑，具有弹性，能承受压力，减轻运动时的
震荡和冲击。

2）关节囊：为包绕在关节周围的结缔组织囊，分内、外两层。外层厚而坚韧，由致
密结缔组织构成，称纤维层。内层薄而柔软，由疏松结缔组织构成，称滑膜层。滑膜层紧
贴纤维层内面，边缘附着于关节软骨周缘，能产生滑液，营养关节软骨和润滑关节，减少
关节运动时的摩擦。

3）关节腔：为关节软骨和关节囊滑膜层共同围成的密闭腔隙。腔内为负压，含少量
滑液，对维持关节的稳固性具有一定作用。

（2）关节的辅助结构：关节除具备上述基本结构外，某些关节还具有韧带、关节盘和
关节唇等辅助结构，以增加关节的灵活性和增强关节的稳固性。

1）韧带：为连于相邻两骨之间的致密结缔组织束，具有加强关节的稳固性和限制关
节过度运动的作用。位于关节囊内的称囊内韧带，表面被滑膜包裹。位于关节囊外的称囊
外韧带。

2）关节盘：是位于两关节面之间的纤维软骨板，多呈盘状，其周缘附着于关节囊
内面，将关节腔分为两部。关节盘可使关节面之间相互适应，以增加关节的稳固性和灵
活性。

3）关节唇：为附着于关节窝周缘的纤维软骨环，具有加深关节窝，加大关节面，增
强关节稳固性的作用。

（3）关节的运动：主要有以下几种运动形式。

1）屈和伸：是关节沿冠状轴进行的一组运动。运动时两骨相互靠拢，角度减小，称
屈；相反，角度增大，称伸。在踝关节，足上抬，足背向小腿前面靠拢为伸，又称背屈，
足尖下垂为屈，又称跖屈。

2）内收和外展：是关节沿矢状轴进行的一组运动。运动时骨向正中矢状面靠拢，称

内收或收，反之，骨远离正中矢状面，称外展或展。

3）旋内和旋外：是关节沿垂直轴进行的一组运动，统称旋转。骨向前内侧旋转，称旋内，反之，向后外旋转，称旋外。在前臂，将手背转向前的运动称旋前，将手背转向后的运动称旋后。

4）环转：即近端关节头在原位转动，骨的远侧端做圆周运动，运动时全骨描绘出一圆锥形轨迹，是屈、展、伸、收的连续运动。

二、椎骨间的连结、肋的连结

（一）椎骨间的连结

椎骨之间借椎间盘、韧带和关节相连。

1. 椎间盘　是连结相邻两个椎体之间的纤维软骨盘。由周围部的纤维环和中央部的髓核构成（图1-33）。

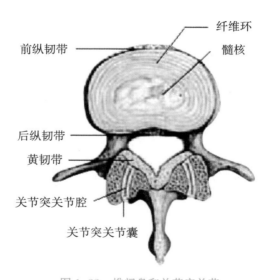

图1-33　椎间盘和关节突关节

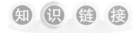

　　椎间盘的临床意义：脊柱外伤或慢性劳损有可能引起纤维环破裂，髓核膨出，临床上称椎间盘突出症。由于纤维环后部较薄弱，故髓核多向后方或后外侧膨出，使椎管或椎间孔狭窄，压迫脊髓或脊神经。脊柱腰部负重及活动度最大，故椎间盘突出多发生在腰部，常见于第4、5腰椎或第5腰椎与骶骨之间，颈部次之，胸部少见。

2. 韧带（图 1-34）

（1）前纵韧带：是位于椎体和椎间盘前面的长韧带，宽而坚韧，上起枕骨大孔前缘，下至第 1 或第 2 骶椎，其纤维与椎体和椎间盘连结紧密，具有防止脊柱过度后伸和椎间盘向前脱出的作用。

（2）后纵韧带：是位于椎体和椎间盘后面的长韧带，细而坚韧，起自枢椎，向下至骶管，有限制脊柱过度前屈的作用。

（3）棘上韧带：是连于各棘突尖端的细长韧带，前方与棘间韧带融合，有限制脊柱过度前屈的作用。第 7 颈椎以上，韧带从颈椎棘突尖向后扩展成三角形，形成项韧带。

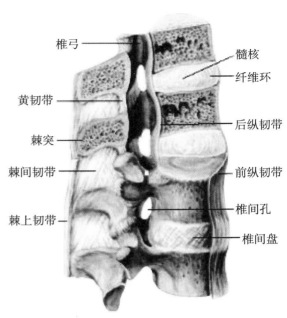

图 1-34　椎骨间的连结

（4）棘间韧带：为连结相邻两棘突之间的短韧带，前接黄韧带，后方移行为棘上韧带或项韧带。

（5）黄韧带：为连结相邻两椎弓板之间的短韧带，与椎弓板共同构成椎管后壁。有限制脊柱过度前屈并维持脊柱直立姿势的作用。

3. 关节　相邻椎骨的上、下关节突构成关节突关节，运动幅度很小。寰椎和枢椎构成寰枢关节，可使头部做旋转运动。寰椎两侧块的上关节面和枕髁构成寰枕关节，左、右两侧寰枕关节联合运动，可使头作前俯、后仰和侧屈运动。

（二）肋的连结

1. 肋椎关节　为肋后端与胸椎之间构成的关节，包括肋头关节和肋横突关节。肋头关节由肋头与相应胸椎体的上、下肋凹构成，能做轻微运动。肋横突关节由肋结节与相应胸椎横突肋凹构成，属于微动关节。

2. 胸肋关节　由第 2～7 肋软骨与胸骨相应的肋切迹构成（图 1-35），属微动关节。第 1 肋与胸骨柄之间为软骨连结，第 8～10 肋软骨的前端依次与上位肋软骨下缘构成软骨连结，形成肋弓。第 11、12 肋前端游离于腹壁肌层中。

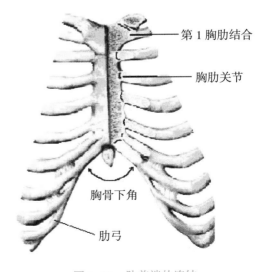

图 1-35　肋前端的连结

31

三、脊柱和胸廓的整体观

（一）脊柱的整体观（图 1-36）

1.**脊柱前面观** 椎体自上而下逐渐增大，第 2 骶椎为最大，自骶骨耳状面以下，椎体逐渐变小。

2.**脊柱后面观** 棘突连成纵嵴，居背部正中。腰椎棘突呈板状，水平向后伸，棘突间隙较宽。

3.**脊柱侧面观** 脊柱有颈、胸、腰、骶 4 个生理性弯曲。其中颈曲和腰曲凸向前，胸曲和骶曲凸向后。

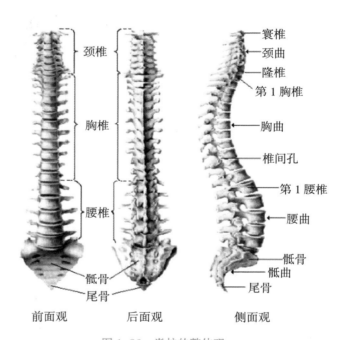

前面观   后面观   侧面观

图 1-36 脊柱的整体观

（二）脊柱的功能

脊柱是躯干的支柱，具有支持体重、传递重力的作用；脊柱有保护脊髓和脊神经根的作用；脊柱参与胸腔、腹腔和盆腔的构成，具有支持和保护腔内器官的作用；脊柱具有运动功能，可作前屈、后伸、侧屈、旋转和环转等运动。

（三）胸廓的整体观

胸廓呈前后略扁的圆锥形，上窄下宽，有上、下两口。胸廓上口较小，由胸骨柄上缘、第 1 肋和第 1 胸椎围成，向前下方倾斜。胸廓下口较大，由剑突、肋弓、第 11 肋、第 12 肋及第 12 胸椎围成。左右两侧肋弓之间的夹角称胸骨下角。相邻两肋之间的间隙称肋间隙（图 1-37）。

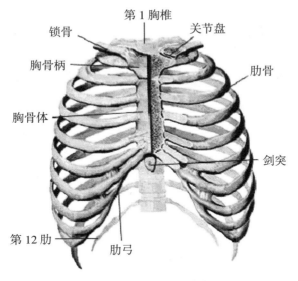

图 1-37　胸廓

（四）胸廓的运动

胸廓的主要运动是参与呼吸。吸气时，在肌的作用下，肋前端上提，胸骨前移，肋体向外扩展，胸腔容积增大。呼气时，胸廓做相反的运动，使胸腔容积减小。

四、上、下肢骨的连结与运动

（一）上肢骨的连结

1. 胸锁关节　是上肢骨与躯干骨之间的唯一关节。由锁骨的胸骨端与胸骨的锁切迹构成。关节囊坚韧，周围有韧带加强，关节囊内有关节盘。运动幅度小（图 1-38）。

2. 肩锁关节　由锁骨的肩峰端和肩胛骨的肩峰构成，活动度小。

3. 肩关节　由肱骨头与肩胛骨的关节盂构成。肱骨头大，关节盂小而浅，周围有盂唇。关节囊薄而松弛，其前、上、后部有肌和肌腱加强，下部薄弱，故肩关节脱位时，肱骨头易脱向下方。囊内有起自盂上结节的肱二头肌长头腱越过肱骨头上方（图 1-39）。

肩关节运动灵活，运动幅度大，可作前屈、后伸、内收、外展、旋内、旋外和环转运动。

4. 肘关节　由肱骨下端和桡、尺骨上端构成，包括 3 个关节（图 1-40）。

（1）肱尺关节：由肱骨滑车与尺骨滑车切迹构成。

（2）肱桡关节：由肱骨小头与桡骨头关节凹构成。

（3）桡尺近侧关节：由桡骨的环状关节面与尺骨的桡切迹构成。

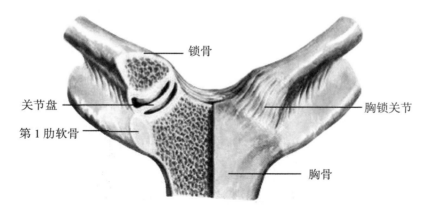

图 1-38　胸锁关节

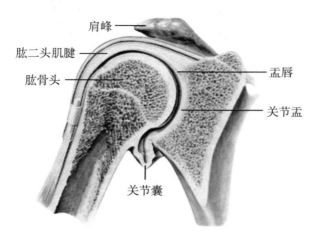

图 1-39　肩关节

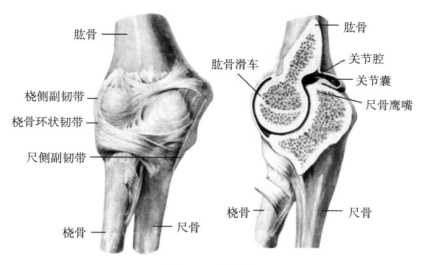

图 1-40　肘关节

以上 3 个关节包在一个关节囊内，形成复合关节。关节囊的前、后壁薄而松弛，后壁尤为薄弱，故肘关节脱位时，桡、尺骨易脱向后方。关节囊两侧壁厚而紧张，有尺侧副韧带和桡侧副韧带加强。桡骨环状韧带环绕在桡骨头周围，可防止桡骨头脱出。小儿桡骨头发育不全，易发生桡骨头半脱位。

肘关节可做屈、伸运动。当肘关节伸直时，肱骨的内上髁、外上髁和尺骨鹰嘴 3 点在一条直线上；当屈肘时，3 点连成等腰三角形。肘关节脱位时，以上 3 点的位置关系发生改变。

5. 桡骨和尺骨的连结　包括以下连结（图 1-41）。

（1）桡尺近侧关节：在结构上属于肘关节的一部分，在功能上须与桡尺远侧关节联合运动。

（2）桡尺远侧关节：由桡骨的尺切迹与尺骨头构成。

（3）前臂骨间膜：为坚韧的致密结缔组织膜，连于桡骨与尺骨的骨间缘之间。

桡尺近侧关节和桡尺远侧关节联合运动时，可使前臂作旋前和旋后运动。

6. 手关节　包括以下关节（图 1-42）。

（1）桡腕关节：又称腕关节，由桡骨下端的腕关节面和尺骨下方的关节盘与手舟骨、月骨、三角骨的近侧关节面构成。关节囊松弛，周围有韧带加强。桡腕关节可作屈、伸、内收、外展和环转运动。

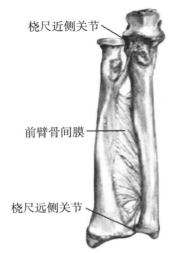

图 1-41　尺桡骨连结

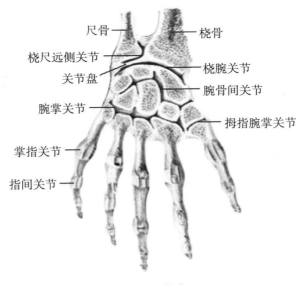

图 1-42　手关节

（2）腕骨间关节：为腕骨之间的连结，可做微小运动。

（3）腕掌关节：由远侧列的腕骨和5块掌骨底构成。其中拇指腕掌关节运动灵活，可作屈、伸、内收、外展、环转和对掌运动。对掌运动是拇指与其他各指的掌侧面相对的运动。

（4）掌指关节：由掌骨头与近节指骨底构成。可做屈、伸、内收、外展和环转运动。指的内收和外展是以中指的正中矢状面为准，靠近正中矢状面的运动为内收，远离正中矢状面的运动为外展。

（5）指骨间关节：由各指相邻两节指骨构成。可做屈、伸运动。

（二）下肢骨的连结

1. 髋骨的连结

（1）骶髂关节：由骶骨与髂骨的耳状面构成，关节面结合紧密，关节囊紧张，活动甚微。

（2）韧带连结：骶、尾骨与髋骨之间有两条强大的韧带相连，一条为骶结节韧带，由骶、尾骨侧缘连至坐骨结节；另一条为骶棘韧带，由骶、尾骨侧缘连至坐骨棘，呈三角形，位于骶结节韧带的前方。两条韧带与坐骨大切迹围成坐骨大孔，与坐骨小切迹围成坐骨小孔，孔内有血管和神经通过。

（3）耻骨联合：由两侧的耻骨联合面借耻骨间盘连结而成。

（4）骨盆：由骶骨、尾骨和左右髋骨借骨连结连结而成。由骶骨岬向两侧经弓状线、耻骨梳、耻骨结节、耻骨嵴至耻骨联合上缘连成的环形线，称界线。骨盆以界线为界分为上方的大骨盆和下方的小骨盆。大骨盆较宽大，参与腹腔的构成。小骨盆的上口称骨盆上口，由界线围成（图1-43）。

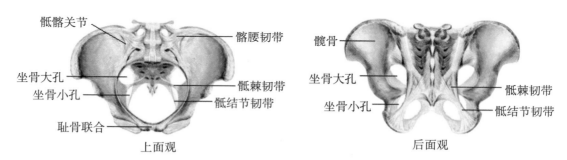

图 1-43　骨盆各骨间的连结

自青春期开始，男、女性骨盆出现差异。女性骨盆的形态特点与妊娠和分娩有关，主要有以下特征：骨盆外形宽短，骨盆上口近似圆形，骨盆下口较宽，耻骨下角较大，盆腔宽短，呈圆桶形（图1-44）。

骨盆具有传递重力、支持和保护盆腔器官的作用。在女性，骨盆还是胎儿娩出的产道。

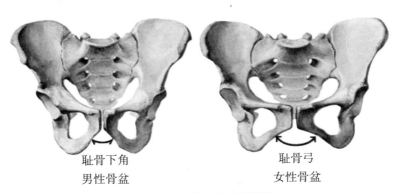

图 1-44　骨盆的性别差异

2. 髋关节　由髋臼与股骨头构成。髋臼深，其周缘附有髋臼唇，髋臼切迹被髋臼横韧带封闭。关节囊厚而坚韧，股骨颈的前面全部包在囊内，后面内侧 2/3 位于囊内，外侧 1/3 露于囊外。关节囊周围有韧带增强。关节囊内有股骨头韧带，连于股骨头凹与髋臼横韧带之间，内含有营养股骨头的血管（图 1-45）。

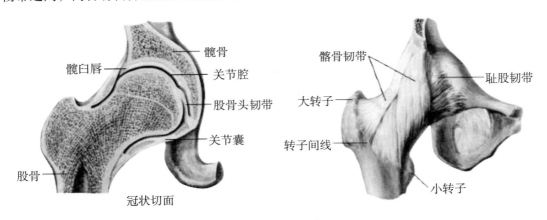

图 1-45　髋关节

髋关节可作屈、伸、内收、外展、旋内、旋外和环转运动。但由于股骨头深陷髋臼内，关节囊坚厚紧张，因此，髋关节的运动幅度较肩关节小，稳固性较肩关节大。

3. 膝关节　由股骨的内、外侧髁和胫骨的内、外侧髁及髌骨构成。内、外两侧分别有胫侧副韧带和腓侧副韧带加强。关节囊内有连于股骨与胫骨之间的膝交叉韧带。膝交叉韧带有前、后两条，前交叉韧带可防止胫骨向前移位，后交叉韧带可防止胫骨向后移位。关节腔内，在股骨与胫骨相对的关节面之间，垫有两块纤维软骨板，分别称内侧半月板和外侧半月板。内侧半月板较大，呈"C"形，外侧半月板较小，呈"O"形。增强了关节的灵活性和稳固性（图1-46、1-47）。

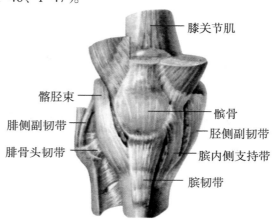

图1-46 膝关节

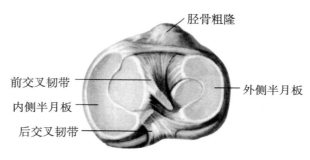

图1-47 膝关节半月板

膝关节可作屈、伸运动，半屈位时，还可作小幅度的旋内、旋外运动。

4.胫骨和腓骨的连结 包括3部分：两骨上端有胫骨的腓关节面与腓骨头构成的胫腓关节；两骨干之间借小腿骨间膜相连；两骨下端借韧带相连。胫骨和腓骨间活动度很小。

5.足关节 包括以下关节（图1-48、1-49、1-50）。

（1）距小腿关节：又称踝关节，由胫、腓骨下端与距骨构成。关节囊前、后部松弛，两侧有韧带加强。内侧韧带较厚，外侧韧带较薄弱，足过度内翻时易引起外侧韧带损伤。

距小腿关节可作背屈（伸）和跖屈（屈）运动，跖屈时，还可作轻度的侧方运动。

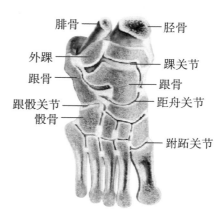

图1-48 足骨的连结

（2）跗骨间关节：为各跗骨之间的关节。

（3）跗跖关节：由3块楔骨及骰骨与5块跖骨底构成，运动微小。

（4）跖趾关节：由跖骨头与近节趾骨底构成，可作屈、伸、内收和外展运动。

（5）趾骨间关节：同指骨间关节，能作屈、伸运动。

足弓是跗骨和跖骨借关节和韧带紧密连结而成的凸向上的弓。可分为前后方向的内、外侧纵弓和内外方向的横弓。足弓增加了足的弹性，有利于行走和跳跃，并能缓冲震荡、保护足底血管、神经免受压迫等。

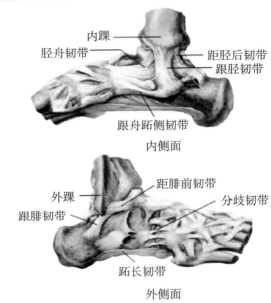

图 1-49 距小腿关节的韧带

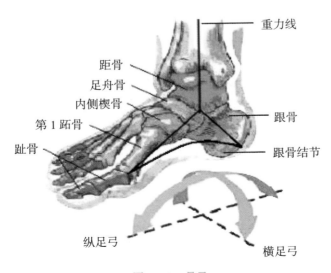

图 1-50 足弓

第四节 骨骼肌

骨骼肌分布广泛,约600块,占体重的40%左右。每块肌都有一定的形态和结构,执行一定的功能,含丰富的血管和淋巴管,受一定的神经支配,所以每块肌都为一个器官。

一、肌的形态、构造及辅助结构

(一)肌的分类和构造

肌按形态大致可分为4种:长肌、短肌、扁肌和轮匝肌。

此外,人体内还有一些肌形态比较复杂,如二头肌、二腹肌、羽状肌、半羽状肌等(图1-51)。

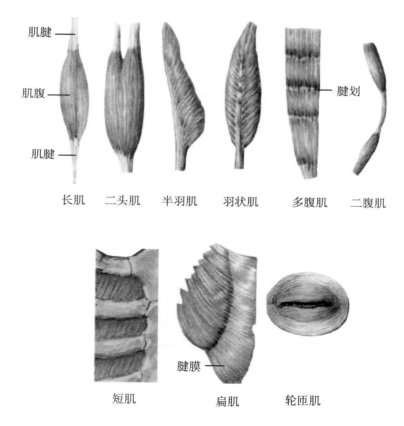

图 1-51 肌的形状

（二）肌的起止和作用

肌在固定骨上的附着点称为起点，而在移动骨上的附着点称止点。通常起点靠近身体正中面或四肢近侧端，止点则在另一端。肌在骨上的起点和止点是相对的，在一定条件下可以互换。

（三）肌的配布

肌的配布与关节运动轴密切相关。每一个关节至少配布有两组运动方向相反的肌，这些在作用上相互对抗的肌称为拮抗肌。在运动轴的同一侧作用相同的肌，称为协同肌。

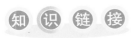

骨骼肌的可塑性变化

肌在出生后可以变长或变短。杂技演员及体操运动员能做出超出一般人运动范围的动作，长期练习骨骼肌使之变长是重要原因。骨骼肌长期不做充分运动，肌可以变短。不适当地固定某肌于一缩短位置或肌的腱被切断，都会发生肌挛缩。这种肌挛缩在一定时间内可以恢复，但久之可能造成肌纤维变性而被结缔组织替代，从而引起运动障碍。因此，当身体某一部分受伤后，应尽可能地及早使这部分肌做全幅度的运动。

（四）肌的辅助结构

在肌活动的影响下，肌周围的结缔组织转化成一些辅助结构，对肌起保护和协助作用。

1. 筋膜　筋膜遍布全身，分浅筋膜和深筋膜两种（图 1-52）。

（1）浅筋膜：亦称皮下筋膜，由疏松结缔组织构成，位于真皮之下。浅筋膜具有维持体温和保护深部结构的作用。

（2）深筋膜：亦称固有筋膜，由致密结缔组织构成，位于浅筋膜的深面，它包被体壁、肌和血管神经等。

2. 滑膜囊　滑膜囊为封闭的结缔组织小囊，壁薄，

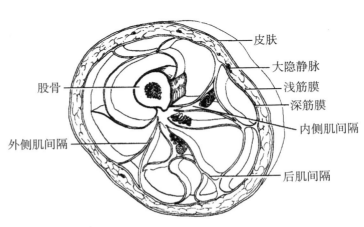

图 1-52　大腿中部横切面示意图（示筋膜）

41

内有滑液，多存在于腱与骨面相接触处，以减少两者间的摩擦。

3. 腱鞘　腱鞘是包围在肌腱外面的鞘管（图1-53），存在于活动度较大的部位。

腱鞘分纤维层和滑膜层两部分。外部是深筋膜增厚形成的纤维层。内部为双层套管状的滑膜层，一层紧贴在纤维层内面，另一层包被在肌腱的表面，两层之间含少量的滑液，使肌腱在鞘内能自由滑动。

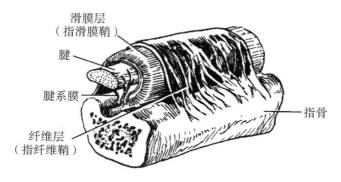

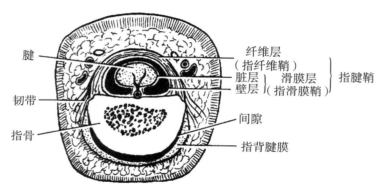

图1-53　腱鞘示意图

二、躯干肌

躯干肌可分为背肌、胸肌、膈、腹肌和会阴肌。

（一）背肌

背肌分浅、深两群。

1. 浅群肌　浅群肌均起自脊柱的不同部位，止于上肢骨（图1-54）。

（1）斜方肌：位于项部和背上部的浅层，一侧呈三角形，两侧合起来呈斜方形。

（2）背阔肌：为全身最大的扁肌，位于背的下半部及胸的后外侧。

2. 深群肌　深层主要有竖脊肌又称骶棘肌（图1-54）。为背肌中最长、最大的肌，位于背部深层全部椎骨棘突两侧的纵沟内。起自骶骨背面和髂嵴后份，向上分出多条肌束分别止于椎骨、肋骨及枕骨。收缩时使脊柱后伸。对维持人体直立起重要作用。

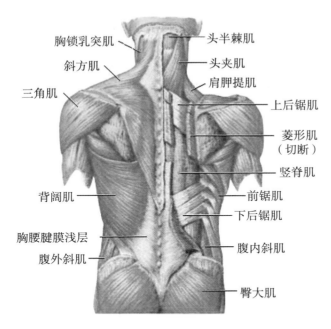

图 1-54 背肌

胸腰筋膜包绕竖脊肌构成竖脊肌鞘，分前、后两层，后层在腰部显著增厚，也是背阔肌的起始腱膜。

（二）胸肌（图 1-55、1-56）

1. 胸上肢肌

（1）胸大肌：位置表浅，呈扇形。作用：使肩关节内收、旋内和前屈。如上肢固定，可上提躯干，还可提肋助吸气。

（2）胸小肌：位于胸大肌深面，呈三角形，起自第 3～5 肋，止于肩胛骨喙突。作用：拉肩胛骨向前下方。

（3）前锯肌：位于胸廓侧壁。作用：拉肩胛骨向前和紧贴胸廓，下部肌束拉肩胛骨下角旋外，助臂上举。

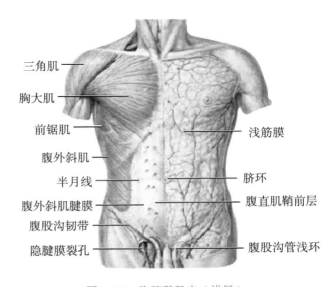

图 1-55 胸腹壁肌肉（浅层）

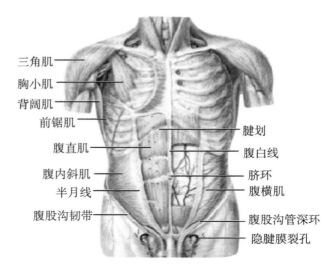

图 1-56　胸腹壁肌肉（深层）

2. 胸固有肌

（1）肋间外肌：位于各肋间隙的浅层，起自上位肋骨下缘，肌束斜向前下，止于下位肋骨上缘。作用：提肋，助吸气。

（2）肋间内肌：位于肋间外肌深面，起自下位肋骨上缘，止于上位肋骨下缘，肌束方向与肋间外肌相反。作用：降肋，助呼气。

（三）膈

膈位于胸、腹腔之间，为向上膨隆呈穹隆状的扁肌（图 1-57）。

膈上有三个裂孔：主动脉裂孔有主动脉和胸导管通过；食管裂孔有食管和迷走神经通过；腔静脉孔有下腔静脉通过。

作用：膈是主要的呼吸肌。

（四）腹肌

腹肌参与腹壁的组成，按其部位可分为前外侧群和后群两部分。

1. 前外侧群（图 1-58）

（1）腹直肌：位于腹前壁正中线的两旁，居腹直肌鞘内，

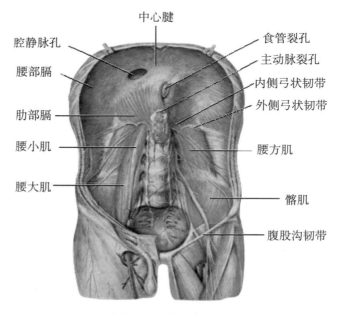

图 1-57　膈和腹肌后群

上宽下窄，起自耻骨嵴，向上止于胸骨剑突和第 5～7 肋软骨前面。肌的全长被 3～4 条横形的腱划分成几个肌腹。腱划与腹直肌鞘的前层紧密结合，不能分离。

（2）腹外斜肌：位于腹前外侧壁的浅层，为宽阔扁肌，以锯齿状起自下 8 个肋骨的外面，肌纤维斜向前下，近腹直肌外侧缘移行为腱膜，经过腹直肌前面，参与构成腹直肌鞘的前层，至腹正中终于白线。

腹外斜肌腱膜的下缘增厚卷曲连于髂前上棘与耻骨结节之间，称腹股沟韧带。该韧带的内侧端分出一小束腱纤维向下后方返折至耻骨梳，称腔隙韧带（陷窝韧带）。

在耻骨结节的外上方，腹外斜肌腱膜形成一近似三角形的裂孔，称腹股沟管浅（皮下）环（图 1-58）。

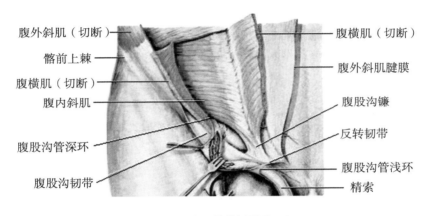

图 1-58　腹肌前外侧群的下部

（3）腹内斜肌：位于腹外斜肌深面。起自胸腰筋膜、髂嵴和腹股沟韧带的外侧半，肌束呈扇形展开，上部肌束行向前上与腹外斜肌的肌束交叉，绝大部分肌束行至腹直肌外侧缘移行为腱膜，分前、后两层包裹腹直肌，参与构成腹直肌鞘的前层及后层，在腹正中终于白线。

（4）腹横肌：位于腹内斜肌深面，起自下 6 根肋骨的内面、胸腰筋膜、髂嵴和腹股沟韧带的外侧 1/3，肌束横行向前延为腱膜，腱膜越过腹直肌后面参与构成腹直肌鞘后层，止于白线。

（5）腹直肌鞘：包绕腹直肌，由腹前外侧壁 3 块扁肌的腱膜构成，分前、后两层（图 1-59）。

（6）白线：位于腹前壁正中线上，左、右腹直肌鞘之间，由两侧 3 层扁肌的腱膜交织而成。上方起自胸骨剑突，下方止于耻骨联合。

（7）腹股沟管：位于腹前外侧壁的下部，腹股沟韧带内侧半的上方，由外上斜向内下，长约 4～5cm。为腹前壁 3 层扁肌之间的一条斜行裂隙，男性的精索或女性的子宫圆韧带由此通过。

管的内口称腹股沟管深（腹）环，位于腹股沟韧带中点上方约一横指处，为腹横筋膜向外的突口。管的外口称腹股沟管浅（皮下）环。管有 4 个壁：前壁为腹外斜肌腱膜和腹内斜肌，后壁为腹横筋膜和腹股沟镰，上壁为腹内斜肌和腹横肌的弓状下缘，下壁为腹股沟韧带（图 1-58）。

腹股沟管是腹壁下部的薄弱区之一，为斜疝的好发部位。

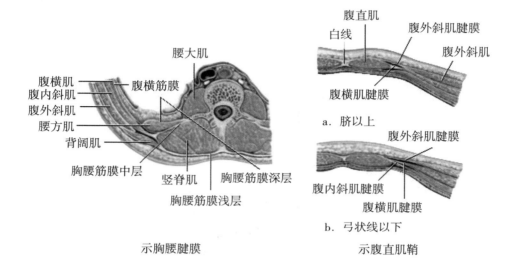

图 1-59 腹肌横切面

2. 后群　后群有两对肌：腰大肌和腰方肌。腰大肌在下肢肌中叙述。

腰方肌位于腹后壁脊柱两侧（图 1-57）。收缩时降第 12 肋，单侧收缩使脊柱侧屈。

3. 腹部筋膜

（1）浅筋膜：腹上部为一层，在脐以下分浅、深两层：浅层内富含脂肪，称 Camper 筋膜；深层为膜性层，称 Scarpa 筋膜。

（2）深筋膜：分别包被腹壁各肌。在腹横肌的内面贴着一层广阔的腹横筋膜。

（五）会阴肌

会阴肌是指封闭小骨盆下口的肌，主要有肛提肌、会阴浅横肌、会阴深横肌、尿道括约肌等。

1. 肛提肌　为一对宽的扁肌，会合成漏斗状。肛提肌起自小骨盆腔的前壁和外侧壁的内面，肌束行向后下及内侧，止于阴道壁、直肠壁和尾骨尖。作用：封闭小骨盆下口的大部分。承托盆腔器官，对阴道和肛管起括约作用（图 1-60、1-61）。

盆膈：由肛提肌及覆盖在肛提肌上、下面的盆膈上、下筋膜构成，有直肠通过。

2. 会阴深横肌 位于小骨盆下口的前下部，肌束横行紧张于两侧坐骨支之间。

3. 尿道括约肌 位于会阴深横肌前方，肌束呈环形围绕尿道。在女性，此肌还环绕阴道，称尿道阴道括约肌。

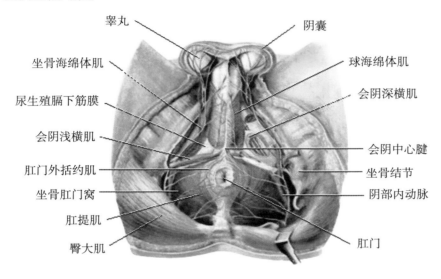

图 1-60 男性会阴肌

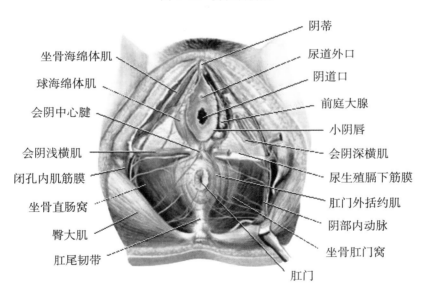

图 1-61 女性会阴肌

尿生殖膈：由会阴深横肌和尿道括约肌及覆盖在它们上、下面的尿生殖膈上、下筋膜构成，男性有尿道通过，女性有尿道和阴道通过。

三、四肢肌

（一）上肢肌

上肢肌分为肩肌、臂肌、前臂肌和手肌。

1. 肩肌　肩肌配布于肩关节周围，能运动肩关节、增强肩关节的稳固性（图1-62）。

三角肌：位于肩部，呈三角形。起自锁骨外侧端、肩峰和肩胛冈，肌束从前、后和外侧包围肩关节，集中止于肱骨外侧的三角肌粗隆。作用：外展肩关节，前部肌束收缩可使肩关节屈和旋内，后部肌束收缩可使肩关节伸和旋外。

肱骨上端由于三角肌的覆盖，肩部呈圆隆形。分布于三角肌的腋神经受损可致该肌瘫痪萎缩，此圆隆消失，出现"方形肩"。三角肌中部可做为肌内注射的部位。

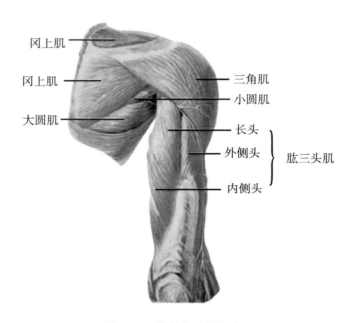

图1-62　肩肌和臂肌后群

肩肌在经过肩关节的上方、前方和后方时，腱纤维与关节囊纤维相交织，对加强肩关节的稳定性起重要作用。

2. 臂肌　臂肌分前、后两群（图1-62、1-63）。

（1）前群：前群包括浅层的肱二头肌和深层的肱肌和喙肱肌。

1）肱二头肌：呈梭形，起端有2个头，长头起自肩胛骨的盂上结节，穿过肩关节囊，沿肱骨结节间沟下降；短头起自肩胛骨的喙突。2个头在臂前下部合成1个肌腹，向下移行为肌腱止于桡骨粗隆。作用：屈肘关节，使前臂旋后，还可协助屈肩关节。

2）喙肱肌：位于肱二头肌短头的后内方，止于肱骨中部内侧。作用：协助肩关节屈和内收。

3）肱肌：位于肱二头肌下半部的深面，止于尺骨粗隆。作用：屈肘关节。

（2）后群：肱三头肌起端有3个头，长头起自肩胛骨的盂下结节，内侧头和外侧头均起自肱骨背面，3个头会合后以肌腱止于尺骨鹰嘴。作用：伸肘关节。

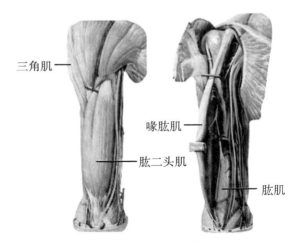

图 1-63　臂肌前群

3. 前臂肌　前臂肌位于尺、桡骨的周围，分前、后两群（图 1-64、1-65）。

（1）前群共9块肌，分4层排列。

1）第一层：5块，自桡侧向尺侧依次为：肱桡肌、旋前圆肌、桡侧腕屈肌、掌长肌和尺侧腕屈肌。

2）第二层：1块。指浅屈肌。作用：屈近节指间关节、屈掌指关节和屈腕。

3）第三层：2块。拇长屈肌位于桡侧。指深屈肌位于尺侧。

4）第四层：1块。旋前方肌是方形小肌，使前臂旋前。

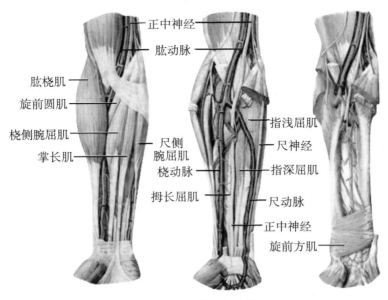

图 1-64　前臂肌前群

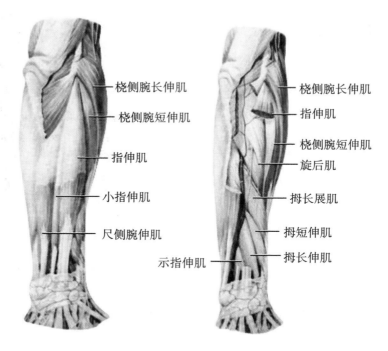

桡侧腕长伸肌

桡侧腕短伸肌

指伸肌

小指伸肌

尺侧腕伸肌

示指伸肌

桡侧腕长伸肌

指伸肌

桡侧腕短伸肌

旋后肌

拇长展肌

拇短伸肌

拇长伸肌

图 1-65　前臂肌后群

（2）后群共 10 块肌，分浅、深两层排列。

1）浅层：5 块，自桡侧向尺侧依次为：桡侧腕长伸肌、桡侧腕短伸肌、指伸肌、小指伸肌和尺侧腕伸肌。

2）深层：5 块，自上外向下内依次为：旋后肌、拇长展肌、拇短伸肌、拇长伸肌和示指伸肌。

4. **手肌**　手肌短小，配布于手的掌面，是运动手指的肌，分外侧、内侧和中间三群（图 1-66）。

（1）外侧群：较为发达，在手掌拇指侧形成隆起，称鱼际。分别为：拇短展肌、拇短屈肌、拇对掌肌、拇收肌。作用与名称一致。

（2）内侧群：在手掌小指侧，形成小鱼际共 3 块肌：小指短屈肌、小指展肌、小指对掌肌。作用与名称一致。

（3）中间群：位于掌心，共 11 块：4 块蚓状肌屈掌指关节，伸指间关节；3 块骨间掌侧肌使手指内收（向中指靠拢）；4 块骨间背侧肌使手指外展（远离中指）。

5. **上肢的筋膜与腱鞘**　臂内、外侧肌间隔为臂部的深筋膜发出，附于肱骨上，分隔前、后肌群。腕掌侧韧带、腕背侧韧带和屈肌支持带（腕横韧带）是前臂深筋膜在腕部附近明显增厚形成。手掌中间的深筋膜特别强韧，称掌腱膜。

经过腕部的屈腕、屈指肌腱和伸腕、伸指肌腱均有腱滑膜鞘包裹。

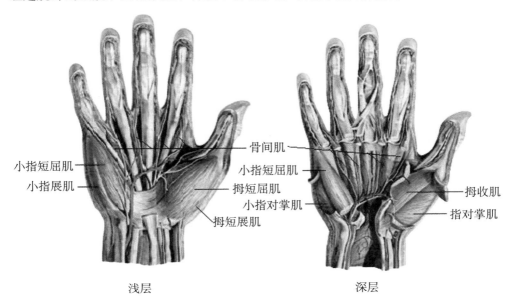

图 1-66 手肌

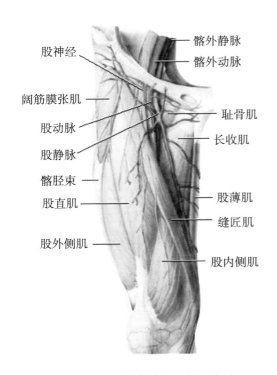

图 1-67 髂腰肌和大腿肌前群

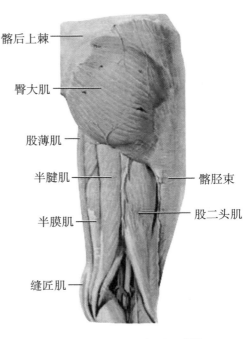

图 1-68 臀肌和大腿肌后群

（二）下肢肌

下肢肌分为髋肌、大腿肌、小腿肌和足肌。

1. 髋肌　髋肌位于髋关节周围，起自骨盆，止于股骨，主要运动髋关节。髋肌分前、后两群。

（1）前群（图 1-67）

1）髂腰肌：由腰大肌和髂肌组成，起自腰椎体侧面和髂窝。两肌向下会合，经腹股沟韧带深面，止于股骨小转子。作用：使髋关节前屈和旋外；下肢固定，可使躯干前屈。

2）阔筋膜张肌：位于大腿上部前外侧，起自髂前上棘，肌腹在阔筋膜两层之间，向下移行为髂胫束，止于胫骨外侧髁。作用：紧张阔筋膜并屈髋。

（2）后群主要位于臀部，又称臀肌（图 1-68）。

由臀大肌、臀中肌、臀小肌和梨状肌组成，作用：使髋关节外旋。

2. 大腿肌　大腿肌分前、后和内侧三群。

（1）前群（图 1-67）

1）缝匠肌：扁带状，是全身最长的肌。作用：屈髋和屈膝关节。

2）股四头肌：是全身体积最大的肌，有 4 个头：股直肌、股内侧肌、股外侧肌和股中间肌。4 头合并向下移行为腱，包绕髌骨前面和两侧，向下续为髌韧带，止于胫骨粗隆。作用：伸膝关节，股直肌还可屈髋关节。

（2）内侧群由外向内有：耻骨肌、长收肌和股薄肌。作用：使髋关节内收。

（3）后群（图 1-68、69）由股二头肌、半腱肌、半膜肌组成，作用：屈膝关节、伸髋关节。

3. 小腿肌　小腿肌分前、后和外侧三群（图 1-70、71）。

（1）前群：位于小腿前面。从内侧向外侧依次为胫骨前肌、踇长伸肌和趾长伸肌。胫骨前肌能使足背屈、内翻，其余两肌作用与名称一致，并能使足背屈。

（2）外侧群：由腓骨长肌和腓骨短肌组成，作用：使足外翻和跖屈。此外，两肌对维持足弓起重要作用。

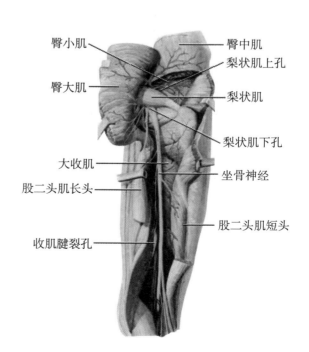

图 1-69　臀肌深层和大腿肌后群

（3）后群：位于小腿后面。分浅、深两层。

1）浅层：由腓肠肌和比目鱼肌组成。作用：使足跖屈，腓肠肌还能屈膝关节。站立位时，能固定踝关节和膝关节，防止身体前倾。

2）深层：由内侧向外侧依次为趾长屈肌、胫骨后肌和跛长屈肌。作用：使足跖屈和内翻。

4. 足肌　足肌分为足背肌和足底肌。足背肌有具伸趾作用的跛短伸肌和趾短伸肌。足底肌的配布和作用与手肌相似，分外侧、内侧和中间三群，但没有与跛指和小指相当的对掌肌。中间群除足蚓状肌和骨间肌外，还有趾短屈肌和足底方肌。足底肌的主要作用在于维持足弓。

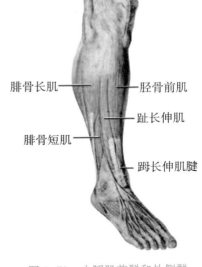

图 1-70　小腿肌前群和外侧群

5. 下肢筋膜　大腿的深筋膜很发达，称阔筋膜。小腿的深筋膜在踝关节附近增厚，形成伸肌和屈肌支持带，有约束肌腱的作用。小腿肌的肌腱在经过踝关节周围时，都有腱滑膜鞘包绕。足底深筋膜在足底中间部增厚称足底腱膜，有增强足纵弓的作用。

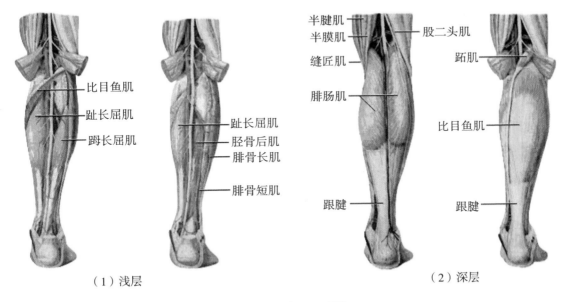

（1）浅层　　　　　　　　　　　　（2）深层

图 1-71　小腿肌后群

四、头肌

头肌分为面肌和咀嚼肌两部分。

（一）面肌

面肌多起自颅骨，止于面部皮肤，主要分布于面部口、眼、鼻等孔裂周围，有环形肌和辐射肌两种，收缩时闭合或开大孔裂，同时牵动面部皮肤显示出喜、怒、哀、乐等各种表情，故面肌又称表情肌（图1-72）。

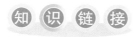

面肌与皱纹

困扰现代人的敏感话题之一是在面部的不同部位出现了皱纹。皱纹从哪里来？我们的面肌多起于颅骨，止于皮肤，面肌收缩时皮肤即在与它收缩的方向成直角处产生皱纹。随着年龄的增长，皮肤细胞水分减少，皮下组织萎缩，真皮内弹性纤维减少，皮肤变薄，渐渐失去弹性发生退行性老化，即皱纹形成或松垂。表情肌的活动更易加深皱纹：额部横纹是枕额肌额腹活动过度形成的横形皱纹，鱼尾纹是眼轮匝肌活动过度形成的横形或斜形皱纹，口唇部皱纹是口轮匝肌活动过度形成的放射状纵形皱纹。因此，要延缓皱纹的产生与加重，限制表情肌的过度收缩是必要的。

在颅盖中线两侧各有1块扁阔的枕额肌，它由2个肌腹和中间的帽状腱膜构成。眼裂周围有眼轮匝肌环绕，收缩时闭合眼裂。口裂周围有口轮匝肌环绕，收缩时闭合口裂。在面颊深部有1块颊肌，紧贴口腔侧壁。

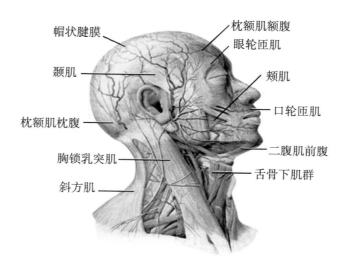

图1-72 头肌（右侧面）

（二）咀嚼肌

咀嚼肌配布于下颌关节周围，参加咀嚼运动，共 4 对。

1. 颞肌 起自颞窝，肌束呈扇形向下会聚，止于下颌骨的冠突。

2. 咬肌 起自颧弓，纤维斜向后下止于下颌角外面（图 1-73）。

3. 翼内肌 起自翼突，纤维方向同咬肌，止于下颌角内面。

4. 翼外肌 起自翼突，向后外止于下颌颈（图 1-74）。

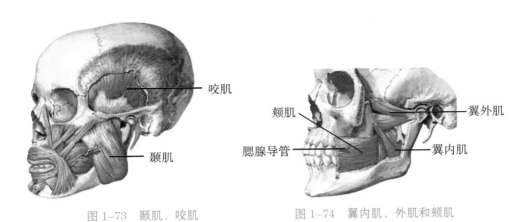

图 1-73 颞肌、咬肌　　　　　图 1-74 翼内肌、外肌和颊肌

五、全身常用的肌性标志

（一）头颈部

1. 咬肌 位于下颌支的外面，咬紧牙时，在下颌角的前上方与颧弓下方之间可摸到较坚硬的条块状隆起。

2. 胸锁乳突肌 位于颈部两侧，当头转向一侧时，可看到明显从前下方斜向后上方呈长条状的隆起。

（二）躯干部

1. 斜方肌 在项部和背上部，可见斜方肌的外上缘的轮廓。

2. 背阔肌 在背下部可见此肌的轮廓。

3. 竖脊肌 在脊柱棘突两旁的纵形肌性隆起。

4. 胸大肌 为胸前壁较膨隆的肌性隆起，其下缘构成腋前壁。

5. 腹直肌 在腹前正中线两侧的纵形隆起，肌肉发达者可见脐以上有三对横沟，即为腹直肌的腱划。

（三）上肢

1. 三角肌 在肩部形成圆隆的外形，其止点在臂外侧中部呈现一小凹。

2. 肱二头肌 当屈肘握拳旋后时，在臂前面可见到明显膨隆的肌腹。在肘窝中央可扪到此肌的肌腱。

3.肱三头肌　在臂的后面，三角肌后缘的下方可见到肱三头肌长头。

4.肱桡肌　当握拳用力屈肘时，在肘部可见到肱桡肌的膨隆肌腹。

5.掌长肌　当手用力半握拳屈腕时，在腕前面的中份、腕横纹的上方可明显见此肌的肌腱。

6.桡侧腕屈肌　握拳时，在掌长肌腱的桡侧，可见此肌的肌腱。

7.指伸肌腱　在手背，伸直手指，可见此肌至第2～5指的肌腱。

（四）下肢

1.股四头肌　在大腿屈和内收时，可见股直肌在缝匠肌和阔筋膜张肌所组成的夹角内。股内侧肌和股外侧肌在大腿前面的下部，分别位于股直肌的内、外侧。

2.臀大肌　在臀部形成圆隆外形。

3.股二头肌　在窝的外上界，可扪到它的肌腱止于腓骨头。

4.小腿三头肌（腓肠肌和比目鱼肌）　在小腿后面，可见到该肌明显膨隆的肌腱及跟腱。

复习思考题

一、名词解释
1.胸骨角　2.翼点　3.肋弓　4.骨盆　5.足弓

二、简答题
1.试述脑颅骨和面颅骨的组成和名称。

2.试述脊柱、胸廓的组成和功能。

3.试述胸廓上、下口的组成？

4.颈、胸、腰椎各有什么主要特点？

5.试述膈（位置、形态、裂孔及通过的结构）。

6.试述腹股沟管（位置、构成和内容物）。

第二章
消化系统

【学习目标】

　　掌握胃的形态和分部、位置及黏膜，腹膜与腹膜腔的概念，消化和吸收的概念；熟悉消化系统的组成和功能、上下消化道的概念，口腔的分部、各器官的主要形态结构，食管的形态位置和生理性狭窄，小肠的形态与分部，肝的位置、形态、功能以及肝的体表投影，胆囊与输胆管道的形态位置及胆汁输送途径，胃的运动形式、胃液的组成及作用；了解消化管的基本形态结构，牙的分类、排列和牙周组织，咽的形态位置、分部和交通，盲肠和阑尾的位置、形态及阑尾根部的体表投影，结肠分部和位置，直肠和肛管的位置、形态，唾液腺的形态位置，胰的形态位置和胰的分部，腹膜与脏器的关系及腹膜形成的结构，胰液、胆汁的组成和作用，吸收的主要部位和基本方式，各种主要营养素的吸收途径。

第一节　概　述

　　消化系统（digestive system）由消化管和消化腺组成（图 2-1）。主要功能是消化食物、吸收营养、排出食物残渣。口腔和咽还参与语言和呼吸活动。舌尚有味觉功能。

　　消化管为中空性器官，包括口腔、咽、食管、胃、小肠（分为十二指肠、空肠和回肠）和大肠（分为盲肠、阑尾、结肠、直肠和肛管）。临床上通常将口腔至十二指肠这一段消化管称为上消化道，把空肠及其以下的消化管称为下消化道。

　　消化腺包括大消化腺和小消化腺两种。大消化腺有口腔腺（腮腺、舌下腺和下颌下腺）、肝和胰；小消化腺是位于消化管壁内的众多小腺体，如胃腺和肠腺等。其分泌液排入消化管腔内，对食物进行化学性消化。

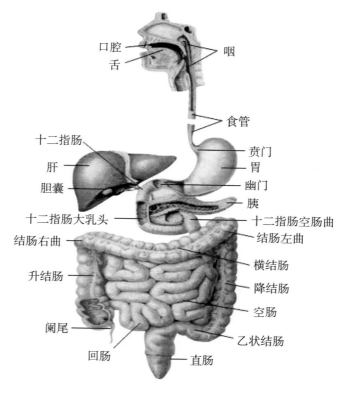

图 2-1　消化系统模式图

第二节　消化管及消化腺

一、消化管的基本形态结构

消化管呈管状或囊状，内部有空腔，如胃、肠、喉、气管、膀胱、子宫等。其管壁一般由 3～4 层组成。以消化管为例，其管壁由内向外依次为：黏膜、黏膜下层、肌层和外膜层四层（图 2-2）。

二、口腔

口腔是消化管的起始部，前借口裂通外界，向后经咽峡与咽相续，其前壁为上、下唇，侧壁为颊，上壁为腭，下壁为口腔底。口腔内有牙、舌等器官（图 2-3）。

（一）唇与颊

口唇和颊由皮肤、皮下组织、肌（口轮匝肌、颊肌）和黏膜构成。在上颌第二磨牙相对的颊黏膜上有腮腺管的开口腮腺管乳头。

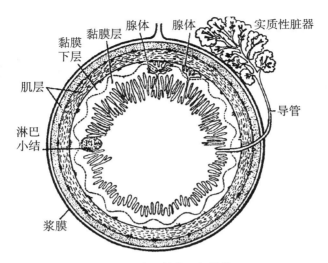

图 2-2　消化管的一般结构

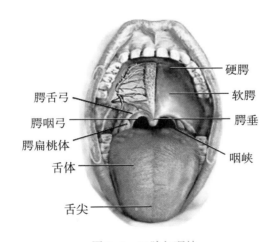

图 2-3　口腔与咽峡

（二）腭

腭构成口腔的上壁，其前 2/3 为硬腭，主要以上颌骨的腭突和腭骨水平板为基础，覆盖黏膜而成；后 1/3 为软腭，主要由骨骼肌和黏膜构成。软腭前接硬腭，后部斜向后下称腭帆。腭帆后缘游离，中央有一向下的突起称腭垂（图 2-3）。

（三）舌

舌位于口腔底，为表面被覆黏膜的肌性器官，具有协助咀嚼、吞咽、感受味觉和辅助发音的功能。

1. 舌的形态　舌分为上、下两面。上面称舌背，其后部以呈"八"字形的界沟分为前 2/3 的舌体和后 1/3 的舌根（图 2-4、2-5）。

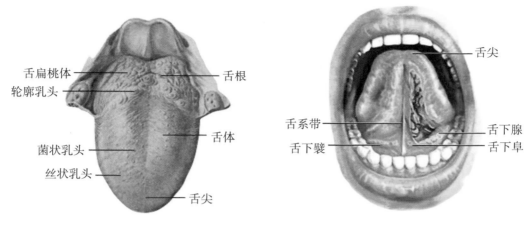

舌扁桃体
轮廓乳头
舌根
舌体
菌状乳头
丝状乳头
舌尖

图 2-4 舌背面

舌尖
舌系带
舌下襞
舌下腺
舌下阜

图 2-5 舌下面（右侧黏膜剥离，显示舌下腺等结构）

2. 舌的构造 舌主要以骨骼肌为基础，表面被覆黏膜而构成。

（1）舌黏膜：舌的黏膜呈淡红色，舌背和舌两侧的黏膜上有许多小突起，称舌乳头。根据形态与功能的不同分为 4 种：丝状乳头、菌状乳头、轮廓乳头和叶状乳头，后 3 种乳头中含有味蕾，具有味觉功能（见图 2-4）。

（2）舌肌：为骨骼肌，分舌内肌和舌外肌两种（图 2-6）。

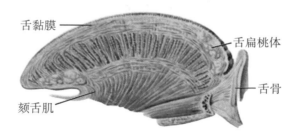

舌黏膜
舌扁桃体
颏舌肌
舌骨

图 2-6 舌的矢状切面

三、牙

牙嵌于上、下颌骨的牙槽内，是人体最坚硬的器官，具有咬切、撕扯、碾磨食物和辅助发音等功能。

1. 牙的形态与构造 牙分为牙冠、牙颈、牙根三部分（图 2-7）。暴露于口腔内的称牙冠，色白而光泽；嵌于牙槽内的称牙根。介于牙冠与牙根之间被牙龈包绕的部分，称为牙颈。

2. 牙的名称及萌出时间 人的一生中有两套牙发生，即乳牙和恒牙。人出生后，一般在 6 个月左右开始萌出乳牙，3 岁左右出齐，共 20 个。乳牙分乳切牙、乳尖牙和乳磨牙。6 岁左右乳牙开始脱落，更换成恒牙，在 12～14 岁出齐。恒牙分为切牙、尖牙、前磨牙和磨牙。第三磨牙萌出较晚，有些人到成年后才萌出，称为迟牙，甚至终生不萌出，成人恒牙有 28～32 个。切牙、尖牙只有一个牙根；前磨牙一般只有一个牙根；上颌磨牙有 3 个牙根；下颌磨牙有 2 个牙根（图 2-8、2-9）。

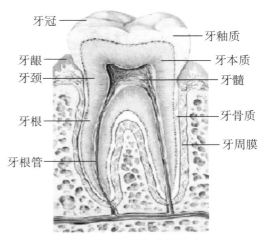

图 2-7　牙的构造模式图

　　3. 牙的排列与牙式　　牙呈对称性排列。临床上为了记录牙的位置，以被检查的方位为准，用 "+" 记号记录牙的排列形式，即牙式。用罗马数字 I～V 表示乳牙；用阿拉伯数字 1～8 表示恒牙，如 "⌐IV" 表示左上颌第一乳磨牙，"5⌐" 表示右下颌第二前磨牙。具体表示如下：

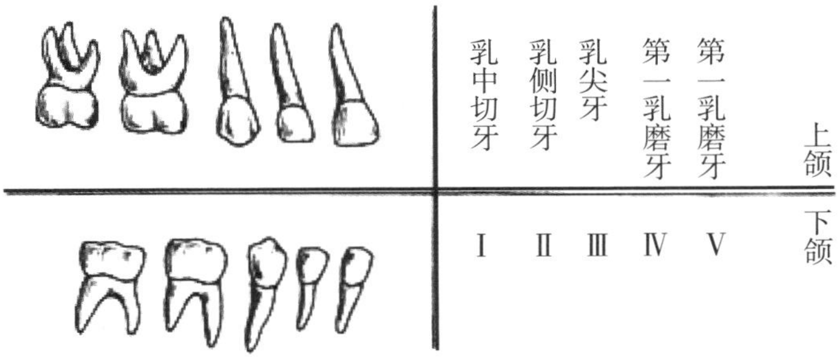

图 2-8　乳牙的名称与位置排列

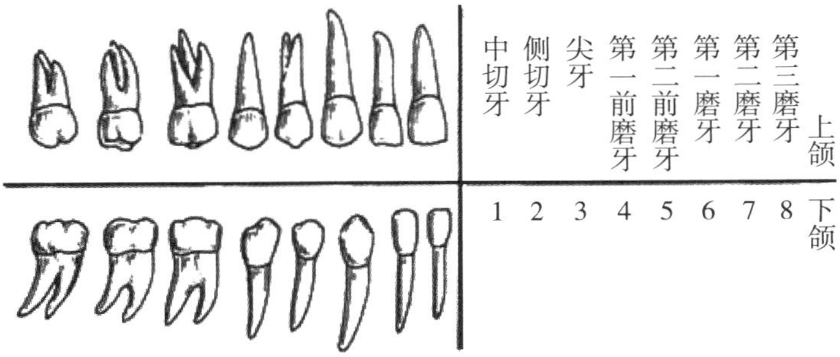

图 2-9　恒牙的名称与位置排列

四、咽

咽是消化道与呼吸道的共同通道。呈前后略扁的漏斗形肌性管道，位于第 1 ～ 6 颈椎前方，上附于颅底，下至第 6 颈椎体下缘续于食管，全长约 12cm。咽的前壁不完整，自上而下分别与鼻腔、口腔和喉腔相通，因此，咽以软腭后缘和会上缘为界，自上而下分为鼻咽、口咽和喉咽三部分（图 2-10 ）。

（一）鼻咽

鼻咽位于鼻腔的后方，介于软腭与颅底之间，向前经鼻后孔通鼻腔。在其两侧壁上，正对下鼻甲的后方 1.0cm 处，各有一咽鼓管咽口，通中耳鼓室。

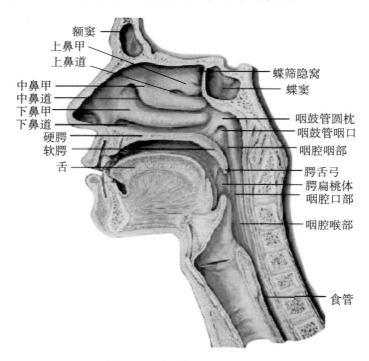

额窦
上鼻甲
上鼻道
蝶筛隐窝
蝶窦
中鼻甲
中鼻道
下鼻甲
下鼻道
咽鼓管圆枕
咽鼓管咽口
咽腔咽部
硬腭
软腭
舌
腭舌弓
腭扁桃体
咽腔口部
咽腔喉部
食管

图 2-10　头颈部的正中矢切面

（二）口咽

口咽位于会厌上缘与软腭之间，向前经咽峡通口腔。

（三）喉咽

喉咽位于喉的后方，介于会厌上缘与环状软骨下缘平面之间，向下续于食管，向前借喉口通喉腔。在喉口的两侧各有一深窝，称梨状隐窝（图 2-11 ）。

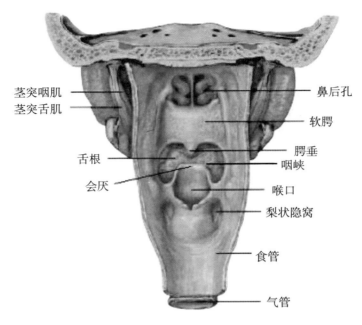

茎突咽肌
茎突舌肌
鼻后孔
软腭
舌根
腭垂
咽峡
会厌
喉口
梨状隐窝
食管
气管

图 2-11　咽腔（切开咽后壁）

五、食管

（一）食管的位置与分部

食管为一前后略扁的肌性管道，上端在第 6 颈椎体下缘水平续咽，下行穿膈食管裂孔，下端在腹腔内第 11 胸椎体左侧与胃的贲门相连，全长约 25cm。整个食管均贴近脊柱的前方下行，自上而下其前方分别与气管、左主支气管、心包相邻。按其行程可分为颈部、胸部和腹部三部（图 2-12）。

（二）食管的狭窄

食管由于本身的结构特点和邻近器官的影响，全长有三个生理性狭窄。第一狭窄（又称颈狭窄）位于食管的起始处，距中切牙约 15cm；第二狭窄（又称支气管狭窄）位于左主支气管后方与之交叉处，相当于第 4～5 胸椎之间的椎间盘水平，距中切牙约 25cm；第三狭窄（又称膈狭窄）位于食管穿膈食管裂孔，相当于第 10 胸椎水平，距中切牙约 40cm。食管的三个狭窄是异物易滞留和肿瘤的好发部位。临床上进行食管内插管时要注意其狭窄，防止损伤食管壁。

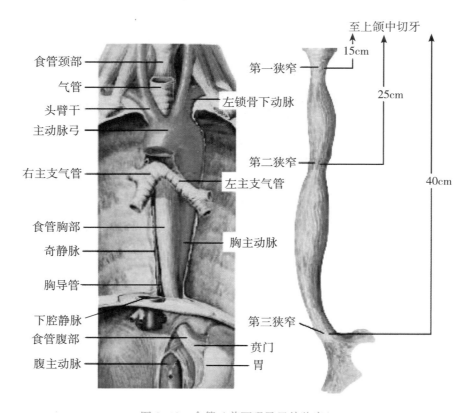

图 2-12 食管（前面观及三处狭窄）

六、胃

胃是消化管最膨大的部分，上接食管，下续十二指肠。具有容纳食物、初步消化食物和吸收水分及小分子物质等功能。其形状可随胃内容物的多少、体位、体型和年龄等情况不同而有差异。成人的胃一般容量约 1500mL，新生儿约 50mL 左右。

（一）胃的形态与分部

1. 胃的形态　胃有两壁、两缘和两口。两壁为朝向前上方的胃前壁和朝向后下方的胃后壁；两缘为上、下缘，上缘凹向右上方，称胃小弯，其最低点弯曲成角，称角切迹，是胃体部与幽门部在胃小弯的分界标志，下缘凸向左下方，称胃大弯；胃的入口称贲门，接食管。出口称幽门通十二指肠。在活体，幽门前方可见幽门前静脉，是手术中识别幽门的标志。

2. 胃的分部　胃可分为贲门部、胃底、胃体和幽门部四部分。贲门部是指贲门附近的部分，它与胃体和胃底的分界不明显；胃底部位于贲门左上方，即高出贲门平面以上的部分；胃体居胃的中部；角切迹至幽门的部分称幽门部（临床上又称为胃窦）。幽门部在胃大弯侧有一称为中间沟的浅沟，以此沟为界，将幽门部分为右侧的幽门管和左侧的幽门窦两部分。胃小弯和幽门部是溃疡病和肿瘤的好发部位（图 2–13）。

（二）胃的位置与毗邻

胃的位置常因体位、体型和胃的紧张度及充盈度不同而有较大的变化。一般情况下，中等充盈程度的胃大部分居左季肋区，小部分居腹上区。贲门位于第 11 胸椎体的左侧，幽门位于第 1 腰椎体的右侧。胃前壁的右侧部被肝左叶掩盖，左侧部与膈相邻，其中间部与腹前壁相贴，是临床上触诊胃的部位。胃后壁与左肾、左肾上腺、胰、脾等相邻（图 2–14、2–15）。

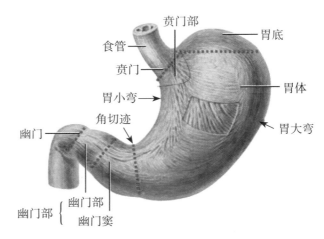

图 2–13　胃的形态和分部

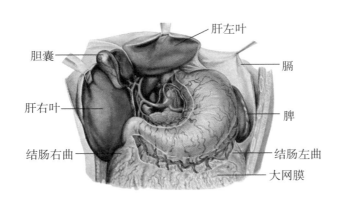

图 2–14　胃前面的毗邻

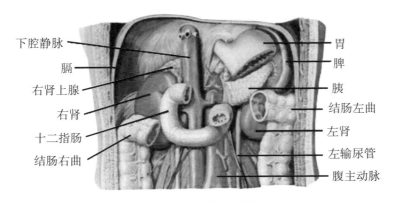

图 2–15　胃后面的毗邻

（三）胃壁的构造

胃壁有四层结构，其中肌层发达，由内斜行、中环形和外纵行三层平滑肌组成。在幽门处环形肌增厚，形成幽门括约肌，有控制胃内容物的排空和防止肠内容物逆流入胃的作用。在婴幼儿，若幽门括约肌肥厚，则可造成先天性幽门梗阻。活体胃黏膜柔软，血供丰富，呈橘红色，胃空虚时形成众多的黏膜皱襞，在胃小弯处常见有 4 ～ 5 条较恒定的纵行皱襞。在幽门处，胃黏膜突入管腔内形成环形皱襞，称幽门瓣，见（图 2-16）。

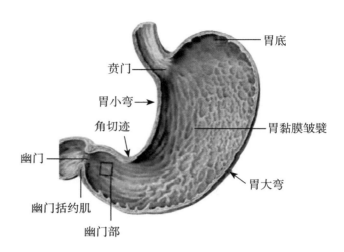

图 2-16　胃的冠状切面

七、小肠

小肠上接幽门下连盲肠，成人的小肠全长 5 ～ 7m。是消化管最长的一段，是消化和吸收的主要场所。小肠全长可分为十二指肠、空肠和回肠三部分。

（一）十二指肠

十二指肠为小肠的起始部，介于胃与空肠之间，全长约 25cm，大部分紧贴腹后壁，位置较深，呈 "C" 字形，从右侧包绕胰头，全长可分为上部、降部、水平部和升部四部分（图 2-17）。

1. 上部　十二指肠上部长约 5cm，在第一腰椎体的右侧起自胃的幽门，走向右后方至肝门下方急转向下移行为十二指肠降部，转折处称十二指肠上曲。上部与幽门相接约 2.5cm 的一段肠管，管壁较薄，黏膜面较光滑，又称十二指肠球，是十二指肠溃疡的好发部位。

2. 降部　沿第 1 ～ 3 腰椎右侧下降，至第 3 腰椎体水平转向左侧移行为水平部，转折处称十二指肠下曲。降部的后内侧壁上有一纵形黏膜皱襞，称十二指肠纵襞，其下端有十二指肠大乳头，是胆总管和胰管的共同开口处，距中切牙约 75cm，可作为临床插放十二指肠引流管深度的参考值。在十二指肠大乳头的上方，有时可见十二指肠小乳头，是副胰管的开口处。

3. 水平部　又称下部，在第 3 腰椎水平横过下腔静脉和腹主动脉的前面，向左移行为升部，全长约 10cm。水平部的前方有肠系膜上动、静脉跨过。由于此部介于肠系膜与腹主动脉的夹角处，当肠系膜上动脉起点过低时，可压迫其水平部而引起十二指肠腔淤滞、扩大、甚至梗阻，称十二指肠上动脉压迫综合征（Wilkie 综合征）。

4.升部　十二指肠升部长 2 ～ 3cm，自第 3 腰椎左侧斜向左上至第 2 腰椎左侧急转向前下方，形成十二指肠空肠曲，移行为空肠。十二指肠空肠曲的后上壁被十二指肠悬肌固定于腹后壁。十二指肠悬肌由肌纤维和结缔组织构成，表面被有腹膜，临床上又称 Treitz 韧带，是手术中确认空肠起始部的重要标志。

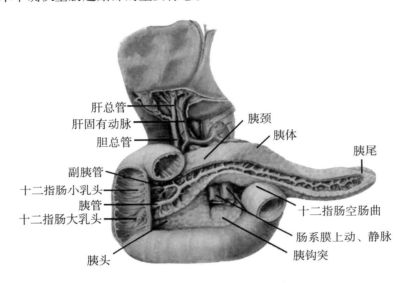

肝总管
肝固有动脉
胆总管
胰颈
胰体
胰尾
副胰管
十二指肠小乳头
胰管
十二指肠大乳头
十二指肠空肠曲
肠系膜上动、静脉
胰钩突
胰头

图 2-17　胆道、十二指肠和胰

（二）空肠与回肠

空肠和回肠迂回盘曲成肠襻，位于结肠形成的方框内，并借腹膜形成的小肠系膜连于腹后壁，故又称系膜小肠，其活动度较大（图 2-18）。肠管与系膜相连的缘称系膜缘，系膜缘处的肠壁与两层腹膜围成系膜三角，此处肠壁无浆膜，不易愈合，小肠切除吻合时应妥善缝合，以免形成肠瘘和感染扩散。

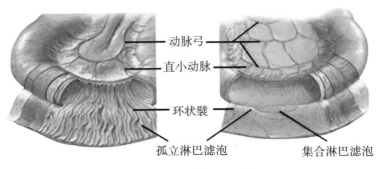

动脉弓
直小动脉
环状襞
孤立淋巴滤泡
集合淋巴滤泡

图 2-18　空肠和回肠

空肠起自十二指肠空肠曲，占空、回肠全长近端的 2/5，回肠约占全长的 3/5，两者之间无明显的界线，回肠末端续于盲肠。约有 2% 的人在回肠末端距回盲瓣 1m 的范围内，其肠壁上见有一囊状突起，称美克尔（Meckel）憩室，是胚胎时期卵黄蒂未完全消失的遗迹，发炎时易误诊为阑尾炎。

八、盲肠和阑尾

（一）盲肠

盲肠（caecum）是大肠的起始部，呈囊状居右髂窝内，长约 6～8cm。其左侧连回肠，向上续为升结肠（图 2-19）。

（二）阑尾

阑尾是连于盲肠后内侧壁上的一蚓状盲管状结构，长约 6～8cm。阑尾的体表投影在右髂前上棘与脐连线的中、外 1/3 交点处，此处称麦氏点（McBurney）。当急性阑尾炎时，此处压痛最明显。

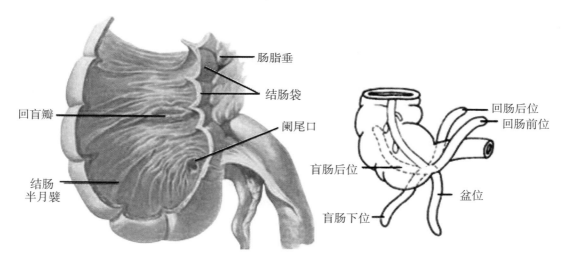

图 2-19 盲肠和阑尾

九、结肠

大肠长约 1.5m，在空、回肠周围形成一方框，可分为盲肠、阑尾、结肠、直肠和肛管五部分。大肠的主要功能是吸收水分、分泌黏液和形成粪便。

除阑尾、直肠和肛管外，在盲肠与结肠的表面具有三种特征性结构，即结肠带、结肠袋和肠脂垂。这些特征是肉眼鉴别结肠与小肠的标志（图 2-20）。

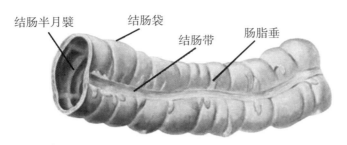

图 2-20 结肠的特征

结肠是介于盲肠与直肠之间的一段大肠，整体呈方框状，包绕在空、回肠的周围，可分为升结肠、横结肠、降结肠和乙状结肠四部分（图 2-21）。

1. 升结肠 自右髂窝起于盲肠，沿右腹外侧区上升，至肝右叶下方转向左形成结肠右曲（肝曲）移行为横结肠。

2. 横结肠 自右向左横行至左季肋区，于脾的下方形成结肠左曲（脾曲）移行为降结肠。横结肠被腹膜完全包被，并借其系膜连于腹后壁，活动度较大，常下垂成弓形，最低点有时可达脐平面。

3. 降结肠 自左季肋区续于脾曲，沿左腹外侧区下降，至左髂嵴水平续于乙状结肠。

4. 乙状结肠 自左髂嵴水平续于降结肠，呈"乙"字形弯曲，至第三骶椎平面移行为直肠。乙状结肠借其系膜连于左髂窝和骨盆侧壁，活动度较大，老年人易引起肠扭转。

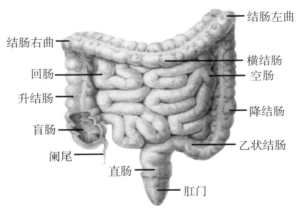

图 2-21 小肠和大肠

（四）直肠

直肠长约 10 ～ 14cm，位居于盆腔后部，骶骨的前方，上端平第 3 骶椎水平接乙状结肠，向下穿盆膈移行为肛管。直肠并非笔直，在矢状面上有两个弯曲，上部在骶、尾骨前面下降，凸向后，称骶曲；下部绕过尾骨尖形成凸向前的弯曲，称会阴曲（图 2-22）。临床上作直肠镜检查时，应注意其弯曲，以免损伤肠壁。

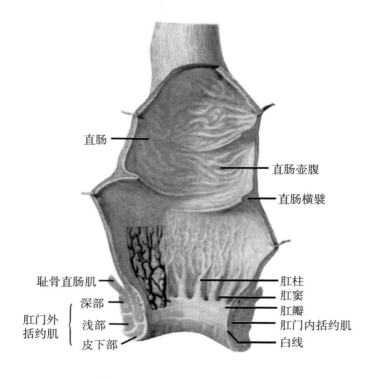

图 2-22　直肠和肛管腔面的形态

（五）肛管

肛管为盆膈以下的消化管，上续直肠下终于肛门，长约 3～4cm。肛管内面的黏膜形成 6～10 条纵行的黏膜皱襞，称肛柱。在相邻肛柱的下端有半月形的黏膜皱襞，称肛瓣。肛瓣与相邻肛柱下端围成的小隐窝，称肛窦。常有粪屑存积，易诱发感染而引起肛窦炎。

肛柱的下端与肛瓣的边缘连成锯齿状的环形线，称齿状线（又称肛皮线）。此线是黏膜与皮肤的分界线。齿状线上、下方的上皮组织、血管、淋巴管、神经的分布来源以及体液回流方向完全不同。

十、唾液腺

唾液腺，能分泌唾液，有消化食物、湿润口腔、清洁口腔的功能。小唾液腺包括唇腺、颊腺等。大唾液腺包括腮腺、下颌下腺和舌下腺 3 对（图 2-23）。

1. 腮腺　为最大的一对口腔腺，整体略呈三角楔形，居外耳道的前下方、咬肌后缘与下颌后窝内。腮腺管（parotid duct）发自腮腺的前缘，在颧弓下方一横指处向前越过咬肌表面，穿颊肌开口于上颌第 2 磨牙牙冠相对的颊黏膜上。

2.下颌下腺 呈卵圆形，位于下颌骨下缘与二腹肌前、后腹围成的下颌下三角内，其腺管开口于舌下阜。

3.舌下腺 位于口腔底舌下襞的深面。其腺管分大、小两种，一条大导管与下颌下腺管共同开口于舌下阜；多条小导管直接开口于舌下襞表面。

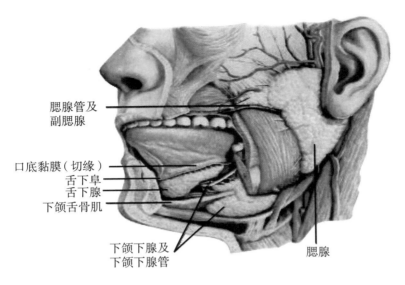

腮腺管及
副腮腺

口底黏膜（切缘）
舌下阜
舌下腺
下颌舌骨肌

下颌下腺及
下颌下腺管

腮腺

图 2-23 唾液腺

十一、肝

肝是人体最大的消化腺，具有接受双重血液供应的特点，血管极为丰富。肝具有分泌胆汁、参与代谢、贮存糖原、解毒和防御等功能，在胚胎时期尚有造血功能。我国成年男性肝平均重 1300g，女性肝平均重 1220g。

（一）肝的形态

肝在活体呈棕红色，质软而脆，遭受暴力打击时易破裂而引起大出血。肝外形呈不规则的楔形，可分为膈、脏两面，前、后、左、右四缘。膈面隆凸，与膈相邻，借呈矢状位的镰状韧带分肝为左、右两叶（图 2-24）。

脏面，朝向后下方，与腹腔的器官相邻，凹凸不平。脏面有呈"H"形的沟，即左、右纵沟和横沟（图 2-25）。右纵沟的前部为胆囊窝容纳胆囊，右纵沟的后部为腔静脉沟容纳下腔静脉。腔静脉沟的上部有肝左、右、中静脉离肝注入下腔静脉，此处称为第二肝门。左纵沟的前部为肝圆韧带，后部为静脉韧带。肝的脏面被上述三条沟分为肝右叶、肝左叶、肝方叶和肝尾状叶。

71

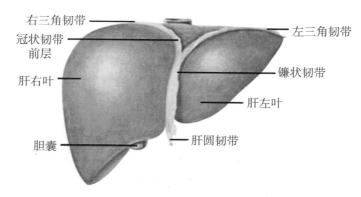

图 2-24 肝的膈面

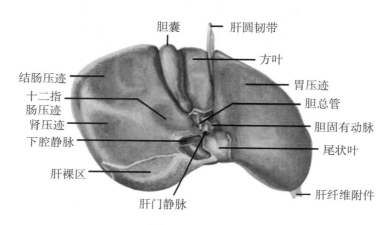

图 2-25 肝的脏面

（二）肝的位置与毗邻

肝大部分位居右季肋区和腹上区，小部分居左季肋区。肝的绝大部分被胸廓所掩盖，仅在腹上区剑突下露出，直接与腹前壁接触。当右季肋区或腹上区遭受暴力打击或肋骨骨折时，可导致肝破裂。

十二、胆囊与输胆管道

肝外胆道系统包括胆囊及输胆管道。

1.胆囊是贮存和浓缩胆汁的囊状器官，其容量为 40 ～ 60mL。位居肝右叶脏面的胆囊窝内，其上面借结缔组织与肝相连，下面游离，表面被有腹膜，并与十二指肠上曲、结肠右曲相邻。

胆囊呈梨形，可分为胆囊底、胆囊体、胆囊颈和胆囊管四部分（图 2-26 ）。

2. 输胆管道是将肝细胞分泌的胆汁输送到十二指肠腔的管道。可分为肝内胆道和肝外胆道两部分。肝内胆道包括胆小管、小叶间胆管等。肝外胆管道包括左、右肝管，肝总管，胆囊和胆总管等。

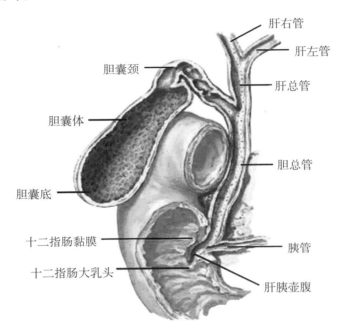

图 2-26　胆囊与输胆管道

十三、胰

胰是人体的第二大消化腺，呈灰红色，质地柔软，略呈三棱柱状。胰位于胃的后方，横置于腹后壁，相当于第 1 ～ 3 腰椎水平。全长可分为头、体、尾三部分，见图 2-17。

第三节　腹　膜

一、腹膜与腹膜腔的概念

腹膜（peritoneum）是一层浆膜，由间皮和结缔组织构成。薄而光滑，呈半透明状。壁腹膜衬于腹、盆壁的内表面，脏腹膜贴覆于腹、盆腔脏器的表面。壁腹膜和脏腹膜间围成的潜在性腔隙称腹膜腔。男性腹膜腔与外界不通；女性腹膜腔借输卵管、子宫和阴道与外界相通。

腹膜作用：①分泌少量浆液，对脏器有保护、润滑、减少摩擦作用。②具有吸收能力，其中上腹部吸收能力最强，盆部弱。腹膜炎时，患者多采取半卧位。③防御功能：有很强的黏附作用和再生能力，可促进愈合，防止炎症扩散。而且具有刺激反应性，如患有弥漫性腹膜炎时，患者可呈现板状腹。④支持、固定脏器作用，病变时可出现胃下垂、子宫下垂等。

二、腹膜与脏器的关系

1.腹膜内位器官 脏器的表面完全或几乎完全被腹膜所包裹。如：胃、十二指肠上部、空回肠、盲肠、阑尾、横结肠、乙状结肠、脾、卵巢和输卵管。

2.腹膜间位器官 脏器的表面三个面或大部分被腹膜所包裹者。如：肝、胆、膀胱、子宫等。

3.腹膜外位器官 脏器的表面仅一个面或小部分被腹膜所包裹。如：肾、胰、输尿管、十二指肠降部和水平部、直肠下部等。

三、腹膜形成的结构

（一）网膜

1.小网膜 为肝门至胃小弯和十二指肠上部之间的双层腹膜结构。从肝门连于胃小弯的部分称肝胃韧带；从肝门连于十二指肠上部之间的部分称肝十二指肠韧带，内有胆总管、肝门静脉和肝固有动脉。

2.大网膜 为胃大弯至横结肠之间的四层腹膜结构。形似围裙覆盖于空回肠和横结肠的前方。具有防御功能。炎症时，可向病灶处迁移，形成包裹。

3.网膜囊 是小网膜和胃后壁与腹后壁间的扁窄腹膜间隙。右侧有网膜孔与腹膜腔相通。

（二）系膜

通常是指将肠管连与腹后壁的双层腹膜结构。包括肠系膜、阑尾系膜、横结肠系膜、乙状结肠系膜等。其中肠系膜最长，呈扇形，其附于腹后壁的部分称系膜根，始于第2腰椎左侧的十二指肠空肠曲，止于右骶髂关节前方，长约15cm。12指肠固定在腹后壁，空肠和回肠形成很多肠襻，盘曲于腹膜腔下部，被小肠系膜系于腹后壁，故合称为系膜小肠。

（三）盆腔内的腹膜陷凹

男性为直肠膀胱陷凹，是男性腹膜腔的最低点；女性有膀胱子宫陷凹和直肠子宫陷凹，其中直肠子宫陷凹是女性腹膜腔的最低点，且与阴道后穹隆相邻。

第四节　食物的消化

人体在整个生命活动过程中，不仅需要通过呼吸从外界摄取足量的氧气，还需要从食物中摄取各种营养物质，作为新陈代谢的物质和能量的来源。人体所需要的营养物质包括蛋白质、脂肪、糖类、维生素、无机盐和水，这些物质都来自食物。

一、消化和吸收的概念

食物在消化管内被分解成可吸收的小分子物质的过程，称为消化（digestion）。消化分为机械性消化和化学性消化两种形式，前者是通过消化管的运动将食物磨碎并使之与消化液充分混合，同时将食糜不断向消化管的远端推进；后者是在消化腺分泌的消化液（主要是消化酶）的作用下，将食物中的大分子物质分解为可吸收的小分子物质的过程。

食物经消化后的小分子营养物质透过消化管黏膜进入血液和淋巴液的过程称为吸收（absorption）。

二、胃的运动形式、胃液的组成及作用

成人的胃一般可容纳 1 ～ 2L 食物。经过胃的机械性和化学性消化后的食团逐渐排入十二指肠。

（一）胃的运动形式

1.容受性舒张　进食时食物刺激咽和食管等处的感受器，反射性地引起胃底和胃体部平滑肌舒张，称为胃的容受性舒张。胃内无食物时，胃容积为 0.05L，进食后，由于胃的容受性舒张，胃容积可增大到 1 ～ 2L，结果使胃能够接纳大量食物，而胃内压并无显著变化，其生理意义是使胃能更好地完成容纳和贮存食物的功能。

2.紧张性收缩　胃壁平滑肌经常处于一定程度的收缩状态称为紧张性收缩，使胃保持一定的形状和位置。进食后，胃的紧张性收缩逐渐加强，使胃内压升高，有利于胃液渗入食物而进行化学性消化，并能促进食糜向十二指肠推移。紧张性收缩也是胃其他运动形式有效进行的基础，如果胃的紧张性收缩过低，则易导致胃下垂或胃扩张。

3.蠕动　食物入胃后大约 5 分钟便开始有蠕动。蠕动波从胃体中部开始，并有节律地向幽门方向推进，约 3 次 / 分。一个蠕动波 1 分钟左右到达幽门，通常是一波未平，一波又起。其生理意义是磨碎食物，使食物与胃液充分混合形成糊状的食糜，并将食糜逐步推入十二指肠（图 2-27）。

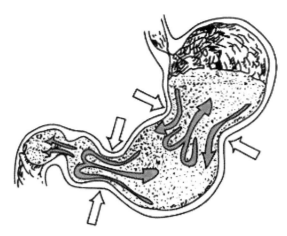

图 2-27　胃蠕动示意图

（二）胃排空

食糜由胃排入十二指肠的过程称胃排空。一般进食后 5 分钟左右就开始胃排空。胃的运动所引起的胃内压升高是胃排空的动力，而幽门和十二指肠的收缩则是胃排空的阻力。排空的速度与食物的化学组成、物理性状和胃的运动情况有关。一般来说，稀的流体食物比稠的固体食物排空快；小块食物比大块食物更易排空；在三大营养物质中，糖类的排空最快，蛋白质次之，脂肪最慢。混合食物完全排空约需 4 ～ 6h。

（三）呕吐

胃及小肠的内容物从口腔强烈驱出的反射动作称为呕吐。

引起呕吐的原因很多，机械或化学性刺激作用于舌根、咽部、胃肠、胆管、腹膜、泌尿生殖器官等处的感受器，均可引起呕吐。视觉或内耳前庭器官受到某种刺激，也可引起呕吐。脑水肿、脑肿瘤等造成的颅内压增高可直接刺激呕吐中枢，引起喷射性呕吐。

呕吐是一种具有保护意义的防御性反射，通过呕吐可将胃内有害的物质排出。因此，临床上对食物中毒的病人，可借助催吐方法将胃内的毒物排出。但剧烈而频繁的呕吐会影响进食和正常的消化、吸收，甚至会丢失大量的消化液，引起体内水、电解质和酸碱平衡紊乱。

（四）胃液的组成及作用

胃液是由胃腺和胃黏膜上皮细胞分泌的一种无色、透明的酸性液体，pH 为 0.9 ～ 1.5。正常成人每日分泌量约 1.5 ～ 2.5L。胃液中除大量水分外，其主要成分有盐酸、胃蛋白酶原、黏液和内因子等。

1. 盐酸　胃内的盐酸又称胃酸，由胃壁细胞所分泌。胃酸的主要作用是：①激活胃蛋白酶原，使胃蛋白酶原水解为有活性的胃蛋白酶，并为胃蛋白酶提供适宜的酸性环境；②

使食物中的蛋白质变性易于消化；③可杀灭随食物进入胃内的细菌；④盐酸进入小肠后，可促进胰液、胆汁和小肠液的分泌；⑤盐酸在小肠内所造成的酸性环境，有利于小肠对钙、铁、镁的吸收。

盐酸分泌不足或缺乏，会影响消化、杀菌，引起腹胀、腹泻等消化不良症状。如果分泌过多，则对胃和十二指肠有侵蚀作用，可能诱发溃疡病。

2. 胃蛋白酶原　胃蛋白酶原由胃主细胞分泌，进入胃腔时不具活性。在盐酸或已被激活的胃蛋白酶的作用下，转变成有活性的胃蛋白酶。在酸性环境下，胃蛋白酶能水解食物中的蛋白质，形成䏡、胨及少量的多肽、氨基酸。胃蛋白酶的最适 pH 为 2.0 ～ 3.5，当 pH>5 时便失活。因此，由于胃酸分泌不足而导致的蛋白质消化不良时，可服用胃蛋白酶和酸性物质。

3. 黏液　黏液由胃腺中的黏液细胞和胃黏膜表面的上皮细胞分泌，主要成分为糖蛋白。在正常人，黏液覆盖在胃黏膜表面，形成凝胶状的黏液层，具有润滑作用，减少粗糙食物对胃黏膜的机械性损伤，还参与形成黏液 - 碳酸氢盐屏障，能阻止 H^+ 向胃壁扩散。

4. 内因子　胃腺壁细胞还分泌一种糖蛋白，称内因子。内因子有两个特异性结合部位，一个是与食物中的维生素 B_{12} 结合形成复合物，保护维生素 B_{12} 不被蛋白水解酶所破坏，另一个与回肠黏膜上皮细胞的特异性受体结合，促进回肠对维生素 B_{12} 的吸收。内因子缺乏时，维生素 B_{12} 吸收障碍，影响红细胞生成，引起巨幼红细胞性贫血。

三、胰液、胆汁的组成和作用

（一）胰液的组成和作用

胰液由胰腺外分泌部分泌，成人每日胰液的分泌量为 1 ～ 2L。纯净的胰液为无色、无味的碱性液体，pH 为 7.8 ～ 8.4。胰液主要含有胰淀粉酶、胰脂肪酶、胰蛋白酶原和糜蛋白酶原等多种消化酶，以及水和碳酸氢盐等成分。

1. 碳酸氢盐　其主要作用是中和进入十二指肠的盐酸，使肠黏膜免受强酸的侵蚀，同时为小肠内各种消化酶提供适宜的碱性环境。

2. 胰淀粉酶　可将淀粉水解为麦芽糖。胰淀粉酶水解淀粉的效率很高，与淀粉接触 10 分钟，即可将淀粉完全水解。

3. 胰脂肪酶　可将脂肪分解为脂肪酸、甘油一酯和甘油。

4. 胰蛋白酶原和糜蛋白酶原　这两种酶原都是以无活性的酶原形式存在于胰液中。在肠腔中，胰蛋白酶原被小肠液中的肠致活酶激活为胰蛋白酶，胰蛋白酶又可激活糜蛋白酶原为糜蛋白酶。胰蛋白酶和糜蛋白酶都能将蛋白质分解为䏡和胨。两者一同作用于蛋白质时，可使其分解为小分子的多肽和氨基酸。

由于胰液中含有消化三种主要营养物质的消化酶，因此，它是所有消化液中消化能力最强、消化功能最全面的一种消化液。当胰液分泌缺乏时，即使其他消化腺的分泌都很正常，食物中的脂肪和蛋白质也不能被完全消化和吸收，常可引起脂肪泻；同时，也可使脂溶性维生素 A、D、E、K 等吸收受到影响，但对糖的消化和吸收影响不大。

（二）胆汁的组成和作用

胆汁由肝细胞生成。正常成人每天胆汁的分泌量为 0.8～1.0L。胆汁的主要成分有胆盐、胆固醇、卵磷脂、胆色素及多种无机盐等，不含消化酶。但对脂肪的消化和吸收有重要意义，这主要依赖于胆盐的作用。胆汁的主要作用为：

1. 乳化脂肪，促进脂肪的消化。胆汁中的胆盐、胆固醇和卵磷脂可作为乳化剂，降低脂肪的表面张力，使其乳化为脂肪微滴，分散在肠腔内，从而增加胰脂肪酶的作用面积，加速脂肪分解。

2. 运载脂肪，促进脂肪的吸收。胆盐可与脂肪分解产物形成水溶性复合物，将不溶于水的脂肪分解产物运载到肠黏膜表面，促进脂肪的吸收。

3. 胆汁在促进脂肪分解产物吸收的同时也促进了脂溶性维生素 A、D、E、K 的吸收。

四、吸收的主要部位和基本方式

（一）吸收的主要部位

消化管不同部位的吸收能力和速度有很大差异，这是由于消化管各段的组织结构不同，以及食物在消化管各段被消化的程度和停留的时间不同。

口腔可吸收少量的药物，食管基本没有吸收功能，胃可吸收少量水和酒精以及某些药物（如阿司匹林），大肠主要吸收水和无机盐。食物中的糖类、蛋白质和脂肪的大部分消化产物都是在十二指肠和空肠吸收的，回肠能主动吸收胆盐和维生素。因此小肠是吸收的主要部位（图 2-28）。

小肠对营养物质吸收的有利条件有：①小肠有巨大的吸收面积，成人小肠全长 5～7m，黏膜具有环形皱襞、绒毛和微绒毛等结构，使小肠的吸收面积增加约 600 倍，达 200m² 左右；②食物在小肠内停留时间较长（3～8h），有充分的吸收时间；③食物在小肠内已被消化成可吸收的小分子物质；④小肠绒毛内有丰富的毛细血管和毛细淋巴管，加上小肠运动和绒毛活动，可加速绒毛内血液和淋巴的回流，有助于吸收。

（二）吸收的基本方式

营养物质和水可以两条途径进入血液或淋巴：一为跨细胞途径，即通过绒毛柱状上皮细胞的顶端膜进入细胞，再通过基底侧膜进入血液或淋巴；另一为旁细胞途径，即物质或水通过细胞间的紧密连接，进入细胞间隙，然后再转入血液或淋巴。

营养物质通过膜的机制包括被动转运和主动转运两种方式。单纯扩散和易化扩散属于被动转运；而主动转运通过 Na^+ 泵的活动，不仅使 Na^+、K^+ 等主动吸收，还可促进其他物质的继发性主动转运。

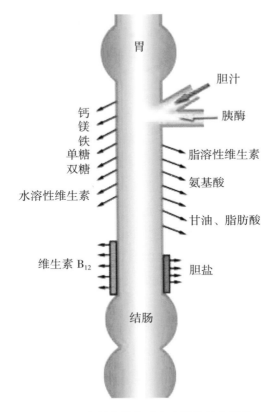

图 2-28　各种营养物质在小肠的吸收部位

五、各种主要营养素的吸收途径

（一）糖的吸收

糖类以单糖的形式被小肠吸收。在被吸收的单糖中主要是葡萄糖，约占 80%，其余的几乎完全是半乳糖和果糖。葡萄糖的吸收方式是继发性主动转运。葡萄糖与 Na^+ 共同结合于肠上皮细胞膜上的转运蛋白，使葡萄糖与 Na^+ 同时转运入细胞内，再通过肠上皮细胞基底膜侧葡萄糖转运载体的转运进入血液，上述过程需要 Na^+ 泵提供能量。

（二）蛋白质的吸收

蛋白质吸收的主要形式是氨基酸。吸收机制与单糖相似，也需要 Na^+ 泵提供能量。

（三）脂肪的吸收

脂肪在小肠内被分解成甘油、甘油一酯和脂肪酸等，这些产物与胆盐结合成水溶性的混合微胶粒，透过肠黏膜上皮细胞表面到达细胞的微绒毛，通过微绒毛的细胞膜进入细胞内，而胆盐留在肠腔内继续发挥作用。

进入细胞内的长链脂肪酸在细胞内被重新合成为甘油三酯，与细胞中的载脂蛋白结合成乳糜微粒，最后离开细胞扩散入淋巴；中、短链脂肪酸和甘油一酯扩散至血液。因此，脂肪的吸收途径为淋巴和血液。由于食物中含长链脂肪酸较多，所以脂肪分解产物的吸收途径以淋巴为主。

（四）水、无机盐和维生素的吸收

成人每日由胃肠道吸收的液体约有 8L 之多，其中绝大部分是在小肠吸收的。水的吸收靠渗透作用，即随着各种溶质，特别是 NaCl 吸收后造成的渗透压差而被动吸收。

无机盐只有在溶解状态才能被吸收。成人每日摄入和消化腺分泌的 Na^+，95% ～ 99% 被小肠黏膜吸收。小肠吸收 Na^+ 是通过 Na^+ 泵主动转运的，由此产生的电位差，则有利于 Cl^-、HCO_3^- 的被动吸收。Ca^{2+}、Fe^{2+} 主要在小肠上段吸收，都属主动过程。Ca^{2+} 只有在游离状态时才能被吸收，与 Ca^{2+} 结合而沉淀的盐，如磷酸盐、草酸盐等则不能被吸收，维生素 D 可促进 Ca^{2+} 的吸收。二价的亚铁（Fe^{2+}）容易被吸收，食物中大部分是三价铁（Fe^{3+}）须经还原成 Fe^{2+} 后才能被吸收，维生素 C 能使 Fe^{3+} 还原成 Fe^{2+} 有利于吸收。酸性环境可促进 Ca^{2+}、Fe^{2+} 的吸收。因此，贫血病人补铁常配合口服维生素 C 或稀盐酸。

水溶性维生素主要是通过易化扩散的方式被吸收。脂溶性维生素 A、D、E、K 的吸收与脂肪的吸收类似，其中维生素 K、D 和胡萝卜素的吸收，必须有胆盐的存在。而维生素 B_{12} 必须与内因子结合成复合物，通过回肠上皮细胞上的特殊受体而主动吸收。

复习思考题

一、名词解释

1. 咽峡　2. 贲门　3. 幽门　4. 十二指肠大乳头　5. 肝门

二、简答题

1. 试述消化系统的组成和功能。

2. 大唾液腺有哪几对？位于何处？其导管开口在哪？

3. 咽的分部与交通如何？

4. 食管有哪几处狭窄？各距切牙多少厘米？

5. 试述胃的位置和形态结构。

6. 小肠为什么是吸收的主要场所？

第 三 章

呼 吸 系 统

【学习目标】

　　掌握肺的位置、形态和结构，喉的位置、构成和分部，气体交换的过程，以及 CO_2 和 O_2 在血液运输的形式及特点；熟悉胸腔、胸膜与胸膜腔的概念，胸膜腔负压的概念和形成原理及生理意义；了解鼻的位置、形态和分部，呼吸中枢分布和调节作用。

第一节　呼吸道的解剖

一、呼吸道的组成和上、下呼吸道的概念

呼吸系统由呼吸道和肺组成（图 3-1）。

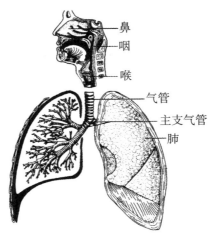

图 3-1　呼吸系统概况

呼吸道包括鼻、咽、喉、气管和各级支气管，临床上通常将鼻、咽、喉称为上呼吸道；气管和各级支气管，称为下呼吸道。肺是实质性器官，主要由肺内各级支气管及肺泡组成。

呼吸系统的主要功能是完成机体与外界环境之间的气体交换。通过呼吸运动，吸入氧，呼出二氧化碳。呼吸道是气体通过的管道，肺主要是进行气体交换的器官，鼻同时也是嗅觉器官，喉还有发音的功能。

二、鼻、喉的构成及鼻旁窦的开口

（一）鼻

鼻是呼吸道的起始部，能净化吸入的空气，并调节其温度和湿度，同时也是重要的嗅觉器官，并还具有辅助发音的功能。鼻可分为外鼻、鼻腔和鼻旁窦三部分。

1. 外鼻　位于面部中央，以鼻骨和鼻软骨为支架，外被皮肤和少量皮下组织，略似锥形。外鼻的骨性支架由鼻骨、额骨鼻突、上颌骨额突组成。鼻骨左右成对，中线相接，上接额骨鼻突，两侧与上颌骨额突相连。鼻骨下缘、上颌骨额突内缘及上颌骨腭突游离缘共同构成梨状孔。外鼻软骨性支架由鼻中隔软骨、侧鼻软骨、大、小翼软骨等组成。各软骨之间为结缔组织所联系。大翼软骨左右各一，底面呈马蹄形，各有内外两脚，外侧脚构成鼻翼的支架，两内侧脚夹鼻中隔软骨的前下构成鼻小柱的主要支架。外鼻上端较窄，与额部相连，称鼻根；下端明显向前突隆，称鼻尖；鼻根与鼻尖之间的隆嵴，称鼻背；鼻尖两侧的隆起部分，称鼻翼，在呼吸困难时，可出现鼻翼扇动；鼻翼下方的开口，称鼻孔。鼻翼和鼻尖部的皮肤较厚，且与皮下组织及软骨膜粘连紧密，含丰富的皮脂腺和汗腺，是疖肿和酒渣鼻的好发部位，当疖肿炎症时，稍有肿胀，疼痛较剧。外鼻的静脉经面静脉及内眦静脉与眼上静脉、眼下静脉相通，最后汇入颅内海绵窦。面静脉无瓣膜，血液可上下流通，当鼻或上唇（称危险三角区）患疖肿处理不当或随意挤压，则有可能引起海绵窦血栓性静脉炎等严重危害生命的危险。

2. 鼻腔　为一顶窄底宽的狭长腔隙，内衬黏膜和皮肤。被鼻中隔分为左、右两个鼻腔。鼻中隔由犁骨、筛骨垂直板和鼻中隔软骨被以黏膜而成，并构成左、右鼻腔的内侧壁。鼻中隔的位置常略偏向一侧，故两侧鼻腔大小和形态多不对称。每侧鼻腔向前下经鼻孔通外界，向后经鼻后孔通鼻咽。每侧鼻腔可分为鼻前庭和固有鼻腔两部分。

（1）鼻前庭：为鼻腔前下部、鼻翼内面的宽大部分，内衬以皮肤，生有鼻毛，有过滤空气、阻挡尘埃的作用。鼻前庭皮肤与固有鼻腔黏膜交界处称为鼻阈。鼻前庭缺乏皮下组织，当炎症或疖肿时疼痛较为剧烈。

（2）固有鼻腔：是鼻腔的主要部分，有内、外、顶、底四壁构成。内侧壁由鼻中隔构成，软骨膜及骨膜外覆有黏膜，鼻中隔前下部黏膜内丰富毛细血管网称为利特尔区。此处黏膜较薄，血管表浅，黏膜与软骨膜相接紧密，血管破裂后不易收缩，且位置又靠前，易受外界刺激，是鼻出血最易发生的部位。外侧壁不规则，自上而下有上、中、下3个骨性鼻甲突向鼻腔，3个鼻甲的下方各有一裂隙，分别称上、中、下鼻道，各鼻甲内侧面和鼻中隔之间的空隙称为总鼻道，多数人上鼻甲的后上方有最上鼻甲。在最上鼻甲或上鼻甲的后上方与蝶骨体之间有一凹陷，称蝶筛隐窝（图3-2）。固有鼻腔的顶呈狭小的拱形，前部为额骨鼻突及鼻骨构成；中部是分隔颅前窝与鼻腔的筛骨水平板，此板薄而脆，并有多数细孔，呈筛状，嗅神经经此穿过进入颅前窝。外伤或手术时易骨折致脑脊液鼻漏，成为感染入颅的途径。底即硬腭，与口腔相隔，前3/4由上颌骨腭突，后1/4由腭骨水平部构成，两侧部于中线相接，形成上颌骨鼻嵴，与犁骨下缘相接，底壁前方近鼻中隔处，两侧各有一切牙管开口，腭大动、静脉及腭前神经由此通过。

根据鼻黏膜结构和功能的不同，可将鼻黏膜分为嗅区和呼吸区两部分。嗅区位于上鼻甲内侧面及以上部分和与其相对应的鼻中隔上部的黏膜，活体呈苍白或淡黄色，内含有嗅细胞，具有嗅觉功能；呼吸区是固有鼻腔黏膜除嗅区以外的部分，活体呈淡红色，富含血管、腺体和纤毛，黏膜内有丰富的静脉丛，构成海绵状组织，具有灵活的舒缩性，能迅速改变其充血状态，为调节空气温度与湿度的主要部分。下鼻甲上的黏膜最厚，对鼻腔的生理功能甚为重要，故手术时不宜过多去除。

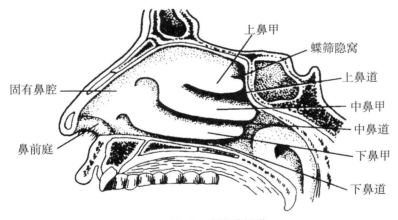

图 3-2 鼻腔外侧壁

3. 鼻旁窦 鼻旁窦又名副鼻窦，为鼻腔周围颅骨含气空腔，按其所在颅骨命名为额窦、筛窦、上颌窦及蝶窦，共四对。均有开口到鼻道（图3-3）。额窦、上颌窦及筛窦的前组和中组开口于中鼻道；筛窦的后组开口于上鼻道；蝶窦开口于蝶筛隐窝。上颌窦是鼻旁窦中最大的一对，其窦口高于窦底，引流不畅，是上颌窦易患炎症的原因之一。鼻旁窦能温暖和湿润空气，并对发音起共鸣作用。

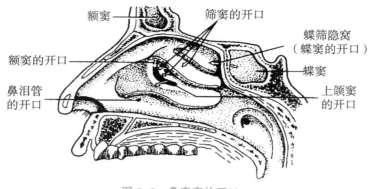

图 3-3　鼻旁窦的开口

（二）咽

详细内容参见消化系统。

（三）喉

喉以软骨为基础，借韧带、关节和肌肉等构成，既是呼吸管道，又是发音器官。

1. 喉的位置　喉位于颈前部中份。成年人的喉相当于第 3～6 颈椎高度，向上借甲状舌骨膜与舌骨相连，向下与气管相续。喉的活动较大，可随吞咽或发音而上、下移动。

2. 喉软骨　喉软骨构成喉的支架，包括成对的杓状软骨和不成对的甲状软骨、环状软骨及会厌软骨等（图 3-4）。

（1）甲状软骨：是喉软骨中最大的一块，位于舌骨与环状软骨之间，并构成喉的前外侧壁，由左、右两块近似方形的软骨板在前方正中线处愈合而成。愈合部的上端向前突出，称喉结，成年男性喉结尤为明显。两软骨板的后缘游离，并向上、下各伸出一对柱状突起，分别称上角和下角。上角较长，借韧带与舌骨大角相连；下角较短，其内侧面与环状软骨后外侧面的小凹形成环甲关节。甲状软骨上缘正中有一"V"形凹陷，称甲状软骨切迹，为识别颈正中线的标志。

（2）环状软骨：位于甲状软骨下方，向下接气管，是喉软骨中唯一完整的环形软骨，是喉支架的基础，对保持呼吸道的畅通具有重要作用。环状软骨分为前方低窄的环状软骨弓和后方高宽的环状软骨板两部分。环状软骨弓平对第 6 颈椎，是颈部的重要标志之一。

（3）会厌软骨：位于甲状软骨的后上方，上宽下窄，呈树叶状。上缘游离，下端借韧带连于甲状软骨前角的后面。会厌软骨表面被覆黏膜，构成会厌。会厌分舌面和喉面，舌面组织疏松故感染时易肿胀，婴与儿童会厌质软呈卷叶状，并向前隆起似"Ω"或"Λ"形，成年后多近于平坦，质较硬。吞咽时，喉上提，会厌封闭喉口，阻止食物进入喉腔。

（4）杓状软骨：位于环状软骨板上缘，左、右各一，呈锥体形，尖端朝上，底朝下，与环状软骨板上缘关节面构成环杓关节。由底向前伸出的突起，称声带突，有声韧带附着；由底向外侧伸出的突起，称肌突，有喉肌附着。

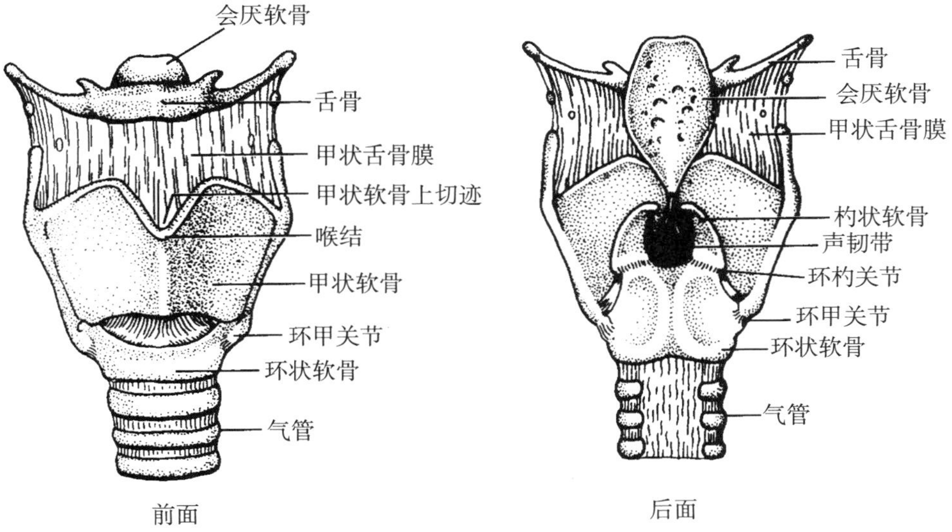

图 3-4　喉软骨及连结

3. **喉的连结**　喉的连结包括喉软骨之间的连结及喉与舌骨和气管之间的连结（图 3-4）。

（1）甲状舌骨膜：是位于甲状软骨上缘与舌骨之间的结缔组织膜。

（2）环甲关节：由环状软骨的外侧面与甲状软骨下角构成。甲状软骨在冠状轴上做前倾和复位运动，使声带紧张或松弛。

（3）环杓关节：由环状软骨板上缘的杓关节面与杓状软骨底的关节面构成。杓状软骨可沿此关节的垂直轴做旋转运动，使声带突向内、外侧转动，使声门裂开大或缩小。

（4）弹性圆锥：又称环声膜，自甲状软骨前角的后面，向后下附着于环状软骨上缘和杓状软骨声带突。此膜上缘游离，紧张于甲状软骨前角与杓状软骨声带突之间，称声韧带，是构成声带的基础。弹性圆锥的前部中份较厚，张于甲状软骨下缘与环状软骨弓上缘之间，称环甲正中韧带。当急性喉阻塞时，可在环甲正中韧带处行穿刺或切开，建立暂时的通气道，以抢救患者生命。

4. **喉肌**　喉肌属于骨骼肌，为发音的动力器官。按其功能可分为两群：外侧群主要有环甲肌，作用于环甲关节，使声带紧张或松弛；内侧群主要有环杓后肌、环杓侧肌等，作用于环杓关节，使声门裂开大或缩小。

5. **喉腔**　喉的内腔，称喉腔。喉腔向上经喉口与喉咽相通，向下与气管相连，其入口称喉口。喉口朝向后上方，由会厌上缘、杓会厌襞和杓间切迹围成。

喉腔内衬黏膜，在其中部的侧壁上，有两对自外侧壁呈前后方向突入喉腔中的黏膜皱襞，上方的一对，称前庭襞，活体呈粉红色，在左、右前庭襞之间的裂隙，称前庭裂；下方的一对，称声襞，在活体上颜色较白，两声襞之间的裂隙，称声门裂，是喉腔中最狭窄的部位。通常所称的声带由声韧带、声带肌和喉黏膜共同构成，是发音的结构（图3-5）。

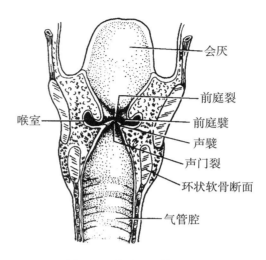

图3-5　喉腔（冠状切面）

喉腔借两对黏膜皱襞分为三部分：①从喉口至前庭襞之间的部分，称喉前庭；②前庭襞与声襞之间的部分，称喉中间腔，喉中间腔向两侧突出的隐窝，称喉室；③声襞至环状软骨下缘之间的部分，称声门下腔，其黏膜下组织疏松，炎症时易引起水肿，特别是婴幼儿因喉腔较窄小，水肿时易引起喉阻塞从而产生呼吸困难。

三、气管与主支气管的位置及形态特点

（一）气管

气管位于食管的前方，上接环状软骨，经颈前正中向下入胸腔，至胸骨角平面分为左、右主支气管，其分叉处，称气管杈。在气管杈的底壁上偏左，有一向上突出的半月形软骨隆嵴，称气管隆嵴，是支气管镜检查定位的重要标志。按气管的位置和行程，可将之分为颈部和胸部两部分。颈段位置表浅，在胸骨颈静脉切迹上方可以摸到。

气管由14～17个呈"C"形的气管软骨环以及其间的环状韧带构成。气管软骨环后壁的缺口由平滑肌和结缔组织构成的膜所封闭。临床上气管切开术，常在第3～5气管软骨环处进行（图3-6）。

（二）主支气管

主支气管左、右各一，各自经肺门入左、右肺内。右主支气管平均长约2～3cm，粗、短，走向陡直；左主支气管平均长约4～5cm，细、长，走向倾斜。故气管内异物多

坠入右主支气管（图3-6）。

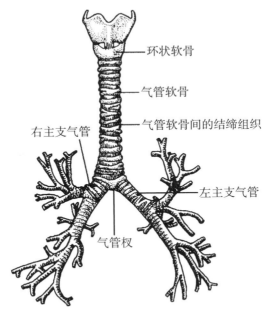

图 3-6　气管和主支气管

第二节　肺

一、肺的位置和形态

肺左、右各一，位居胸腔内，纵隔的两侧，膈肌的上方，右肺宽而短，左肺狭而长。是气体交换的器官。

肺表面被覆有脏胸膜，光滑润泽。肺质软，呈海绵状，富有弹性。肺表面的颜色可随年龄和职业的不同而异。幼儿的肺呈淡红色；成人的肺由于吸入空气中的尘埃沉积于肺内，肺呈深灰色或蓝黑色，部分呈棕黑色。肺内含有空气，故入水不沉；而未经呼吸的肺，肺内不含空气，质实而重，入水则沉。法医常借此特点判断死婴系出生前或出生后死亡。

肺的形态呈半圆锥形，包括一尖、一底、两面、三缘（图3-7、3-8）。

肺尖圆钝，经胸廓上口突至颈根部，高出锁骨内侧 1/3 上方 2～3cm；肺底（又称膈面）位于膈上面，呈半月形凹陷；肋面圆突，邻接肋和肋间隙；内侧面（又称纵隔面）与纵隔相邻，其中央有一椭圆形的凹陷，称肺门，是主支气管、肺动脉、肺静脉、神经和淋巴管等出入肺的部位。以上结构被结缔组织包绕构成肺根。肺前缘薄而锐利，右肺前缘近于垂直,左肺前缘下部有心切迹;肺后缘圆钝;肺的下缘较薄,并随呼吸而上下移动。左肺狭长,被由后上斜向前下的斜裂分为上、下 2 叶;右肺宽短,除有斜裂外,还有一水平裂,将右肺分为上、中、下 3 叶。

左、右主支气管入肺后反复分支,形成树枝状结构,称支气管树。左、右主支气管在肺门附近分出肺叶支气管,左肺有上、下肺叶支气管,右肺有上、中、下肺叶支气管。各肺叶支气管在相应的肺叶内再分出肺段支气管。每一肺段支气管及其分支和它们所属的肺组织,称支气管肺段,简称肺段。肺段呈圆锥形,尖朝向肺门,底朝向肺表面。按肺段支气管的分支分布,左、右肺各分为 10 个肺段。肺段在结构和功能上都具有相对独立性,临床上常以支气管肺段为单位施行定位诊断或肺段切除。

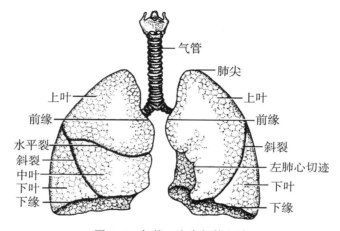

图 3-7　气管、主支气管和肺

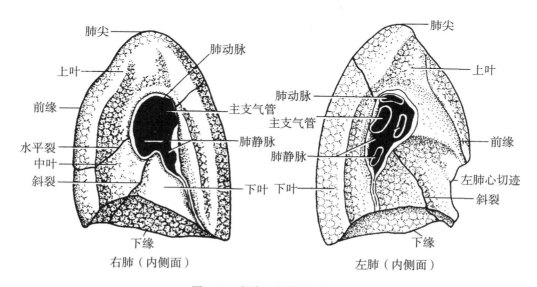

图 3-8　左肺、右肺内侧面

二、肺血液循环的特点

1. 肺动脉和肺静脉　肺动脉和肺静脉是进行气体交换的功能性血管。肺动脉经肺门入肺后，随支气管的分支而分支，到肺泡表面形成毛细血管网，通过呼吸膜进行气体交换后，毛细血管汇集成小静脉，最后汇集成肺静脉，经肺门出肺。

2. 支气管动脉和支气管静脉　支气管动脉和支气管静脉为营养各级支气管和肺组织的血管。支气管动脉经肺门入肺后，与支气管伴行，沿途分支形成毛细血管网，营养各级支气管、肺和胸膜，然后汇集成小静脉，一部分注入肺静脉，另一部分汇合成支气管静脉，经肺门出肺。

三、呼吸膜的概念

肺组织分为实质和间质两部分。肺实质即肺内的各级支气管及肺泡。肺间质则是指肺内的结缔组织、血管、淋巴管及神经等。

肺实质根据其功能不同又分为导气部和呼吸部两部分。

（一）导气部

导气部是肺内传送气体的管道，包括肺叶支气管、肺段支气管、小支气管、细支气管和终末细支气管。此部只能传送气体，不能进行气体交换。导气部各级支气管的微细结构与主支气管基本相似，由黏膜、黏膜下层和外膜组成。但随着分支的变细，管壁逐渐变薄，其微细结构也发生了相应变化，其主要特点是：

1. 黏膜逐渐变薄；上皮由假复层纤毛柱状上皮，逐渐变为单层纤毛柱状上皮或单层柱状上皮；杯形细胞逐渐减少，最后消失。

2. 黏膜下层的腺体逐渐减少，最后消失。

3. 外膜中的软骨也随之变为软骨碎片，减少乃至消失。

4. 平滑肌相对增多，最后形成完整的环行肌层。至终末细支气管，形成"一单""三失""肌完整"，即上皮为单层柱状上皮，杯状细胞、腺体和软骨均消失，平滑肌已成为完整的环行层。因此，平滑肌的收缩与舒张，可控制管腔的大小，调节出入肺泡的气体量。如果细支气管的平滑肌发生痉挛性收缩，可使管腔持续狭窄，造成呼吸困难，临床称为支气管哮喘。

（二）呼吸部

呼吸部是进行气体交换的部分，包括呼吸性细支气管、肺泡管、肺泡囊和肺泡等（图3-9）。

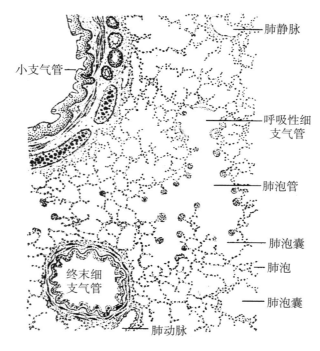

图 3-9 肺的微细结构

1. **呼吸性细支气管** 为终末细支气管的分支，管壁薄，壁不完整，管壁内面衬以单层立方上皮，其外围有少量结缔组织和平滑肌。管壁连有少量肺泡，故具有气体交换功能。

2. **肺泡管** 为呼吸性细支气管的分支，管壁连有许多肺泡，因此，壁自身的结构甚少，只存在于相邻肺泡开口处之间，在切片中呈结节状。管壁表面为单层立方上皮或扁平上皮。

3. **肺泡囊** 是许多肺泡开口的囊腔，囊壁由肺泡组成。

4. **肺泡** 为支气管树的终末部分，呈多面形囊泡状，壁极薄，由肺泡上皮与基膜构成。它的一侧开口于肺泡囊、肺泡管或呼吸性细支气管，是进行气体交换的场所。

肺泡上皮为单层上皮，由两种类型的细胞构成（图 3-10）：

（1）Ⅰ型肺泡细胞：为扁平细胞，数量多，构成广阔的气体交换面，利于气体通过。

（2）Ⅱ型肺泡细胞：为立方形，数量少，夹在Ⅰ型肺泡细胞之间。Ⅱ型肺泡细胞能分泌磷脂类物质（表面活性物质），释放于肺泡上皮的内表面，可降低肺泡的表面张力，阻止呼气终末时肺泡的塌陷。

肺泡之间的薄层结缔组织，称肺泡隔，内含稠密的毛细血管网、大量的弹性纤维和散在的肺泡巨噬细胞。毛细血管和肺泡上皮紧密相贴，因而肺泡中的气体与毛细血管中的血液之间的隔膜很薄，主要由肺泡上皮、肺泡上皮的基膜、毛细血管内皮的基膜和内皮 4 层组成，是毛细血管内血液和肺泡内气体进行交换的屏障，故称血 - 气屏障（呼吸膜）；弹性纤维使吸气时扩大的肺泡在呼气时有良好的回缩力；肺泡巨噬细胞的形态不规则，体积较大，具有吞噬细菌和异物的能力。吞噬了灰尘颗粒的肺泡巨噬细胞，称尘细胞。

肺泡孔：相邻肺泡之间有圆形或卵圆形的小孔相通，称肺泡孔。当细支气管阻塞时，可通过肺泡孔与相邻肺泡建立侧支通气。当炎症时，病菌也可经肺泡孔扩散。

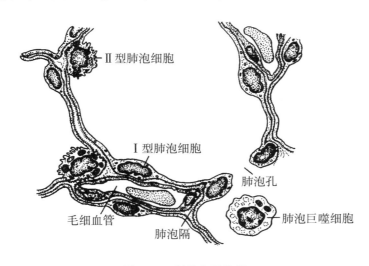

图 3–10 肺泡与肺泡隔

第三节 胸膜与纵隔

一、纵隔及其分部

（一）纵隔的概念

纵隔是两侧纵隔胸膜之间所有器官、结构和组织的总称。其前界为胸骨，后界为脊柱胸段，上界为胸廓上口，下界为膈，两侧为纵隔胸膜。

（二）纵隔的分部和内容

纵隔通常以胸骨角与第 4 胸椎体下缘之间的连线为界，分为上纵隔和下纵隔两部分（图 3–11）。

1. 上纵隔 主要内容有胸腺、头臂静脉、上腔静脉、迷走神经、喉返神经、主动脉弓及其三大分支、食管、气管、胸导管等。

2. 下纵隔 以心包为界，分为前纵隔、中纵隔和后纵隔三部分。

（1）前纵隔：位于胸骨体与心包之间，其内有少量结缔组织和淋巴结等。

（2）中纵隔：位于前、后纵隔之间，其内有心包、心脏及出入心的大血管根部、奇静脉弓、膈神经等。

（3）后纵隔：位于心包后面与脊柱胸部之间，内有左右主支气管、食管、胸主动脉、迷走神经、胸导管、奇静脉和交感干胸段等。

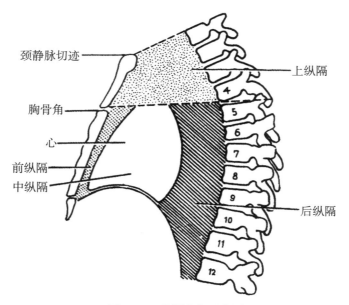

图 3-11　纵隔分部示意图

二、肺与胸膜的体表投影

（一）胸膜的体表投影

胸膜的体表投影是指壁胸膜各部相互移行形成的返折线在体表的投影位置，标志着胸膜腔的范围。

胸膜前界两侧均起自锁骨内侧 1/3 上方 2～3cm 的胸膜顶，向内下斜行至第 2 胸肋关节水平，左、右两侧靠拢，并沿正中线两侧垂直下降。右侧至第 6 胸肋关节处移行为下界。左侧降至第 4 胸肋关节处斜向外下，至第 6 肋软骨后方移行为下界（图 3-12）。

胸膜下界是肋胸膜与膈胸膜的返折线。右侧起自第 6 胸肋关节处，左侧起自第 6 肋软骨中点的后方。两侧均斜行向外下方，在锁骨中线与第 8 肋相交，在腋中线与第 10 肋相交，在肩胛线与第 11 肋相交，在胸椎体外侧处平对第 12 胸椎棘突（表 3-1）。

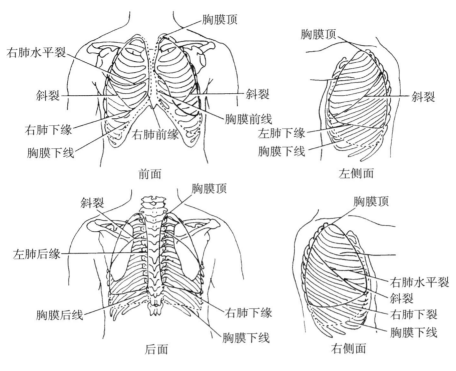

图 3-12　胸膜与肺的体表投影

（二）肺的体表投影

肺尖、肺前界的体表投影与胸膜顶及胸膜前界大致相似（图 3-12）。肺下界体表投影比胸膜下界约高出 2 个肋骨，即在锁骨中线与第 6 肋相交，在腋中线与第 8 肋相交，在肩胛线与第 10 肋相交，在胸椎体外侧平对第 10 胸椎棘突（表 3-1）。

表 3-1　肺与胸膜下界的体表投影

	锁骨中线	腋中线	肩胛线	胸椎体外侧
肺下界	第 6 肋	第 8 肋	第 10 肋	第 10 胸椎棘突
胸膜下界	第 8 肋	第 10 肋	第 11 肋	第 12 胸椎棘突

三、胸腔、胸膜与胸膜腔的概念

胸腔由胸廓与膈围成，上界是胸廓的上口，下界是膈。胸膜为一层浆膜，薄而光滑，被覆于肺表面和胸腔各壁内面，可分为脏胸膜、壁胸膜两部分。脏胸膜贴附于肺的表面；壁胸膜被覆于胸壁的内表面、膈的胸腔面和纵隔的两侧。胸膜具有分泌、吸收的功能。

　　胸膜腔是由脏、壁胸膜在肺根处相互移行所构成的密闭的潜在性腔隙（图3-13）。胸膜腔左、右各一，互不相通，呈负压，内含少许浆液，可减少摩擦。胸膜腔的存在，使肺可随膈、胸廓的运动而扩张和缩小，完成气体的吸入和呼出。胸膜炎、气胸或胸腔积液可影响肺的呼吸功能。

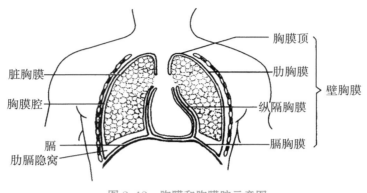

脏胸膜

胸膜腔

膈

肋膈隐窝

胸膜顶

肋胸膜

纵隔胸膜　　壁胸膜

膈胸膜

图 3-13　胸膜和胸膜腔示意图

第四节　肺通气的生理

一、胸膜腔负压的概念和形成原理及生理意义

　　胸膜腔内的压力称为胸膜腔内压。在肺和胸廓之间存在一个潜在的密闭的胸膜腔，由紧贴于肺表面的胸膜脏层和紧贴于胸廓内壁的胸膜壁层所构成。胸膜腔内没有气体，仅有一薄层浆液。胸膜腔内的薄层浆液一方面在两层胸膜之间起润滑作用，减小呼吸运动中两层胸膜互相滑动的摩擦阻力；另一方面，浆液分子之间的内聚力可使两层胸膜紧贴在一起，不易分开。因此，密闭的胸膜腔将肺和胸廓两个弹性体联在一起，使自身不具有主动舒缩能力的肺能随胸廓容积的变化而扩大、缩小。

　　胸膜腔内压可采用直接法和间接法进行测定。直接法是将与检压计相连接的注射针头斜刺入胸膜腔内，直接测定胸膜腔内压（图3-14），其缺点是有刺破胸膜脏层和肺的危险。间接法是通过测定食管内压来间接反映胸膜腔内压。由于胸膜腔内压始终低于大气压，习惯上称为胸膜腔负压，简称胸内负压。

　　胸膜腔内负压的形成与肺和胸廓的自然容积不同有关。在人的生长发育过程中，胸廓的发育比肺快，因此胸廓的自然容积大于肺的自然容积。因为两层胸膜紧紧贴在一起，所以从胎儿出生后第一次呼吸开始，肺即被牵引而始终处于扩张状态。由此，胸膜腔便受到两种力的作用，一是使肺泡扩张的肺内压；二是使肺泡缩小的肺回缩压，胸膜腔内压就是这两种方向相反的力的代数和，即

胸膜腔内压 = 肺内压 + （-肺回缩压）

在吸气末或呼气末，呼吸道内气流停止，因此肺内压等于大气压，此时

胸膜腔内压 = 大气压 + （-肺回缩压）

若以大气压为 0，则：

胸膜腔内压 = -肺回缩压

在呼吸过程中，肺始终处于被扩张状态而总是倾向于回缩。因此，在平静呼吸时，胸膜腔内压总是保持负值，只是在吸气时肺扩张程度增大，肺回缩压增大，导致胸膜腔内负压更大；呼气时，肺扩张程度减小，肺回缩压降低，导致胸膜腔内负压减小。

胸膜腔内负压的生理意义：①保持肺处于扩张状态，并使肺跟随胸廓的运动而运动；②使腔静脉和胸导管等扩张，有利于促进血液及淋巴液的回流。如在外伤或疾病等原因导致胸壁或肺破裂时，胸膜腔与大气相通，空气将立即自外界或肺泡进入负压的胸膜腔内，形成气胸。此时胸膜腔的密闭性丧失，胸膜腔内压等于大气压，肺将因其自身的内向回缩力的作用而塌陷，不再随胸廓的运动而节律性扩张和缩小，导致肺通气功能障碍，严重时可危及生命。

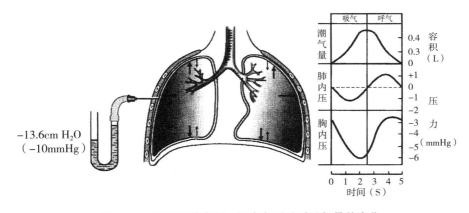

图 3-14　呼吸时肺内压、胸内负压及呼吸气量的变化

二、肺活量和时间肺活量的概念

（一）肺容积

1.潮气量　每次呼吸时吸入或呼出的气体量。正常成年人平静呼吸时平均为 500 mL。

2.补吸气量　平静吸气末再尽力吸气所能吸入的气体量。正常成年人约为 1500～2000 mL。

3.补呼气量　平静呼气末再尽力呼气所能呼出的气体量。正常成年人约为 900～1200 mL。

4.余气量　最大呼气末尚存留于肺中不能呼出的气体量。正常成年人约为

1000 ~ 1500 mL。只能用间接方法测定。

（二）肺容量

1. **深吸气量**　深吸气量＝潮气量＋补吸气量，即平静呼气末做最大吸气所能吸入的气体量。

2. **功能余气量**　功能余气量＝补呼气量＋余气量，即平静呼气末肺内存留的气体量。

3. **肺活量**　肺活量＝潮气量＋补吸气量＋补呼气量，即最大吸气后从肺内所能呼出的最大气体量。肺活量反映了肺一次通气的最大能力。正常成年男性平均为3500mL，女性平均为2500mL。

4. **时间肺活量**　测肺活量时让受试者以最快速度呼气，分别测定第1s、2s、3s末所呼出的气体量，计算其所占肺活量的百分比，分别称为第1s、2s、3s的时间肺活量。正常成年人各为83%、96%和99%。时间肺活量能反映肺通气阻力的变化。阻塞性肺疾病患者肺活量可能正常，但时间肺活量显著降低。

5. **肺总容量**　肺总容量＝潮气量＋补吸气量＋补呼气量＋余气量，即肺所能容纳的最大气体量（图3-15）。

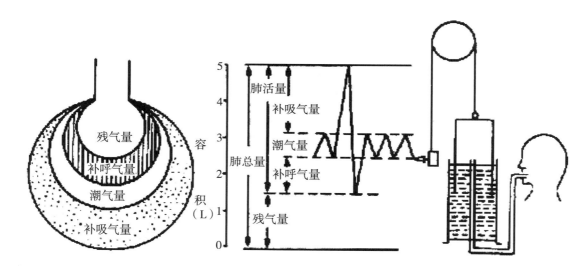

图3-15　肺容积与肺容量示意图

第五节　气体的交换和运输的生理

一、影响肺换气的因素

（一）呼吸膜的厚度和面积

呼吸膜是指肺泡与肺毛细血管血液之间的膜。呼吸膜由六层结构组成（图3-16）：含肺表面活性物质的液体层、肺泡上皮细胞层、上皮基底膜、肺泡上皮和毛细血管膜之间的间隙（基质层）、毛细血管基膜和毛细血管内皮细胞层。虽然呼吸膜有六层结构，却很薄，总厚度平均约0.6μm，有的部位只有0.2μm，气体易于扩散通过。正常成年人的两肺约有3亿个肺泡，总扩散面积达70m²，安静状态下，用于气体扩散的呼吸膜面积约40m²。气体扩散速率与呼吸膜面积呈正比，与呼吸膜的厚度呈反比，当呼吸膜的厚度和面积发生变化时，会影响气体扩散速率，从而影响肺换气。在病理情况下，若呼吸膜的面积减小（如肺气肿、肺不张等）或呼吸膜的厚度增大（如肺炎、肺纤维化等），都会降低气体扩散速率，减少扩散量。

（二）通气／血流比值

通气／血流比值是指每分钟肺泡通气量（VA）和每分钟肺血流量（Q）之间的比值（VA/Q）。正常成年人安静时，VA约为4.2L/min，Q约为5L/min，因此，VA/Q约为0.84。此时肺泡通气量与肺血流量比例适当，气体交换效率最高。如果VA/Q比值增大，就意味着通气过剩，血流相对不足，部分肺泡气体未能与血液气体充分交换，致使肺泡无效腔增大。反之，VA/Q比值下降，则意味着通气不足，血流相对过多，部分血液流经通气不良的肺泡，混合静脉血中的气体不能得到充分更新，犹如发生了功能性动－静脉短路。可见，无论VA/Q比值增大或减小，都会导致气体交换效率降低，妨碍肺换气。

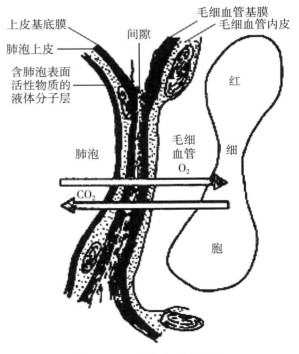

图3-16　呼吸膜结构示意图

（三）肺扩散容量

气体在单位分压差（1 mmHg）的作用下，每分钟通过呼吸膜扩散的气体毫升数称为肺扩散容量（DL）。肺扩散容量是衡量呼吸气体通过呼吸膜的能力的一种指标。正常成人安静时，O_2 的 DL 平均约为 20mL/（min·mmHg），CO_2 的 DL 约为 O_2 的 20 倍。运动时，因为参与肺换气的呼吸膜面积和肺毛细血管血流量的增加以及通气、血流的不均匀分布得到改善，所以 DL 增大。肺部疾病情况下，DL 可因有效扩散面积减小或扩散距离增加而降低。

二、气体交换过程及 CO_2 和 O_2 在血液运输的形式及特点

（一）气体交换的过程

气体交换是指肺泡与血液之间以及血液及组织之间的气体交换过程，气体由肺泡到组织或由组织到肺泡都必须经过血液运输。气体的交换包括肺换气和组织换气。肺换气指肺泡与肺毛细血管血液之间 O_2 和 CO_2 的交换，组织换气指血液与组织细胞之间 O_2 和 CO_2 的交换（图 3-17）。

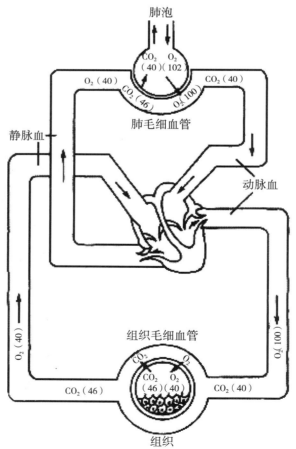

图 3-17　气体交换示意图

（二）CO_2 和 O_2 在血液运输的形式及特点

经肺换气摄取的 O_2 通过血液循环被运输到机体各器官组织供细胞利用；由细胞代谢产生的 CO_2 经组织换气进入血液后，也经血液循环被运输到肺部排出体外。因此，O_2 和 CO_2 的运输是以血液为媒介的。O_2 和 CO_2 都以物理溶解和化学结合两种形式存在于血液中，其中以化学结合形式运输为主。以物理溶解形式存在的 O_2 和 CO_2 很少，但很重要，因为，必须先有溶解才能发生化学结合。

1. 氧的运输形式及特点　血液中以物理溶解形式存在的 O_2 量仅占血液总 O_2 含量的 1.5% 左右，化学结合的约占 98.5%。扩散入血液的 O_2 进入红细胞后，与红细胞内的血红蛋白（Hb）结合，以氧合血红蛋白（HbO_2）的形式运输。

Hb 与 O_2 结合的特征：

1）快速性和可逆性：Hb 与 O_2 的结合反应快，可逆，不需酶的催化，但可受 PO_2 的影响。当血液流经 PO_2 高的肺部时，Hb 与 O_2 结合，形成氧合血红蛋白（oxyhemoglobin，HbO_2）；当血液流经 PO_2 低的组织 HbO_2 迅速解离，释出 O_2，成为去氧血红蛋白，可用下式表示：

$$Hb+O_2 \underset{PO_2 低}{\overset{PO_2 高}{\rightleftharpoons}} HbO_2$$

2）是氧合而非氧化：Fe^{2+} 与 O_2 结合后仍是二价铁，所以，该反应是氧合，而不是氧化。

3）Hb 与 O_2 结合的量：1 分子 Hb 可结合 4 分子 O_2，1 g Hb 可结合的 O_2 量为 1.34mL。在 100mL 血液中，Hb 所能结合的最大 O_2 量称为 Hb 氧容量而 Hb 实际结合的 O_2 量称为 Hb 氧含量。Hb 氧含量与氧容量的百分比为 Hb 氧饱和度。通常情况下，血浆中溶解的 O_2 极少，可忽略不计，因此，Hb 氧容量、Hb 氧含量和 Hb 氧饱和度可分别视为血氧容量、血氧含量和血氧饱和度。HbO_2 呈鲜红色，Hb 呈紫蓝色。当血液中 Hb 含量达 5g/100mL（血液）以上时，皮肤、黏膜呈暗紫色，这种现象称为发绀。出现发绀常表示机体缺氧，但也有例外。例如，红细胞增多（如高原性红细胞增多症）时，Hb 含量可达 5g/100mL（血液）以上而出现发绀，但机体并不一定缺氧。相反，严重贫血或 CO 中毒时，机体有缺氧但并不出现发绀。

2. 二氧化碳的运输形式及特点　血液中的 CO_2 也以物理溶解和化学结合两种形式运输。化学结合的 CO_2 主要是碳酸氢盐和氨基甲酸 Hb。物理溶解的 CO_2 约占总运输量的 5%，结合的占 95%。

（1）物理溶解方式：静脉血 PCO_2 为 46 mmHg，CO_2 物理溶解量为 2.7 mL/100 mL；动脉血 PCO_2 为 40 mmHg，CO_2 物理溶解量为 2.4 mL/100 mL。因此通过物理溶解方式每 100 mL 的血液只能运输 0.3 mL 的 CO_2。

（2）碳酸氢盐结合方式：从组织扩散入血液的 CO_2 进入红细胞后在碳酸酐酶催化下

与 H_2O 形成 H_2CO_3，进一步解离成 HCO_3^- 和 H^+，HCO_3^- 通过红细胞膜上的 HCO_3^-—Cl^- 载体扩散入血液（Cl^- 同时进入红细胞），多余的 H^+ 与 Hb 结合。（图 3-18）

（3）氨基甲酸 Hb 结合方式：一部分 CO_2 与 Hb 的氨基结合生成氨基甲酸 Hb。

$$HbNH_2O_2 + H^+ + CO_2 = H-HbNHCOOH + O_2$$

这一反应是可逆性的，且 CO_2 与 Hb 的结合较为松散。在外周组织 CO_2 分压较高，反应向右侧进行；在肺泡，CO_2 分压较低，反应向左侧进行。血浆蛋白与 CO_2 也可以发生类似的反应。在理论上，与 Hb 和其他血浆蛋白结合运输的 CO_2 可达总运输量的 30%。然而 CO_2 与蛋白质的结合反应速度比与 H_2O 的结合反应慢的多，因此实际上的结合量不超过总量的 20%。

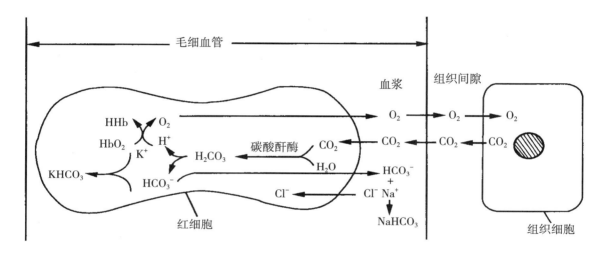

图 3-18　CO_2 在血液中运输示意图

第六节　呼吸运动的调节

呼吸运动是整个呼吸过程的基础，是呼吸肌的一种节律性的舒缩活动，其节律性起源于呼吸中枢。呼吸运动的深度和频率可随体内外环境的改变而发生相应改变，以适应机体代谢的需要。例如在肌肉活动时，代谢增强，呼吸运动加深加快，肺通气量增大，机体可摄取更多 O_2，排出更多 CO_2。此外，机体在完成其他某些功能活动（如说话、唱歌、吞咽以及喷嚏反射、咳嗽反射等）时，呼吸运动也将受到相应调控，使机体得以实现其他功能活动。

一、呼吸中枢的分布和调节

中枢神经系统内，产生和调节呼吸运动的神经元群称为呼吸中枢。呼吸中枢广泛分布于中枢神经系统内，包括大脑皮质、间脑、脑桥、延髓和脊髓等，但它们在呼吸节律的产生和调节中所起的作用不同，正常节律性呼吸运动是在各级呼吸中枢的共同作用下实现的。

实验证明，延髓内与呼吸运动有关的神经元有两组。一组与吸气有关，称吸气神经元；另一组与呼气有关，称呼气神经元。但仅保留延髓的动物，其呼吸运动节律性很不规则。脑桥存在有呼吸调整中枢，它可切断延髓的吸气活动，防止吸气过长、过深，促进吸气转向呼气。只有保留了延髓和脑桥的动物，才能维持正常的呼吸节律。而大脑皮层、间脑与脑桥、延髓等呼吸中枢相互联系，在一定程度上"随意"地控制呼吸。

二、肺牵张反射的概念和调节作用

由肺的扩张或萎陷引起吸气抑制或吸气兴奋的反射，称为肺牵张反射或黑—伯反射，包括肺扩张反射和肺萎陷反射两种。

（一）肺扩张反射

肺扩张反射是肺扩张时抑制吸气活动的反射。感受器位于从气管到细支气管的平滑肌中，是牵张感受器。肺扩张时，牵拉呼吸道，使呼吸道扩张，于是牵张感受器受到刺激，其传入冲动沿迷走神经进入延髓，在延髓内通过一定的神经联系，促使吸气转为呼气。肺扩张反射的生理意义在于加速吸气过程向呼气过程的转换，使呼吸频率增加。在动物实验中，切断两侧颈迷走神经后，动物的吸气过程延长，吸气加深，呼吸变得深而慢。

有人比较了8种动物的肺扩张反射，发现反射的敏感性有种属差异，兔的肺扩张反射最敏感，而人的敏感性最低。所以人在平静呼吸时，肺扩张反射一般不参与呼吸运动的调节。在病理情况下，肺顺应性降低，肺扩张时对气道的牵张刺激较强，可引起该反射，使呼吸变浅、变快。

（二）肺萎陷反射

肺萎陷反射是肺萎陷时增强吸气活动或促进呼气转换为吸气的反射。感受器同样位于气道平滑肌内，但其性质尚不清楚。肺萎陷反射一般在较大程度的肺萎陷时才出现，所以它在平静呼吸时并不参与调节，但在防止呼气过深以及在肺不张等情况下可能起一定作用。

第 四 章

血液、血液循环和脉管系统

【学习目标】

　　掌握血液的组成，血细胞，心的位置、外形、结构、体表投影；熟悉血量、血型、体循环、肺循环、心输出量、动脉血压；了解淋巴系统的组成及功能、心血管活动的调节。

第一节　　血液组成

一、血液的组成及功能

　　血液是循环流动在心血管系统内的红色液态组织。成人血液总量为 4000 ～ 5000mL，约占体重的 7% ～ 8%。

　　血液由血浆和血细胞组成。在采取的血液中加入抗凝剂（肝素或枸橼酸钠），经自然沉淀或离心沉淀后，血液可分为 3 层：上层淡黄色的液体是血浆；下层红色的是红细胞；中间薄层灰白色的是白细胞和血小板（图4-1）。

二、血浆的主要成分和作用

　　血浆为淡黄色的液体，相当于结缔组织的细胞间质，占血液容积的 55%。血浆中 90% 是水，其余是血浆蛋白（白蛋白、球蛋白、纤维蛋白原等）、酶、激素、糖、脂类、维生素、无机盐及代谢产物等。

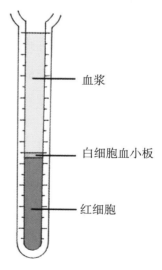

血浆

白细胞血小板

红细胞

图 4-1　血浆、血细胞（红细胞、
白细胞和血小板）比容

血液流出血管后，溶解状态的纤维蛋白原转变为不溶解状态的纤维蛋白，于是，液体状态的血液就会凝固成血块。血块静置后即析出淡黄色清明的液体，称血清。血清与血浆的区别是不含有纤维蛋白原。

三、血浆渗透压分类及其生理意义

血浆渗透压可分为胶体渗透压和晶体渗透压。血浆胶体渗透压是指由血浆中的蛋白质所形成的渗透压，包括白蛋白、球蛋白、纤维蛋白原，其中最主要的是白蛋白。胶体渗透压对维持血管内外的水平衡起重要作用。血浆晶体渗透压是指由血浆中的电解质、葡萄糖、尿素等小分子晶体物质所形成的渗透压叫晶体渗透压。晶体渗透压可以改变细胞内外液体平衡。

第二节　血细胞

血细胞悬浮于血浆中，占血液容积的45%，可分为红细胞、白细胞和血小板（图4-2）。正常情况下，血细胞有相对稳定的形态结构、数量和比例，血浆保持相对恒定的物理特性和化学成分。

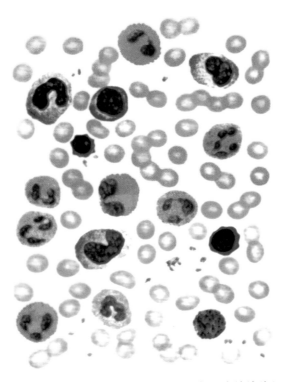

图 4-2　血液中各种血细胞和血小板（血液涂片）

一、红细胞

红细胞呈双面微凹的圆盘状，直径约 7.5μm，中央较薄，周边较厚。成熟的红细胞无细胞核及细胞器，但细胞质内含有大量血红蛋白。血红蛋白具有运输 O_2 及 CO_2 的功能。红细胞少于 $3.0\times10^{12}/L$，或血红蛋白低于 100g/L，称为贫血。红细胞的平均寿命约 120d，衰老的红细胞被肝、脾、骨髓等处的巨噬细胞所吞噬。

二、白细胞

为无色有核的球形细胞。正常成年人血液中，白细胞正常值为（4 ~ 10）$\times10^9/L$。白细胞具有很强的防御和免疫功能。

三、血小板

血小板是由骨髓内的巨核细胞形成。正常值为（100 ~ 300）$\times10^9/L$。血小板呈双凸圆盘状，大小不一，直径 2 ~ 4μm，表面有完整的胞膜，无细胞核。

第三节　血液凝固与纤维蛋白溶解

一、血液凝固、凝血因子的概念

血液凝固指血液从流动的液体状态变成不能流动的胶冻状凝块的过程，简称凝血，正常人凝血时为 2 ~ 8min。凝血因子是指血浆和组织中直接参与凝血的各种物质的总称。根据各凝血因子被发现的先后顺序，用罗马数字编号的有 12 种。

二、血液凝固的基本过程

血液凝固是非常复杂的化学变化过程，目前认为凝血过程至少包括三个基本的生化反应：①凝血酶原激活物的形成；②凝血酶原激活物在钙离子的参与下使凝血酶原转变为有活性的凝血酶；③可溶性的纤维蛋白原在凝血酶的作用下转变为不溶性的纤维蛋白。

三、血液凝固的加速、延缓及抗凝方法

根据血液凝固的原理，在临床上可采取一些措施来加速、延缓或防止血液凝固，以便帮助对疾病的诊断和治疗。

加速血液凝固的方法有：①向血液中加入 Ca^{2+}，因为 Ca^{2+} 是参与血液凝固的重要因

子。②让血液接触粗糙面，如用纱布压迫出血组织，这是因为粗糙面有利于血小板黏附、聚集和释放反应，发挥其凝血功能。③适当加温，如温盐水纱布止血，因为合适的温度，有利于提高凝血因子的活性。

延缓血凝的方法主要有：①加 Ca^{2+} 络合剂，去除游离的 Ca^{2+}，如枸橼酸钠等。②血液接触光滑面，如内面涂硅胶的试管，不利于凝血因子激活和血小板发挥作用。③降低温度，使凝血因子的活性降低。④应用抗凝剂，如肝素、抗凝血酶Ⅲ。

四、纤维蛋白溶解的概念

血液凝固过程中形成的纤维蛋白被分解液化的过程，叫纤维蛋白溶解，简称纤溶。纤溶活性异常增强，即纤溶亢进。纤溶亢进又分为原发性纤溶亢进和继发性纤溶亢进，可致出血。

纤溶的激活物（纤溶酶原和纤维蛋白溶解酶即纤溶酶）和抑制物以及纤溶的一系列酶促反应，总称为纤溶系统。

第四节　血量、血型与输血

血量相对稳定是保持正常血液循环和内环境稳态的重要条件。如失血过多通常需要采取输血措施，而输血则必须血型相配。因此，血量和血型与临床关系非常密切。

一、血量及相对恒定的意义

血量是指人体内血液的总量，正常成人约占 7% ~ 8%，即每公斤体重有 70 ~ 80mL 血液。在安静状态下，人体绝大部分血液在心脏和血管中周而复始的流动，称为循环血量，约占90%，其余一小部分在肝、脾、肺、腹腔静脉及皮下静脉丛等处，流动缓慢，称贮存血量，约占 10%。

正常人体内的血量总是维持相对恒定的，它使血管保持一定的充盈度，以维持正常血压和血流，从而保证体内各器官、组织有充足的灌注量。机体一次性失血不超过10%（约500mL），可以通过贮存血量补偿，使血量很快恢复。如一次性失血量达到20%时，则机体难以代偿，可出现血压下降，导致心、脑功能严重障碍。如一次性失血量超过30%，将危及生命，应立即输血。

二、ABO 血型

血型是指血细胞上特异性抗原类型。通常所谓的血型，主要指红细胞血型，与临床关系较为密切的是 ABO 血型系统和 Rh 血型系统。

ABO 血型是根据红细胞膜上所含抗原（凝集原）的种类有无来分型。将其血型分为 A 型、B 型、AB 型和 O 型四个基本类型。这一系统中，红细胞膜上含有两种不同的抗原，也称凝集原，分别称 A 凝集原和 B 凝集原。在血浆（或血清）中存在两种与抗原相对抗的天然抗体，分别称为抗 A 凝集素和抗 B 凝集素。详见表 4-1。

表 4-1　ABO 血型系统的基本类型

血型	红细胞膜上的凝集原	血浆中的凝集素
A 型	A	抗 B
B 型	B	抗 A
AB 型	A、B	无
O 型	无	抗 A、抗 B

三、Rh 血型

Rh 血型是与 ABO 血型系统同时存在的另一类血型系统。人类约有 85% 为 Rh 阳性血型，另有约 15% 的人为 Rh 阴性血型。这种血型系统称为 Rh 血型系统。我国汉族绝大多数人属 Rh 阳性，Rh 阴性不足 1%。

（一）Rh 血型系统的抗原

Rh 血型系统是红细胞血型中最复杂的一个系统。通常将红细胞膜上含有 D 抗原者称为 Rh 阳性，不含 D 抗原者称 Rh 阴性。

（二）Rh 血型的特点及临床意义

Rh 血型系统的主要特点是不论 Rh 阳性还是 Rh 阴性，其血清中不存在天然抗 Rh 抗体。只有 Rh 阴性的人接受 Rh 阳性者的红细胞后，产生后天获得性抗 Rh 抗体，即为免疫抗体。

1. 输血溶血反应　在输血方面，当 Rh 阴性的受血者第一次接受 Rh 阳性的血液后，不会发生凝集反应，但可使受血者血清产生 Rh 抗体。在第二次输入 Rh 阳性血液时，就会发生抗原 - 抗体免疫反应（即红细胞凝集反应），发生溶血。

2. 新生儿溶血反应　当 Rh 阴性的母亲孕育了 Rh 阳性的胎儿时，胎儿的红细胞因某种原因（如少量胎盘绒毛脱落）进入母体血液循环，也可产生抗 Rh 抗体。如果第二次母亲再孕育 Rh 阳性胎儿时，母亲体内的抗 Rh 抗体就可透过胎盘进入胎儿血液，使胎儿的红细胞凝集，发生溶血，重者可导致胎儿死亡。

四、血型与输血

临床输血应遵循的根本原则，就是要避免在输血过程中出现红细胞凝集反应。如果在输血时，当含有 A 凝集原的红细胞与含有抗 A 凝集素的血清相遇，或含有 B 凝集原的红细胞与含有抗 B 凝集素的血清相遇，且达一定程度，则会引起红细胞凝集反应，使红细胞破裂溶血。因此，临床上输血要求输同型血。当缺乏同型血的情况下，才可根据供血者的红细胞确定不被受血者的血清所凝集的原则，可缓慢、少量（一般不超过 300mL）输入异型血液。O 型血液的红细胞上无凝集原，故在必要时可输给其他血型者；而 AB 型血液在血清中无凝集素，故可接受其他型血液。

交叉配血试验：为确保输血安全，不论同型或异型输血，均需在输血前作交叉配血试验（图 4-3）。主侧配血指供血者的红细胞与受血者的血清相混合；次侧配血指受血者的红细胞与供血者的血清相混合。只有两侧均无凝集反应时，才可输血。如主侧凝集，则不能输血；如次侧凝集，则需谨慎少量输血。

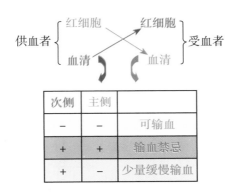

图 4-3　交叉配血示意图

第五节　脉管系统

脉管系统是一系列连续而封闭的管道系统，由心血管系统和淋巴系统组成。心血管系统包括心、动脉、毛细血管和静脉，其内流动着血液；淋巴系统包括淋巴管道、淋巴组织和淋巴器官。淋巴管道内有向心流动的淋巴液，最后汇入静脉，所以淋巴系统是心血管系统的重要辅助结构。

一、体循环系统的组成

循环系统是生物体的细胞外液（包括血浆、淋巴和组织液）及其借以循环流动的管道组成的系统。循环系统是进行血液循环的动力和管道系统，由心血管系统和淋巴系统组成。从动物形成心脏以后循环系统分心脏和血管两大部分，叫做心血管系统。淋巴系统包括淋巴管和淋巴器官，是血液循环的支流，协助静脉运回体液入循环系统，属循环系统的辅助部分。

二、体循环和肺循环的途径

（一）体循环

携带氧和营养物质的血液自左心室射入主动脉，再经主动脉各级分支流向全身各处毛细血管，在此进行物质交换，氧和营养物质透过毛细血管壁进入组织间隙，供组织和细胞所利用，同时组织和细胞代谢产生的代谢产物和二氧化碳进入血液，再经各级静脉，最后由上、下腔静脉和心的冠状窦回到右心房。体循环的特点是：途径长，流经范围广，压力高，完成了物质交换。

（二）肺循环

由体循环回心的静脉血从右心房进入右心室，自右心室射入肺动脉，经肺动脉各级分支至肺泡周围的毛细血管，在此进行气体交换。此后，血液沿着各级静脉，最后经左、右肺静脉流回左心房。肺循环的特点是：途径短，只经过肺，压力相对较低，完成了气体交换。（图4-4）

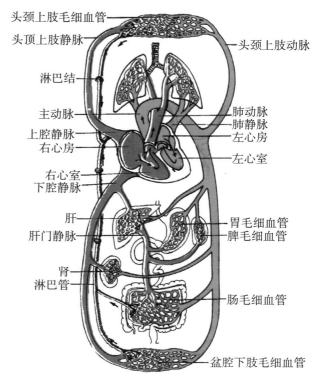

图4-4 血液循环示意图

三、心的位置、外形、结构和体表投影

（一）心的位置

心位于胸腔中纵隔内，约2/3位于正中线的左侧，1/3位于正中线的右侧。心的前面大部分被肺和胸膜所遮盖，只有前下方一小部分与胸骨体和左侧第4～6肋软骨直接相邻。心的后方平第5～8胸椎，与食管和胸主动脉相邻；心两侧与胸膜和肺相邻；心下方与膈相贴；上方与出入心的大血管相连（图4-5）。

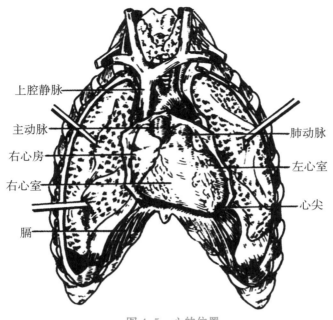

上腔静脉

主动脉

右心房

右心室

膈

肺动脉

左心室

心尖

图 4-5　心的位置

（二）心的外形

心呈前后略扁的倒置圆锥形，大小相当于本人的拳头，具有一尖、一底、两面、三缘和四沟（图 4-6、4-7）。

1.心底　朝向右后上方，与出入心的大血管相连，主要由左心房和小部分右心房构成。

2.心尖　钝圆，朝向左前下方，由左心室构成，其体表投影在左侧第 5 肋间隙锁骨中线内侧 1～2cm 处，或左侧第 5 肋间隙距前正中线 7～9cm 处，此处可以扪及心尖搏动。

3.两面　心的前面稍隆凸，与胸骨体和肋软骨相邻，又称胸肋面；心的下面较平与膈相对，又称膈面。

4.三缘　心右缘垂直钝圆，主要由右心房构成；心左缘钝圆，大部分由左心室构成，小部分为左心耳；心下缘较锐利，介于膈面和胸肋面之间，近水平位，主要由右心室和心尖构成。

5.四沟　心表面有 4 条沟，可作为心各腔在心表面的分界。在近心底处有一条不完整的环形沟，称冠状沟，是心房和心室在心表面的分界标志；在胸肋面自冠状沟至心尖稍右侧的一条纵沟，称前室间沟；在膈面自冠状沟至心尖稍右侧的一条纵行的沟，称后室间沟；前、后室间沟是左、右心室在心表面的分界标志。在心底，右心房与右侧上、下肺静脉交界处的浅沟，称房间沟，是左、右心房在心表面的分界标志。

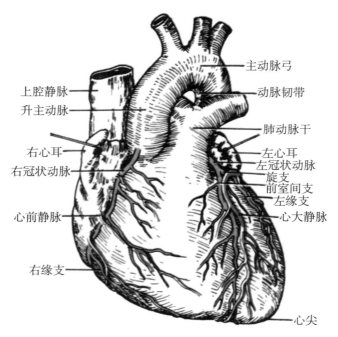

图 4-6 心的外形与血管（前面）

主动脉弓
动脉韧带
肺动脉干
左心耳
左冠状动脉
旋支
前室间支
左缘支
心大静脉
心尖

上腔静脉
升主动脉
右心耳
右冠状动脉
心前静脉
右缘支

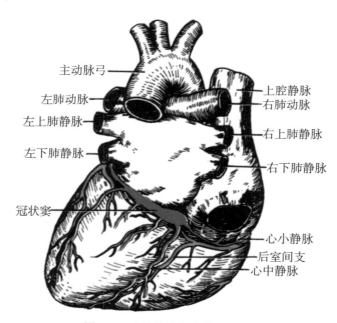

图 4-7 心的外形与血管（后面）

主动脉弓
左肺动脉
左上肺静脉
左下肺静脉
冠状窦

上腔静脉
右肺动脉
右上肺静脉
右下肺静脉
心小静脉
后室间支
心中静脉

（三）心的结构

1. **右心房**　右心房壁薄而腔大，位于心的右上部。右心房内有 3 个入口和 1 个出口。3 个入口分别是：位于后上部的上腔静脉口；后下部的下腔静脉口；下腔静脉口与右房室口之间的冠状窦口。1 个出口即右房室口，位于右心房的前下部，通右心室。

右心房的后内侧壁为房间隔，在房间隔右侧面下部有一卵圆形浅窝，称卵圆窝，为胚胎时期卵圆孔闭锁后的遗迹，此处薄弱，是房间隔缺损的好发部位（图 4-8）。

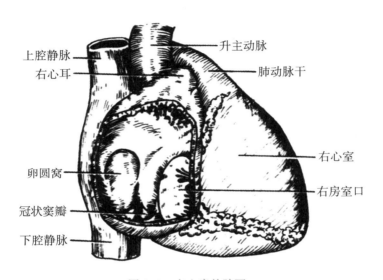

图 4-8　右心房的腔面

2. **右心室**　右心室位于右心房左前下方，构成心胸肋面的大部分。

流入道：入口即右房室口，口周缘有由致密结缔组织构成的纤维环，纤维环上附有 3 片三角形的瓣膜，称三尖瓣。当右心室舒张时三尖瓣开放，右心房的血经房室口流入右心室；当右心室收缩时，三尖瓣关闭，可防止血液反流回右心房（图 4-9）。

流出道：是右心室腔向左上方的延伸部分。肺动脉口周缘的纤维环上附有 3 片彼此相连的半月形袋状瓣膜，称肺动脉瓣（图 4-10），开口朝向肺动脉干方向。当右心室收缩时肺动脉瓣开放血液由右心室射入肺动脉干；当右心室舒张时肺动脉瓣关闭，防止血液反流回右心室。

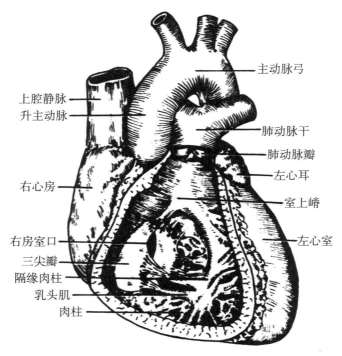

右心房
升主动脉
上腔静脉

主动脉弓
肺动脉干
肺动脉瓣
左心耳
室上嵴
左心室

右房室口
三尖瓣
隔缘肉柱
乳头肌
肉柱

图 4-9　右心室的腔面

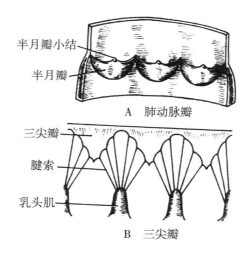

半月瓣小结
半月瓣

A　肺动脉瓣

三尖瓣
腱索
乳头肌

B　三尖瓣

图 4-10　肺动脉瓣和三尖瓣模式图

3. **左心房**　位于右心房的左后方，构成心底的大部分。左心房后部腔较大，其后壁的两侧各有两个肺静脉口。左心房的前下部有左房室口，通向左心室（图 4-11）。

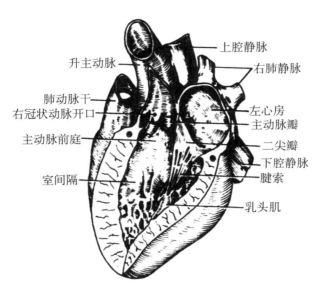

图 4-11　左心房与左心室

4. 左心室　左心室构成心尖及心的左缘。左心室以二尖瓣前尖为界分为左后方的流入道（窦部）和前内侧的流出道（主动脉前庭）（图 4-12）。

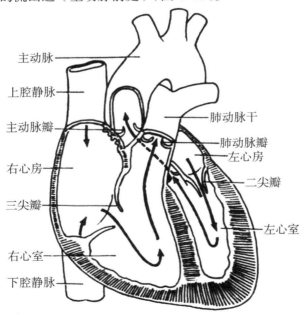

图 4-12　心各腔的血流方向示意图

流入道：为左心室的主要部分。左房室口周缘有致密结缔组织构成的纤维环，纤维环上附有两片三角形的瓣膜，称二尖瓣。

流出道：为左心室腔的前内侧部分。流出道向右上方经主动脉口通主动脉。主动脉口周缘的纤维环上附有 3 片半月形的袋状瓣膜，称主动脉瓣（图 4-12）。

（四）心的体表投影

心的体表投影可分为心外形的体表投影和瓣膜位置的体表投影。心外形在胸前壁的体表投影可用以下四点及其向外略凸的弧形连线来表示（图 4-13）。

1. 心外形的体表投影

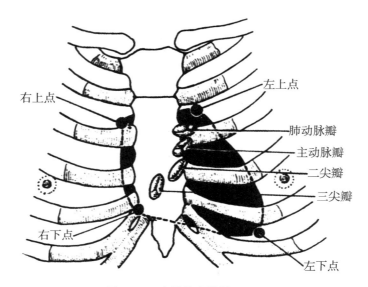

图 4-13 心的体表投影

（1）左上点：在左侧第 2 肋软骨的下缘，距胸骨左缘 1.2cm 处。

（2）右上点：在右侧第 3 肋软骨的上缘，距胸骨右缘约 1cm 处。

（3）左下点：在左侧第 5 肋间隙，左锁骨中线内侧 1～2cm 处（或距前正中线 7～9cm 处）。

（4）右下点：在右侧第 6 胸肋关节处。

2. 心各瓣膜的体表投影

（1）二尖瓣：左侧第 4 胸肋关节处及胸骨左半的后方。

（2）三尖瓣：在胸骨正中线的后方平对第 4 肋间隙。

（3）主动脉瓣：在胸骨左缘第 3 肋间隙。

（4）肺动脉瓣：在左侧第 3 胸肋关节稍上方。

四、各类血管的结构和功能分类及主要动、静脉的行径

脉管系统的器官属管腔器官，除毛细血管外，其管壁结构一般可分为内膜、中膜和外膜 3 层（图 4-14、4-15）。

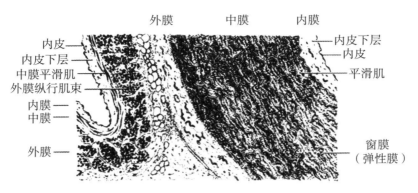

图 4-14　大动脉和大静脉的组织结构

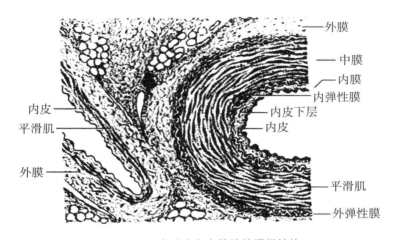

图 4-15　中动脉和中静脉的组织结构

（一）各类血管的结构和功能分类

1. 大动脉和中动脉

（1）内膜：内膜是血管壁的最内层，最薄。

（2）中膜：中膜的结构因动脉的种类不同而有所区别，具有很强的弹性，对维持血液连续均匀的流动起重要作用，故大动脉又称为弹性动脉。

（3）外膜：外膜由疏松结缔组织组成。

2. 小动脉和微动脉

（1）小动脉：结构与中动脉相似，但各层均变薄，中膜的平滑肌仅有 3 ～ 4 层（图 4-16）。

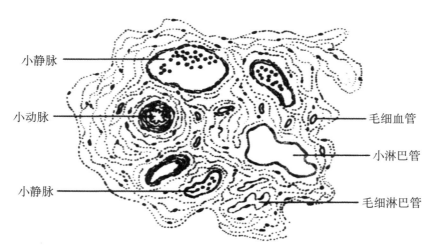

图 4-16　小动脉和小静脉组织结构

（2）微动脉：管壁仅由内皮及 1 ~ 2 层平滑肌构成，外膜很薄。接近毛细血管的微动脉，称中间微动脉，其管壁由内皮和 1 层不连续的平滑肌纤维构成。

3. 毛细血管

（1）毛细血管的结构：毛细血管是微动脉的分支，管径极细，平均直径 7 ~ 9μm，可容纳 1 ~ 2 个红细胞。毛细血管的管壁最薄，由内皮和基膜组成（图 4-17）。

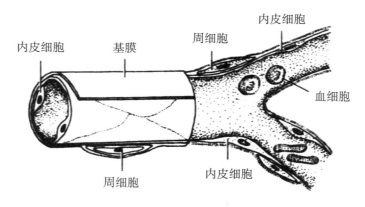

图 4-17　毛细血管的内皮细胞及周细胞

（2）毛细血管的分类：根据内皮细胞的结构特点，可将毛细血管分为 3 类（表 4-2）。①连续毛细血管，特点是：内皮细胞完整、连续；细胞之间有紧密连接；内皮外基膜完整；胞质内可见许多吞饮小泡（图 4-18）。②有孔毛细血管，特点是：内皮细胞不含胞核的部分菲薄，有贯穿胞质的环形窗孔（图 4-18），孔径为 60 ~ 100nm，有的孔上有隔膜封闭；内皮细胞含吞饮小泡很少；基膜连续。③血窦，又称窦状毛细血管，特点是：腔大、形状不规则。

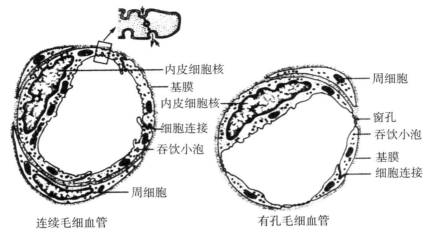

图 4-18　两种毛细血管超微结构模式图

表 4-2　电镜下毛细血管的分类、结构和功能比较

名称	连续毛细血管	有孔毛细血管	血窦
管径	5～10μm	不定	30～40μm
管壁	较厚	薄	薄，不规则
内皮胞质	含吞饮小泡多	含吞饮小泡少	含吞饮小泡少
内皮小孔	无	较多	有，较大
基膜	连续而完整	连续	不完整，有阙如
分布	肌组织、结缔组织等处	胃肠黏膜、肾血管球等处	肝、脾、骨髓等处

4. 静脉

（1）内膜：最薄，由内皮和少量结缔组织构成。内膜常向静脉管腔折叠突出，形成静脉瓣，有防止血液逆流的作用。

（2）中膜：较薄，由数层稀疏的平滑肌构成。

（3）外膜：最厚，由结缔组织构成，内含血管、神经、淋巴管。大静脉的外膜含有纵行平滑肌。

静脉的结构与同等动脉相比较，具有以下特点：①静脉数量多，管径大，管腔不规则，管壁薄，弹性小；②静脉管壁中的内弹性膜和外弹性膜均不发达；③在管径大于 2mm 的静脉中常有静脉瓣。

5. 微循环　是指微动脉到微静脉之间的血循环，是血液循环的基本功能单位，一般包括微动脉、中间微动脉、真毛细血管、直捷通路、动、静脉吻合和微静脉等（图 4-19）。

（1）微动脉：是小动脉的分支，管壁结构主要为内皮、环行平滑肌和结缔组织。

（2）中间微动脉：是微动脉的分支，管壁平滑肌已不完整。

（3）真毛细血管：即通常所说的毛细血管，迂回曲折，血流缓慢，是进行物质交换的部位。

（4）直捷通路：中间微动脉的延伸部分形成直捷通路，较短直，血流量较快。

（5）动、静脉吻合：是微动脉与微静脉之间直接连通的血管。

（6）微静脉：是收集真毛细血管、直捷通路和动、静脉吻合等的血管。

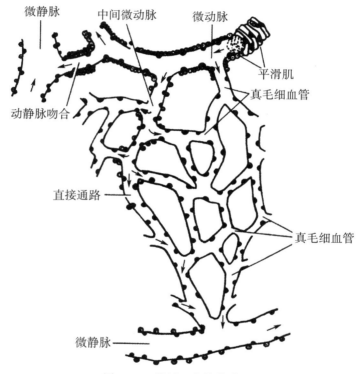

图 4-19　微循环血管模式图

（二）主要动、静脉的行径

1.肺循环的动脉　肺循环的动脉主干是肺动脉干，起于右心室，向左上方斜行至主动脉弓的下方，分为左、右肺动脉（图 4-7）。

（1）左肺动脉：较短，水平向左，经食管、胸主动脉前方至左肺门，分两支分别进入左肺上叶和下叶。

（2）右肺动脉：较长，水平向右，依次经升主动脉下方、上腔静脉后方达右肺门，分三支分别进入右肺上叶、中叶和下叶。

2.肺循环的静脉　肺循环的静脉主干是肺静脉，左、右各两条，起自肺泡周围的毛细血管网，逐级汇合，在每侧肺门处形成上、下两条肺静脉，分别称为左上肺静脉、左下肺静脉、右上肺静脉和右下肺静脉，注入左心房的两侧。

　　3. 体循环的动脉　体循环的动脉是从心将血液运到全身各器官的管道。体循环的动脉分布很广，除毛发、指（趾）甲及角膜等处外，遍布全身。（图4-20）

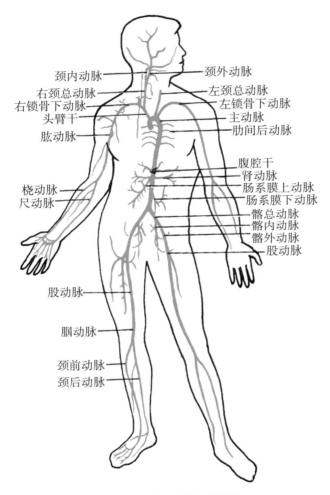

图 4-20　体循环动脉分布概况

　　（1）主动脉：是体循环动脉的主干，由左心室发出，根据其行程可分为升主动脉、主动脉弓和降主动脉，降主动脉以膈为界分为胸主动脉和腹主动脉（图4-21）。

　　（2）头颈部的动脉：头颈部的动脉主干是左、右颈总动脉。左颈总动脉直接起自主动脉弓，右颈总动脉起自头臂干，两者经胸锁关节的后方，沿气管、喉和食管的两侧上行，至甲状软骨上缘平面分为颈内动脉和颈外动脉（图4-22）。

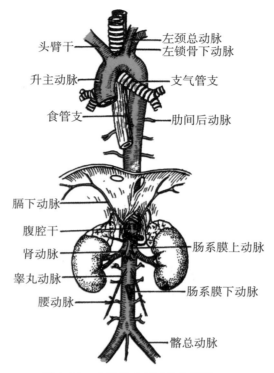

图 4-21　主动脉走行及分布概况

左颈总动脉
左锁骨下动脉
头臂干
升主动脉
支气管支
食管支
肋间后动脉
膈下动脉
腹腔干
肾动脉
肠系膜上动脉
睾丸动脉
肠系膜下动脉
腰动脉
髂总动脉

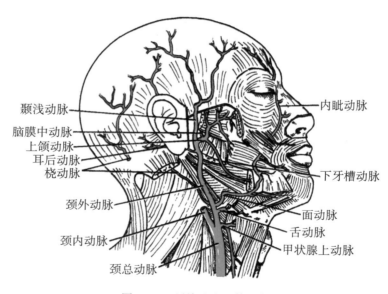

图 4-22　颈外动脉及其分支

颞浅动脉
脑膜中动脉
上颌动脉
耳后动脉
桡动脉
颈外动脉
颈内动脉
颈总动脉
内眦动脉
下牙槽动脉
面动脉
舌动脉
甲状腺上动脉

　　在颈总动脉末端和颈内动脉起始处管径稍膨大，称颈动脉窦，其壁内有压力感受器。当血压升高时，窦壁扩张，刺激压力感受器，可反射性引起心跳变慢，外周血管扩张，使血压下降。

在颈总动脉分叉处后方连有一扁椭圆形小体，称颈动脉小球，属化学感受器，可感受血液中 CO_2 浓度的变化，反射性调节呼吸运动。

（3）上肢的动脉：上肢的动脉主干是左、右锁骨下动脉（图 4-23）。

锁骨下动脉：左锁骨下动脉直接起自主动脉弓，右锁骨下动脉起自头臂干，二者经胸锁关节后方斜向外至颈根部，呈弓形经胸膜顶前方，向外穿斜角肌间隙至第 1 肋外侧缘移行为腋动脉。

腋动脉：在第 1 肋的外侧缘续于锁骨下动脉，至背阔肌下缘移行为肱动脉，其主要分支有胸肩峰动脉、胸外侧动脉、肩胛下动脉和旋肱后动脉等。

肱动脉：在背阔肌下缘续于腋动脉，沿肱二头肌内侧缘伴正中神经下行至肘窝，在桡骨颈平面分为桡动脉和尺动脉。

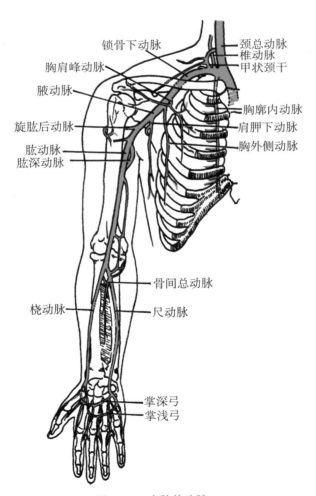

图 4-23　上肢的动脉

桡动脉：自肱动脉发出后，先经肱桡肌与旋前圆肌之间，然后在肱桡肌腱与桡侧腕屈肌腱之间下行，绕桡骨茎突远侧转向手背，穿第1掌骨间隙入手掌。

桡动脉下段在腕上方，行于桡侧腕屈肌腱外侧，位置表浅，可摸到其搏动，是临床诊脉的部位（图4-24）。

尺动脉：由肱动脉分出后，在尺侧腕屈肌和指浅屈肌之间下行，经豌豆骨的桡侧至手掌，其末端与桡动脉的掌浅支吻合成掌浅弓。

掌浅弓和掌深弓：掌浅弓位于掌腱膜深面，由尺动脉的末端和桡动脉掌浅支吻合而成，其凸侧缘约相当于握拳时中指所指的水平面。掌深弓位于指深屈肌腱的深面，由桡动脉末端与尺动脉掌深支吻合而成（图4-25）。

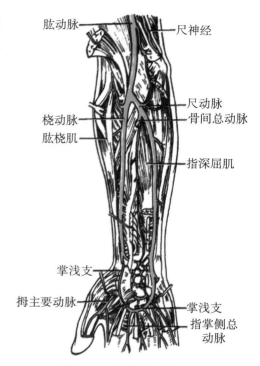

图 4-24　前臂前面的动脉

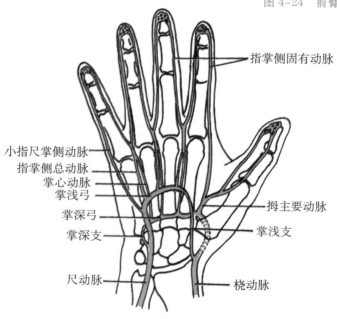

图 4-25　掌深弓和掌浅弓

（4）胸部的动脉：胸部的动脉主干是胸主动脉，其分支有脏支和壁支两种（图4-26）。

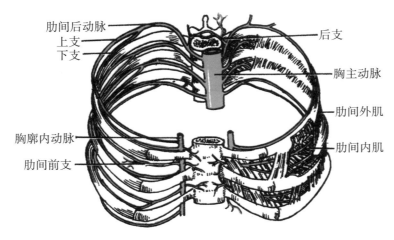

图 4-26　胸壁的动脉

（5）腹部的动脉：腹部的动脉主干是腹主动脉，有壁支和脏支两类分支。壁支主要有腰动脉和膈下动脉。

1）脏支分支：较多，包括不成对的腹腔干、肠系膜上动脉、肠系膜下动脉，以及成对的肾上腺中动脉、肾动脉、睾丸动脉等。

腹腔干：短而粗，在主动脉裂孔稍下方由腹主动脉前壁发出，随即分为胃左动脉、肝总动脉和脾动脉（图 4-27、4-28）。

胃左动脉：自腹腔干发出后，向左上行至胃的贲门，在小网膜两层之间沿胃小弯右行，与胃右动脉吻合，分支布于食管下段、贲门和胃小弯侧的胃壁。

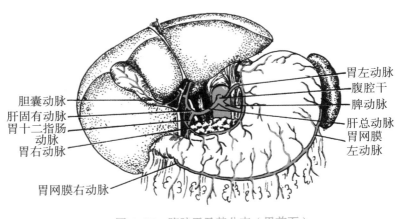

图 4-27　腹腔干及其分支（胃前面）

肝总动脉：由腹腔干发出，向右上方至十二指肠上部上方进入肝十二指肠韧带，分为肝固有动脉和胃十二指肠动脉。肝固有动脉在肝十二指肠韧带内上行至肝门附近分为左、右肝支，经肝门分别进入肝左叶和肝右叶。肝右支在入肝门前发出胆囊动脉分布于胆囊。肝固有动脉在其起始处还发出胃右动脉，沿胃小弯左行与胃左动脉吻合，分支布于十二指肠上部和胃小弯侧胃壁；胃十二指肠动脉在十二指肠上部后方下行，至下缘分为胃网膜右动脉和胰十二指肠上动脉。胃网膜右动脉在大网膜前两层之间沿胃大弯左行与胃网膜左动脉吻合；胰十二指肠上动脉分前、后两支布于十二指肠降部和胰头。

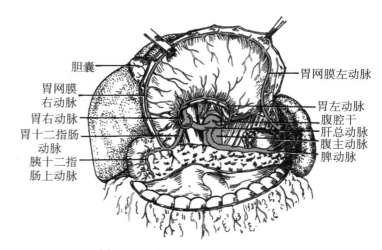

图 4-28 腹腔干及其分支（胃后面）

脾动脉：为腹腔干最大的分支，伴脾静脉沿胰的上缘左行，至脾门处分数支入脾，其沿途发出数条胰支，布于胰。脾动脉在入脾门前还发出 3～5 条胃短动脉和胃网膜左动脉。胃短动脉布于胃底，胃网膜左动脉沿胃大弯右行与胃网膜右动脉吻合，分支布于胃大弯侧胃壁和大网膜。

2）肠系膜上动脉：约平第 1 腰椎平面由腹主动脉前壁发出，经胰和十二指肠水平部之间下行入肠系膜根，呈弓形向右下至右髂窝（图 4-29），分支布于十二指肠、空肠、回肠、盲肠、升结肠和横结肠。其主要分支有：

胰十二指肠下动脉：行于胰头与十二指肠之间，与胰十二指肠上动脉分支吻合，分支布于十二指肠和胰。

空肠动脉和回肠动脉：行于肠系膜内，由肠系膜上动脉左侧壁发出，反复分支吻合成多级动脉弓，布于空肠和回肠。

回结肠动脉：是肠系膜上动脉的终末支，行向右下，至回盲部，分

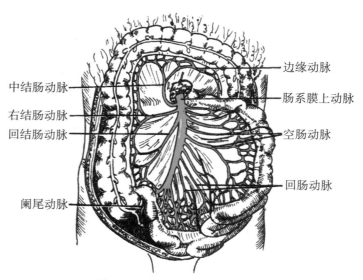

图 4-29 肠系膜上动脉及其分支

支布于回肠末段、盲肠和升结肠。回结肠动脉发出阑尾动脉，布于阑尾（图4-30）。

右结肠动脉：在回结肠动脉上方发自肠系膜上动脉右壁，向右行布于升结肠。

中结肠动脉：在右结肠动脉上方发自肠系膜上动脉右壁，进入横结肠系膜，分支布于横结肠。

3）肠系膜下动脉：平第3腰椎高度起自腹主

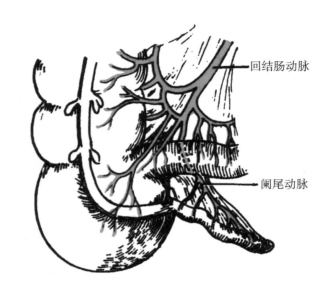

图 4-30 阑尾动脉

动脉前壁，在腹膜后方行向左下（图4-31），分支布于降结肠、乙状结肠和直肠上部。其主要分支有：

左结肠动脉：沿腹后壁横行向左，布于结肠左曲和降结肠。

乙状结肠动脉：有 2～3 条，向左下进入乙状结肠系膜，布于乙状结肠。

直肠上动脉：为肠系膜下动脉的直接延续，于第3骶椎平面分为2支，沿直肠后面两侧下行，布于直肠上部，并与直肠下动脉吻合。

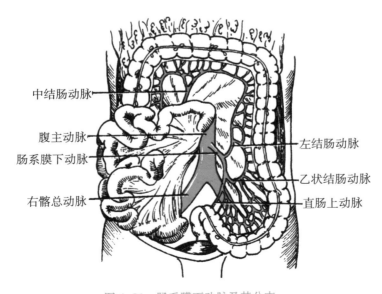

图 4-31 肠系膜下动脉及其分支

肾上腺中动脉：约平第1腰椎平面起于腹主动脉，向外行，分布于肾上腺。

肾动脉：约平第2腰椎高度，起自腹主动脉的侧壁，向外横行，经肾门入肾。肾动脉在入肾门之前发出肾上腺下动脉，分布于肾上腺。

睾丸动脉：于肾动脉起始处稍下方，由腹主动脉前壁发出，沿腰大肌前斜行向外下，经腹股沟管进入阴囊，分布于睾丸和

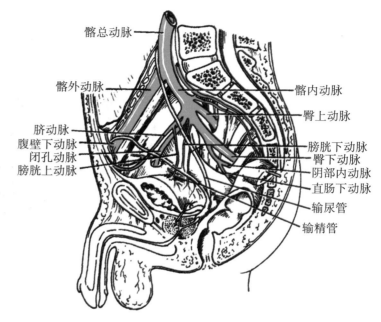

图 4-32　男性盆腔的动脉

附睾。女性为卵巢动脉，经卵巢悬韧带向下走行于子宫阔韧带两层之间，分布于卵巢和输卵管。

（6）盆部的动脉：腹主动脉在第4腰椎体下缘平面分为左、右髂总动脉。髂总动脉沿腰大肌内侧向外下行至骶髂关节处，分为髂内动脉和髂外动脉（图 4-32、4-33）。盆部的动脉主干是髂内动脉，为一短干，沿盆侧壁下行，发出壁支和脏支。

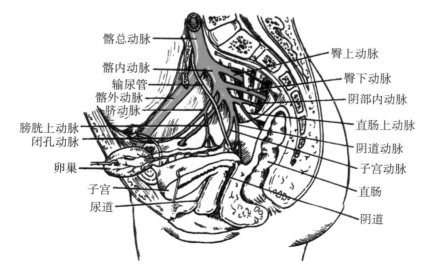

图 4-33　女性盆腔的动脉

1）壁支：分布于盆壁，主要分支有闭孔动脉、臀上动脉和臀下动脉。

闭孔动脉：沿盆腔侧壁行向前下，穿闭孔至大腿内侧，分支布于大腿内侧肌群和髋关节。

臀上动脉：穿梨状肌上孔出盆腔，分支布于臀中肌、臀小肌和髋关节。

臀下动脉：穿梨状肌下孔出盆腔，分支布于臀大肌、臀部和股后部皮肤。

2）脏支：分布于盆腔脏器和外生殖器，主要有膀胱下动脉、直肠下动脉、子宫动脉和阴部内动脉。

膀胱下动脉：分支布于膀胱底、精囊腺、前列腺和输尿管下段。

直肠下动脉：分支布于直肠下部，与直肠上动脉和肛动脉的分支吻合。

子宫动脉：沿盆腔侧壁下行，经子宫阔韧带底部两层腹膜之间，在子宫颈外侧约 2cm 处越过输尿管的前上方，分支布于子宫、阴道、输卵管和卵巢。

阴部内动脉：经梨状肌下孔出盆腔，绕坐骨棘，经坐骨小孔入坐骨直肠窝，主要分支有肛动脉、会阴动脉、阴茎（阴蒂）动脉。

（7）下肢的动脉：下肢的动脉主干是髂外动脉。髂外动脉沿腰大肌内侧缘下行，经腹股沟韧带中点深面入股三角，移行为股动脉（图 4-34）。

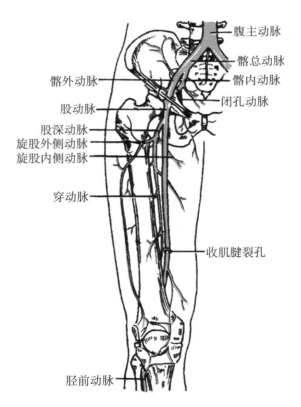

图 4-34　盆部与大腿的动脉

1）股动脉：续于髂外动脉，在股三角内下行（图 4-35），经收肌管进入腘窝，移行为腘动脉。在腹股沟韧带中点下方，股动脉位置表浅，可摸到其搏动。

2）腘动脉：在收肌腱裂孔处续于股动脉，经腘窝深部下行，至腘窝下部分为胫前动脉和胫后动脉。腘动脉分支布于膝关节及其附近的肌肉。

3）胫前动脉：由腘动脉发出，向前穿小腿骨间膜，沿小腿前群肌之间下行，至踝关节前方移行为足背动脉（图 4-36）。在踝关节前方，内、外踝连线的中点处可摸到足背动脉的搏动。

4）胫后动脉：续于腘动脉，在小腿肌后群浅、深两层之间下行，经内踝后方进入足底，分为足底内侧动脉和足底外侧动脉（图 4-36）。

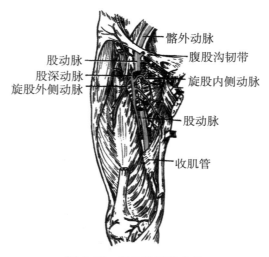

图 4-35　股动脉及其分支

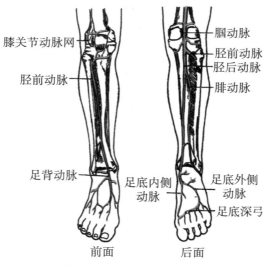

图 4-36　小腿和足部的动脉

4. 体循环的静脉　体循环的静脉是运送血液回心的血管，起于毛细血管，最后注入右心房。静脉具有以下特点：①静脉起始于毛细血管，在向心汇集的过程中不断接受属支，管径越汇越粗，管壁较薄，收缩力差，血流缓慢。②静脉管壁的内面有成对的、向心开放的半月形小袋，称静脉瓣。静脉瓣是由内皮返折重叠形成，其袋口朝向心，可防止血液逆流。全身的大静脉，如门静脉及头部的静脉等，一般无静脉瓣（图 4-37）。③体循环的静脉分浅、深两类。浅静脉位于皮下浅筋膜内，不与动脉伴行，最终注入深静脉。深静脉位于深筋膜的深面或体腔内，多与同名动脉伴行。④静脉之间的吻合比较丰富。浅静脉之间，深静脉之间，浅、深静脉之间均有广泛的吻合。⑤特殊结构的静脉，如硬脑膜窦为颅内硬脑膜两层之间形成的导流静脉血的腔隙，窦壁无肌层，无瓣膜，外伤时不易止血。

体循环的静脉分为上腔静脉系、下腔静脉系（包括肝门静脉系）和心静脉系（见心的血管）。

（1）上腔静脉系：上腔静脉系由上腔静脉及其属支组成，收集头颈、上肢、胸壁和部分胸腔器官（心除外）的静脉血。上腔静脉由左、右头臂静脉在右侧第 1 胸肋结合处后方汇合而成，注入右心房。上腔静脉入心房前，在其后壁有奇静脉注入（图 4-38）。

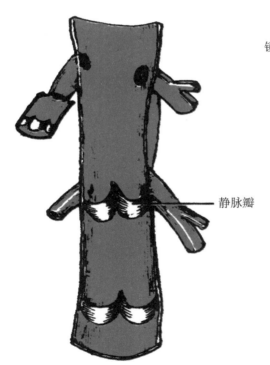

图 4-37　静脉瓣

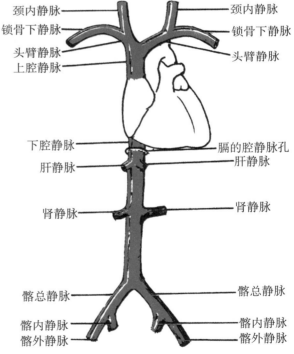

图 4-38　体循环的大静脉

1）头颈部的静脉（图 4-39）

颈内静脉：是头颈部最大的静脉干，于颈静脉孔处续于颅内乙状窦，在颈动脉鞘内沿颈内动脉和颈总动脉外侧下行，至胸锁关节后方与锁骨下静脉汇合成头臂静脉。

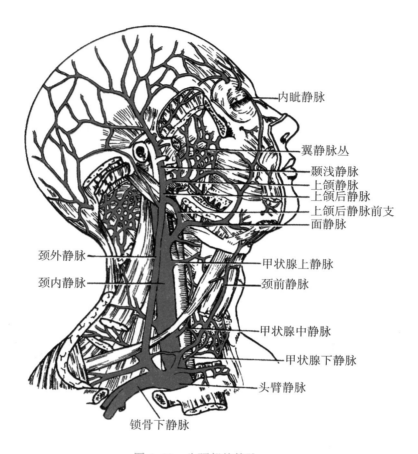

图 4-39　头颈部的静脉

颈内静脉的主要属支有：①面静脉：收集面部软组织的静脉，起于内眦静脉，伴面动脉斜向下外，至下颌角高度与下颌后静脉的前支汇合，跨过颈内、外动脉的浅面，注入颈内静脉（图 4-40）。在口角平面以上面静脉一般无静脉瓣，并借内眦静脉、眼静脉与颅内的海绵窦相交通。因此，当面部，尤其是鼻根至两侧口角间的三角区内发生化脓性感染时，病菌可经上述途径侵入颅内，导致颅内感染，临床上称此区为"危险三角"。②下颌后静脉：由颞浅静脉和上颌静脉在腮腺内汇合而成，下行至腮腺下端分为前、后两支。前支汇入面静脉；后支与耳后静脉和枕静脉汇合成颈外静脉。

颈外静脉：是颈部最大的浅静脉，沿胸锁乳突肌浅面下行，在锁骨上方穿颈深筋膜注入锁骨下静脉。

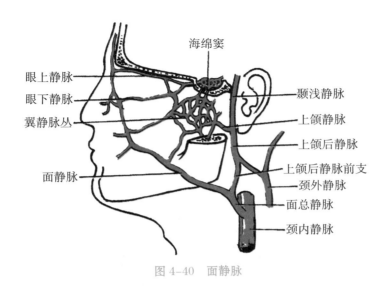

图 4-40　面静脉

锁骨下静脉：在第 1 肋外侧缘续于腋静脉，弓形向内行于锁骨下动脉的前下方，至胸锁关节后方与颈内静脉汇合成头臂静脉。两静脉汇合处，称静脉角，是淋巴导管的注入部位。锁骨下静脉的属支主要有颈外静脉和腋静脉，收集上肢及颈部浅层的静脉血。

2）上肢的静脉：上肢的深静脉均与同名动脉伴行，上肢的浅静脉均起于手背静脉网，向上汇合形成头静脉、贵要静脉和肘正中静脉（图 4-41）。

头静脉：起自手背静脉网的桡侧，向上绕过前臂桡侧缘上行至前臂掌侧面，经肘部的前面、肱二头肌外侧沟上行，再经三角肌与胸大肌间沟至锁骨下窝，穿深筋膜注入腋静脉或锁骨下静脉。

贵要静脉：起自手背静脉网的尺侧，沿前臂尺侧上行，在肘窝处接受肘正中静脉后，沿肱二头肌内侧沟上升至臂中部，穿深筋膜注入肱静脉，或伴肱静脉上行，注入腋静脉。

肘正中静脉：该静脉变异较多，通常斜行于肘窝皮下，连接头静脉和贵要静脉。

3）胸部的静脉：胸部的静脉主要有头臂静脉、

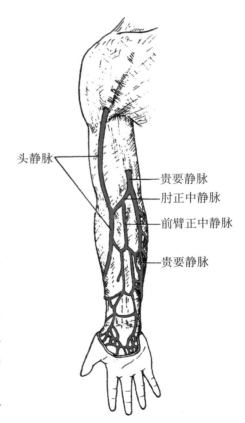

图 4-41　上肢的浅静脉

131

上腔静脉、奇静脉及其属支（图 4-42）。

头臂静脉：又称无名静脉，由锁骨下静脉和颈内静脉在胸锁关节后方汇合而成。左头臂静脉比右头臂静脉长，向右下斜行，跨左颈总动脉前方至右侧第 1 胸肋结合处后方与右头臂静脉汇合成上腔静脉。

奇静脉：起自右腰升静脉，穿膈入胸腔，沿脊柱右侧上行，至第 4 胸椎体高度向前绕右肺根上方注入上腔静脉。奇静脉主要收集右侧肋间后静脉、支气管静脉、食管静脉和半奇静脉的血液。

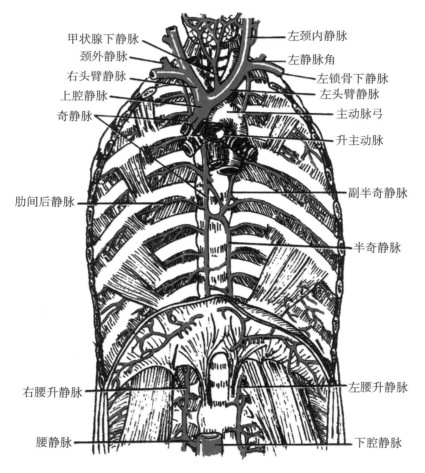

图 4-42　胸部的静脉

（2）下腔静脉系：下腔静脉系由下腔静脉及其属支（还包括肝门静脉系）构成，收集腹、盆部和下肢的静脉血。下腔静脉是全身最大的静脉干，在第 4～5 腰椎体右前方，由左、右髂总静脉汇合而成，在腹主动脉的右侧和脊柱右前方上行，经肝的后方，穿膈的腔静脉孔入胸腔，注入右心房（图 4-43）。

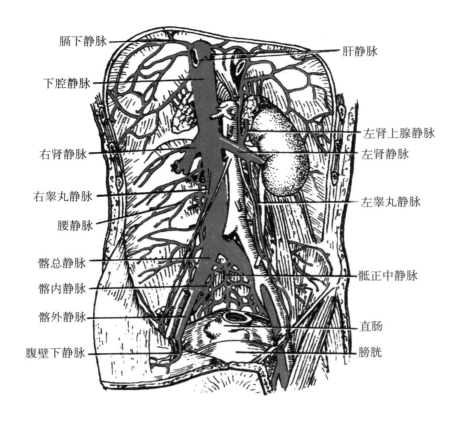

图 4-43 下腔静脉及其属支

1）腹部的静脉：腹部静脉分为壁支和脏支，多与同名动脉伴行。壁支与成对的脏支直接或间接注入下腔静脉；不成对的脏支（除肝外）先汇入肝门静脉，经肝门入肝，再经肝静脉出肝注入下腔静脉。

壁支：包括 1 对膈下静脉和 4 对腰静脉。

脏支：包括肾静脉、睾丸（卵巢）静脉、肾上腺静脉和肝静脉。①肾静脉：在肾门处合为静脉干，横行向内注入下腔静脉。②睾丸静脉：起自睾丸和附睾的数条小静脉，在精索内彼此吻合形成蔓状静脉丛，围绕在睾丸动脉周围上行，经腹股沟管进入盆腔，最后汇合成一条睾丸静脉。③卵巢静脉：起自卵巢静脉丛，经卵巢悬韧带上行，注入部位与睾丸静脉相同。④肾上腺静脉：起自肾上腺，右侧直接注入下腔静脉，左侧注入左肾静脉。⑤肝静脉：有 3 支，分别称为肝右静脉、肝中静脉和肝左静脉。

肝门静脉系：由肝门静脉及其属支组成（图 4-44），收集除肝以外腹腔内不成对器官的静脉血。肝门静脉系位于两级毛细血管之间，且无静脉瓣，当肝脏病变时，导致肝门静脉高压，血液可出现逆流。

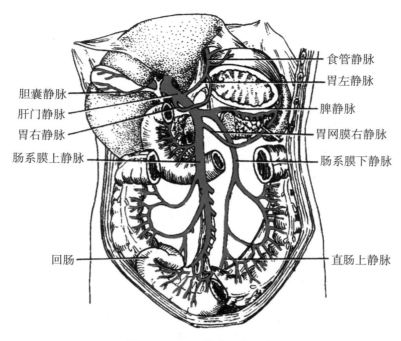

图 4-44　肝门静脉及其属支

肝门静脉长约 6～8cm，由肠系膜上静脉和脾静脉在胰头后方汇合而成，行向右上方进入肝十二指肠韧带，经胆总管和肝固有动脉的后方上行至肝门，分左、右支分别进入肝左叶和肝右叶。肝门静脉在肝内反复分支后注入肝血窦，与来自肝固有动脉的血液混合后，经肝静脉注入下腔静脉。

肝门静脉的属支主要包括肠系膜上静脉、脾静脉、肠系膜下静脉、胃左静脉、胃右静脉、胆囊静脉和附脐静脉等，多与同名动脉伴行，收集同名动脉分布区域的血液。

肝门静脉系与上、下腔静脉系之间存在丰富的吻合，主要有 3 个吻合途径（图 4-45，表 4-3）。

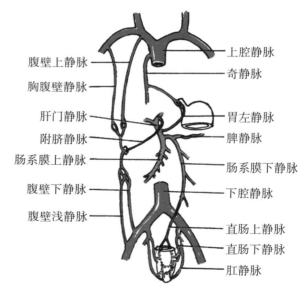

图 4-45　肝门静脉系与上、下腔静脉系吻合模式图

表4-3 肝门静脉系与上、下腔静脉系的吻合途径

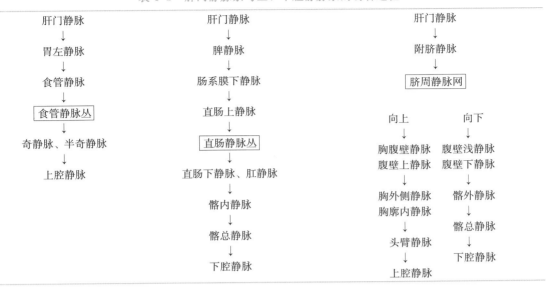

当肝硬化、肝肿瘤或胰头肿瘤等压迫肝门静脉，导致肝门静脉血液回流受阻时，肝门静脉的血液可通过上述吻合途径，通过上、下腔静脉系回流。由于血流量增多，造成食管静脉丛、直肠静脉丛和脐周静脉网变得粗大而弯曲，出现静脉曲张，甚至破裂。如果食管静脉丛曲张破裂，则会出现呕血；直肠静脉丛曲张破裂，则会出现便血。此外，肝门静脉血液回流受阻时，亦可导致脾和胃肠的静脉淤血等，出现脾肿大和腹水等。

2）盆部的静脉：盆部的静脉主要有髂外静脉、髂内静脉和髂总静脉。

髂外静脉：是股静脉的直接延续，沿髂外动脉内侧上行，至骶髂关节前方与髂内静脉汇合成髂总静脉。主要收集下肢所有浅、深静脉的血液，也收集腹壁下部的静脉血。

髂内静脉：沿髂内动脉的后内侧上行，与髂外静脉汇合成髂总静脉。髂内静脉的属支与同名动脉相伴行，分为脏支与壁支，收集同名动脉分布区域的静脉血。其脏支常在器官表面或壁内形成丰富的静脉丛，男性有直肠静脉丛（图4-46）和膀胱静脉丛，女性除此之外还有

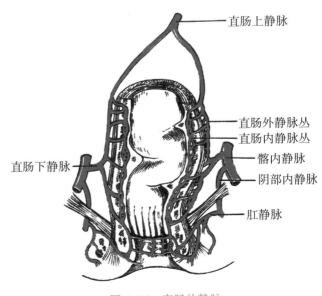

图4-46 直肠的静脉

直肠上静脉

直肠外静脉丛
直肠内静脉丛
髂内静脉
阴部内静脉

肛静脉

直肠下静脉

子宫静脉丛及阴道静脉丛等。

髂总静脉：在骶髂关节的前方，由同侧髂内静脉和髂外静脉汇合而成。两侧髂总静脉伴髂总动脉斜向内上至第 5 腰椎体右侧，合成下腔静脉。髂总静脉还接受髂腰静脉、骶外侧静脉和骶正中静脉等汇入。

3）下肢的静脉

下肢的深静脉：从足至股部，均与同名动脉伴行，收集同名动脉分布区域的静脉血。其中股静脉伴股动脉上行于股三角内，经腹股沟韧带中点稍内侧深面移行为髂外静脉。

下肢的浅静脉：主要有大隐静脉和小隐静脉及其属支（图 4-47）。①大隐静脉：是全身最长的静脉，起自足背静脉弓内侧端，经内踝前方，沿小腿内侧，大腿前内侧伴隐神经上行，在耻骨结节下外方 3 ～ 4cm 处穿隐静脉裂孔，注入股静脉。大隐静脉在内踝前方位置表浅且恒定，是临床上输液和注射的常用部位。②小隐静脉：起自足背静脉弓外侧端，经外踝后方，沿小腿后面上升，至腘窝下角处穿深筋膜注入腘静脉。小隐静脉收集足外侧部和小腿后部浅层结构的静脉血。

大隐静脉和小隐静脉借吻合支与深静脉交通。当深静脉回流受阻时，深静脉血液反流入浅静脉，可导致下肢浅静脉曲张。

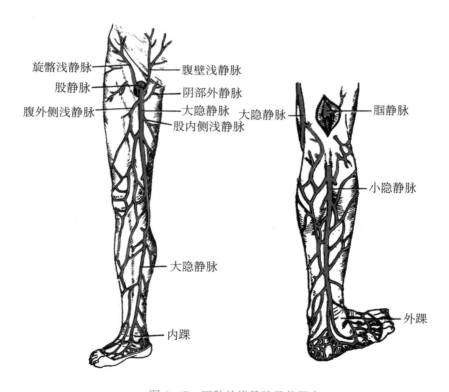

图 4-47　下肢的浅静脉及其属支

五、主要动脉的压迫止血点

1. 颈总动脉 当头面部大出血时，可在胸锁乳突肌前缘，平喉的环状软骨高度，向后内将颈总动脉压向第 6 颈椎横突上，进行急救止血。

2. 面动脉 当面部软组织出血时，可在咬肌前缘与下颌骨下缘交界处，向内将面动脉压向下颌骨，进行压迫止血。

3. 颞浅动脉 当头前外侧部出血时，可在耳屏前方 1cm 处，向内将颞浅动脉压向颧弓根部，进行压迫止血。

4. 锁骨下动脉 当上肢出血时，可在锁骨中点上方的锁骨上窝处，向后下将锁骨下动脉压向第 1 肋，进行压迫止血。

5. 肱动脉 当前臂和手部出血时，可在臂中部，肱二头肌内侧缘，向后外侧将肱动脉压向肱骨，进行压迫止血，或肘窝加垫压迫止血。

6. 桡动脉、尺动脉 当手部出血时，可在桡腕关节上方的两侧，同时压迫桡动脉和尺动脉暂时止血。

7. 指掌侧固有动脉 当手指远侧端出血时，可在手指根部两侧压迫指掌侧固有动脉止血。

8. 股动脉 当下肢出血时，可在腹股沟韧带中点稍内侧的下方，向后内将股动脉压向耻骨下支，进行压迫止血。

9. 足背动脉 当足部出血时，可在踝关节前方，内、外踝连线的中点处，向后下将足背动脉压向足舟骨，进行压迫止血。

六、全身主要静脉穿刺点

1. 颈外静脉 主要收集头皮和面部的静脉血，位置表浅，临床上常作为穿刺部位。颈外静脉下端虽有一对静脉瓣，但不能防止血液逆流，当右心衰竭或上腔静脉阻塞引起颈外静脉回流不畅时，可致颈外静脉怒张。

2. 股静脉 在腹股沟韧带稍下方位于股动脉的内侧，临床上常在此行静脉穿刺插管。

3. 头静脉 起自手背静脉网的桡侧，向上绕过前臂桡侧缘上行至前臂掌侧面，经肘部的前面、肱二头肌外侧沟上行，再经三角肌与胸大肌间沟至锁骨下窝，穿深筋膜注入腋静脉或锁骨下静脉。

4. 贵要静脉 起自手背静脉网的尺侧，沿前臂尺侧上行，在肘窝处接受肘正中静脉后，沿肱二头肌内侧沟上升至臂中部，穿深筋膜注入肱静脉，或伴肱静脉上行，注入腋静脉。

5. 肘正中静脉 该静脉变异较多，通常斜行于肘窝皮下，连接头静脉和贵要静脉，有时也接受前臂正中静脉。临床上常选用手背静脉网、前臂和肘部前面的浅静脉采血、输液和注射药物。

七、淋巴系统的组成及功能

淋巴系统由淋巴管道、淋巴组织和淋巴器官组成（图 4-48）。淋巴系统内流动着无色透明液体，称淋巴液。自小肠绒毛中的中央乳糜池至胸导管的淋巴管道中，淋巴因含乳糜微粒呈乳白色。

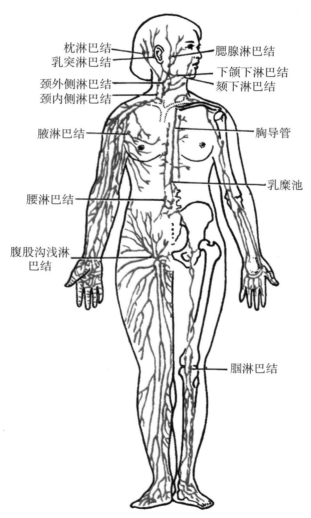

图 4-48 淋巴系统模式图

血液流经毛细血管动脉端时，部分液体成分经毛细血管壁滤出到组织间隙，形成组织液。组织液与细胞进行物质交换后，大部分从毛细血管静脉端被吸收回静脉，小部分水分和大分子物质则进入毛细淋巴管成为淋巴液。淋巴液沿各级淋巴管道和淋巴结的淋巴窦向心流动，最终汇入静脉。淋巴组织和淋巴器官具有产生淋巴细胞、过滤淋巴液和参与免疫应答的功能。

1. 淋巴管道　根据其结构和功能的不同，淋巴管道分为毛细淋巴管、淋巴管、淋巴干和淋巴导管。

2. 淋巴器官　淋巴器官主要由淋巴组织构成，包括淋巴结、脾、胸腺和扁桃体等。淋巴器官具有产生淋巴细胞、滤过淋巴液和参与免疫应答等功能，是人体重要的防御装置。

3. 淋巴结的功能

（1）滤过淋巴：人体皮肤和黏膜中的毛细淋巴管极易进入细菌、病毒、毒素等抗原物质，它们随淋巴进入淋巴结，在此被巨噬细胞吞噬而受到清除。

（2）参与免疫应答：进入淋巴结的抗原，被巨噬细胞捕获、吞噬与处理后，其抗原信息即被呈递给相应的 T、B 淋巴细胞。引起体液免疫和细胞免疫。

（3）产生淋巴细胞：淋巴结内的淋巴细胞，可以分裂繁殖产生新的淋巴细胞。

第六节　血液循环

循环系统主要由心脏和血管组成。血液在循环系统中按一定方向周而复始地流动的过程称为血液循环（图4-4）。血液循环的主要功能是运输体内物质，维持内环境稳态和保证机体新陈代谢正常进行。

一、心率和心动周期的概念、特点

（一）心率

每分钟心跳的次数称为心跳频率，简称心率。正常成人安静时的心率为 60～100 次/分，平均约 75 次/分。心率有明显个体差异，并受年龄、性别及其他生理因素的影响。

（二）心动周期

心房或心室每收缩和舒张一次所构成的机械活动周期称为一个心动周期或称一次心跳，包括收缩期和舒张期。每一个心动周期，先是两心房同时收缩，然后舒张；心房开始舒张时，两心室同时收缩，继而舒张。如以成人平均心率 75 次/分计算，则一个心动周期为 0.8s。其中心房收缩期为 0.1s，舒张期为 0.7s；心室收缩期为 0.3s，舒张期为 0.5s。从心室开始舒张到心房开始收缩之前这段时间，心房、心室都处于舒张状态，称为全心舒张期，约 0.4s（图4-49），简称心缩期和心舒期。

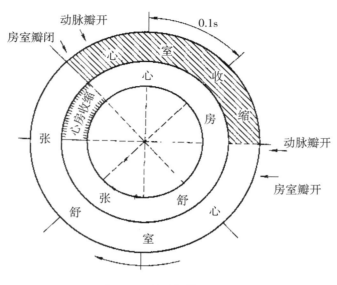

图 4-49　心动周期示意图

二、心肌电活动的特点

心脏活动是以心肌细胞的生物电现象为基础的。心肌细胞有两类：一类是构成心房壁和心室壁，具有收缩能力的普通心肌细胞，称为工作细胞。另一类是特殊分化的，不能进行收缩，但具有自动产生节律性兴奋能力的心肌细胞，称为自律细胞。

由自律细胞构成的特殊传导系统包括窦房结、房室交界（可分为房结区、结区和结希区）、房室束及分支和浦肯野纤维（图 4-50）。现以心室肌细胞、窦房结细胞和浦肯野细胞为例，说明心肌细胞的生物电现象。

心肌细胞的跨膜电位和神经细胞、骨骼肌细胞跨膜电位的形成机制相似，也是由跨膜离子流形成（图 4-51）。

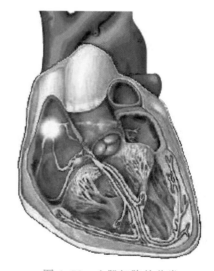

图 4-50　心肌细胞的分类

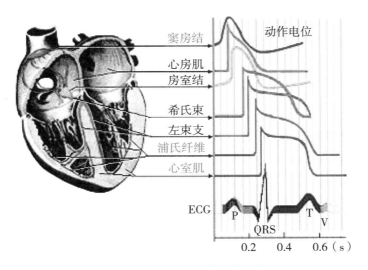

图 4-51　各类心肌细胞的动作电位与传导速度

（一）心室肌细胞的静息电位

人和其他哺乳动物心室肌细胞的静息电位约为 –90 mv，其产生的机制与神经纤维相类似，主要是 K^+ 的平衡电位。

（二）心室肌细胞的动作电位

心室肌细胞的动作电位比神经纤维的动作电位复杂，历时长，上升支和下降支不对称，全过程分为 0、1、2、3、4 五个时期（图 4-52）。

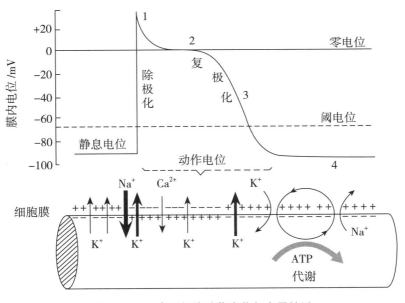

图 4-52　心室肌细胞动作电位与离子转运

1.去极化过程（0期）　在适宜刺激作用下，引起细胞膜上部分 Na^+ 通道开放，少量 Na^+ 内流，造成细胞膜部分去极化，当膜电位由静息电位减小到阈电位（约 –70 mV）时，Na^+ 通道大量开放，Na^+ 迅速内流，使膜电位迅速由 –90mV 上升到 +30mV 左右，构成动作电位的上升支。

2.复极化过程　该过程形成动作电位下降支，分为四期。

1 期（快速复极初期）：在复极初期中，膜电位迅速由 +30 mV 迅速下降到 0mV 左右，占时约 10ms。此时，Na^+ 通道失活关闭；K^+ 通道激活。K^+ 外流是 1 期快速复极的主要原因。1 期与 0 期共同形成心室肌细胞动作电位的锋电位。

2 期（缓慢复极期）：此期膜电位下降非常缓慢，基本上停滞于 0mV 左右，历时约 100～150 ms，构成平台期，是心室肌细胞动作电位的主要特征。膜上 Ca^{2+} 通道被激活，Ca^{2+} 缓慢而持久地内流；同时，膜对 K^+ 也具有通透性，K^+ 继续外流。

3 期（快速复极末期）：此期中，膜电位从 0mV 迅速下降到 –90 mV，完成复极化过程，历时约 100～150 ms。其产生原因是 Ca^{2+} 通道关闭 Ca^{2+} 内流终止，而 K^+ 迅速外流导致细胞内电位迅速下降。

4 期（静息期）：在 3 期后，膜电位基本上稳定于静息电位水平，故又称静息期。但由于在形成动作电位过程中，细胞内外原有的离子浓度有所改变，激活了膜上 Na^+ 泵，将内流的 Na^+ 泵出，并摄回外流的 K^+，并通过膜上 Na^+–Ca^{2+} 交换交换机制，将内流的 Ca^{2+} 排出细胞，从而恢复膜内外正常的离子分布。

（三）自律细胞的生物电现象

窦房结细胞和浦肯野细胞都是自律细胞。非自律细胞在没有受到外来刺激时，其 4 期膜电位始终稳定在静息电位水平。而自律细胞动作电位的最大特点是 3 期复极化末达最大舒张电位后，4 期膜电位不稳定，可自动缓慢地去极化，称为 4 期自动去极化，去极化达阈电位即引起一次新的动作电位（图 4–53）。

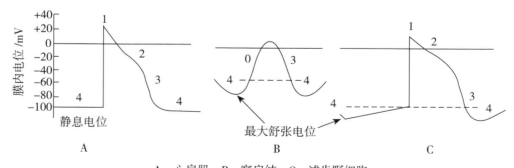

A．心房肌　B．窦房结　C．浦肯野细胞

图 4–53　心房肌、窦房结和浦肯野细胞的动作电位

1. 窦房结细胞　窦房结 P 细胞动作电位具有以下特征：①分为 0、3、4 三个时期，无 1、2 期；②0 期去极化幅度较小（约 70mV），0 期去极化到 0 mV 左右，无明显超射；③3 期最大复极电位（–70mV）和阈电位（–40mV）的绝对值小；④最大特征是 4 期自动去极化，速度快于浦肯野细胞。

窦房结 P 细胞动作电位 0 期是由于 Ca^{2+} 通道开放，Ca^{2+} 内流所致；3 期是由于 K^+ 迅速外流所致；4 期自动去极化的离子成分较复杂，由于膜对 K^+ 的通透性逐渐降低而引起 K^+ 外流逐渐减少是形成此期最主要的离子基础，此外尚有 Na^+ 内流。

2. 浦肯野细胞　其动作电位可分为 0、1、2、3、4 等 5 个时期。其中除 4 期外成因与心室肌细胞基本相同。4 期自动去极化的机制包括进行性增强的 Na^+ 内流和进行性衰减的 K^+ 外流，以前者为主。

三、心输出量的概念和影响因素

（一）心输出量

每分钟由一侧心室射出的血量称为每分心输出量，简称心输出量。它等于每搏输出量乘以心率。心率以 75 次 / 分计算，心输出量为 4.5 ～ 6L/min。心输出量可受性别、年龄及其他生理因素的影响，如剧烈运动时可高达 25 ～ 35L/min。

（二）影响心输出量的因素

正常情况下，心脏的泵血功能可随不同生理状态的需要而做出相适应的改变，心输出量决定于搏出量和心率，而搏出量又受心肌的前负荷、后负荷和心肌本身收缩能力的影响。

1. 心肌前负荷（心室舒张末期充盈量）　心室舒张末期充盈量是静脉回心血量和射血后心室内的剩余血量之和。

2. 心肌收缩能力　心肌收缩力是指心肌细胞不依赖于前、后负荷而能改变收缩的强度和速度的一种内在特性。兴奋 – 收缩耦联过程中横桥活化的数量和 ATP 的活性，是影响心肌收缩力的主要因素。

3. 心肌后负荷（动脉血压）　在前两种因素不变的条件下，动脉血压升高，即心肌后负荷增大时，因心室收缩所遇阻力增大而导致动脉瓣开放推迟，等容收缩期延长，射血期缩短，使每搏输出量减少。

4. 心率　心率在一定范围内变动时，心输出量随之增减。但如果心率太快（超过 180 次 / 分）时，因心舒期明显缩短，心室充盈量显著减少，将引起心输出量减少；心率过慢，（低于 40 次 / 分）时，虽然舒张期延长，但心室充盈已达到极限，不能再增加充盈量和搏出量，心输出量亦明显减少。

四、第一心音与第二心音产生的原因及其特点

心音是心肌收缩、心瓣膜开闭、血液流动等因素引起的机械振动所产生的声音，可在胸壁上用听诊器听取。若用换能器将这些机械振动转换成电信号并记录下来，即为心音图。

1. 第一心音　发生在心缩期，是心室收缩开始的标志。其特点是：音调较低，响度较大，持续时间较长，在心尖处听得最清楚。第一心音主要是心室肌收缩、房室瓣关闭以及心室射出的血液冲击大动脉壁引起振动而产生的。

2. 第二心音　发生在心舒期，是心室舒张开始的标志。其特点是：音调较高，响度较小，持续时间较短。第二心音是由于心室舒张时，动脉瓣关闭及血液冲击主动脉根部引起振动而产生的。

五、动脉血压

1. 动脉血压的概念　动脉血压是指血液对单位面积动脉血管壁的侧压力。通常所说的血压就是指动脉血压。心室收缩时，动脉血压逐渐升高，最高值称为收缩压；心室舒张时，动脉血压逐渐下降，最低值称舒张压；收缩压与舒张压之差称脉搏压，简称脉压。

2. 动脉血压的正常值　通常所说的动脉血压是指主动脉压。一般测量上臂肱动脉血压来代表主动脉压。其测量结果习惯上书写方法为"收缩压/舒张压"。我国健康青年人在安静状态下的收缩压为 $100 \sim 120mmHg$，舒张压为 $60 \sim 80\ mmHg$，脉压差为 $30 \sim 40mmHg$。

我国采用国际上统一标准，收缩压 $\geq 140\ mmHg$ 和（或）舒张压 $\geq 90\ mmHg$ 称为高血压；如果收缩压 $< 90\ mmHg$ 和（或）舒张压 $< 60\ mmHg$ 称为低血压。

六、中心静脉压

腔静脉或右心房内的血压，称为中心静脉压，正常范围为 $4 \sim 12cmH_2O$（$0.39 \sim 1.18kPa$）。中心静脉压的高低取决于心脏的射血能力和静脉回心血量。心脏射血功能良好，能及时将回心血液射入动脉，那么中心静脉压较低；反之，心射血能力减弱，中心静脉压则升高。

七、微循环

微动脉与微静脉之间的血液循环称为微循环。它是血液循环与组织细胞直接接触部分，是血液循环的基本功能单位，能实现血液与组织间的物质交换，调节局部组织血流量，对组织细胞的代谢及功能活动有很大的影响。典型的微循环由微动脉、后微动脉、毛

细血管前括约肌、真毛细血管、通血毛细血管、动－静脉吻合支和微静脉等七部分组成（图 4-54）。

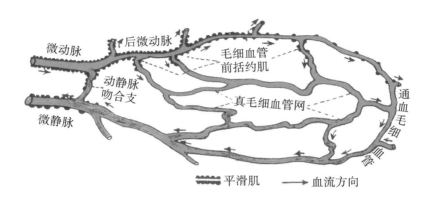

图 4-54　微循环示意图

1. 直捷通路　直捷通路指血液经微动脉→后微动脉→通血毛细血管→微静脉的通路。该通路直接贯通于微动脉与微静脉，其血管口径较大，弯曲少，阻力小，血流速度快，流经通血毛细血管时很少进行物质交换。主要生理意义在于使部分血液迅速通过微循环，经静脉系统回流到心，从而保证回心血量。

2. 迂回通路　迂回通路指血液经微动脉→后微动脉→毛细血管前括约肌→真毛细血管网→微静脉的通路。真毛细血管管壁薄，穿插于细胞间隙中，迂回曲折，相互交错成网，血流缓慢，血管轮流交替开放，是血液与组织细胞进行物质交换的主要场所。

3. 动－静脉短路　动－静脉短路指血液经微动脉→动－静脉吻合支→微静脉，这条通路称为动－静脉短路。血液流经此通路时，不进行物质交换。当通路开放时，使皮肤血流量增加，促进皮肤散热，故主要功能是调节体温的作用。

第七节　心血管活动的调节

机体在不同生理情况下，各器官组织的代谢水平不同，对血流量的需要也不同。机体通过神经和体液调节，改变心输出量和外周阻力，协调各器官组织之间的血流分配，以满足各器官组织对血流量的需要，并保持动脉血压相对稳定。

一、调节心血管活动的基本中枢及心血管的神经支配

（一）基本中枢

中枢神经系统内与调节心血管活动有关的神经元集中的部位，统称为心血管中枢。

1.延髓心血管中枢　最基本的心血管中枢位于延髓，包括心血管交感中枢和心迷走中枢（或称心抑制中枢）。它们分别通过心交感神经、交感缩血管神经和心迷走神经调节心脏和血管活动（图4-55）。

2.延髓以上的心血管中枢　在延髓以上的脑干、下丘脑以及小脑和大脑中，也都存在与心血管活动有关的神经元。

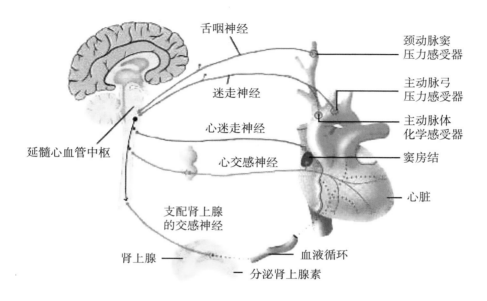

图4-55　心血管功能神经调节的主要结构及相互关系示意图

（二）心血管的神经支配

1.心的神经支配及其作用　心受心迷走神经和心交感神经的双重支配（图4-56）。

（1）心迷走神经及其作用：心迷走神经属于副交感神经，其节前纤维起始于延髓的心迷走神经背核和疑核，终止于心壁内的神经元，换元后其节后纤维支配窦房结、心房肌、房室交界、房室束及其分支，心室肌也有少量心迷走神经纤维支配。

（2）心交感神经及其作用：心交感神经起始于脊髓胸段（$T_{1\sim5}$）灰质侧角神经元，其节后纤维支配窦房结、房室交界、房室束、心房肌和心室肌。

2.血管的神经支配及其作用　支配血管平滑肌的神经分为交感缩血管神经和舒血管神经。

（1）交感缩血管神经及其作用：绝大多数血管只受交感缩血管神经的支配。其节前神经元位于脊髓胸1至腰2或腰3侧角，发出节前纤维于椎旁和椎前神经节内换元，节后纤维支配体内几乎所有的血管（图4-57）。

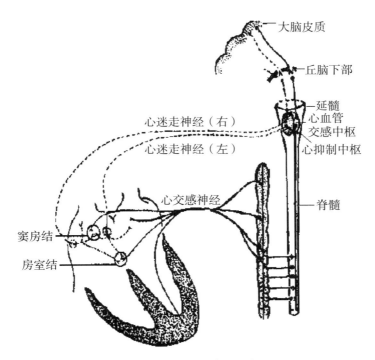

图 4-56　心的神经支配示意图

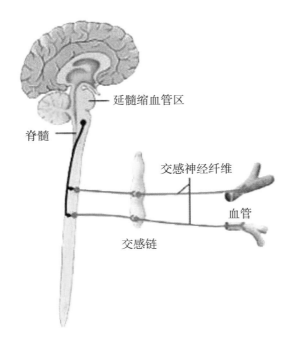

图 4-57　血管的神经支配示意图

（2）舒血管神经及其作用：有两类舒血管神经。一类是交感舒血管神经，它支配骨骼肌血管。另一类是副交感舒血管神经，支配脑、唾液腺、胃肠外分泌腺和外生殖器等部位的血管，作用范围局限。

二、压力感受性反射的基本过程及生理意义

当动脉血压升高时，可引起压力感受性反射，其反射效应是使血压下降，也称为降压反射。

1.反射弧　存在于颈动脉窦和主动脉弓血管外膜下的感觉神经末梢，能感受血压升高对管壁的机械牵张刺激，称为动脉压力感受器（图4-55）。

2.反射效应　当动脉血压升高时，颈动脉窦和主动脉弓压力感受器所受牵张刺激增强，使心跳减慢，心肌收缩力减弱，心输出量减少；相反，如果动脉血压降低，压力感受器所受牵张刺激减弱，使心输出量增多，外周阻力增大，血压升高。

3.特点　压力感受器感受血压变化的范围是 $60 \sim 180$ mmHg（收缩压），对快速波动的血压改变更敏感。

4.生理意义　压力感受性反射在心输出量、外周血管阻力、血量等发生突然变化的情况下，对动脉血压进行快速调节，使动脉血压不致发生过大的波动。

三、肾上腺素和去甲肾上腺素对心血管活动的影响

血液中的肾上腺素和去甲肾上腺素主要由肾上腺髓质所分泌，两者对心和血管的作用有许多共同点，但并不完全相同，这是因为它们与心肌和血管平滑肌细胞膜上不同的肾上腺素能受体的结合能力不同所致。

四、主要器官的循环特点

由于各器官的结构和功能各异，故血流量的调节也有其本身的特点。故主要叙述心、肺、脑的血液循环特征及其调节。

（一）心脏冠脉血流的生理特点

在安静状态下，中等体重的人冠脉血流量为225mL/min，占心输出量的4%～5%。当心肌活动加强冠脉达到最大舒张状态时，每100克心肌每分钟血流量可由安静时的60～80mL增加到300～400mL。

冠脉血管的分支大部分穿入心肌内，使冠脉血管在心肌收缩时易受压迫，因而影响冠脉血流量，左冠脉血流量尤为明显。

（二）脑循环的特点

1.脑血流量大，耗氧量大　脑组织的代谢水平高，血流量较大。在安静情况下，每

100 克脑的血流量为 50～60mL/min，整个脑的血流量约为 750mL/min，占心输出量的 15% 左右。

2. 血流量变化小　脑位于骨性的颅腔内，故容积固定，由于脑组织不可压缩，故脑血管舒缩程度受到很大的限制，血流量的变化比其他器官小得多。

3. 存在血－脑屏障和血－脑脊液屏障　在血液和脑组织之间存在限制某些物质扩散的屏障，称为血－脑屏障。

（三）肺循环的生理特点

1. 血流阻力小，血压低　与体循环相比，肺循环血管及其分支短而粗，可扩张性较高，血流阻力较小，血压较低。

2. 血容量大，变动范围大　肺血容量占全身血量的 9%，约为 450mL。在用力呼气时，肺部血容量减少到约 200mL；而在深吸气时可增加到约 1000 mL。

第 五 章

泌尿系统

【学习目标】

　　掌握肾脏的位置、形态和结构；熟悉抗利尿激素和醛固酮主要作用及其分泌的调节；了解输尿管与膀胱的形态和位置，几种主要物质的重吸收。

第一节　概　述

一、泌尿系统的组成和功能

泌尿系统（urinary system）由肾、输尿管、膀胱和尿道组成（图 5-1）。

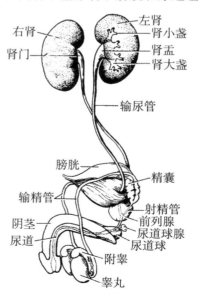

图 5-1　男性泌尿生殖系统模式图

泌尿系统的主要功能是排出机体在新陈代谢中所产生的废物，如尿素、尿酸、多余的无机盐及水，由血液循环输送至肾脏，在肾内形成尿液，经输尿管流入膀胱贮存，当尿液达到一定量后，便经尿道排出体外。

二、排泄的概念和途径

排泄是指机体将代谢终产物、进入体内的异物及过剩的物质，经血液循环，由排泄器官排出体外的过程。

机体主要的排泄途径有：①呼吸器官：以气体形式排出，如 CO_2 等；②消化器官：以粪便的形式排出，如胆色素、无机盐等；③皮肤：以汗液的形式排出，如尿酸、水等；④肾：以尿液的形式排出，如水、尿酸、尿素、肌酐、胆色素、无机盐等。因为由肾脏排出的代谢产物最多，数量最大，所以肾是最重要的排泄器官，在维持机体内环境稳态中具有重要意义。

第二节　肾

一、肾　脏

（一）肾的形态和位置

肾（kidney）是实质性器官，形似蚕豆。左、右各一，新鲜的肾呈红褐色。

肾有上下两端，前后两面，内外两缘。上端宽而薄；下端窄而厚。外侧缘隆凸，内侧缘中部凹陷称肾门，有肾的血管、神经、淋巴管及肾盂等出入。出入的组织被结缔组织包裹称肾蒂。

肾位于腹膜后方，紧贴腹后壁，脊柱两侧，呈"八"字形排列，是腹膜外器官。一般左肾上端平第12胸椎体上缘，下端平第3腰椎体上缘；右肾由于受肝的影响比左肾略低半个椎体高度，后方有第12肋斜跨过（图5-2）。

在躯干的背面，竖直肌外侧缘与第12肋之间的部位，称为肾区（renal

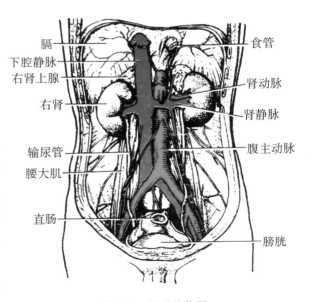

图 5-2　肾脏的位置

膈　　食管
下腔静脉
右肾上腺　　肾动脉
右肾　　肾静脉
输尿管　　腹主动脉
腰大肌
直肠　　膀胱

region）。当患某些肾病时，肾区有明显的叩击痛。

肾的表面有三层被膜包绕，自内向外依次为纤维膜、脂肪囊和肾筋膜，对肾脏有固定作用。固定肾位置的除了有肾脏外层的三层被膜还需要依靠肾的血管、肾的邻近器官、腹膜及腹腔内压来维持。

（二）肾的结构

肾脏在冠状切面上，可见肾实质分为肾皮质和肾髓质两部分（图 5-3）。

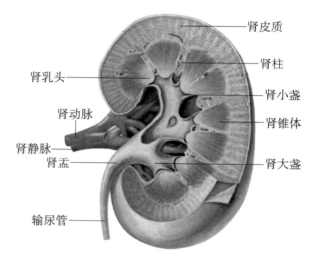

图 5-3　肾的内部结构

肾皮质（renal cortex）主要位于肾脏的浅层，富含血管，呈红褐色。肾皮质深入肾髓质内的部分称肾柱（renal columns）。

肾髓质（renal medulla）位于肾皮质的深层，血管较少，颜色较浅，由 15 ～ 20 个肾锥体组成，肾锥体切面呈三角形，尖端突入肾窦，称肾乳头，其顶端有许多乳头孔。肾乳头被肾小盏包绕，肾生成的尿液由乳头孔流入肾小盏，每肾有 7 ～ 8 肾小盏，相邻 2 ～ 3 个肾小盏汇集成一个肾大盏，每肾有 2 ～ 3 个肾大盏，再汇合成肾盂（renal pelvis），肾盂出肾门后移行为输尿管。

二、肾的微细结构

肾实质主要由大量泌尿小管形成，是形成尿的结构，可分为肾单位和集合小管两部分（图 5-4）。

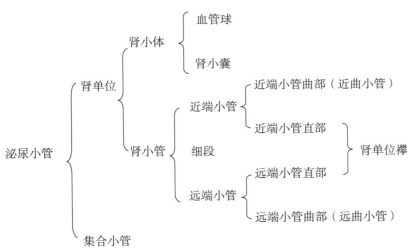

图 5-4　泌尿小管的组成

（一）肾单位

肾单位（nephron）肾单位是肾结构和功能的最基本单位（图 5-5），由肾小体和肾小管组成。每侧肾约 100 万～ 150 万个肾单位。

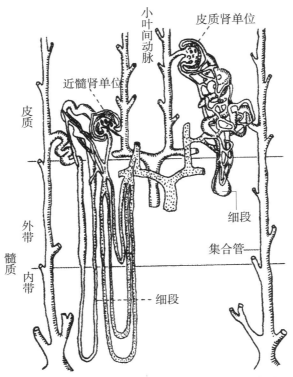

图 5-5　皮质肾单位和髓质肾单位结构特点示意图

肾小体（renal corpuscle）呈球状，由肾小球和肾小囊组成。肾小体有两极，小动脉出入的一端称为血管极，肾小囊与肾小管相连的一端称为尿极。肾小球是肾小囊内的一团盘曲的毛细血管，又称血管球。由入球小动脉从血管极入肾小囊内，先分成 4～5 支，每支再分支形成许多相互吻合的毛细血管襻，继而再汇合成一条出球小动脉，从血管极离开肾小体。肾小囊包绕肾小球，为肾小管起始端扩大并凹陷而成的杯状双层囊，两层之间的腔隙称肾小囊腔。肾小囊的壁层与肾小管续接，脏层的足细胞、肾小球毛细血管内皮细胞及两者之间的基膜构成滤过膜，血浆中除大分子以外的成分可滤入肾小囊腔成为原尿。

肾小管（renal tubule）是由单层上皮细胞围成的小管，分为近端小管、细段和远端小管三部分，具有重吸收和分泌作用。近端小管和远端小管可分曲部和直部，由近端小管直部、细段和远端小管直部组成的 U 形结构称髓襻。

（二）集合小管

集合小管（collecting tubule）是由许多肾单位的远曲小管末端汇合而成的小管。从皮质向髓质走行，集合小管陆续汇合形成乳头管，开口于肾乳头。由肾乳头排入肾小盏的尿液称终尿。

集合管有重吸收水、钠离子和排钾离子的功能。

（三）球旁复合体

球旁复合体（juxtaglomerular complex）又称肾小球旁器，主要由球旁细胞和致密斑组成。

球旁细胞是入球小动脉的平滑肌细胞分化而成的上皮样细胞，内含分泌颗粒，能合成和分泌肾素。

致密斑是由远曲小管靠近肾小体处的管壁上皮细胞变高变窄，且排列紧密而形成的椭圆形斑，可感受小管液中 Na^+ 浓度的变化，并将信息传递给球旁细胞，以调节肾素的分泌。

三、输尿管与膀胱

（一）输尿管

1.输尿管的位置　输尿管（ureter）是一对细长的肌性管道，长约 25～30cm。位于腹后壁，脊柱的两侧。输尿管上端起于肾盂，在腹膜后方沿腰大肌前面下行，至小骨盆上口处，左输尿管越过左髂总动脉末端的前方，右输尿管越过右髂外动脉起始部分的前方，进入盆腔。达膀胱底的外上角斜穿膀胱壁，开口于膀胱。

2.输尿管的狭窄　输尿管全长粗细不一，有三处生理性狭窄。第一处狭窄位于输尿管的起始处，即肾盂与输尿管移行处；第二处狭窄位于小骨盆的上口处，即越过髂血管处；第三处狭窄在穿膀胱壁处。

这些狭窄是尿路结石易滞留的部位，当结石在输尿管下降通过狭窄处或输尿管阻塞时，可引起放射痛及尿路梗阻等病症。

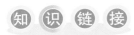

"小桥流水"

小桥流水是形容输尿管与子宫动脉的关系。输尿管在坐骨棘水平，输尿管盆部向前、下、内走行，经子宫阔韧带基底附近的结缔组织内至子宫和阴道穹的两侧，在距子宫颈2cm处，从子宫动脉的后下方绕至子宫颈阴道上部外侧2cm处前行，斜向内侧，经阴道前面至膀胱底，斜行进入膀胱。简单点讲，输尿管在子宫动脉的下方前行，因此将其形象地说成"小桥流水"。在子宫切除结扎子宫动脉时应特别注意，避免误扎输尿管。

（二）膀胱

膀胱（urinary bladder）是一个肌性囊状的贮尿器官，有较大的伸展性。成人膀胱的容量为 300 ~ 500mL，最大容量可达 800mL，新生儿膀胱容量约为 50mL（图 5-6）。

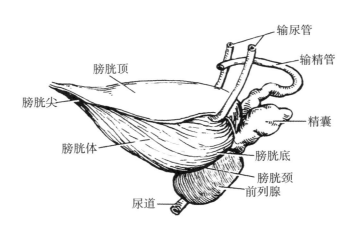

图 5-6 膀胱侧面观

1.膀胱的形态 膀胱充盈时略呈卵圆形。膀胱空虚时则呈锥形，可分为膀胱尖、膀胱底、膀胱体和膀胱颈四个部分。膀胱尖较小，朝向前上方；膀胱底呈三角形，朝向后下方；膀胱体是位于尖和底之间的部分；膀胱的最下部与尿道相移行的部分为膀胱颈，其下端有尿道内口与尿道相接。

2.膀胱的位置 成人膀胱位于小骨盆腔内，耻骨联合的后方，为腹膜间位器官。膀胱空虚时膀胱尖与耻骨联合平齐，充盈时膀胱尖高于耻骨联合上缘，其上方的腹膜随之上移，膀胱前外侧壁则直接与腹前壁相贴。因此，临床上常在膀胱充盈时，在耻骨联合上方进行膀胱穿刺或做膀胱手术，可避免损伤腹膜和污染腹腔。

3.膀胱的构造 膀胱壁的结构分为 3 层，由内向外依次是黏膜、肌层和外膜。黏膜的上皮是变移上皮，膀胱空虚时，黏膜形成许多皱襞，充盈时则消失。在膀胱底的内面，两侧输尿管口和尿道内口之间的三角形区域，称为膀胱三角（trigone of bladder）（图 5-7），无论膀胱处于充盈或空虚，膀胱黏膜均光滑而无皱襞，是炎症、结核和肿瘤的好发部位。在两侧输尿管口之间的黏膜，形成一横行的皱襞，称输尿管间襞。在膀胱镜检查时可见此壁呈一苍白带，可作为寻找输尿管口的标志。

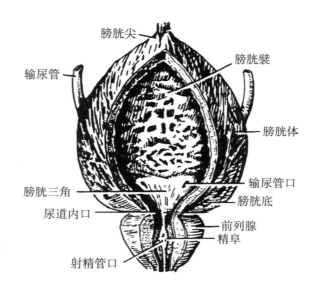

图 5-7 膀胱底内面观

四、女性尿道

尿道（urethra）是膀胱通向体外的排尿管道。尿道起于膀胱尿道内口，终于尿道外口。

女性尿道较男性尿道短而宽，且较直，长 3 ～ 5cm，仅有排尿功能。起自膀胱的尿道内口，经耻骨联合与阴道之间向前下行，穿尿生殖膈，开口于阴道前庭的尿道外口。尿道外口开口于阴道前庭，位于阴道口的前方。由于女性尿道短直，故尿路易受感染。

第三节　肾的泌尿功能

肾是机体主要的排泄器官。通过尿的生成和排出，完成机体排泄功能，将机体代谢终产物以及进入机体过剩的物质和异物排出，调节水和电解质平衡，调节体液渗透压、体液量和电解质浓度，以及调节酸碱平衡等功能，维持机体内环境稳态。肾脏还具有一定的内分泌功能。

尿的生成过程是在肾单位和集合小管中进行，包括三个基本过程：肾小球的滤过、肾小管和集合小管的重吸收、肾小管和集合小管的分泌。

一、肾小球的滤过功能

肾小球滤过（glomerular filtration）是指当血液流经肾小球毛细血管时，血浆中的水和小分子溶质，经肾小球滤过膜进入肾小囊形成超滤液（原尿）的过程。

（一）肾小球滤过膜

肾小球滤过膜（filtration membrane）是指的流经肾小球毛细血管网的血液中部分溶质经滤过进入肾小囊形成原尿时所需要通过的滤过结构。由 3 层结构组成，包括：①内层：是肾小球毛细血管内皮细胞，为原尿滤过的第一道屏障，能阻止血细胞通过；②中层：是基层，为滤过膜的主要滤过膜，能阻止血浆蛋白通过；③外层：是肾小囊脏层上皮细胞，上皮细胞具有足突，足突之间互相交错形成的裂隙称为裂孔，裂孔上覆有裂孔膜，它是滤过的最后一道屏障。这 3 层结构形成了滤过膜的机械屏障。同时，滤过膜各层还含有许多带负电荷的糖蛋白，形成了滤过膜的电学屏障。

肾小球滤过膜通过机械屏障和电学屏障对血浆中的物质进行高度选择，这种选择对原尿成分具有重要的作用。

（二）肾小球滤过率

每分钟两肾生成的原尿量，称为肾小球滤过率（glomerular filtration rate，GFR）。正常成年人安静时肾小球滤过率为 125mL/min，据此推算，每天两肾生成的原尿量约 180L。

肾小球滤过率与肾血浆流量的比值称滤过分数（FF）。经测算，肾血浆流量为 660mL/min，滤过分数为 125/660×100%=19%。这表明流经肾小球毛细血管的血浆约有 1/5 形成原尿，其余 4/5 进入出球小动脉。肾小球滤过率和滤过分数是衡量肾功能的重要指标。

（三）有效率过压

肾小球滤过作用的动力是有效率过压（图 5-8）。有效率过压是指促进滤过的动力与对抗滤过的阻力之间的差值。滤过的动力是肾小球毛细血管血压；阻力是血浆胶体渗透压和肾小囊内压。因此，肾小球有效率过压 = 肾小球毛细血管血压 −（血浆胶体渗透压 + 肾小囊内压）。

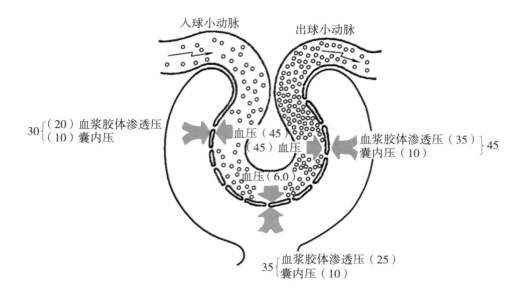

图 5-8　肾小球有效率过压示意图

用微穿刺技术测定肾小球毛细血管血压，发现入球小动脉和出球小动脉端压力几乎相等，均为 45mmHg。肾小囊内压为 10mmHg。而血浆胶体渗透压在入球端约为 25mmHg，伴随着水和小分子物质的不断滤出，血浆蛋白相对增多，导致血浆胶体渗透压升高，到达出球小动脉时压力约为 35mmHg。

故，可计算出：入球端的有效率过压 =45 −（25+10）=10mmHg，有滤液生成；出球端的有效率过压 =45 −（35+10）=0mmHg，无滤液生成，即达到滤过平衡。

由此可见，滤过作用主要发生在肾小球毛细血管入球微动脉的一端。在入球端起始部生成的滤液最多，到出球端生成滤液最少，甚至停止滤过作用，是一个递减的过程。

（四）影响肾小球滤过的因素

影响肾小球滤过的因素有以下三方面。

1. 滤过膜的面积和通透性　生理情况下，滤过膜的面积和通透性保持相对稳定。正常人两肾总的肾小球滤过面积为 $1.5m^2$，如出现急性肾小球肾炎时，因肾小球毛细血管管腔狭窄或阻塞，使滤过膜面积减少，肾小球滤过率下降，可出现少尿甚至无尿。另外，一些肾脏疾病引起滤过膜损伤，使滤过膜的机械屏障和电学屏障作用减弱，其通透性增大，使血浆蛋白甚至血细胞滤出，导致出现蛋白尿或血尿。

2. 有效率过压的改变　凡能影响肾小球毛细血管血压、血浆胶体渗透压和肾小囊内压的因素，都可改变有效滤过压，影响肾小球滤过，导致尿量改变。

（1）肾小球毛细血管血压：肾小球毛细血管血压受全身动脉血压的影响。当循环血压维持在 80～180mmHg 范围内，肾小球毛细血管血流量维持稳定，其血压也无明显变化。当全身循环血压超出此自身调节的范围，会导致肾小球毛细血管血压下降，有效率过压降低，引起少尿或无尿。故失血性休克的病人，因体循环血压下降导致肾小球有效率过压下降，而出现少尿或无尿。

（2）血浆胶体渗透压：生理情况下，血浆胶体渗透压比较稳定，对滤过率影响不大。只有血浆蛋白浓度明显降低时，才会引起血浆胶体渗透压下降，此时，有效率过压增大，肾小球滤过率会随之升高，尿量增多。

（3）肾小囊内压：正常情况下，肾小囊内压较稳定。当发生尿路梗阻时，可导致肾小囊内压升高，使肾小球有效率过压减少，肾小球滤过率降低，原尿生成量减少。

3.肾血流量的改变　正常成人肾血浆流量为 660mL/min。安静状态下由于自身调节作用下，肾动脉灌注压在 80～180mmHg 变动时，肾血流保持相对稳定，使肾小球滤过率保持相对恒定。当人体进行剧烈运动、剧烈疼痛或大出血时，使肾血管收缩，肾血流量和肾小球血浆流量明显减少，肾小球滤过率显著下降，尿量减少。

二、肾小管和集合小管的重吸收功能

原尿进入肾小管后称小管液。小管液流经肾小管和集合管时，其中的水和溶质被上皮细胞重吸收入血的过程称肾小管和集合管的重吸收。每天的终尿一般为 1.5L，表明原尿中 99% 的水被重吸收，同时其他物质也被不同程度地重吸收。

（一）重吸收的部位、方式和特点

各段肾小管上皮细胞在形态结构上有一定差异，因而重吸收能力也不同。近端小管重吸收物质的数量最大，种类最多，是各类物质重吸收的主要部位（图 5-9）。

肾小管和集合小管对各种物质的重吸收具有选择性。如葡萄糖、氨基酸全部被重吸收；水、Na^+、K^+、Cl^- 等大部分被重吸收；肌酐完全不被重吸收。

肾小管和集合管对各种物质的重吸收能力有一定限度的，若原尿中某些物质超过肾小管和集合小管对该种物质重吸收的限度时，该种物质在终尿中出现。

重吸收的方式主要有主动重吸收和被动重吸收两种。主动重吸收是指肾小管上皮细胞通过消耗能量，逆浓度差或电位差，从管腔膜内转运至管周膜组织液并进入血液的过程。如：葡萄糖、氨基酸。而被动重吸收是指小管液中某些物质顺浓度差或电压差，从管腔内转运至管周膜组织液并进入血液的过程。如：水、Cl^-、HCO_3^-。

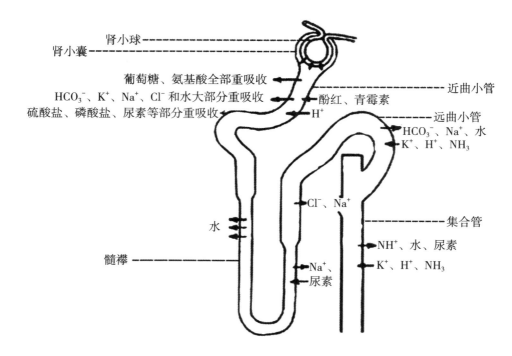

图 5-9　肾小管和集合小管的重吸收及分泌作用示意图

（二）几种主要物质的重吸收

1. Na^+、K^+、Cl^- 的重吸收　小管液中的 Na^+ 99% 以上被重吸收，肾小管各段对 Na^+ 的重吸收率不同，其中 65% ～ 70% 在近端小管经钠泵被主动重吸收，Cl^- 和水随之被动重吸收。小管液中的 K^+ 几乎绝大部分在近端小管被主动重吸收，余下的在其后各段的肾小管被重吸收。

2. 水的重吸收　水的重吸收率为 99%，其中 65% ～ 70% 在近端小管重吸收，20% ～ 30% 在远曲小管和集合管重吸收。水的重吸收是在渗透压差作用下被动的重吸收。在近端小管和髓襻降支随着溶质的重吸收，小管液中的水借助溶质重吸收形成的渗透进入上皮细胞，为等渗重吸收，小管液为等渗液，属于必须重吸收，与机体水平衡调节无关。在远端小管和集合管，水重吸收比率虽然不大，但在血管升压素的作用下，重吸收量随机体水分的多少改变较大，称为调节性重吸收，对于机体水平衡的调节有重要意义。

3. 葡萄糖的重吸收　肾小球滤液中的葡萄糖浓度和血浆中的相等，但终尿中几乎不含葡萄糖，说明葡萄糖全部被重吸收回血。葡萄糖的重吸收部位仅限于近端小管，其余各段无重吸收葡萄糖的能力。近端小管对葡萄糖的重吸收能力有一定限度，当血糖浓度为 $8.88 ～ 9.99 mmol/L$ 时，尿中开始出现葡萄糖。尿中不出现葡萄糖的最高血糖浓度，称为肾糖阈。葡萄糖的重吸收继发于 Na^+ 的主动重吸收。当小管液流经近端小管时，其中的葡

萄糖和 Na^+ 一起与载体蛋白质结合形成复合体转运入细胞。细胞内的 Na^+ 被泵入组织液，葡萄糖则经易化扩散至管周组织液再入血。

（三）影响肾小管和集合小管重吸收的因素

小管液中溶质浓度的改变可影响水的重吸收。通过增加小管液中溶质浓度，使小管液渗透压升高，阻碍肾对水的重吸收，引起尿量增多的现象，称为渗透性利尿。糖尿病患者多尿是因为血糖超过了肾糖阈，近端小管不能完全重吸收葡萄糖，导致小管液中葡萄糖增多，小管液渗透压升高，阻碍了水的重吸收。

三、肾小管和集合小管的分泌作用

肾小管和集合管的分泌是指肾小管和集合管的上皮细胞将细胞内或血浆中的物质转运至小管液的过程。分泌的主要物质有 H^+、NH_3、K^+ 等。

1. H^+ 的分泌　肾小管和集合管上皮细胞均可分泌 H^+，但 H^+ 的分泌主要是在近端小管。近端小管细胞通过 Na^+–H^+ 交换分泌 H^+，促进 $NaHCO_3$ 的重吸收。远曲小管和集合管的上皮细胞则以主动转运的方式分泌 H^+。H^+ 分泌的生理意义在于排酸保碱，肾小管上皮细胞每分泌 1 个 H^+，可重吸收 1 个 Na^+ 和 1 个 HCO_3^- 回到血液；酸化尿液，在远曲小管，分泌的 H^+ 与 HPO_4^{2-} 结合生成 $H_2PO_4^-$，增加尿液中的酸度；促进氨的分泌。

2. NH_3 的分泌　NH_3 主要由远曲小管和集合管上皮细胞内的谷氨酰胺脱氨基产生。

3. K^+ 的分泌　终尿中的 K^+ 主要来自远曲小管和集合管的分泌。K^+ 的分泌与 Na^+ 的主动重吸收有密切联系。在小管液中的 Na^+ 被主动重吸收的同时，K^+ 被分泌到小管液内，称 Na^+–K^+ 交换。Na^+–K^+ 交换和 Na^+–H^+ 交换具有竞争性抑制。肾衰竭时，K^+ 的分泌减少，形成高血钾，促进 Na^+–K^+ 交换，使 Na^+–H^+ 交换减少，可引起酸中毒。

四、肾脏泌尿功能的调节

尿的生成过程有赖于肾小球的滤过、肾小管和集合管的重吸收和分泌作用。本节主要讨论肾小管和集合管重吸收和分泌功能的体液调节。

（一）抗利尿激素

抗利尿激素（antidiuretic hormone，ADH）又称为血管升压素，是由下丘脑视上核和室旁核等部位的神经核合成的，并经下丘脑 – 垂体束进入神经垂体贮存，在机体需要时释放入血。其主要生理作用是使远曲小管和集合管对水的通透性增高，促进水的重吸收，使尿量减少。调节抗利尿激素分泌和释放的主要因素是血浆晶体渗透压和循环血量。

1. 血浆晶体渗透压　在下丘脑视上核和室旁核及其周围区域的渗透压感受器可感受血浆晶体渗透压 1% ～ 2% 的变化，从而影响抗利尿激素的分泌和释放。如大量出汗、严重呕吐和腹泻时，引起血浆晶体渗透压升高，可刺激下丘脑的渗透压感受器，使 ADH

合成和释放减少，尿量增加。因大量饮清水引起尿量增多的现象，称为水利尿（water dieresis）。

2. 循环血量 当循环血量改变 5% ～ 10% 时，可影响左心房和胸腔大静脉的容量感受器的兴奋，通过迷走神经反射性的调节抗利尿激素的分泌。如大出血引起循环血量减少，容量感受器所受牵张刺激减弱，抑制 ADH 释放作用解除，ADH 释放增加，尿量减少，有利于血量恢复。

（二）醛固酮

醛固酮（aldosterone）是由肾上腺皮质球状带细胞合成和分泌的一种激素，可促进远曲小管和集合管主细胞重吸收 Na^+ 和水、排出 K^+，具有保 Na^+、保水和排 K^+ 的作用。醛固酮的分泌主要受肾素 – 血管紧张素 – 醛固酮系统和血 K^+、血 Na^+ 浓度的调节。

1. 肾素 – 血管紧张素 – 醛固酮系统 醛固酮的分泌受血管紧张素 Ⅱ 和血管紧张素 Ⅲ 的调节，尤其是后者。但血管紧张素 Ⅱ 的活性最强，除刺激醛固酮合成和分泌外，还可间接刺激近端小管重吸收 NaCl 和 ADH 的释放来影响尿液的生成。当循环血量减少时，肾素 – 血管紧张素 – 醛固酮系统被激活，通过肾脏保 Na^+、保水作用，以维持循环血量的相对稳定（图 5-10）。

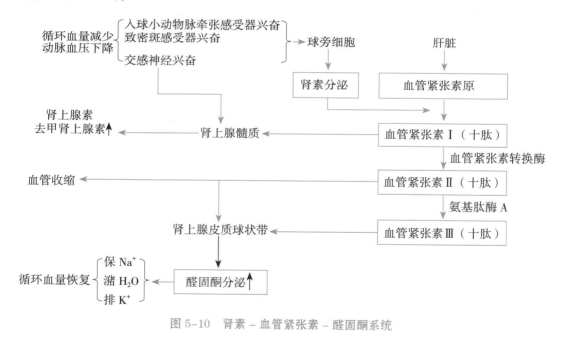

图 5-10 肾素 – 血管紧张素 – 醛固酮系统

2. 血 K^+ 和血 Na^+ 的浓度 血 K^+ 升高和血 Na^+ 降低，特别是血 K^+ 升高，可直接刺激肾上腺皮质球状带分泌醛固酮增加，实现保 Na^+ 排 K^+；相反，血 K^+ 降低或血 Na^+ 升高，则醛固酮分泌减少。

五、尿液及其排泄

（一）尿液

1. 尿量　正常成年人每昼夜尿量约为 1 ～ 2L，平均 1.5L。生理情况下，机体水的摄入量和排出量是保持平衡的。如果每昼夜尿量长期超过 2.5L，称为多尿；每昼夜尿量持续介于 0.1 ～ 0.4L 范围内，称为少尿；每昼夜尿量少于 0.1L，称为无尿。这些都属于异常的尿量。多尿可因机体丢失大量水分引起脱水；少尿或无尿会造成机体内代谢产物的堆积，破坏内环境稳态。

2. 尿液的理化性质　正常尿液中水占 95% ～ 97%，其余是溶解于其中的固体物质。固体物质以电解质和非蛋白含氮化合物为主。正常尿液为淡黄色透明液体，比重为 1.015 ～ 1.025，渗透压为 30 ～ 1450mOsm/L。尿少或存放时间较长时，尿液颜色会加深变浑浊。在某些病理情况下，尿液的颜色可发生变化，如出现血尿。血红蛋白尿等。尿液的 pH 值为 5.0 ～ 7.0，其酸碱度与饮食有关。

（二）尿的排泄

排尿是通过内脏神经和躯体神经共同参与的复杂反射活动。排尿反射（micturition reflex）是一种脊髓反射，即排尿反射在脊髓内就可以完成。但在正常情况下，排尿反射受大脑皮质高级中枢控制，可以由意识控制和促进（图 5-11）。

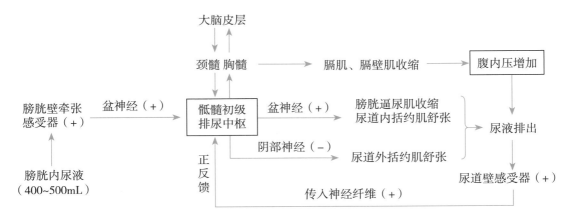

（+）表示兴奋或收缩；（－）表示抑制或舒张

图 5-11　排尿反射过程示意图

当膀胱内尿量达 400 ～ 500mL 时，由于膀胱内的压力明显升高，膀胱壁上的牵张感受器兴奋，冲动沿盆神经传入纤维到达脊髓骶段的初级排尿中枢，进而上传到大脑皮质的高级排尿中枢，产生尿意，如果环境条件许可，高级排尿中枢发出冲动到达骶髓，加强初级排尿中枢的活动，使盆神经兴奋，引起膀胱逼尿肌收缩，尿道内括约肌舒张，阴部神经抑制，使尿道外括约肌舒张，尿液排出。尿液流经后尿道时，刺激感受器，进一步加强脊髓初级排尿中枢的活动，形成正反馈调节。

　　小儿因大脑皮质尚未发育完善，对初级排尿反射中枢的控制能力较弱，故排尿次数多，夜间也易发生遗尿。临床上常见排尿异常有：①尿频：尿意频繁、排尿次数多称尿频。多为膀胱内炎症或机械刺激如膀胱炎、膀胱结石等引起。上述病因在引起尿频的同时还可引起尿急和尿痛，称尿路刺激征；②尿潴留：膀胱内充满尿液但不能自行排出称尿潴留。多为脊髓初级排尿中枢功能障碍所致；③尿失禁：排尿失去意识控制称尿失禁。多见于脊髓损伤，导致排尿反射的初级中枢与高级中枢联系中断而引起。

复习思考题

一、名词解释

1. 肾区　2. 肾小球滤过率　3. 膀胱三角

二、简答题

1. 简述肾的形态和位置。

2. 抗利尿激素、醛固酮在调节机体水盐平衡中有何作用。

第六章

生殖系统

【学习目标】

　　掌握睾丸、卵巢、子宫的形态和结构及男性尿道；熟悉雌激素和孕激素的主要生理作用；了解输精管和射精管的行程，卵泡的发育和子宫内膜。

第一节　概　　述

　　生殖系统（reproductive system）分为男性生殖系统和女性生殖系统。男性生殖系统和女性生殖系统都是由内生殖器和外生殖器组成。内生殖器多位于盆腔内，包括生殖腺、生殖管道和附属腺；外生殖器显露于体表。

　　男性生殖腺是睾丸，是产生精子和分泌雄性激素的器官；生殖管道包括附睾、输精管、射精管和尿道；附属腺包括精囊、前列腺和尿道球腺。睾丸产生的精子，先储存在附睾内，当射精时经输精管、射精管和尿道排出体外。附属腺的分泌物与精子共同组成精液，供营养于精子并有利于其活动。外生殖器包括阴囊和阴茎。

　　女性生殖腺是卵巢，是产生卵子和分泌雌、孕激素的器官；生殖管道包括输卵管、子宫和阴道；附属腺是前庭大腺。从青春期开始，卵巢内卵泡开始生长发育，卵泡成熟后破裂，将卵子排出至腹膜，由输卵管拾取，卵子在输卵管内等待精子，形成受精卵后移入子宫着床发育，发育成熟的胎儿经阴道娩出。外生殖器包括阴阜、大阴唇、小阴唇、阴道前庭和阴蒂等。

　　生殖系统具有产生生殖细胞、繁殖后代；分泌激素，有促进生殖器官的发育、维持两性的性功能、激发和维持第二性征的作用。

第二节　男性生殖系统

一、内生殖器

（一）睾丸

睾丸（testis）为男性生殖腺，是产生男性生殖细胞精子和分泌男性激素的器官。睾丸位于阴囊内，左右各一，一般左侧略低于右侧。

1. 形态　睾丸是微扁的椭圆体，表面平滑，分前、后两缘，上、下两端和内、外两侧面（图 6-1）。睾丸的上端和后缘有附睾贴附，血管、神经和淋巴管经后缘进出睾丸。睾丸的前缘游离。

睾丸除后缘外均被腹膜覆盖，称为睾丸鞘膜。睾丸鞘膜分脏、壁两层，脏层紧贴睾丸的表面；壁层贴附阴囊的内面。睾丸鞘膜的脏、壁两层在睾丸后缘处相互移形，构成一个封闭腔，称为鞘膜腔。鞘膜腔内含少量液体，起润滑作用。如鞘膜腔内因炎症液体增多，临床上称为睾丸鞘膜积液。

成人睾丸重约 20 ～ 30g。新生儿的睾丸相对较大，青春期以前发育较慢，进入青春期后迅速成长成熟，老年人的睾丸萎缩变小，性功能也随之衰退。

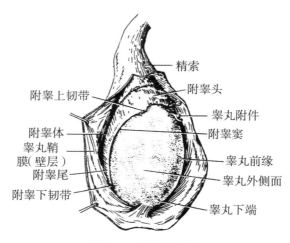

图 6-1　睾丸与附睾

2. 结构　睾丸表面有一层坚韧的纤维膜，称为白膜。白膜在睾丸后缘增厚并凸入睾丸内形成睾丸纵隔。从纵隔发出许多睾丸小隔，呈扇形伸入睾丸实质，将睾丸实质分为 100 ～ 200 个睾丸小叶。每个睾丸小叶内含 2 ～ 4 条盘曲的精曲小管，其上皮能产生精子。精曲小管之间的结缔组织内有分泌男性激素的间质细胞。精曲小管汇合成精直小管，进入睾丸纵隔后交织成睾丸网。睾丸网发出 12 ～ 15 条睾丸输出小管，出睾丸后缘的上部进入附睾（图 6-2）。

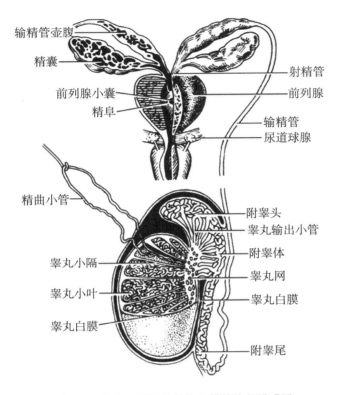

图 6-2　睾丸、附睾的结构和排精途径模式图

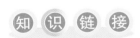

睾丸的生精功能

　　睾丸生精小管的管壁上皮由生精细胞和支持细胞构成。从青春期开始，原始的生精细胞——精原细胞在垂体促 FSH 作用下，精原细胞先后发育为初级精母细胞→次级精母细胞→精子细胞→精子等阶段。整个生精过程需要两个半月。

　　精子的生成需要适宜的温度，阴囊内的温度较腹腔内温度低 20℃ 左右，适合精子的生成。如果睾丸由于胚胎发育障碍而停留在腹腔或腹股沟内，不能下降至阴囊内，称为隐睾症。由于腹腔温度高于阴囊内温度，会影响精子生成，是男性不育的原因之一。

（二）附睾

附睾（epididymis）位于睾丸的上端和后缘，呈新月形结构，分为头、体、尾 3 部。头部由睾丸输出小管构成，体、尾部则由输出小管合成的一条附睾管盘曲而成。其主要的功能为暂时储存精子并分泌附睾液为精子的进一步发育提供营养。

（三）输精管和射精管

输精管（seminiferous duct）为附睾管的直接延续，长约 50cm，管壁约 3mm，管壁较厚，肌层较发达而官腔细小。活体触摸时呈坚实的条索状。输精管行程较长，可分为睾丸部、精索部、腹股沟管部及盆部，其中精索部位置表浅，易触及，输精管结扎术常在此处进行。

射精管（ejaculatory duct）由输精管的末端与精囊的排泄管汇合而成，向前下穿前列腺实质，开口于尿道前列腺部（图 6-3）。

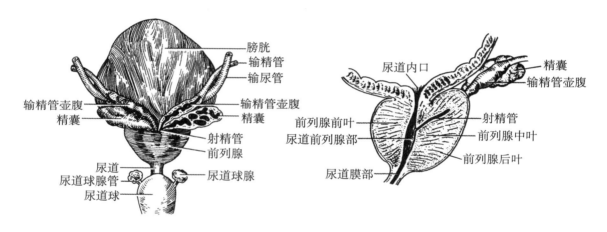

前列腺、尿道、射精管（后面观）　前列腺、尿道、射精管（正中矢状切面）

图 6-3　前列腺、尿道、射精管示意图

（四）精囊

精囊（seminal vesicle）又称精囊腺，位于膀胱底后方，输精管壶腹下外侧，成对的长椭圆形器官，其排泄管与输精管壶腹末端汇合成射精管。其分泌物参与精液的组成。

（五）前列腺

前列腺（prostate）是不成对的实质性器官，呈前后略扁的栗子形，位于膀胱颈与尿生殖膈之间。可分为底、体、尖 3 部，其后与直肠相邻，活体直肠指诊时可在其正中扪及前列腺沟，此沟在前列腺肥大时变浅或消失。前列腺还可分为前叶、中叶、后叶和 2 个侧叶（图 6-4）。老年人因激素平衡失调，前列腺结缔组织增生而引起的前列腺肥大，常发生在中叶和侧叶，而压迫尿道，造成排尿困难甚至尿潴留。后叶位于中叶和侧叶后方，是前列腺肿瘤的好发部位。

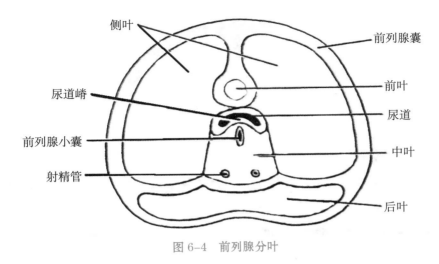

图 6-4　前列腺分叶

（六）尿道球腺

尿道球腺（bulbourethral gland）位于尿生殖膈内的一对豌豆样的小腺体。其排泄管穿过尿生殖膈开口于尿道球部，分泌物参与精液的组成。

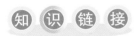

精液的组成

精液由精子和腺体的分泌物组成，呈乳白色，黏稠状，弱碱性。正常成年男子一次射精约 2 ~ 5mL，含精子 3 亿 ~ 5 亿个。精液中精子占 5% 左右，其余为精浆。精浆中除含有大量水、果糖、蛋白质和多肽外，还含有多种其他糖类、酶类、无机盐和有机小分子，这些成分与血浆的成分相似。精浆中的糖类和蛋白质可为精子提供营养和能源。

此外，由于淋病双球菌、艾滋病病毒、支原体、衣原体、滴虫、肝炎病毒等多种病原体可存在于精液中，有些致病微生物可引起女性的生殖道感染，所以精液可传播以上病原体引起的性传播疾病。

二、外生殖器

（一）阴囊

阴囊（scrotum）位于阴茎后下方的一皮肤囊袋。其皮下含有的平滑肌纤维称为肉膜，肉膜的主要作用为控制阴囊的舒展和收缩，调节阴囊内的温度以适应精子的发育。此外，肉膜在阴囊正中线的阴囊缝向深面发出阴囊中隔，将阴囊分为左右两部，分别容纳同侧的睾丸、附睾和精索等。

（二）阴茎

阴茎（penis）男性的性交器官，分为头、体和根三部分，由两条阴茎海绵体和一条尿道海绵体组成（图 6-5）。阴茎的皮肤薄而柔软，富有伸展性。它在阴茎处形成双层环形皱襞，包绕阴茎头，成阴茎包皮。幼儿时包皮包着整个阴茎头，随着年龄增长，阴茎头逐渐显露于外。若成年后，阴茎头仍被包皮覆盖或包皮口过小，包皮不能退缩暴露阴茎头则称为包皮过长或包茎。

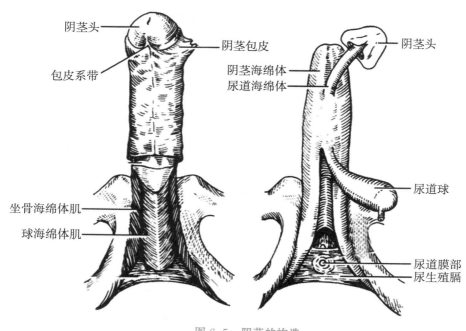

图 6-5　阴茎的构造

三、尿道

男性尿道（male urethra）是尿液和精液排出体外所经过的管道，兼有排尿和排精的功能，起始于膀胱的尿道内口，终于阴茎头的尿道外口，长约 16 ～ 22cm（图 6-6）。

男性尿道全长可分为前列腺部、膜部和海绵体部三部分：①前列腺部，为尿道穿过前列腺的部分，其内有射精管以及前列腺排泄管的开口；②膜部，为尿道穿过尿生殖膈的部分，周围有尿道括约肌环绕；③海绵体部，为尿道穿经尿道海绵体的部分。

临床上通常把尿道海绵体部，称为前尿道，将尿道前列腺部和膜部合称为后尿道。

男性尿道全长有三处狭窄和两个弯曲。三个狭窄分别位于：尿道内口、膜部及尿道外口，尿道结石常易滞留在这些狭窄部位。阴茎自然悬垂时，呈现两个弯曲，一个是耻骨下弯，在耻骨联合的下方，此弯曲恒定不变；另一个是耻骨前弯，在耻骨联合的前下方，若将阴茎向上提起，此弯曲即消失。因此，在临床上行膀胱镜检查或导尿术时，应注意男性尿道的狭窄和弯曲，避免损伤尿道。

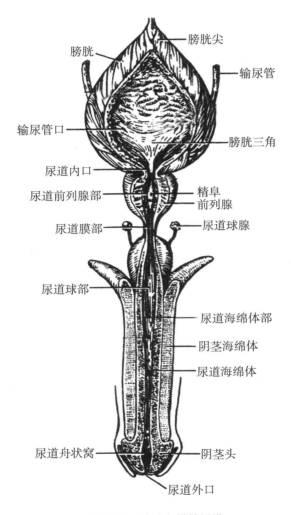

图 6-6　膀胱和男性尿道

第三节 女性生殖系统

一、内生殖器

（一）卵巢

卵巢（ovary）为女性生殖腺，是产生女性生殖细胞和分泌女性激素的器官。卵巢左右各一，位于盆腔内，贴靠于小骨盆侧壁的卵巢窝内（相当于髂内动脉和髂外动脉夹角处），窝底有腹膜覆盖。

1. 形态　卵巢呈扁卵圆形，略呈灰红色，被子宫阔韧带后层所包绕，可分为内外两侧面，前后两缘和上下两端。外侧面与卵巢窝相依，内侧面朝向盆腔，与小肠相邻。后缘游离。前缘借卵巢系膜连于子宫阔韧带。其中有血管、神经等出入，称为卵巢门。

成年女子的卵巢大小约4cm×3cm×1cm，重约5～6g。卵巢大小和形状随年龄而有所差异：幼女的卵巢较小，表面平滑；性成熟期卵巢最大，以后由于多次排卵，卵巢表面出现瘢痕，显得凹凸不平；老年时期卵巢萎缩，月经停止。

2. 结构　卵巢的表面有一层致密结缔组织，称白膜。卵巢实质分为皮质和髓质两部分。卵巢的皮质占卵巢的大部分，含有发育不同阶段的卵泡；卵巢髓质由疏松结缔组织构成，内含丰富的血管、淋巴管和神经等。

从青春期开始，卵泡生长发育。卵泡的生长发育是一个动态的过程，分为原始卵泡、生长卵泡、成熟卵泡3个阶段。在垂体释放的黄体生成素作用下，成熟卵泡内的卵泡液剧增，卵泡腔内压力增大使卵泡壁、卵泡膜及卵巢的被膜破裂，卵母细胞、透明带、放射冠和卵泡液一起排入腹膜腔，这一过程称为排卵。一般一个月经周期（28d）两侧卵巢只排一个卵子。排卵后，卵泡壁塌陷，卵泡膜和血管也随之陷入，形成黄体。若受精，称妊娠黄体，可维持6～7个月；若未受精，称月经黄体，只能维持14d左右。黄体也可分泌孕酮和少量的雌激素。

（二）输卵管

输卵管（uterine tube）是一对输送卵细胞的肌性管道，长约10～12cm，连于子宫底的两侧（图6-7）。

输卵管由内侧向外侧可分为子宫部、峡部、壶腹部及漏斗部。输卵管内侧端以输卵管子宫口通向子宫腔；输卵管外侧端以输卵管腹腔口开口于腹膜腔，开口的游离缘有许多指状突起，称为输卵管伞，是手术中辨认输卵管的标志。其中，输卵管壶腹部是受精的部位，也是宫外孕的好发部位；峡部较狭窄，是临床上输卵管结扎术常选择的部位。

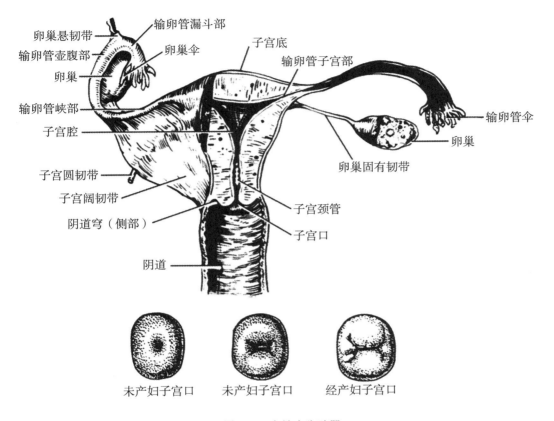

图 6-7　女性内生殖器

（三）子宫

子宫（uterus）是产生月经和受精卵生长发育为胎儿的场所。

1. 形态　成年未孕的子宫呈前后略扁、倒置的梨形（图6-7）。子宫可分为三部分：子宫底、子宫颈和子宫体。子宫底是两侧输卵管子宫口上方的圆凸部分；子宫颈是子宫下部缩细呈圆柱状的部分；子宫体是子宫底和子宫颈之间的大部分。子宫颈与子宫体相连接的部位稍微狭窄，称为子宫峡。子宫峡未孕时只有1cm，到妊娠晚期可伸展到约7～11cm，临床上剖宫产手术常选择此处切开进入子宫。

子宫的内腔分为上下两部：上部位于子宫体内称为子宫腔；下部位于子宫颈内，称为子宫颈管。子宫腔呈狭窄的三角形，两侧角与输卵管相通，尖端与子宫颈相通。子宫颈管呈梭形，上口通宫腔，下口经子宫口通阴道。

2. 位置及固定装置　子宫位于盆腔的中央，在膀胱和直肠之间，呈前倾前屈位。子宫的正常位置依赖于盆底肌和韧带的牵拉和固定。维持子宫正常位置的韧带有：①子宫阔韧带，限制子宫向左右两侧移位；②子宫圆韧带，维持子宫呈前倾位；③子宫主韧带，固定

173

子宫颈防止其向下脱垂；④子宫骶韧带，维持子宫呈前屈位。

子宫壁由内向外分为子宫内膜、肌层和子宫外膜，其中子宫内膜在青春期到绝经期内，在卵巢分泌的雌、孕激素的周期性作用下发生脱落、出血、修复及增生，这种变化称为月经周期。

（四）阴道

阴道（vagina）是富有伸展性的肌性管道，前邻膀胱和尿道，后邻直肠与肛管，是性交器官，也是胎儿娩出和月经排出的通道。其下端以阴道口开口于阴道前庭，上端为包绕子宫颈阴道部的阴道穹。阴道穹分为前、后两部，当盆腔直肠子宫陷凹内有积血或积液时，常经阴道穹后部进行穿刺或引流。

（五）前庭大腺

前庭大腺（Bartholin 腺）形如豌豆，位于前庭球后端的深面，其导管内侧开口于阴道前庭阴道口两侧。如因炎症导致导管阻塞，易形成前庭大腺囊肿。

二、外生殖器

又称女阴，包括阴阜、大阴唇、小阴唇、阴道前庭、阴蒂和前庭球。两侧小阴唇之间为阴道前庭，其前部有尿道外口，后部有阴道口，两侧有前庭大腺导管的开口。阴道口周围有处女膜，处女膜破裂后阴道口留有处女膜痕（图6-8）。

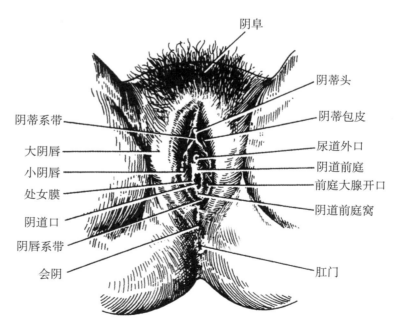

图 6-8　女性外生殖器

三、乳房

乳房（mamma，breast）位于胸前部，在胸大肌和胸筋膜的表面。乳头的位置通常在锁骨中线与第 4 肋间隙或第 5 肋骨相交处。成年未哺乳女性的乳房呈半球形，中央有乳头，其顶端有输乳管的开口。乳头周围的色素沉着区称为乳晕。

乳房由皮肤、乳腺、致密结缔组织和脂肪组织构成（图 6-9）。乳腺被脂肪和致密结缔组织分隔成 15～20 个乳腺叶，乳腺叶以乳头为中心呈放射状排列。每个乳腺叶有一条排出乳汁的输乳管，开口于乳头。

乳房表面的皮肤、胸肌筋膜和乳腺之间有许多结缔组织小束，称为乳房悬韧带。对乳腺有支持和固定作用。乳腺癌患者，由于癌细胞浸润，乳房悬韧带缩短并牵拉皮肤，使皮肤表面出现许多小凹，像似橘子皮，故称为橘皮样变，是乳腺癌患者常有的临床特征。

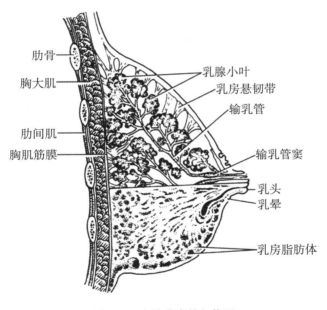

图 6-9 女性乳房的矢状面

四、会阴

会阴（perineum）有广义会阴和狭义会阴之分。广义会阴是指封闭小骨盆下口的所有软组织。狭义会阴即产科会阴，是指肛门与外生殖器之间狭小区域的软组织。

第四节 女性生殖功能

女性生殖功能主要包括卵巢的生卵功能、内分泌功能，性兴奋和性行为，妊娠与分娩等。

一、卵巢的分泌功能

卵巢主要合成和分泌雌性激素、孕激素。雌激素以雌二醇为主，孕激素主要是孕酮。此外，卵巢还分泌少量的雄性激素。

（一）雌性激素的生理作用

雌激素主要是促进女性生殖器官的生长发育和激发第二性征的出现。

1. 对生殖器官的作用

（1）雌激素可协同卵泡刺激素（FSH）促进卵泡发育并诱导和促进排卵。

（2）促进子宫内膜出现增生性变化，促进子宫颈分泌大量稀薄黏液，有利于精子穿行。

（3）增强输卵管的运动，有利于受精卵运输至子宫腔。

（4）促进阴道上皮细胞增生、角化，使阴道上皮细胞内糖原增加，阴道呈酸性而增强抵抗细菌的能力，称阴道自洁作用。

绝经妇女由于雌激素分泌减少，阴道抵抗力降低而易患老年性阴道炎。

2. 对第二性征的作用　雌激素刺激乳腺导管和结缔组织增生，促进乳腺发育，并使全身脂肪和毛发分布具有女性特征，如声调的改变和骨盆变大等。

3. 对代谢的影响

（1）促进蛋白质合成，加强钙盐沉着，对青春期发育与成长起促进作用。因此绝经后由于雌激素水平下降，导致绝经后女性容易出现骨质疏松。

（2）降低血浆低密度脂蛋白而增加高密度脂蛋白的含量，有一定抗动脉硬化作用；因此，绝经前，女性心血管疾病发病率低于男性，而绝经后发病率明显升高。

（3）影响皮下脂肪的沉积，尤以肩胸部为明显，形成女性特有体型。

（4）促使醛固酮分泌增加，导致水、钠潴留，引起水肿，这可能是某些女性在月经前期水肿的原因。

（二）孕激素的生理作用

孕激素通常要在雌激素作用的基础上发挥作用，孕激素主要在保证受精卵的着床和维持妊娠。

1. 对子宫的作用

（1）促使在雌激素作用下增生的子宫内膜进一步增厚，并发生分泌期的变化，有利于受精卵着床及胚胎的营养供给。

（2）使子宫肌细胞兴奋性降低，抑制子宫收缩，并能降低其对缩宫素的敏感性；抑制母体对胎儿的排斥反应。

（3）使子宫颈黏液减少、变稠，使精子难以通过。

2. 对乳腺的作用　主要促进乳腺腺泡发育，并在妊娠后为泌乳做好准备。

3. 产热作用　孕激素能促进产热，使基础体温升高约 0.3 ～ 0.6℃，并在黄体期维持此水平。临床上常将基础体温的变化作为判定有无排卵的标志之一。

（三）雄性激素的生理作用

女性体内雄性激素来自卵泡内膜及肾上腺皮质等处。适量的雄激素可刺激阴毛、腋毛生长。

二、月经周期

女性从青春期开始到绝经期为止，在卵巢激素的作用下，子宫内膜发生周期性变化，称为卵巢周期（ovarian cycle），其最明显的变化是子宫内膜呈周期性脱落出血即月经（men-struation），故卵巢周期又称为月经周期（menstrual cycle）。月经周期的长短因人而异，平均约28d。月经持续时间为 2 ～ 7d，出血量为 50 ～ 100mL。

在月经周期中由于卵巢分泌将其分为月经期、增生期和分泌期三个时期。

1. 月经期　为月经周期的第 1 ～ 4d，由于卵巢排出的卵细胞未受精，黄体退化，雌激素和孕激素水平急剧降低，子宫内膜中的螺旋动脉持续收缩，导致功能性缺血、组织坏死。子宫内膜功能层脱落，与血液一起经阴道排出，为月经。在月经期末，子宫内膜基底层残留的子宫腺开始分泌增殖，修复内膜上皮，进入增生期。

2. 增生期　为月经周期的第 5 ～ 14d，此时期卵巢内的部分卵泡处于生长发育阶段，故又称卵泡期。在卵泡分泌的雌激素作用下，脱落的子宫内膜功能层由基底层修复，逐渐增厚，子宫腺增多增长，螺旋动脉增长，弯曲。此期末卵巢内的卵泡已趋向成熟并排卵。

3. 分泌期　为月经周期的第 15 ～ 28d。此期内卵泡已排卵，黄体形成，故又称为黄体期。在黄体分泌的孕激素和雌激素的作用下，子宫内膜继续增厚，可达 5 ～ 7mm；子宫腺继续增长、弯曲，腺泡腔内充满腺细胞分泌物，内有大量糖原；螺旋动脉增生，弯曲。固有层内组织液增多呈生理性水肿状态。子宫内膜的这些变化，适合胚泡的植入和发育。如果妊娠成立，子宫内膜在孕激素的作用下继续发育、增厚。若排出的卵子没有形成受精卵，黄体退化，雌激素和孕激素水平下降，子宫内膜脱落，转入月经期（图6-10）。

正常月经周期的形成主要是因为下丘脑－垂体－卵巢的功能活动结果。青春期开始后，下丘脑的神经内分泌细胞合成并释放促进性腺释放激素，作用于腺垂体引起促进腺激素的合成、分泌与释放。作用于卵巢：促进卵泡的生长、发育、成熟、排卵、黄体的形成与退化；促进卵泡分泌雌激素，黄体分泌孕激素和雌激素。子宫内膜功能层随卵巢激素分泌量的变化而出现周期性的变化。

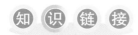

知 识 链 接

痛 经

痛经为女性中常见的症状之一，指行经前后或月经期出现下腹部疼痛、坠胀，腰酸或其他不适，可伴有恶心、呕吐、腹泻、头晕，乏力等症状，严重时面色发白、出汗。痛经分为原发性痛经和继发性痛经两类。原发性痛经是由于卵巢激素失衡，可能是黄体期及月经前期雌激素及前列腺素水平升高引起子宫活动增强所致；继发性痛经是因盆腔器质性疾病导致的痛经，盆腔检查及其他辅助检查常有异常发现，可以找出继发痛经的原因。

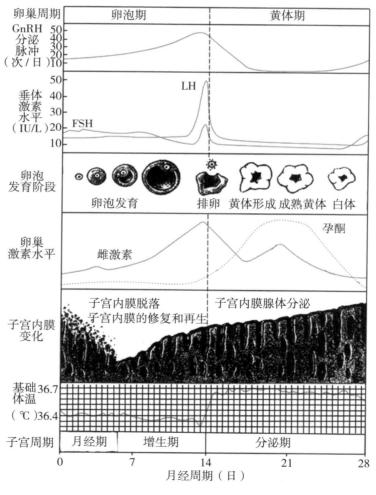

图 6-10 月经周期激素变化

三、妊娠、分娩与泌乳

（一）妊娠（pregnancy）

是指母体内新的个体产生的过程，包括受精、着床、妊娠的维持及胎儿的生长发育。

1. 受精 精子与卵细胞相互融合为一个受精卵的过程称为受精（fertilization）。一般于排卵后 6 ～ 7d 在输卵管壶腹部完成。

精子进入阴道时并不具备受精能力，必须在女性生殖管道内停留一段时间，方能获得使卵细胞受精的能力，这一过程称为获能。精子头部表面有一层抑制精子顶体酶释放的糖蛋白，在精子通过子宫、输卵管的过程中，糖蛋白被淀粉酶分解，使精子顶体膜电位改变，获得受精能力。当获能的精子到达卵细胞附近或与其周围的颗粒细胞接触时，出现顶体反应。此时精子头部的顶体酶系被释放出来，如顶体酶、透明质酸酶、放射冠穿透酶及顶体素等，以溶解卵细胞外围的反射冠和透明带，使精子进入卵细胞。当一个精子进入卵细胞后，激发卵细胞发生反应，释放某种物质，使透明带变质而被封锁，使其他精子不能再进入。进入卵细胞的精子，其尾部迅速退化，细胞核膨大变形成雄性原核，与卵细胞形成雌性原核融合形成一个新的细胞，即合子。雌、雄原核形成后，两核靠近，核膜消失，染色体混合，形成二倍体受精卵，受精过程完成。

2. 着床 着床（implantation）是指胚泡通过与子宫内膜相互作用侵入子宫内膜的过程；是发育到囊胚期的胚胎与具有对胚胎的接受性的子宫内膜相互作用的结果。

受精卵在输卵管的蠕动和管腔上皮纤毛的摆动作用下，逐渐运抵子宫腔。于受精后第 3 天到达子宫腔。受精卵在运行过程中，一面移动，一面进行卵裂而发育为胚泡或囊胚。

随着胚泡的形成，胚泡外面的透明带变薄、消失。胚泡与子宫内膜接触，开始着床。胚泡着床时，滋养层的细胞首先与子宫内膜接触，并分泌蛋白水解酶将接触处的子宫内膜溶解，形成一个小缺口，胚泡由此缺口逐渐侵入子宫内膜。随后，子宫内膜缺口周围的内膜上皮增殖，将缺口修复。胚泡着床后的子宫内膜改称为蜕膜。胚泡着床的时间，开始于受精后的第 6d，完成于第 11 ～ 12d。

（二）分娩

分娩（parturition）是指成熟的胎儿及附属物从母体子宫经阴道自然产出体外的过程。人类孕期约 266d。但是一般从末次月经周期第一天算起，因此可计为 280d。

分娩过程是一个正反馈过程，通常可分为子宫口开大、胎儿娩出及胎盘娩出 3 期。

（三）泌乳

妊娠期在孕激素、泌乳素及胎盘泌乳素的作用下，乳腺小叶的腺泡进一步发育，为泌乳做好准备。另外，在妊娠晚期，乳房组织中的淋巴细胞增多，分泌 IgA 进入局部血流，被乳腺上皮细胞摄取转运至乳汁，因而初乳中含有大量的免疫球蛋白。

由于妊娠期高浓度的雌激素、孕激素阻碍乳汁的合成、分泌。泌乳的发动开始于分娩后，属于反射活动。分娩后血液中雌激素、孕激素水平急剧下降，婴儿吸吮乳头刺激下丘脑产生泌乳素释放因子，进而使腺垂体分泌大量泌乳素和缩宫素，两者协同作用完成泌乳和射乳过程。

复习思考题

一、名词解释

1. 排卵   2. 月经周期

二、简答题

1. 生殖系统的组成和主要功能如何？

2. 简述男性尿道的分部、狭窄和弯曲。

3. 输卵管位于何处？可分为哪几个分部？

4. 简述雌激素和孕激素的主要生理作用。

5. 月经周期中，子宫内膜有哪些变化？

第 七 章

内分泌系统

【学习目标】

　　掌握垂体、甲状腺、甲状旁腺、肾上腺的位置和形态；熟悉主要内分泌腺分泌或释放激素的作用；了解内分泌腺的一般微细结构特点。

第一节　内分泌系统解剖

一、人体内分泌系统的组成

　　内分泌系统（endocrine system）包括内分泌器官和内分泌组织两部分。内分泌器官即内分泌腺，包括垂体、甲状腺、甲状旁腺、肾上腺和松果体等，它们是由内分泌细胞所组成的独立性器官。内分泌组织是指散布在其他器官组织中的内分泌细胞团块，如胰腺中的胰岛、卵巢中的黄体和睾丸中的间质细胞等（图 7-1）。内脏和脉管等系统的某些器官也兼具有内分泌功能。

　　内分泌器官在组织结构上有共同的特点，表面有薄层结缔组织包绕，腺细胞排列呈索条状、团块状或围成滤泡，有丰富的毛细血管。内分泌细胞的分泌物激素（hormone）直接渗入毛细血管或毛细淋巴管，随血液循环到达全身，以体液的形式进行调节。

　　每个内分泌腺一般分泌一种或几种激素，而

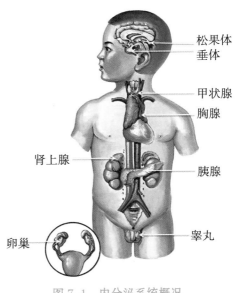

图 7-1　内分泌系统概况

每种激素只能作用于特定的器官或细胞，这种对某种激素产生特定效应的器官或细胞，称为该激素的靶器官或靶细胞。

二、甲状腺及甲状旁腺的形态位置

（一）甲状腺的形态和位置

甲状腺（thyroid gland）是人体最大的内分泌腺，其主要功能是促进机体的新陈代谢。甲状腺位于喉下部、气管上部的两侧和前面，甲状腺质地柔软，呈棕红色，近似"H"形，分为左、右两个侧叶，中间以甲状腺峡相连。峡的上缘，常有一向上伸出的锥状叶（图7-2）。

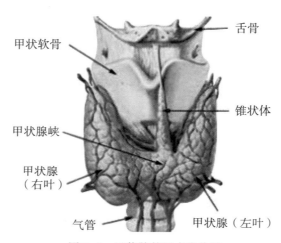

图 7-2　甲状腺的形态和位置

甲状腺峡多位于第2～4气管软骨环的前方。甲状腺的表面有纤维囊包裹，并通过筋膜形成的韧带固定于喉软骨上，故吞咽时甲状腺可随喉上下移动。甲状腺肿大时可压迫喉和气管引起呼吸和吞咽困难。

（二）甲状腺的微细结构

甲状腺的实质被结缔组织分为若干个小叶，每个小叶内含有许多甲状腺滤泡和滤泡旁细胞，滤泡是由单层腺上皮围成的球形或椭圆形泡状结构，滤泡的上皮细胞有以下两种：

1. **滤泡**　由单层排列的滤泡上皮细胞围成，腔内充满透明的胶质。滤泡上皮细胞呈立方形，细胞核呈球形，位于细胞的中央。滤泡上皮细胞可合成和分泌甲状腺素，甲状腺素的主要功能是提高神经兴奋性、促进机体的物质代谢和生长发育，尤其是脑和骨骼的发育影响显著。在小儿，甲状腺功能低下时，可致身材矮小、脑发育障碍、智力低下，形成呆小症；在成人可引起新陈代谢率降低、精神呆滞、发生黏液性水肿等。如甲状腺功能过强，甲状腺素分泌增多，称甲状腺功能亢进，新陈代谢率增高，可导致突眼性甲状腺肿。

　　2.滤泡旁细胞　位于滤泡上皮细胞之间和滤泡之间的结缔组织内，单个或成群分布。细胞呈卵圆形或多边形，体积较大，胞质染色较浅。滤泡旁细胞可分泌降钙素，使血钙浓度降低。

（三）甲状旁腺的形态和位置

　　甲状旁腺（parathyroid gland）为棕黄色的扁圆形小体，位于甲状腺侧叶的后方，上、下各一对，也偶见埋入甲状腺的实质内（图7-3）。

（四）甲状旁腺的微细结构

　　甲状旁腺的细胞呈索状或团状排列，包括主细胞和嗜酸性细胞。

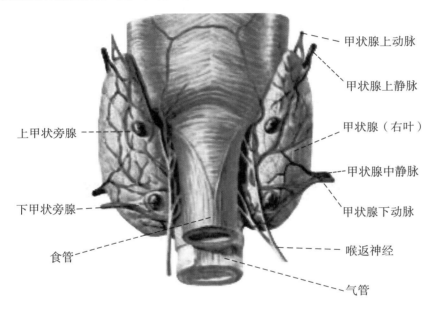

左侧标注：
上甲状旁腺
下甲状旁腺
食管

右侧标注：
甲状腺上动脉
甲状腺上静脉
甲状腺（右叶）
甲状腺中静脉
甲状腺下动脉
喉返神经
气管

图 7-3　甲状旁腺的形态和位置

　　1.主细胞　为甲状旁腺的主要细胞，体积较小，核圆，位于细胞的中央，胞质染色较浅。主细胞分泌甲状旁腺素，其作用可促进小肠和肾小管对钙的吸收，同时增强破骨细胞的活动，促使骨质溶解，使血钙浓度升高。甲状旁腺素与降钙素协同维持血钙的稳定。甲状旁腺功能亢进时，可引起骨质疏松，易发生骨折。

　　2.嗜酸性细胞　数量较少，体积较大，胞质中含有许多嗜酸性颗粒。该细胞的功能尚不明确。

三、肾上腺的形态、位置和结构

　　肾上腺（suprarenal gland）位于腹膜后两肾的上端，是一对淡黄色、柔软的实质性器官，平均每个重约7g，左侧为半月形，右侧为三角形。肾上腺与肾共同包被于肾筋膜内，但有独立的纤维囊和脂肪囊，一般不随肾下垂而下降（图 7-4）。

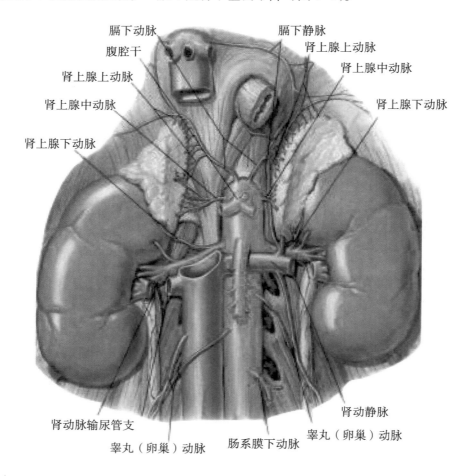

图 7-4　肾上腺的位置、形态

肾上腺的表面包有一层结缔组织被膜，肾上腺的实质可分为皮质和髓质两部分。

（一）皮质

皮质（cortex）为肾上腺的周围部，占肾上腺体积的 80% ～ 90%。根据细胞的形态、排列和功能的不同，由外向内分为三部分。

1. 球状带　位于被膜下方，较薄，细胞较小，呈团状排列，细胞团之间有血窦和结缔组织。胞质呈嗜酸性，核小，染色深。球状带细胞分泌盐皮质激素，主要成分为醛固酮，能促进肾小管保钠排钾，调节体内的钠、钾和水的平衡。

2. 束状带　位于球状带的深层，较厚，细胞较大呈多边形，胞质呈空泡状，充满较大的脂滴。腺细胞排列成细胞索，细胞索之间也有血窦。束状带细胞分泌糖皮质激素，主要成分为皮质醇和皮质酮，其主要作用是调节糖和蛋白质的代谢，促使蛋白质、脂肪分解并转变成糖。糖皮质激素可降低机体的炎性反应，临床上常用这种激素配合其他药物治疗严重感染和过敏性疾病。

3. 网状带　位于皮质的深层，细胞排列成索并相互连接成网。网状带细胞主要分泌雄激素、少量的雌激素和糖皮质激素。

（二）髓质

髓质（medulla）位于肾上腺的中央，主要由髓质细胞构成。细胞排列成不规则的条索状或团块状，其间有结缔组织和血窦。髓质细胞体积较大，呈圆形或多边形，核呈圆形，核仁明显，胞质内含有许多易被铬盐染成黄褐色的颗粒，故亦称嗜铬细胞。髓质细胞可分泌两种激素：

1. 肾上腺素　主要作用于心肌，使心率加快、心和骨骼肌的血管扩张。

2. 去甲肾上腺素　主要作用于小动脉的平滑肌，使平滑肌收缩，血压升高，心、脑和骨骼肌内的血流加速。

四、垂体和松果体的位置和形态

垂体（hypophysis）为灰红色的椭圆形小体，重量不足 1 克，位于颅中窝中部的垂体窝内，向上通过漏斗连于下丘脑。垂体的前上方紧邻视交叉的中部，因此当垂体有肿瘤时，可压迫视交叉，导致双眼颞侧视野偏盲（图 7-5）。垂体分为前部的腺垂体、后部的神经垂体。

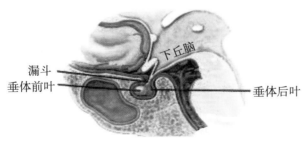

图 7-5　垂体（矢状切面）模式图

（一）腺垂体（adenohypophysis）

包括远侧部、中间部和结节部。是垂体的主要部分，主要由腺细胞构成。腺细胞排列成团索状，其间有丰富的血窦。

1. 远侧部（垂体前叶）　腺细胞有以下三种：

（1）嗜酸性细胞：数量较多，体积较大，轮廓清楚，形态不规则，胞质内含有许多粗大的嗜酸性颗粒。嗜酸性细胞分为 2 种：

1）生长激素细胞：数量较多，分泌生长激素，促进骨骼的生长和蛋白质的合成。这种激素若分泌过多，在幼年时期可引起巨人症，在成人发生肢端肥大症；若儿童时期分泌不足可致垂体性侏儒症。

2）催乳激素细胞：分泌催乳激素，能促进乳腺发育和乳汁的分泌。

（2）嗜碱性细胞：数量最少，细胞呈圆形或多边形，体积大小不等，细胞质内含有嗜碱性颗粒。嗜碱性细胞分为3种：

1）促甲状腺激素细胞：分泌促甲状腺激素，可促进甲状腺分泌甲状腺素。

2）促性腺激素细胞：分泌两种激素：卵泡刺激素，在女性可促进卵泡的发育；在男性可促进精子的生成。黄体生成素，在女性可促进排卵和黄体的形成；在男性称间质细胞刺激素，可刺激睾丸间质细胞分泌雄激素。

3）促肾上腺皮质激素细胞：分泌促肾上腺皮质激素，主要促进肾上腺皮质束状带细胞分泌糖皮质激素。

（3）嫌色细胞：数量多，染色浅，细胞轮廓不清晰。嫌色细胞可能是无分泌功能的幼稚细胞，也可能是上述两种细胞脱颗粒的结果。

2. 中间部　为位于远侧部与神经部之间的狭窄区域，与神经部合称垂体后叶，由滤泡及其周围的嗜碱性细胞和嫌色细胞构成，滤泡功能不明。

3. 结节部　包围着神经垂体的漏斗，此部有丰富的纵行毛细血管。腺细胞较小，主要是嫌色细胞，其间有少量嗜酸性和嗜碱性细胞。

（二）神经垂体

神经垂体（neurohypophysis）由无髓神经纤维和神经胶质细胞构成，其间有丰富的血窦。无髓神经纤维来自于下丘脑的视上核和室旁核，是两个核内的分泌神经元发出的轴突，此轴突经漏斗进入神经垂体，终止于血窦的周围。视上核和室旁核内的分泌神经元可分泌激素，并经轴突运送到神经垂体释放。因此神经垂体并无内分泌功能，只是储存和释放下丘脑激素的部位。由视上核和室旁核产生的激素是：

1. 加压素（抗利尿激素）　由视上核分泌，可使小动脉平滑肌收缩，血压升高，还可促进肾小管和集合管对水的重吸收，使尿量减少。此激素分泌若减少，会导致尿崩症。

2. 催产素（缩宫素）　由室旁核分泌，可促进妊娠子宫平滑肌的收缩，加速胎儿娩出，也可促进乳腺的分泌。

下丘脑与垂体在结构与功能上密切联系，下丘脑内的一些神经元兼有内分泌细胞的功能，是内分泌系统的调控中枢，也是神经内分泌功能的高级枢纽。下丘脑与腺垂体之间没有直接的神经结构联系，但存在独特的血管网络，垂体上动脉进入神经垂体的漏斗部形成1级毛细血管网，该网进入结节部汇集形成垂体门微静脉，下行至远侧部形成2级毛细血管网。垂体门微静脉及两端的毛细血管网共同构成垂体门脉系统。这种血管网络可经局部血流直接实现下丘脑与腺垂体之间的双向沟通。

（三）松果体

松果体（pineal body）位于间脑脑前丘和丘脑之间，为一红褐色的豆状小体，为长 5 ～ 8mm、宽为 3 ～ 5mm 的灰红色椭圆形小体，重 120 ～ 200mg，位于第三脑室顶，其一端借细柄与第三脑室顶相连，第三脑室凸向柄内形成松果体隐窝。松果体在儿童期极为发达，7 岁后逐渐萎缩，成年后常因钙盐沉积，形成钙质小体称为脑砂，为一重要 X 线脑内定位标志。

第二节　内分泌功能

一、激素的分类及其作用特征

（一）激素的分类

激素种类繁多，按其化学结构不同可分为两大类：

1. 含氮激素

（1）胺类激素：多为氨基酸的衍生物，主要包括肾上腺素、去甲肾上腺素和甲状腺激素等。

（2）肽类激素：包括下丘脑调节肽、神经垂体激素、降钙素和胃肠道激素等。

（3）蛋白质激素：主要有胰岛素、甲状旁腺激素和腺垂体分泌的多种激素等。

2. 类固醇（甾体）激素

以胆固醇作为合成原料的激素称为类固醇激素。由肾上腺皮质和性腺分泌的激素均为类固醇激素，如皮质醇、醛固酮、雌激素、孕激素和雄激素等。另外，胆固醇的衍生物 1，25-（OH）2- 维生素 D_3 也被看作类固醇激素。

除上述两大类激素外，也有人主张把脂肪酸衍生物—前列腺素列为第三类激素。

（二）激素作用的一般特征

激素种类繁多、作用复杂，其作用具有以下共同特征。

1. 信使作用

激素作用于靶细胞时，只是将内分泌腺或内分泌细胞的调节信息传递给靶细胞，而不能为靶细胞添加反应成分，也不能提供能量，仅仅起着"信使"作用。

2. 作用的相对特异性

激素分泌后，并不是广泛地作用于全身所有的组织器官，而是选择性地作用于某些器官、组织和细胞。被激素选择性地作用的器官、组织和细胞分别称为激素的靶器官、靶组织和靶细胞。有些激素可选择性地作用于某一内分泌腺，调节该内分泌腺的内分泌活动，则该内分泌腺称为激素的靶腺。激素作用的靶细胞上必须存在可与该激素进行特异性结合的受体，激素作用的特异性就取决于这些特异性受体的分布范围。

3. 高效能生物放大作用

血浆中激素浓度很低，一般在 nmol/L 甚至 pmol/L 数量级，但其作用显著。这是由于激素与受体结合后，在细胞内发生一系列酶促放大作用，逐级放大，形成一个效能极高的生物放大系统。如 0.1μg 的促肾上腺皮质激素释放激素（CRH）可使腺垂体分泌 1μg 的促肾上腺皮质激素（ACTH），促肾上腺皮质激素再引起肾上腺皮质分泌 40μg 的糖皮质激素，最终可产生约 6000μg 的糖原储备的细胞效应。

4. 激素间的相互作用　当两种或者多种激素共同参与某一功能活动的调节时，激素与激素之间的作用相互影响，可以表现为多种相互作用形式，以维持某种功能活动的相对稳定或使之适应机体的需要。如果激素间的作用相互一致，则称为协同作用，如肾上腺素、糖皮质激素以及胰高血糖素均能升高血糖；如果激素间的作用相反，则称为拮抗作用，如糖皮质激素能升高血糖，而胰岛素则降低血糖。激素间还有一种特殊的作用形式就是允许作用，即有的激素本身并不能直接对某一组织或器官发生调节作用，然而它的存在却是另外一种激素作用于该组织或器官的必要条件，或者可使另外一种激素的作用明显增强。例如，糖皮质激素本身对血管平滑肌并无收缩作用，但是必须有糖皮质激素的存在，儿茶酚胺才能很好地发挥对血管平滑肌的作用。

二、丘脑与垂体的功能联系

下丘脑内侧基底部促垂体区的小细胞肽能神经元分泌下丘脑调节肽，经垂体门脉系统运送到腺垂体，调节腺垂体激素的合成和分泌，构成下丘脑 – 腺垂体系统；下丘脑视上核和室旁核的大细胞肽能神经元可合成血管升压素和催产素（oxytocin，OXT），经下丘脑垂体束的轴浆运输到神经垂体，并储存在神经垂体，构成下丘脑 – 神经垂体系统。可见，下丘脑的一些神经元具有内分泌功能，可将从大脑或中枢神经系统其他部位传来的神经信息转变为激素的信息，从而以下丘脑为枢纽，把神经调节与体液调节紧密联系起来（见表 7–1）。

表 7–1　下丘脑调节肽及其主要作用

下丘脑调节肽	英文缩写	主要作用
生长素释放激素	GHRH	促进 GH 释放
生长素释放抑制激素（生长抑素）	GHRIH	抑制 GH 释放
催乳素释放因子	PRF	促进 PRL 释放
催乳素释放抑制因子	PIF	抑制 PRL 释放
促黑（素细胞）激素释放因子	MRF	促进 MSH 释放
促黑（素细胞）激素释放抑制因子	MIF	抑制 MSH 释放
促甲状腺激素释放激素	TRH	促进 TSH 释放
促肾上腺皮质激素释放激素	CRH	促进 ACTH 释放
促性腺激素释放激素	GnRH	促进 LH 与 FSH 释放（以 LH 为主）

三、甲状腺激素的生理作用、功能异常所引起的疾病

甲状腺激素主要有四碘甲状腺原氨酸（T_4），又称甲状腺素，和三碘甲状腺原氨酸（T_3）两种，二者都是酪氨酸的碘化物。血浆中的甲状腺激素主要是 T_4，但 T_3 的活性要比 T_4 强约 5 倍。甲状腺激素合成的主要原料是碘和甲状腺球蛋白（TG），合成过程主要包括甲状腺腺泡从血浆中聚碘、碘的活化以及酪氨酸的碘化与偶联三个步骤。

甲状腺激素的主要作用是促进物质代谢与能量代谢，促进机体的生长和发育。

（一）对代谢的作用

1. 产热效应 T_3、T_4 可以提高绝大多数组织的耗氧量和产热量，尤以心、肝、骨骼肌和肾等组织最为显著。实验表明，$1mgT_4$ 可使机体产热量增加约 4200kJ，基础代谢率提高 28%。此外，T_3、T_4 也能促进脂肪酸氧化，产生大量热能。甲状腺功能亢进患者产热量增加，基础代谢率增高，极易出汗，喜凉怕热；而甲状腺功能低下时，产热量减少，基础代谢率降低，喜热怕寒，两者均不能很好地适应环境温度的变化。

2. 对物质代谢的作用

（1）对蛋白质代谢的作用：生理剂量的 T_3、T_4 可促进蛋白质的合成，有利于机体的生长发育。当 T_3、T_4 分泌不足时，蛋白质合成减少，肌肉无力，但组织间的黏蛋白增多，可结合大量的正离子和水，引起黏液性水肿。当 T_3、T_4 分泌过多时，则加速蛋白质的分解，特别是加速骨骼肌的蛋白质分解，以致肌肉消瘦无力，同时促进骨组织蛋白质的分解，从而导致血钙升高和骨质疏松。

（2）对糖代谢的作用：T_3、T_4 可促进小肠黏膜对葡萄糖的吸收，促进糖原分解，并能增强肾上腺素、胰高血糖素、皮质醇和生长素的升糖作用使血糖有升高趋势；T_3、T_4 同时又可以加强外周组织对血糖的利用，也有降低血糖的作用。因此，正常情况下，T_3、T_4 对血糖水平影响不大。当大剂量的 T_3、T_4 如甲状腺功能亢进时，升高血糖的作用超过外周对血糖的利用作用，使血糖升高，故甲状腺功能亢进时可有糖尿出现。

（3）对脂肪代谢的作用：T_3、T_4 能增强儿茶酚胺和胰高血糖素对脂肪的分解作用，促进脂肪酸的氧化。T_3、T_4 既能促进胆固醇合成，又能促进其分解，但分解速度超过合成，所以甲状腺功能亢进时血中胆固醇含量低于正常。

（二）对生长发育的作用

甲状腺激素是维持机体正常生长发育不可缺少的重要激素，特别是对骨和脑的发育尤为重要。胚胎时期缺碘导致甲状腺激素合成不足或出生后甲状腺功能低下的婴幼儿，脑的发育有明显障碍，智力低下，且身材矮小，称为呆小症（克汀病）。患先天性甲状腺发育不全的胎儿，由于胚胎时期胎儿骨的生长并不需要甲状腺激素，因此出生时身长可以基本正常，而脑的发育已受到一定的影响，在出生后数周至 3 ～ 4 个月后就会表现出明显的

智力发育迟钝和长骨生长停滞。所以在缺碘地区，预防呆小症的发生，应在妊娠期注意补碘，治疗呆小症应在出生后三个月内补充甲状腺激素，过迟则难以奏效。

（三）其他作用

1.对神经系统的作用　在成年人，神经系统已分化成熟，T_3、T_4主要是提高中枢神经系统的兴奋性。甲状腺功能亢进的患者，中枢神经系统的兴奋性增高，表现为注意力不集中，易激动，多愁善感，烦躁不安，失眠多梦，以及肌肉震颤等。甲状腺功能低下时，中枢神经系统的兴奋性降低，则表现为记忆力减退，语言、行动迟缓，表情淡漠以及终日思睡等。

2.对心血管系统的作用　T_3、T_4可使心跳加快加强，心输出量增加，同时组织耗氧量增加，小血管舒张，外周阻力降低，结果动脉收缩压增高，舒张压正常或稍低，脉压增大。甲状腺功能亢进的患者表现为心动过速，甚至因为心肌过度疲劳而导致心力衰竭。实验证明，甲状腺激素能促进肌质网释放 Ca^{2+}，增强心肌收缩力。

四、糖皮质激素的生理作用及调节

肾上腺皮质由外向内由三层不同的细胞形成球状带、束状带和网状带。束状带分泌糖皮质激素，以皮质醇为代表，皮质醇也称为氢化可的松。

（一）糖皮质激素的作用

1.对物质代谢的影响

（1）对糖代谢的作用：糖皮质激素是体内调节糖代谢的重要激素之一，既可促进糖异生，增加肝糖原的贮存，又可降低外周组织对胰岛素的反应性，抑制肝外组织对糖的摄取和利用，发挥抗胰岛素作用，使血糖升高。因此，糖皮质激素分泌过多，或者应用此类激素药物过多，会出现血糖升高，甚至糖尿；相反，肾上腺皮质功能低下的病人，可出现低血糖。

（2）对蛋白质代谢的作用：糖皮质激素可促进肌蛋白分解，抑制蛋白质的合成。当糖皮质激素分泌过多时，会出现肌肉萎缩、骨质疏松、皮肤变薄以及伤口愈合延迟等现象。

（3）对脂肪代谢的作用：糖皮质激素促进脂肪分解。当肾上腺皮质功能亢进或长期使用此类激素药物时，由于全身不同部位脂肪组织对糖皮质激素的敏感性不同，体内脂肪重新分布，以致出现"满月脸""水牛背"、躯干部发胖，而四肢消瘦的"向心性肥胖"的特殊体形，临床上称为库欣综合征。

（4）对水盐代谢的作用：糖皮质激素有较弱的保钠排钾作用。此外，皮质醇还能增加肾血浆流量使肾小球滤过率增加，有利于水的排出。肾上腺皮质功能不全的患者，排水能力明显降低，严重时可出现"水中毒"。

2.对循环系统的影响　糖皮质激素可增强血管平滑肌对儿茶酚胺的敏感性（即允许作

用），有利于提高血管的张力和维持血压。糖皮质激素还可降低毛细血管的通透性，减少血浆的滤出，有利于维持血容量。糖皮质激素可使红细胞、血小板和中性粒细胞数增多，而使淋巴细胞和嗜酸性粒细胞数减少。

3. 对消化系统的影响　糖皮质激素能增加胃酸及胃蛋白酶原的分泌，并使胃黏膜的保护和修复功能减弱。因此，长期大量服用糖皮质激素或强烈的应激反应可诱发或加剧消化性溃疡。

4. 在应激反应中的作用　当机体受到各种有害刺激，如创伤、感染、缺氧、饥饿、手术、疼痛、寒冷以及精神紧张等时，血中促肾上腺皮质激素浓度立即增加，导致血中糖皮质激素浓度升高，并产生一系列的非特异性全身反应，称为应激（stress）反应。在应激反应中，下丘脑 - 腺垂体 - 肾上腺皮质系统功能增强，以提高机体的生存能力和对应激刺激的耐受力，帮助机体渡过"难关"。在应激反应中交感 - 肾上腺髓质系统的活动也增强，使血中儿茶酚胺含量增加。其他激素如生长素、催乳素、胰高血糖素、血管升压素和醛固酮等的分泌也相应增加。这说明应激反应是以促肾上腺皮质激素和糖皮质激素分泌增加为主，多种激素参与的使机体抵抗力增强的非特异性反应。

此外，大剂量的糖皮质激素具有抗炎、抗过敏、抗中毒和抗休克等作用。

（二）糖皮质激素分泌的调节

糖皮质激素的分泌分为基础分泌和应激分泌两种情况，无论哪种情况下的分泌都是在下丘脑 - 腺垂体 - 肾上腺皮质轴的调控下进行的。血液中糖皮质激素的水平又可反馈性地调节腺垂体和下丘脑的功能。

1. 下丘脑 - 腺垂体 - 肾上腺皮质轴的调节　促肾上腺皮质激素释放激素（CRH）是下丘脑分泌的肽类激素，通过垂体门脉系统运输到腺垂体，促进促肾上腺皮质激素的合成和分泌，进而引起肾上腺皮质合成、释放糖皮质激素增多。各种应激刺激通过多种途径最后汇集于下丘脑，促进促肾上腺皮质激素释放激素的分泌，引起下丘脑腺垂体肾上腺皮质轴活动增强而产生应激反应。

糖皮质激素的基础分泌呈现日节律波动，这是因为促肾上腺皮质激素的分泌呈现日节律波动，即入睡后分泌逐渐减少，午夜最低，随后又逐渐增多，至觉醒前进入高峰，白天维持在低水平，入睡时再减少。促肾上腺皮质激素分泌的日节律波动是由下丘脑促肾上腺皮质激素释放激素节律性释放所决定的。

2. 反馈调节　当血中糖皮质激素水平升高时，可反馈性地抑制下丘脑和腺垂体，使肾上腺皮质激素释放激素释放减少，促肾上腺皮质激素合成和释放受到抑制。这种反馈路径较长，称为长反馈。促肾上腺皮质激素也可反馈性抑制促肾上腺皮质激素释放激素的释放，这种反馈路径较短，称为短反馈。

由于以上反馈抑制的存在，临床上长期大量应用糖皮质激素的病人，外源性糖皮质激素可通过负反馈抑制促肾上腺皮质激素的合成与分泌，可造成肾上腺皮质萎缩，分泌功能降低甚至停止。如果此时突然停药，病人可因肾上腺皮质功能低下而发生肾上腺皮质危象，甚至危及生命。所以针对这种病人，应采取逐步减量后停药的方法，如长期大量应用糖皮质激素时，可间断性给予促肾上腺皮质激素，以防止肾上腺皮质萎缩的发生。

五、胰岛分泌的激素及调节

胰腺中有许许多多由内分泌细胞组成的细胞团，称为胰岛。人类胰岛的内分泌细胞可分为四类：A 细胞，约占 20%，分泌胰高血糖素；B 细胞，约占 75%，分泌胰岛素；D 细胞，约占 5%，分泌生长抑素；PP 细胞，极少，分泌胰多肽。

（一）胰岛素

胰岛素（insulin）为 51 个氨基酸组成的小分子蛋白质激素，由 a、b 两条链借两个二硫键相连而成，其中 A 链含 21 个氨基酸，B 链含 30 个氨基酸。

1. 胰岛素的作用 胰岛素是体内促进物质合成和能量贮存、维持血糖浓度相对稳定的主要激素。

（1）对糖代谢的影响：胰岛素促进全身组织特别是肝、肌肉和脂肪组织对葡萄糖的摄取和利用，加速肝糖原和肌糖原的合成。临床上常用胰岛素和葡萄糖作为能量合剂来增加病人的能量储备。另外，胰岛素还抑制糖原分解和糖异生，因而使血糖降低。胰岛素是体内唯一能降低血糖的激素。当胰岛素缺乏，血糖浓度升高，可导致糖尿病。

（2）对脂肪代谢的影响：胰岛素可促进肝合成脂肪酸，然后转运到脂肪细胞贮存。促进葡萄糖进入脂肪细胞，合成三酰甘油和脂肪酸，并可抑制脂肪酶的活性，减少脂肪的分解。胰岛素缺乏时，脂肪代谢紊乱，脂肪分解增强，血脂升高，引起动脉硬化，导致心、脑血管疾病。同时，由于大量脂肪酸在肝内氧化，生成大量酮体，以致引起酮血症和酸中毒，甚至昏迷。

（3）对蛋白质代谢的影响：胰岛素可在多个环节上促进蛋白质的合成。促进细胞对氨基酸的摄取；促进细胞核的复制和转录过程，增加 DNA 和 RNA 合成；加速核糖体的翻译过程，促进蛋白质的合成；抑制蛋白质分解和糖异生，使血中氨基酸用于蛋白质的合成。由于胰岛素能促进蛋白质的合成，故有利于机体生长，但胰岛素须与生长素共同作用，其促进生长的作用才能得以发挥。

2. 胰岛素分泌的调节

（1）血糖浓度的作用：血糖浓度是调节胰岛素分泌最为重要的因素。当血糖浓度升高时，胰岛素的分泌明显增加，使血糖降低；血糖浓度降至正常水平时，胰岛素的分泌也就恢复到基础水平，从而维持血糖浓度的相对稳定。

（2）氨基酸和脂肪酸的作用：许多氨基酸可以刺激胰岛素的分泌，以精氨酸和赖氨酸的作用最强。血中脂肪酸和酮体过高也可促进胰岛素的分泌。

（3）其他激素的作用：胃肠激素中抑胃肽和胰高血糖样多肽促进胰岛素分泌的作用最强。生长素、糖皮质激素、甲状腺激素和胰高血糖素等可通过升高血糖而间接刺激胰岛素的分泌，长期大量应用这些激素，有可能使 B 细胞衰竭而导致糖尿病。胰岛 D 细胞分泌的生长抑素可通过旁分泌作用抑制胰岛素的分泌。

（4）神经调节：胰岛素的分泌受迷走神经和交感神经的双重支配。刺激迷走神经，通过乙酰胆碱作用于 B 细胞 M 受体，直接促进胰岛素分泌；迷走神经还可通过刺激胃肠激素的分泌，间接促进胰岛素的分泌。交感神经兴奋，则通过去甲肾上腺素作用于 α 受体，抑制胰岛素的分泌。

（二）胰高血糖素

胰高血糖素由胰岛 A 细胞分泌，为 29 个氨基酸组成的多肽类激素。胰高血糖素的作用与胰岛素相反，是一种促进分解代谢的激素。胰高血糖素具有很强的促进糖原分解和糖异生的作用，使血糖明显升高。胰高血糖素还可激活脂肪酶，促进脂肪分解，同时又可加强脂肪酸的氧化，使酮体生成增多。此外，胰高血糖素可促进胰岛素和生长抑素的分泌。药理剂量的胰高血糖素可作用于心肌使之收缩力增强。

调节胰高血糖素分泌的因素有很多，其中血糖是最重要的调节因素。血糖降低时胰高血糖素分泌增加，血糖升高时则分泌减少。氨基酸与葡萄糖相反，可促进胰高血糖素的分泌。胰岛素可通过降低血糖而间接刺激胰高血糖素的分泌，但胰岛素和 D 细胞分泌的生长抑素可直接作用于 A 细胞，抑制胰高血糖素的分泌。交感神经兴奋，可促进胰高血糖素的分泌，而迷走神经兴奋，则可抑制胰高血糖素的分泌。

复习思考题

一、名词解释
1. 内分泌器官　2. 激素　3. 胰岛素

二、简答题
1. 简述肾上腺的结构。
2. 激素的作用特征是什么？
3. 糖皮质激素对人体的主要作用有哪些？

第 八 章

感觉器

【学习目标】

　　掌握眼球的构成，眼球壁的层次及功能，房水的产生及循环；鼓膜、鼓室、内耳迷路的主要结构；皮肤的层次和结构；眼折光系统的功能及眼视近物时的调节，声波传入内耳的途径和听觉产生的过程；熟悉眼副器、眼的感光功能，外耳、咽鼓管的结构特点，皮肤的附属器官；了解眼、耳的功能，感受器的概念及其一般生理特性。

第一节　概　述

一、感受器和感觉器官的概念

　　感受器（receptor）是机体接受内、外环境中各种刺激，并将其转化为神经冲动的特殊结构。其种类繁多，分布广泛，形态功能各异。根据感受器的存在部位和所接受的刺激来源分为 3 类。外感受器，分布于皮肤、黏膜、耳等处，感受外界刺激（如触、压、痛、湿度、光、声等）；内感受器，分布于内脏和血管等处，感受内环境的刺激（如压力、渗透压、湿度、离子浓度等）；本体感受器，分布于肌、腱、关节、内耳等处，感受机体运动和平衡的刺激。

　　由感受器及其附属结构共同组成的特殊器官，称感觉器官（sensory organ），眼、耳为典型代表。

二、感受器的一般生理特性

　　虽然感受器的种类很多，功能也各异，但都具有以下共同特征。

（一）感受器的适宜刺激

一种感受器通常只对某种特定形式的刺激敏感，这种刺激称为该感受器的适宜刺激（adequate stimulus）。如视锥细胞的适宜刺激是一定波长的电磁波，而耳蜗毛细胞的适宜刺激是一定频率的机械振动。感受器对适宜刺激极敏感，只需很小的强度就能引起兴奋，对非适宜刺激也可感受，但所需的强度要比适宜刺激大得多。感受器对适宜刺激的高敏感性是长期进化的结果，利于机体对环境做出精确的反应。

（二）感受器的换能作用

感受器的换能作用指它能将各种形式的刺激能量转换成感觉神经的电活动。在换能过程中，感受器不是把刺激能量直接转变成神经冲动，而是先在感受器细胞内产生过渡性的电变化，称为感受器电位（receptor potential）。感受器电位属于局部电位，其大小与刺激强度和感受器的功能状态有关，有总和现象，当总和达到一定水平时可在传入神经上产生动作电位。

（三）感受器的编码功能

感受器把刺激信号转变为动作电位的过程中，不但发生了能量形式的转换，而且还把刺激信号所包含的信息编排成神经冲动的不同序列，称为感受器的编码作用。目前编码作用的详细机制还不十分清楚，但其中一些基本论点普遍得到认可，主要有以下内容：①对不同性质刺激的编码：不种性质的刺激作用于相应的感受器，沿相应的感觉传导通路传到特定的感觉中枢。②对刺激强度的编码：通过神经纤维上动作电位的频率和参与信息传输的神经纤维的数目来实现。

（四）感受器的适应现象

强度恒定的刺激持续作用于感受器时，传入神经冲动的频率逐渐降低的现象，称为感受器的适应（adaptation）。根据适应过程发展的速度感受器可分为两种：快适应感受器和慢适应感受器。触觉感受器和嗅觉感受器等为快适应感受器，对刺激的变化十分敏感，有利于接受新的刺激。肌梭和颈动脉窦压力感受器等为慢适应感受器，利于不断地向中枢传递信息，适应于对生理功能进行经常性的调节。

第二节　感觉器官

一、眼及眼副器的组成及特点

视觉系统包括视器、视神经和视觉中枢。通过视觉系统的活动产生视觉，人类可以获得外界各种物体、文字和图像等形象与色彩的主管映像。人脑获得的信息中 95% 以上来自视觉。视器即眼，是感受可见光刺激的特殊感觉器官，包括眼球和眼副器。

（一）眼球

眼球（eyeball）近似球形（图 8-1），位于眼眶的前部，其前面有眼睑保护，后面有视神经连于间脑，周围附有眼副器。当平视前方时眼球前、后面的中心分别称前极和后极。通常把通过眼前、后极的连线，称眼轴；把光线通过瞳孔到视网膜中央凹的连线，称视轴；而这呈锐角交叉。眼球由眼球壁和眼球内容物构成。

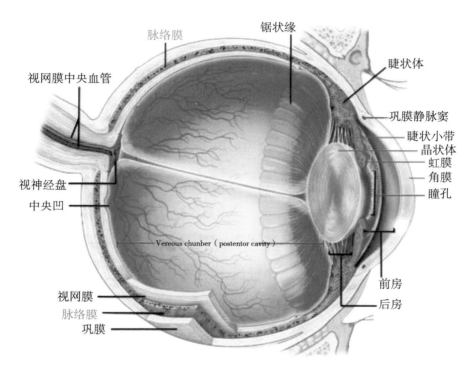

图 8-1　眼球水平切面

1. 眼球壁

（1）外膜：又称纤维膜，由致密结缔组织构成。具有保护眼球内容物和维持眼球形态的作用。分为 2 部分。

1）角膜（cornea）：占外膜的前 1/6，透明，略向前凸，有屈光作用。游离神经末梢丰富，感觉敏锐。角膜从前至后分为角膜上皮、前界层、角膜基质、后界层和角膜内皮 5 层。

2）巩膜（sclera）：占外膜的后 5/6，白色不透明。前接角膜，后续视神经鞘。在巩膜与角膜交界处有一环形血管，称巩膜静脉窦，是房水回流的通道。

（2）中膜：又称血管膜，内含丰富的血管和色素细胞，呈棕黑色，有营养眼球和遮光作用。中膜由前向后分为虹膜、睫状体和脉络膜 3 部分。

1）虹膜（iris）：位于角膜后方，呈冠状位的圆盘状薄膜，其颜色有种族和个体差异。中央有一圆孔，称瞳孔（pupil），光线穿角膜后，经此孔进入眼球。虹膜有 2 种不同方向排列的平滑肌，即瞳孔周围呈环行的瞳孔括约肌和呈放射状的瞳孔开大肌，他们分别可缩小和开大瞳孔（图 8-2、8-3）。

正常瞳孔的直径为 2.5 ～ 5.0mm。瞳孔的大小因光照强度改变而变化，以调节进入眼球的光线量，该过程称瞳孔对光反射。该反射是临床进行神经系统疾病定位诊断和病情危重程度判断的重要指标。

2）睫状体（ciliary body）：位于角膜和巩膜移行处内面，是中膜最厚部分，借睫状小带连于晶状体。睫状体内有睫状肌，该肌舒缩牵动睫状小带，调解晶状体的曲度（图 8-2、8-3）。睫状体还具有产生房水的作用。

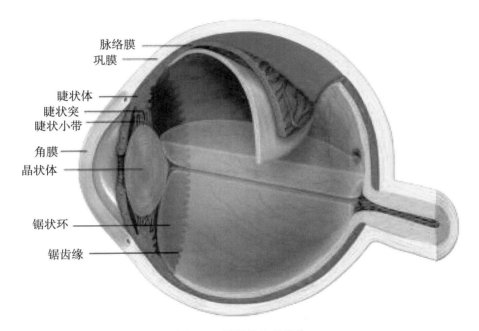

图 8-2　睫状体和晶状体

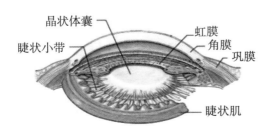

图 8-3　眼球水平切面局部放大

3）脉络膜（choroid）：为中膜的后 2/3，外面与巩膜疏松相连，内面紧贴视网膜，后部有视神经穿过（图 8-1）。

（3）内膜：又称视网膜（retina），紧贴于中膜内面（图 8-1），可分为盲部和视部。前者贴于虹膜和睫状体内面，无感光作用；后者贴于脉络膜内面，有感光功能。

在视网膜视部，于视神经起始处，有一白色圆盘形隆起，称视神经盘或视神经乳头（optic papilla）。该处无感光细胞因而无感光功能，称生理性盲点（blind spot）。视网膜中央动、静脉由此穿入（出）。在视神经盘颞侧约 3.5mm 处，有一黄色小区，称黄斑（macula lutea），其中央凹陷，称中央凹（fovea centralis），是视力（辨色力、分辨力）最敏感的部位。

视网膜分内、外 2 层：外层为色素上层，内层为神经层（图 8-5）。两层间连接输送，视网膜脱离即发生于此。

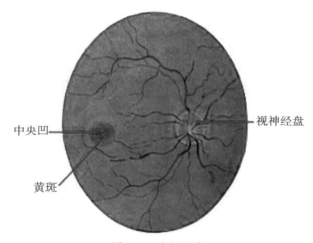

图 8-4 右侧眼底

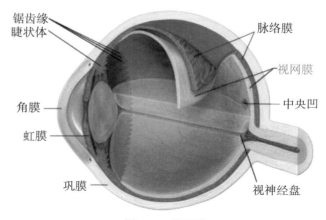

图 8-5 视网膜

1）色素上皮层：为单层矮柱状上皮，细胞连接紧密，具有屏障作用。细胞内有大量色素颗粒，可防止强光对视细胞的损害。色素上皮细胞还能贮存维生素 A。

2）神经层：紧贴色素上皮内面，由外向内依次可分为：感光细胞层，由视细胞构成。依形状可分为视锥细胞和视杆细胞。视锥细胞（cone cell）有感受强光和弱光的功能，视物精确性高。视杆细胞（rod cell）有感受弱光的功能，无颜色感觉，视物的精确性差。黄斑区主要由密集排列的视锥细胞分布，是视觉最敏锐区。双极细胞层，由双极细胞构成。双极细胞属双极神经元，分别与视细胞和节细胞形成突触。节细胞层，由节细胞构成。节细胞为多节神经元，树突与双极细胞形成突触，轴突较长，向视神经盘处集中，并形成视神经穿出眼球。

2. 眼球内容物　眼球内容物包括水、晶状体和玻璃体。它们均无血管分布，呈无色透明状，使进入眼球的光线清晰到达视网膜而成像。

（1）眼房与房水：角膜与晶状体间的腔隙，称眼房，借虹膜将其分为前房和后房，二者借瞳孔相通。在前房内，虹膜与角膜交界处构成虹膜角膜角，又称前房角，房水经此回流入巩膜静脉窦。

房水是充满眼房内的无色透明液体。由睫状体产生，从眼球后房经瞳孔到眼球前房，最后通过虹膜角膜角入巩膜静脉窦。房水有营养角膜和晶状体及维持眼压的作用。若房水回流受阻，可引起眼压升高，导致视网膜受压而出现视力减退甚至失明，临床上称青光眼。

（2）晶状体（lens）：是位于虹膜与玻璃体之间的双凸透镜透明体（见图 8-1），富有弹性，无血管和神经分布。晶状体可因病变或创伤而变浑浊，称白内障。晶状体周缘借睫状小带与睫状突相连。

晶状体的曲度可随睫状肌舒缩而变化。当视近物时，视网膜上形成的物象模糊，此信息传至皮质视区，反射性地引起动眼神经（副交感神经部分）兴奋，使睫状肌收缩，睫状体向前向内移动，导致睫状体小带松弛，晶状体因自身的弹性而变厚，增加其折光面的曲率，折光能力加大，物象前移于视网膜上，产生清晰的视觉；反之亦然。此即晶状体调节。

（3）玻璃体（vitreous body）：是位于晶状体与视网膜间的胶状物（图 8-1），其水分含量占 99%，对视网膜有支撑作用。

眼球的角膜、房水、晶状体和玻璃体等 4 种不同的传光介质，统称眼的屈光系统。光线经过该系统多次折射后才可以达到视网膜。

（二）眼副器

眼副器包括眼睑、结膜、泪器、眼球外肌和眶内结缔组织等，有保护、支持和运动眼球的作用。

1. 眼睑（eyelids） 位于眼球前方，分为上睑和下睑，二者间的裂隙，称睑裂，其内、外侧角分别称内眦和外眦。眼睑的游离缘，称睑缘。眼睑的前缘生有睫毛，睫毛根部的皮脂腺，称睑缘腺（又称 Zeis 腺）。若皮脂腺导管阻塞，发炎肿胀，称睑腺炎，又称麦粒肿。眼睑的后缘有睑板腺的开口，若导管受阻，可形成睑板腺囊肿，又称霰粒肿。

2. 结膜（conjunctiva） 是一层富含血管和神经末梢的透明薄膜，覆盖于眼睑内表面和巩膜的表面。根据其部位可分为睑结膜和球结膜以及二者移行返折处的结膜上穹、下穹。当睑裂闭合时，结膜即围成一腔隙，称结膜囊。结膜炎和沙眼是结膜常见疾病。

3. 泪器 由泪腺和泪道构成（图 8-6）。

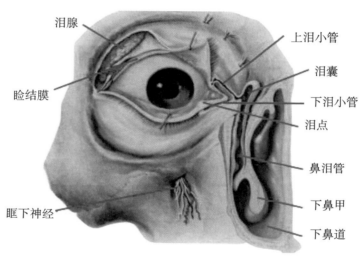

图 8-6　泪器

（1）泪腺（lacrimal gland）：位于眶上壁前外侧的泪腺窝内，有 10～20 条排泄小管开口于结膜上穹外侧部。泪腺不断分泌泪液，借瞬目运动涂布于眼球表面，具有润滑和清洁角膜、冲洗结膜囊的作用。多余的泪液经泪点入泪小管。泪液含溶菌酶，有杀菌作用。

（2）泪道（lacrimal passage）：包括泪点、泪小管、泪囊和鼻泪管。

1）泪点：上睑缘、下睑缘的内侧端各有一小突起，其顶部的小孔即泪点，是泪小管的入口。

2）泪小管：为连接泪点与泪囊的小管，分别形成上泪小管和下泪小管。起于上、下泪点，最初垂直于睑缘向上、下行走，然后水平向内侧汇聚后开口于泪囊。

3）泪囊：位于眼眶内侧壁的泪囊窝内，上端为盲端，高于内眦；下端移行为鼻泪管。

4）鼻泪管：内衬黏膜，下端开口于下鼻道外侧壁的前部。

4. 眼球外肌 眼球外肌 6 条运动眼球的肌和 1 条提上睑的肌，都是骨骼肌（图 8-7）。

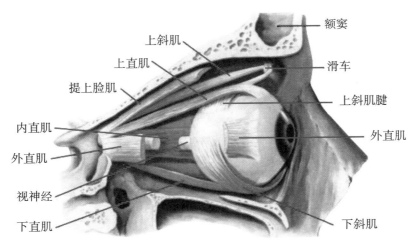

图 8-7　眼球外肌

　　运动眼球的肌有 4 条直肌和 2 条斜肌，即上直肌、下直肌、内直肌、外直肌、上斜肌和下斜肌。4 条直肌均起于视神经管内的总腱环，分别止于眼球前部巩膜的上、下、内侧和外侧面。上斜肌也起于总腱环，前行并以细腱穿绕眶内侧壁前上方的滑车，然后转向后外，止于眼球后部后外侧面。下斜肌起于眶下壁前内侧，经眼球下方止于巩膜后部下面，上述 6 条肌相互协调完成眼球的正常转动。

（三）眼的血管和神经

　　1. 动脉　眼的血液供应主要来自眼动脉。眼动脉在颅腔内自颈内动脉发出后，伴视神经穿视神经管入眶，分支供应眼球、眼球外肌、泪腺和眼睑等（图 8-8）。其中最重要的分支为视网膜中央动脉。该动脉在视神经盘处穿入并分布至视网膜各部，营养视网膜内层。临床常用检眼镜观察此动脉，帮助诊断某些疾病。

　　2. 静脉　眼球的静脉主要为视网膜中央静脉和涡静脉，最后经眼上静脉、下静脉向后穿眶上裂入颅腔，注入海绵窦。眼上、下静脉无静脉瓣，向前与面静脉吻合，故面

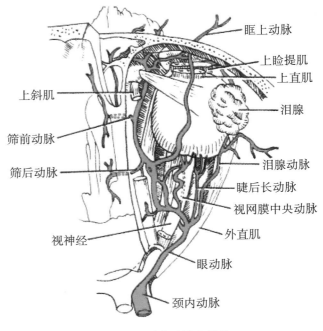

图 8-8　眼的动脉和静脉

部感染可经此侵入颅内。

3.神经 分布于眼的神经较多，其中视神经管理视觉；感觉神经来自三叉神经；睫状肌和瞳孔括约肌受副交感神经支配，瞳孔开大肌受交感神经支配；眼球外肌受动眼神经、滑车神经和展神经支配。

二、耳的结构组成及特点

耳又称位听器或前庭蜗器（vestibulocochlear organ），包括感受头部位置变化的前庭器和感受声波刺激的蜗器两部分。两者虽功能不同，但结构紧密相连。前庭蜗器按部位不同分外耳、中耳和内耳（图8-9）。其中外耳、中耳有收集、传导声波的功能；内耳是位觉、听觉感受器所在部位。

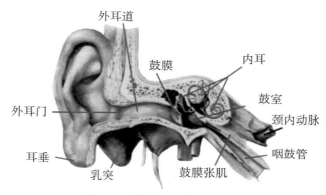

图8-9 前庭蜗器全貌示意图

（一）外耳

外耳（external ear）包括耳廓、外耳道和鼓膜三部分。

1.耳廓 耳廓（auricle）位于头部两侧，以弹性软骨为支架，外覆皮肤和薄层皮下组织。耳廓下部为耳垂，无软骨，仅含结缔组织和脂肪。耳廓有收集声波和判断声波来源方向的作用。

2.外耳道 外耳道是外耳门与鼓膜间的弯曲管道，成人长2.0～2.5cm。分为外侧1/3的软骨部和内侧2/3的骨部。外侧1/3向内后上、内侧2/3部向内前下呈弯曲走行。检查鼓膜时，应将耳郭拉向后上方，可使外耳道变直，即观察到鼓膜。外耳道皮下组织少，皮肤与软骨膜或骨膜紧贴，故外耳道发生疖肿时疼痛剧烈。外耳道皮肤有耵聍腺，分泌耵聍。

3.鼓膜 鼓膜（tympanic membrane）为分隔外耳道与中耳鼓室的椭圆形半透明薄膜（图8-10）。鼓膜在外耳道底呈斜位，其外侧面向下外倾斜，鼓膜中心向内凹陷，称鼓膜脐，其内侧面有锤骨柄末端附着。鼓膜分前上1/4的松弛部（活体呈淡红色）和后3/4的紧张部（活体呈灰白色）。活体观察鼓膜时，鼓膜脐前下部可见三角形反光区，称光锥（cone of light）。当鼓膜异常时，光锥可变形或消失。

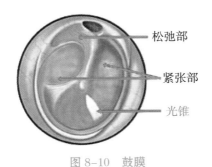

图 8-10　鼓膜

（二）中耳

中耳（middle ear）主要位于颞骨岩部，介于外耳道与内耳之间。包括鼓室、咽鼓管、乳突窦和乳突小房，各部内均衬有黏膜且相互连续，病变时可互相蔓延（图 8-11）。

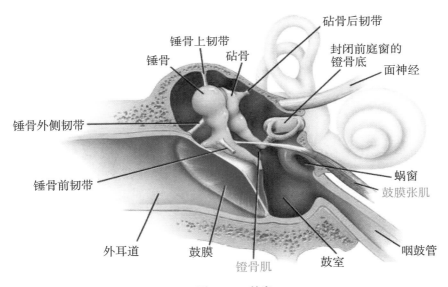

图 8-11　鼓室

1. 鼓室　鼓室（tympanic cavity）是位于鼓膜与内耳间的一不规则含气小腔，内有三块听小骨。向前借咽鼓管通鼻咽部，向后借乳突窦通乳突小房（图 8-11）。

（1）鼓室的壁：鼓室形态结构不规则，大体呈一个六面体。

1）上壁：即盖壁，由颞骨岩部前面的薄层骨板构成，分隔鼓室与颅中窝。

2）下壁：即颈静脉壁，为分隔鼓室与颈内静脉起始部的薄层骨板。

3）前壁：即颈动脉壁，与颈动脉管相邻，上部有咽鼓管鼓室口。

4）后壁：即乳突壁，上部有乳突窦开口，经此通乳突小房。

5）外侧壁：即鼓膜壁，借鼓膜与外耳道分隔。

6）内侧壁：即迷路壁，与内耳相隔。该壁中部的圆形隆起称岬，岬后下部的圆形小孔称蜗窗，由第2鼓膜封闭，内通耳蜗鼓阶；后上部的卵圆形小孔，称前庭窗，由镫骨底封闭，通向内耳前庭。前庭窗后上方有一弓形隆起，称面神经管凸，内有面神经通过。面神经管凸的骨壁甚薄，中耳炎或中耳手术时易损伤面神经。

（2）听小骨（auditory ossicles）：由外向内依次为锤骨、砧骨、镫骨（图8-12）。锤骨柄与鼓膜相连，镫骨底封闭前庭窗，砧骨介于二者之间。三块听小骨相互连结成听小骨链，似一曲折的杠杆系统，该装置可将鼓膜振动传至内耳，并有放大作用。

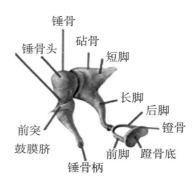

图 8-12 听小骨

（3）运动听小骨肌：包括鼓膜张肌和镫骨肌，分别有紧张鼓膜和减小镫骨底对内耳压力的作用。

2. 咽鼓管 咽鼓管（auditory tube）是连接鼻咽与鼓室的通道。其内面衬有黏膜并与鼻咽部黏膜和鼓室黏膜相延续。咽鼓管咽口一般处于闭合状态，当吞咽、哈欠或尽力张口时开放，以保持鼓膜内、外面的压力平衡。小儿咽鼓管较成人短、宽且平直，故咽部感染易沿此管侵入鼓室，引起中耳炎。

3. 乳突窦和乳突小房 乳突窦（mastoid antrum）是介于鼓室和乳突小房（mastoid cells）间的通道，后者是位于颞骨乳突内的蜂窝状含气小腔。

（三）内耳

内耳（internal ear）位于颞骨岩部内，是介于鼓室与内耳道底间一系列结构复杂的弯曲管道，故又称迷路（labyrinth）。包括骨迷路和膜迷路。骨迷路为骨性隧道，膜迷路是位于骨迷路内的膜性管道。膜迷路内含有内淋巴，膜迷路与骨迷路间充满外淋巴，内、外淋巴互不相通。位觉感受器和听觉感受器即位于膜迷路内。

1.骨迷路　骨迷路（bony labyrinth）包括相互连通的骨半规管、前庭和耳蜗三部分（图 8-13），由后外向前内沿颞骨岩部的长轴依次排列。

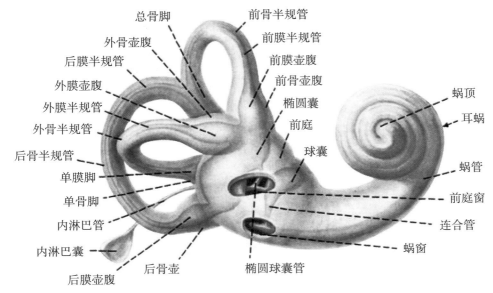

图 8-13　骨迷路和膜迷路

（1）前庭（vestibule）：为一不规则腔隙。其外侧壁上部有前庭窗开口；内侧壁为内耳道底，有神经和血管穿行；前下部有一大孔通耳蜗；后上部有 5 个小孔通三个骨半规管。

（2）骨半规管（bony semicircular canals）：为三个相互垂直的"C"形小管，分别称前骨半规管、后骨半规管和外骨半规管。每个骨半规管有两个脚，其中细小者，称单骨脚；膨大者，称壶腹骨脚，此膨大部即骨壶腹。前、后骨半规管的单骨脚合成一个总骨脚，故三个骨半规管有 5 个孔开口于前庭。

（3）耳蜗（cochlea）：形似蜗牛壳，蜗底向后内侧正对内耳道底，蜗顶朝向前外侧。耳蜗由骨性圆锥形的蜗轴和环绕其 2.5 圈的蜗螺旋管构成。蜗轴骨质疏松，有血管、神经穿行其间。蜗轴向蜗螺旋管伸出骨螺旋板，后者与膜迷路的蜗管相连，二者共同将蜗螺旋管分隔为顶侧前庭阶和近蜗底侧的鼓阶（图 8-14）。鼓阶起于蜗窗（被第 2 鼓膜封闭），前庭阶与鼓阶在蜗顶借蜗孔相通。

2.膜迷路

（1）组成：膜迷路（membranous labyrinth）是套于骨迷路内封闭的膜性管或囊，形似骨迷路，也由相互连通的三部分构成，由后外侧向前内侧分为膜半规管、椭圆囊和球囊、蜗管（图 8-15）。膜迷路管壁的某些部位黏膜增厚，上皮细胞特化形成位觉感受器或听觉感受器。

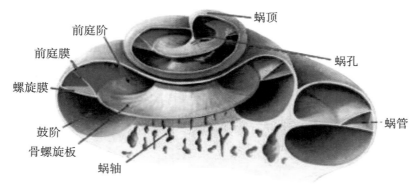

图 8-14　耳蜗

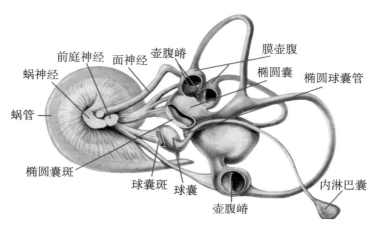

图 8-15　膜迷路

1）椭圆囊（utricle）和球囊（saccule）：位于前庭内。椭圆囊后壁以 5 个开口连通膜半规管，球囊借一细管与蜗管相连。在椭圆囊和球囊壁的内面有位觉感受器，分别称椭圆囊斑和球囊斑（图 8-15），均为位觉感受器，合称位觉斑（maculae acusticae）。其表面平坦，上皮为高柱状，由支持细胞和毛细胞组成；毛细胞表面有动纤毛和静纤毛。支持细胞分泌的糖蛋白在位觉斑表面形成胶质膜，称位砂膜。由于位砂膜的比重远大于内淋巴，在直线变速运动或重力作用下，位砂膜刺激了纤毛而使毛细胞产生兴奋，兴奋经突触传给神经末梢。它们可以感受头部的静止位置觉和直线变速运动的刺激。

2）膜半规管（semicircular ducts）：位于骨半规管内，在骨壶腹内相应的膨大即膜壶腹，其壁上的隆起称壶腹嵴（crista ampullaris），与壶腹的长轴相垂直。壶腹嵴的上皮由支持细胞和毛细胞组成。毛细胞的游离面有动纤毛和静纤毛。支持细胞分泌糖蛋白，形成圆锥形胶质的壶腹帽。动纤毛和静纤毛插入壶腹帽基部。壶腹嵴也是位觉感受器，是感受头部旋转变速运动刺激的感受器。

3）蜗管（cochlear duct）：位于螺旋管内，介于骨螺旋板与蜗螺旋管外侧壁之间（图8-16）。下起前庭，向上呈盲端终于蜗膜。蜗管横断面呈三角形，其上壁称前庭膜，与前庭阶相邻；下壁称基底膜，与鼓阶相隔。基底膜上有螺旋器（spiral organ），为听觉感受器，由支持细胞和毛细胞组成。支持细胞因其位置和形态不同，分为柱细胞和指细胞，主要起支持作用。毛细胞游离面向管腔内伸出许多静纤毛（或称听毛），感受听觉。螺旋器上方有盖膜覆盖，盖膜常与听毛接触。基底膜中有许多从蜗轴向外呈放射状排列的胶原样细丝，称听弦（auditory string）。听弦长度自蜗底到蜗顶逐渐增长。长、短不等的听弦，对不同频率的声波可产生相应共振。

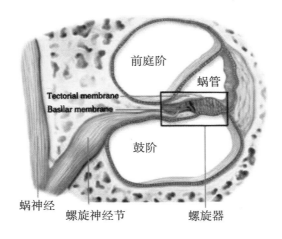

图 8-16　蜗管与螺旋器

（2）功能：主要是前庭功能与感音功能。

1）前庭功能：当头部位置变化时，椭圆囊斑、球囊斑和壶腹嵴可产生直线变速运动和不同旋转运动的感觉，同时伴有各种姿势调节反射和内脏功能的变化，称前庭反应。

2）感音功能：即听觉。

第三节　感觉器的功能

一、眼的折光系统组成及原理

眼的折光系统包括角膜、房水、晶状体和玻璃体，是一套复杂的光学系统。物体在视网膜上成像的过程，与凸透镜成像原理相似，但眼对光线的折射过程比单个凸透镜复杂得多。眼由四种折光体构成，且各折光体的曲率半径和折光系数均不相同，光折射主要发生在角膜。为了实际应用方便，常用简化眼（reduced eye）模型来描述眼折光系统的功能。简化眼是一个假想的模型，其光学参数和其他特性与实际的正常眼等值，可用来分析眼的成像情况和进行相关计算，具体规定如下：眼球的前后径为 20 mm 的单球面折光体，折光率为 1.33，外界光线入眼时只在前表面发生一次折射，球面的曲率半径为 5 mm（即节点 n 到前表面的距离为 5 mm），后主焦点在节点后方 15 mm 处，相当于视网膜的位置。此模型与正常人眼在安静时的功能一样，能使平行光线聚焦在视网膜上，形成一个清晰的物像（图 8-17）。

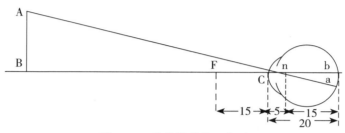

图 8-17　简化眼成像示意图

单位：mm［n 为节点，AnB 和 anb 是两个相似三角形；如果物距已知，就可由物体 AB 大小算出物像 ab 大小，也可算出两个三角形对顶角（即视角）的大小］

二、眼视近物的调节及调节能力异常表现

（一）眼的调节

正常人眼看 6 m 以外物体时不需进行调节便可看清物体。因为 6 m 以外物体的光线到人眼时已接近平行光线，眼的折光系统正好将此物体的光线成像在视网膜上，产生清晰的视觉。通常将人眼不作任何调节时所能看清物体的最远距离称为远点（far point of vision）。6 m 以内物体发出的光线呈辐射状，成像在视网膜后，产生模糊的视觉。但是，正常眼在看近物时也很清楚，主要是眼进行了调节的缘故。此时，眼作了如下调节：晶状体的调节、瞳孔的调节和眼球会聚，这三种调节同时进行，其中晶状体的调节最重要。

1. 晶状体的调节　晶状体是一种富有弹性的双凸透镜形折光体，其周边由悬韧带将其与睫状体相连。晶状体的调节是根据所看物体的远近，通过反射改变晶状体的凸度，从而改变自身的折光能力，使进入眼内的光线折射后聚焦在视网膜上。眼在看远物时，睫状肌舒张而悬韧带紧张，晶状体受悬韧带牵拉而相对扁平，远物的平行光折射后物像正好落在视网膜上；看近物时，反射性引起睫状肌收缩，从而悬韧带松弛，晶状体因自身弹性回位，凸度加大（图 8-3），折光能力增强，使物像前移正好落在视网膜上。由于看近物时睫状肌处于持续的收缩状态，所以长时间看近物，眼睛会感到疲劳。

晶状体的调节能力主要取决于晶状体的弹性，弹性越好晶状体变凸能力越强，所能看清物体的距离就越近。晶状体的最大调节能力常用近点（near point）来表示。近点指眼在尽最大能力调节时所能看清物体的最近距离。近点数值越小，晶状体的弹性越好，即晶状体调节能力越强。晶状体的弹性与年龄有关，随着年龄的增长，晶状体的弹性逐渐减退，近点的数值增大。例如，10 岁时近点平均为 8.6cm，20 岁时平均为 10.4 cm，60 岁时可增至 83.3 cm。年龄导致晶状体弹性下降和视近物不清的现象称为老视，即通常所说老花眼。

2. 瞳孔的调节　正常人瞳孔直径可在 1.5 ～ 8.0mm 范围内变动。瞳孔的大小可控制进入眼内的光量。视近物时反射性引起瞳孔缩小称为瞳孔的近反射（near reflex of pupil）或瞳孔调节反射（pupillary accommodation reflex）。此反射的意义在于，减少进入眼的光量并降低折光系统造成的球面像差和色像差，使成像更清晰。

瞳孔的大小随光照强度而变化的现象称为瞳孔对光反射（pupillary light reflex）。光线强时瞳孔缩小，反之瞳孔变大。瞳孔对光反射与视近物无关，其意义在于根据环境的明暗度调节进入眼内的光量，使视网膜上的物像保持适宜亮度，既可在光线弱时看清物体也可在光线强时不损伤视网膜。瞳孔对光反射的效应是双侧性的，即一侧眼被照射时，不仅被照射眼的瞳孔缩小，对侧瞳孔也缩小，这种现象称为互感性对光反射或互感反应；被照侧瞳孔缩小称为直接对光反射。瞳孔对光反射的中枢在中脑，反射过程如下：强光照射时视网膜产生的电活动经视路传到中脑，然后到达双侧的动眼神经缩瞳核，再由动眼神经中的副交感纤维传出，使瞳孔括约肌收缩，瞳孔缩小。此反射灵敏度高且便于检查，所以临床上常用来判断全身麻醉深度和病情危重程度。

3. 眼球会聚　当双眼视近物时两眼视轴同时向鼻侧聚拢的现象称为眼球会聚，又称辐辏反射（convergence reflex）。此反射由内直肌收缩完成，其意义在于看近物时，使物像落在视网膜的对称点上，产生清晰的单一视觉，避免复视。

（二）眼的折光异常

正常眼不需调节即可使平行光线聚焦于视网膜上，视近物时只要物距不小于近点，经眼的调节，也可聚焦于视网膜上，形成清晰的物像，这种眼称为正视眼（emmetropia）。眼的折光系统异常或眼球形态异常时，眼未作调节时平行光线不能聚焦在视网膜上，这种眼称为非正视眼（ametropia），也称屈光不正，包括近视眼、远视眼和散光眼。

1. 近视　近视（myopia）多由眼球前后径过长（轴性近视），少部分由折光系统折光力过强（屈光性近视）引起。远物的平行光线不能聚焦在视网膜上，而在视网膜前，故视物不清。视近物时由于近物发出辐散光，故不需调节或只需轻度的调节即可成像在视网膜上。近视眼的近点和远点都变近。近视眼可用合适的凹透镜来矫正（图 8-18）。

2. 远视　远视（hyperopia）多由眼球前后径过短（轴性远视），少部分由折光系统折光力过弱（屈光性远视）引起。新生儿眼轴往往较短，所以呈远视，成长发育过程中眼轴逐渐变长，一般 6 岁成为正视眼。远视眼视远物时，物像聚焦在视网膜后，形成模糊的物像，所以需调节才能看清远处物体；视近物时，物像更后移，晶状体的调节即使达到最大限度也难看清近处物体。远视眼的近点比正视眼远。远视眼不论视近物还是视远物均需进行调节，故易发生调节疲劳。

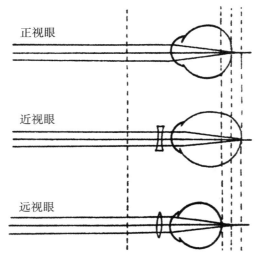

正视眼

近视眼

远视眼

——为矫正前的光线路径，……为矫正后的光线路径

图 8-18　眼的折光异常及矫正

3. 散光　角膜表面在不同方向上曲率半径不同，使平行光线不能在眼内聚焦的这种屈光状态称为散光（astigmatism）。正常眼折光系统的各个折光面都是正球面，在折光面的各个方位曲率半径都相等，因而平行光线可以在眼内聚焦；当折光面失去正球面形时，即产生散光。散光眼可佩戴合适的柱面镜来矫正。

三、视网膜感光功能

视网膜为眼的感光系统。物体的光线通过折光系统成像在视网膜上，视网膜将光能转变为电信号，由视路传到视觉中枢，从而产生视觉。

（一）视网膜的结构

视网膜结构很复杂，主要有四层细胞，由外向内依次为：色素细胞层、感光细胞层、双极细胞层和神经节细胞层。均含有特殊的感光色素。两种感光细胞在形态上都分为四部分：外段、内段、胞核和终足。外段是视色素集中的部位，起感光换能作用。两种感光细胞的区别主要在于外段。感光细胞通过终足与双极细胞发生联系，双极细胞再和神经节细胞联系，神经节细胞的轴突构成视神经。在视神经穿过视网膜的地方形成视神经乳头，大约在中央凹鼻侧 3 mm 处，此处无感光细胞，称为生理盲点（blind spot）。正常人两眼视物，一侧盲点可被对侧视觉补偿，察觉不到盲点的存在。

（二）视网膜的两种感光换能系统

人的视网膜中有两种感光系统：视锥系统和视杆系统。

1. 视锥系统　由视锥细胞及相关的传递细胞（双极细胞和神经节细胞等）共同组成的感光换能系统。此系统的特点是：①向心性分布，越靠近视网膜中心部位视锥细胞越多，中央凹处最密集，越靠近周边部位越少。②与双极细胞和神经节细胞呈一对一的联系。③光敏感性较低，只有白昼或类似白昼的强光条件下才能使其发生反应，此系统的主要功能是白昼视物，故又称为昼光觉系统（或明视觉系统），如鸡、鸽等动物的感光细胞以视锥细胞为主。④有色觉功能。⑤分辨能力较高，能看清物体的轮廓和细节。

2. 视杆系统　由视杆细胞及相关的传递细胞（双极细胞和神经节细胞等）共同组成的感光换能系统。此系统特点是：①离心性分布，主要分布在视网膜周边部位，越靠近中央凹数量越少。②与双极细胞和神经节细胞呈会聚式的联系。③光敏感性较高，昏暗环境中能感受弱光的刺激引起视觉，故又称晚光觉系统（或暗视觉系统），如鼠、猫头鹰等动物的感光细胞以视杆细胞为主。④无色觉功能。⑤分辨能力较低，对物体只能形成粗略的轮廓。

（三）视杆细胞和视锥细胞的感光原理

至今尚未完全清楚视锥细胞和视杆细胞对光刺激发生反应的详尽原理，但可以肯定的是：光照时视杆细胞和视锥细胞内的特殊感光色素迅速分解，继而与之相联系的神经细胞兴奋。

1. 视杆细胞感光原理　视杆细胞的感光物质是视紫红质（rhodopsin）。视杆细胞外段有多个圆盘状的膜盘，膜盘中镶嵌着视紫红质。视紫红质就是视杆细胞的视色素，它是一种结合蛋白，由一分子视蛋白（不吸收光）和一分子视黄醛（可吸收光）组成。光照时，视紫红质迅速分解为视蛋白和视黄醛，视黄醛分子由11-顺型变为全反型，这种构象改变又引起视蛋白分子构象变化，再经过信号传递系统的一系列复杂活动，使视杆细胞产生感受器电位。

生理情况下，视紫红质既有分解又有合成，二者处于动态平衡状态。光照时，视紫红质分解为视蛋白和全反型视黄醛；合成时，全反型视黄醛转变为11-顺型，再与视蛋白结合成视紫红质。合成与分解的平衡点取决于光线的强弱。视紫红质的分解与合成过程中，总有一部分视黄醛被消耗，视黄醛可由体内储存的维生素A（视黄醇）来补充。维生素A与视黄醛的化学结构相似，经生物化学反应可转变为视黄醛。体内储存的维生素A来源于食物，如果长期摄入不足或吸收不良，体内缺乏维生素A，就会影响暗光下的感光功能，导致夜盲症。

2. 视锥细胞感光原理与色觉　现已证实，人眼视网膜中存在三种对不同光线敏感的视锥细胞，三种视锥细胞的视色素都由视蛋白和视黄醛组成。每种视色素都含有相同的视黄醛，但视蛋白的分子结构略有不同。视蛋白分子结构的这些微细差别，就决定了与之结合的视黄醛对不同波长的光线敏感度不同，从而分为三种不同的视色素，分别对红、绿、蓝三种颜色的光线最敏感。视锥细胞感光原理及感光后的信息传递过程与视杆细胞相似，在此不再赘述，以下主要讨论视锥细胞的色觉。

人类产生色觉的确切机理尚未完全清楚。一般用三原色学说来解释：不同波长的光线照射视网膜时，三种视锥细胞以一定比例兴奋，这样的信息传到中枢，就会产生不同颜色的感觉。如红、绿、蓝三种视锥细胞受同等程度的三色光刺激兴奋时，会产生白色的感觉；三者兴奋程度比例为 4：1：0 时，产生红色的感觉；三者比例为 2：8：1 时，产生绿色的感觉。

三原色学说可用来解释色盲和色弱的发生机制。色盲是一种色觉障碍，可分为全色盲和部分色盲；部分色盲又分为红色盲、绿色盲和蓝色盲，其中最多见的是红色盲和绿色盲（统称红绿色盲）。色盲可能原因是缺乏相应的某种视锥细胞。色盲绝大多数由遗传因素引起，少数由视网膜病变引起。色弱是由于视锥细胞的反应能力较正常人弱，不是缺乏某种视锥细胞。色弱表现为对某种颜色的识别力较常人差一些。

3. 视网膜中的信息传递和视觉的产生　视杆细胞和视锥细胞经过复杂的转化过程产生了感受器电位，再经过视网膜各层细胞间的网络信息传递，最后在神经节细胞上可诱发动作电位，并由视觉传导通路传向视觉中枢，经中枢的综合分析和处理，产生主观上的视觉。

四、与视觉有关的其他现象

（一）视力

视力也称视敏度（visual acuity），指眼对物体细微结构的分辨能力，也就是分辨物体上两点间最小距离的能力。常用视角的大小作为衡量视力的标准。视角指物体上两点发出的光线射入眼球后，在节点上形成的夹角。眼睛能辨别物体上两点所构成的视角越小，表示视力越好。视角的大小与视网膜上像的大小成正比。当视角为 1 分（1/60 度）时，在视网膜上所形成的物像两点之间的距离为 4.5μm，此值比一个视锥细胞的直径稍大，即两点间刚好间隔一个未被兴奋的视锥细胞，所以信号传到中枢后就形成了两点分开的感觉。

（二）视野

单眼固定注视前方一点时该眼所能看到的范围称为视野（visual field）。正常人受面部结构的影响，鼻侧和上方视野较小，颞侧和下方视野较大。各种颜色的视野也不同，从大到小依次为：白色、黄色、蓝色、红色、绿色。临床上检查视野，可以了解视网膜的普遍感光能力，从而发现较大范围的视网膜病变。另外，视觉通路病变也可表现为一定特征的视野缺损，有一定的临床诊断意义。

（三）明适应与暗适应

1. 明适应　从暗处突然进入亮处时，最初有耀眼的光感但不能看清物体，一段时间后视觉才逐渐恢复，这种现象称为明适应（light adaptation）。其机制是：暗处视杆细胞内蓄积的视紫红质在亮处突然快速分解，因而产生耀眼的光感；视紫红质快速大量分解后，视锥细胞便承担起亮光下的感光任务，于是完成了明适应。明适应较快，一般约在 1min 内完成。

2. 暗适应　从亮处突然进入暗处，最初看不清任何物体，经过一定时间，视觉敏感度才逐渐增高，这种现象称为暗适应（dark adaptation）。在亮处时视杆细胞中视紫红质大量分解，贮存量很小，突然到暗处不足以发挥暗处的感光功能，而此时视锥细胞对弱光很不敏感，所以开始阶段什么都看不清。随着时间的推移，视紫红质逐渐合成，于是视杆细胞又可发挥暗处视觉作用。

（四）双眼视觉

两眼看同一物体时所产生的感觉称为双眼视觉。双眼视觉可以扩大视野，互相弥补单眼视野中的生理盲点，并产生立体视觉。

五、耳的传音作用

声波由外耳、中耳传递到内耳，内耳将机械振动转换为电活动，然后由听觉传导通路传到听觉中枢，最后经大脑皮层分析处理产生听觉。听觉在人们生存中具有非常重要的意义。

声波传入内耳的途径包括气传导和骨传导两种，正常情况下以气传导为主。

1. 气传导　声波经外耳道引起鼓膜振动，再经听骨链和前庭窗传入耳蜗，这条途径称为气传导（air conduction），简称气导。气导是声波传导的主要途径。当气传导路径的结构损坏时（如鼓膜穿孔、听骨链运动障碍等），声波可经外耳道和鼓室内的空气传至蜗窗（也叫圆窗），再经蜗窗传到耳蜗，但此时听力较正常途径降低很多。

2. 骨传导　声波直接引起颅骨振动，再引起耳蜗内淋巴的振动，这条途径称为骨传导（bone conduction），简称骨导。正常情况下骨导的敏感性比气导低得多，因此起作用极小。

当传音装置（外耳、中耳）病变引起传音性耳聋时，气导明显受损，而骨导却不受影响，甚至相对增强。当耳蜗病变引起感音性耳聋时，气传导和骨传导都受损。

六、球囊和椭圆囊、半规管的功能

前庭器官包括椭圆囊、球囊和三个半规管。

（一）椭圆囊和球囊的功能

椭圆囊和球囊是膜质的小囊，内部充满内淋巴，两囊内各有一囊斑，分别称为椭圆囊斑和球囊斑。囊斑中含有毛细胞，毛细胞的纤毛埋植于耳石膜内。

当头部的空间位置发生变化或人体做直线变速运动时，由于重力或惯性的作用，耳石膜与毛细胞的相对位置发生改变，使纤毛发生弯曲并向某方向倾倒，从而使传入神经上兴奋的频率发生变化。这些信息传到中枢后，便产生了头部空间位置觉和人体的直线变速运动感觉，同时引起姿势反射，以维持身体平衡。椭圆囊斑和球囊斑所处的空间状态有差异：人体直立时，椭圆囊斑近似水平位，而球囊斑近似垂直位。

（二）半规管的功能

人体两侧内耳各有三个相互垂直的半规管，它们各代表空间的三个平面。每个半规管的一端都有膨大的壶腹，壶腹内有壶腹嵴，壶腹嵴上有毛细胞，毛细胞外面罩着一种称为终帽的胶状物。终帽使毛细胞顶端的动毛和静毛的相对位置固定。当管腔的内淋巴由管腔向壶腹嵴方向流动时，使毛细胞顶部的纤毛由静毛向动毛一侧弯曲，此壶腹嵴向中枢传导的神经冲动增加；反之，当壶腹内的内淋巴流向管腔时，动毛向静毛一侧弯曲，此壶腹嵴向中枢传导的神经冲动减少。

那么，内淋巴何时才会发生流动呢？人体以不同方位中轴做旋转运动时就会引起内淋巴的流动。由于惯性作用，旋转运动开始时纤毛向一侧弯曲，毛细胞兴奋；旋转停止时纤毛向相反方向弯曲，毛细胞抑制。毛细胞的兴奋或抑制又分别引起前庭神经上冲动增多或减少，中枢综合两侧半规管传入的信息，判断旋转的开始和终止以及旋转的方向。人体三对半规管互相垂直，可感受任何平面上不同方向的旋转变速运动，从而产生特定的感觉，并引起姿势反射，以维持身体平衡，所以半规管的功能是感受旋转变速运动。

七、皮肤的结构和功能

皮肤由表皮、真皮和皮下组织构成，并含有附属器官（汗腺、皮脂腺、指甲、趾甲）以及血管、淋巴管、神经和肌肉等。表皮根据细胞的不同发展阶段和形态特点，由外向内可分为5层：角质层、透明层、颗粒层、棘细胞层和基底层。

皮肤内有多种感受器，能产生多种感觉，主要有触压觉、温度觉（包括冷觉和热觉）和痛觉等。给皮肤施以触、压等机械刺激所产生的感觉，分别称为触觉和压觉。皮肤对刺激的敏感性与感受器在皮肤分布的密度呈正比，其分布规律是：鼻、口唇、指尖等密度最高，胸腹部次之，手腕和足底最低。给皮肤以不同的温度刺激可产生冷觉或热觉，合称温度觉。

复习思考题

一、名词解释

1. 感觉器　2. 黄斑　3. 视神经盘　4. 光锥　5. 螺旋器

二、简答题

1. 简述眼球壁的组成及功能。

2. 试述房水的产生、循环途径及功能、临床意义。

3. 简述声波骨传导途径。

第 九 章

神经系统

【学习目标】

　　掌握神经系统的区分，神经系统的常用术语，脊髓的位置和外形，脑各部的区分，脑干的外形及重要结构，小脑的位置、功能，端脑的形态、分叶，内囊的位置、分部和损伤后表现，硬膜外隙和蛛网膜下隙的位置和内容物，脑动脉的主要来源及各来源血供范围，脑脊液的循环途径，神经纤维传导兴奋的特征，突触兴奋的传递过程；熟悉神经系统的活动方式，脑和脊髓被膜的名称与层次，大脑动脉环的组成和位置；了解神经系统的功能，脑干网状结构。

　　神经系统（nervous system）由中枢神经系统和周围神经系统组成，结构和功能复杂，在机体内主导调控其他系统功能，维持人体内、外环境平衡。

第一节　神经系统解剖

一、神经系统的组成及功能

　　神经系统是完整的不可分割的整体，通常按其所在部位、形态和功能，分为中枢神经系统（central nervous system，CNS）和周围神经系统（peripheral nervous system，PNS）。前者包括位于颅腔内的脑和椎管内的脊髓；后者包括与脑相连的脑神经和与脊髓相连的脊神经。周围神经按分布部位不同，可分为躯体神经和内脏神经。躯体神经分布于体表、骨、关节和骨骼肌；内脏神经分布于内脏、心血管和腺体等。神经系统概观见图9-1。

　　在周围神经中，将来自外界或体内的各种刺激转变为神经信号向中枢内传递的纤维称为传入神经纤维，由这类纤维所构成的神经叫传入神经或感觉神经，根据分布部位又分为躯体感觉神经和内脏感觉神经。向周围的靶组织传递中枢冲动的神经纤维称为传出神经纤维，由这类神经纤维所构成的神经称为传出神经或运动神经，根据分布部位又分为躯体运动神经和内脏运动神经。内脏运动神经又分为交感神经和副交感神经，因其不受意识支配，又称为自主神经。

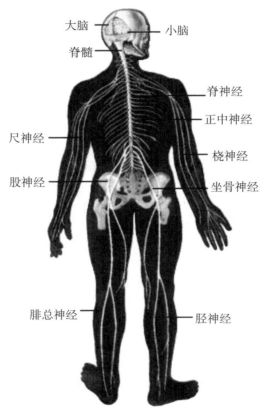

图 9-1　神经系统概观

　　神经系统在调节机体的活动中，对内、外环境的刺激所作出的反应，称为反射（reflex），是神经系统的基本活动方式。反射分非条件反射和条件反射两类。前者是出生后无须训练就有的反射，包括防御反射、觅食反射、性反射等；后者是出生后在非条件反射的基础上，通过训练建立的反射。条件反射的建立扩大了适应范围，具有极大的易变性，可以新建、消退、分化和改造。

　　反射活动的结构基础是反射弧（reflex arc），基本结构包括感受器、传入神经、中枢、传出神经、效应器 5 个部分（图 9-2）。只有在反射弧完整的情况下，反射才能完成。

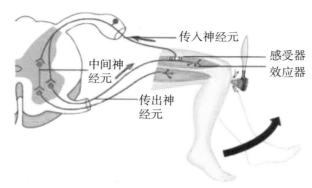

图 9-2　反射弧示意图

二、神经系统的常用术语

神经系统不同部位的神经元胞体或突起因组合和编排方式不同而具有不同的术语。

（一）灰质和白质

中枢神经系统内，神经元胞体及其树突聚集的部位，因富含血管，在新鲜标本中呈暗灰色，称灰质，如脊髓灰质。在大脑半球和小脑，由于大量神经元胞体及其树突形成的灰质集中于表层，特称为皮质。白质是神经纤维在中枢部聚集部位，因神经纤维表面的髓鞘含有类脂质，在新鲜标本中呈亮白色，如脊髓白质。在大脑和小脑，白质被皮质所包绕而位于深处，特称为髓质。

（二）神经核和神经节

两者都是由形态和功能相似的神经元胞体聚集形成的团块。在中枢神经系统内，称为神经核；在周围神经系统内，称为神经节。

（三）纤维束和神经

在中枢神经系统中，起止、行程和功能基本相同的神经纤维聚集成束，称为纤维束；在周围神经系统中，神经纤维聚集，被结缔组织包绕形成神经。重要神经束排列、功能，神经走行和分布在临床神经外科中具有重要意义。

（四）网状结构

网状结构是指脑干内边界明显的灰质和白质以外的细胞体与纤维相互混杂分布的部分。在脑干较为发达，主要用于传导非特异性感觉，从而维持大脑皮质的清醒状态。

三、脊髓的位置、内部结构

脊髓（spinal cord）位于椎管内，呈前、后略扁的圆柱形，上端在枕骨大孔处与延髓相续，下端逐渐变细呈圆锥状，称脊髓圆锥，成人约平第 1 腰椎体下缘，新生儿可达第 3 腰椎体下缘，全长约 42 ～ 45cm。脊髓圆锥向下延伸为一条结缔组织细丝，称为终丝，止于尾骨背面。

脊髓全长有两个膨大，位于第 4 颈节至第 1 胸节称为颈膨大，位于第 1 腰节至第 3 骶节称为腰骶膨大。其形成与支配四肢的神经元数目增多有关，人类上肢灵活，故颈膨大比腰骶膨大明显（图 9-3）。

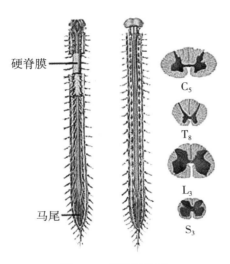

图 9-3 脊髓的外形

脊髓表面有 6 条纵沟或裂，前面正中较深的沟，称前正中裂；后面正中较浅的沟，称后正中沟。前正中裂两边有对称性分布的 2 条前外侧沟，有脊神经前根穿出；后正中沟两边有对称性分布的 2 条后外侧沟，有脊神经后根穿入，并且每条脊神经后根上有一膨大，称脊神经节，内含假单极神经元胞体（图 9-4）。

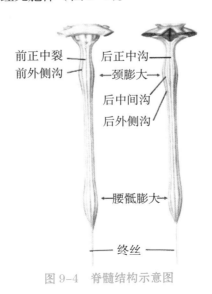

图 9-4 脊髓结构示意图

脊神经前、后根在椎间孔处汇合形成脊神经，并从相应的椎间孔穿出，由于脊髓节段高于相应的椎骨，在椎管内，腰、骶、尾部的脊神经根从上而下斜行一段距离，逐渐达到垂直状态，才能从相应的椎间孔穿出。这些近似垂直的神经根，围绕在终丝周围，形成束状的马尾。成人第 1 腰椎以下已无脊髓，故临床上常选择第 3、第 4 或第 4、第 5 腰椎棘突间进行穿刺，以免损伤脊髓（图 9-5）。

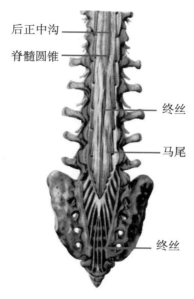

后正中沟

脊髓圆锥

终丝

马尾

终丝

图 9-5　脊髓圆锥与马尾

脊髓在外形上没有明显的节段性，每对脊神经前、后根附着处标志一个脊髓节段。31 对脊神经将脊髓分为 31 个节段：8 个颈节（C）、12 个胸节（T）、5 个腰节（L）、5 个骶节（S）和 1 个尾节（CO）。在成人，一般的推算方法为：上颈髓节段（$C_{1\sim4}$）大致与同序数椎骨相对应，下颈髓节段（$C_{5\sim8}$）和上胸髓节段（$T_{1\sim4}$）与同序数椎骨的上 1 个椎体平对，中胸部的脊髓节段（$T_{5\sim8}$）约与同序数椎骨上 2 个椎体平对，下胸部的脊髓节段（$T_{9\sim12}$）约与同序数椎骨上 3 个椎体平对，腰髓节段约平对第 10～12 胸椎，骶、尾髓节段约平对第 1 腰椎（图 9-6）。

在脊髓的横切面上，可见中央有一细小的中央管，围绕中央管周围呈 "H" 形的为灰质，灰质的外围是白质（图 9-7）。

灰质前部扩大为前角（柱），后部狭细为后角（柱），在胸部和上部腰髓（$T_1 \sim L_3$），前、后角之间还有向外伸出的侧角（柱）。

白质借脊髓的纵沟分为三个索，前正中裂与前外侧沟之间为前索；前、后外侧沟之间为外侧索；后外侧沟与后正中沟之间为后索。

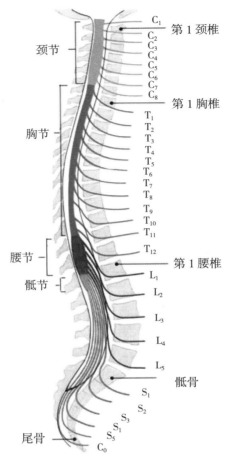

图 9-6 脊髓节段与椎骨的对应关系

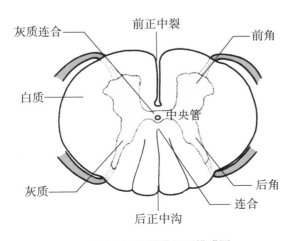

图 9-7 脊髓横切面模式图

（一）灰质

1. 前角　含运动神经元，引起关节运动；与肌张力调节有关。

2. 后角　由中间神经元组成，接受后根的传入纤维。

3. 侧角　见于 $T_1 \sim L_3$ 脊髓节段，是交感神经的低级中枢，发出纤维经前根进入脊神经，经白交通支到交感干；骶副交感核位于 $S_{2\sim4}$ 脊髓节段，是副交感神经的低级中枢。

（二）白质

脊髓白质主要由许多上、下行纤维束组成。上行纤维束将感觉信息上传到脑，下行纤维束从脑将神经冲动下传到脊髓。固有束为短纤维，起止均在脊髓，完成脊髓节段内和节段间反射活动。

四、脑

脑位于颅腔内，在成人其平均重量约 800g。分为 4 部分：端脑、间脑、脑干和小脑（图 9-8）。

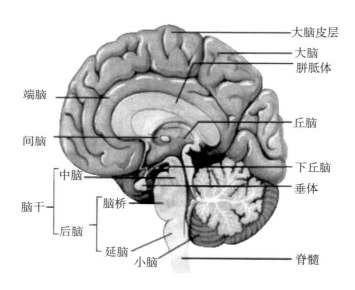

图 9-8　脑的正中矢状切面

（一）脑干

脑干位于脊髓和间脑之间，自下而上由延髓、脑桥和中脑三部分组成。延髓在枕骨大孔处与脊髓相续，脑桥和延髓背侧面与小脑相连，中脑向上与间脑相接。

1. 脑干的外形

（1）腹侧面：延髓向上借延髓脑桥沟与脑桥为界，向下平枕骨大孔处与脊髓相续。延髓下部与脊髓外形相近，脊髓表面纵行沟、裂向上延续到延髓。前正中裂两侧有纵行隆起，称为锥体。锥体下端，有左右交叉的下行纤维束，称锥体交叉。锥体外侧的卵圆形隆起为橄榄，内含下橄榄核。橄榄和锥体之间的前外侧沟中有舌下神经根发出，橄榄背外侧的后外侧沟内，自上而下依次有舌咽神经、迷走神经和副神经根丝附着（图 9-9）。

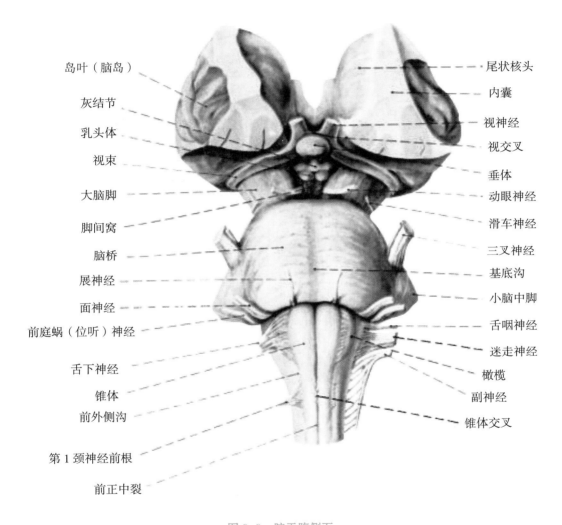

图 9-9　脑干腹侧面

　　脑桥腹侧面宽阔膨隆，称基底部。其上缘与中脑的大脑脚相接，下缘的延髓脑桥沟中有 3 对脑神经根，自内侧向外侧依次为展神经、面神经及前庭蜗神经。基底部正中为纵行的基底沟，容纳基底动脉。基底部向后外逐渐变窄，移行为小脑中脚，两者的分界处为三叉神经根。

　　中脑腹侧面一对粗大的纵行隆起，称大脑脚，由大量起自大脑皮质的下行纤维构成。大脑脚之间的凹陷称脚间窝。窝底有动眼神经根附着。

（2）背侧面：延髓背侧面上部构成菱形窝的下半，下部似脊髓，后正中沟两边有依次向外排列的薄束结节和楔束结节，其深面有薄束核和楔束核。在楔束结节的外上方有隆起的小脑下脚（图9-10）。

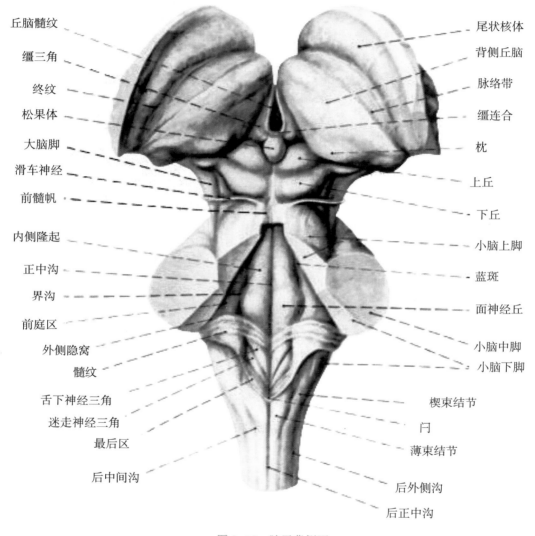

左侧标注（从上至下）：
丘脑髓纹
缰三角
终纹
松果体
大脑脚
滑车神经
前髓帆
内侧隆起
正中沟
界沟
前庭区
外侧隐窝
髓纹
舌下神经三角
迷走神经三角
最后区
后中间沟

右侧标注（从上至下）：
尾状核体
背侧丘脑
脉络带
缰连合
枕
上丘
下丘
小脑上脚
蓝斑
面神经丘
小脑中脚
小脑下脚
楔束结节
闩
薄束结节
后外侧沟
后正中沟

图 9-10　脑干背侧面

脑桥背侧面参与形成菱形窝，窝的外侧壁为左、右小脑上脚，两侧小脑上脚间的薄层白质称上髓帆。

中脑背面上、下各有两对圆形隆起，分别为上丘和下丘。在下丘与上髓帆之间有滑车神经根发出，这是唯一从脑干背面出脑的神经。

（3）菱形窝：即第四脑室底，呈菱形，窝的上外侧边界为小脑上脚，下外侧边界自内侧向外侧依次为：薄束结节、楔束结节和小脑下脚，横行于菱形窝的纤维束称髓纹。

（4）第四脑室：位于延髓、脑桥和小脑之间，底为菱形窝，顶向后上朝向小脑，顶的前部由小脑上脚及上髓帆构成，顶的后下部由下髓帆和第四脑室脉络组织构成。第四脑室向上经中脑水管与第三脑室相通，向下续为延髓下部和脊髓的中央管，借第四脑室脉络组织上的 3 个孔（1 个正中孔和 2 个外侧孔）与蛛网膜下隙相通。

2. 脑干的内部结构　脑干主要包括灰质（脑神经核、非脑神经核）、白质（长的上、下行纤维束）和网状结构。

脑干网状结构：脑干内除了界限明确的脑神经核、非脑神经核和上、下行纤维束外，还有纤维交织成网，其中含有大量散在的神经细胞团块的结构，称为脑干网状结构。通过上行网状激动系统使大脑皮质保持觉醒和意识状态，通过网状脊髓束参与躯体和内脏运动、内分泌功能的调节等。

（二）小脑

1. 小脑的位置与外形　小脑位于颅后窝，与端脑枕叶底面隔着小脑幕，借 3 对小脑脚与脑干相连。小脑的上面平坦，中间比较狭窄的部位，称小脑蚓；两侧膨大的部分，称小脑半球；下面中部凹陷，两侧小脑半球向下膨隆的结构，称小脑扁桃体。当颅内压过高时，该部可嵌入枕骨大孔，形成小脑扁桃体疝，压迫延髓，导致呼吸、循环功能障碍，危及生命（图 9–11）。

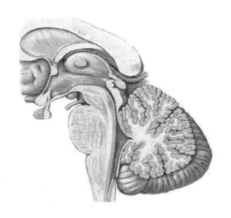

图 9–11　小脑外形

2. 小脑的内部结构　浅表为灰质，称小脑皮质，表面有许多浅沟。深部为白质，称小脑髓质，包埋于髓质内有灰质核团，由内侧向外侧依次为：顶核、球状核、栓状核和齿状核。

3. 小脑的功能　主要为维持身体平衡，协调眼球运动，调节肌张力，协调肌群运动。

（三）间脑

间脑位于脑干与端脑之间，连接大脑半球和中脑。大脑半球掩盖了间脑的两侧和背面，仅部分腹侧部露于脑底。中间有一窄腔即第三脑室，分隔左右间脑。间脑可分为5个部分：背侧丘脑、后丘脑、上丘脑、底丘脑和下丘脑。下丘脑是神经内分泌中心，与垂体有密切联系，通过神经和体液调节控制机体的内分泌活动。对机体体温、摄食、生殖、水盐平衡和内分泌活动等的调节；下丘脑与边缘系统有密切联系，参与情绪行为的调节；下丘脑的视交叉上核与人类昼夜节律有关。

（四）端脑

端脑又称大脑，是脑的最高级部位，借胼胝体连接左、右大脑半球，两侧半球之间的裂隙称大脑纵裂，大脑和小脑之间为大脑横裂。

1. 大脑的外形和分叶　大脑半球外表凹凸不平，凹陷处形成大脑沟，沟之间形成长短大小不一的隆起，称为大脑回。每侧半球分为上外侧面、内侧面和下面。半球内有3条恒定的沟，将每侧大脑半球分为5叶，分别为额叶、顶叶、枕叶、颞叶及岛叶。外侧沟起于半球下面，行向后上方，至上外侧面，外侧沟以下的部分为颞叶；中央沟起于半球上缘中点稍后方，斜向前下方，中央沟以前的部分为额叶，中央沟后方为顶叶；顶枕沟位于半球内侧面后部，自距状沟起，自下向上并略转至上外侧面，枕叶前界为顶枕沟；岛叶位于外侧沟深面，被额叶、顶叶、颞叶所掩盖（图9-12）。

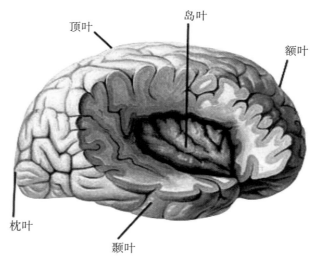

图 9-12　大脑的分叶

2. 大脑的内部结构　大脑半球表层的灰质称大脑皮质，表层下的白质称髓质。蕴藏在髓质深部的灰质团块为基底核。基底核包括尾状核、豆状核、屏状核和杏仁体。半球内的腔隙为侧脑室。

　　内囊（internal capsule）是位于背侧丘脑、尾状核和豆状核之间的白质板，在水平切面上，呈"＞＜"形，分内囊前肢、内囊膝和内囊后肢三部分。经内囊前肢的投射纤维主要有额桥束和丘脑前辐射；经内囊膝部的投射纤维有皮质核束；经内囊后肢的投射纤维有皮质脊髓束、皮质红核束、顶枕颞桥束、丘脑中央辐射、视辐射和听辐射等。当内囊损伤广泛时，患者会出现对侧偏身感觉丧失（丘脑中央辐射受损）、对侧偏瘫（皮质脊髓束、皮质核束损伤）和双眼对侧半视野同向性偏盲（视辐射受损）的"三偏"症状（图9-13）。

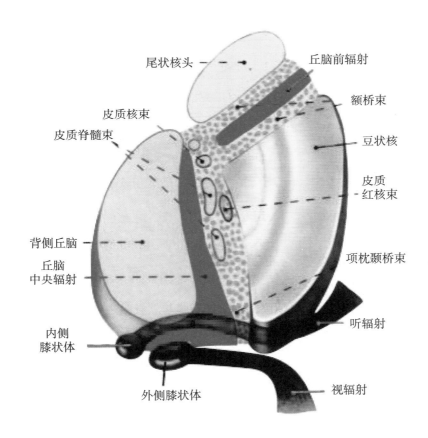

图 9-13　内囊模式图

五、脑和脊髓的被膜、脑的主要动脉血管和脑脊液循环途径

（一）脑和脊髓的被膜

　　脑和脊髓均被 3 层被膜包裹，由外向内依次是硬膜、蛛网膜和软膜，对脑和脊髓具有支持和保护作用。

1. 脊髓的被膜

（1）硬脊膜：由致密结缔组织构成，厚而坚韧，呈囊状包裹脊髓。上端附于枕骨大孔边缘，与硬脑膜相延续。下端在第2骶椎平面逐渐变细，包裹终丝，末端附着于尾骨，在椎间孔处与脊神经外膜相连续。硬脊膜与椎管内面骨膜及黄韧带之间的间隙，称为硬膜外隙，内含疏松结缔组织、脂肪、淋巴管和椎内静脉丛等。由于硬脊膜在枕骨大孔边缘与骨膜紧密相连，故硬膜外隙不与颅内相通。此隙内有脊神经根通过，临床上进行硬膜外麻醉，即将药物注入此隙，以阻滞脊神经根内的神经传导。在硬脊膜与脊髓蛛网膜之间为潜在的硬膜下隙，向上与颅内的硬膜下隙相通（图9-14）。

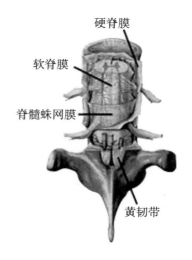

图9-14 脊髓的被膜

（2）脊髓蛛网膜：为半透明的薄膜，位于硬脊膜与软脊膜之间，向上与脑蛛网膜直接延续。脊髓蛛网膜与软脊膜之间有宽阔的间隙，称为蛛网膜下隙，两层间有许多结缔组织小梁相连，隙内充满脑脊液。此隙下部，自脊髓下端至第2骶椎平面扩大为终池，内有马尾。脊髓蛛网膜下隙向上与脑蛛网膜下隙相通。

（3）软脊膜：薄而富有血管，紧贴脊髓表面，并深入脊髓的沟裂中，至脊髓下端形成终丝。软脊膜在脊髓侧面，于脊神经前、后根之间形成齿形的结构，称为齿状韧带，尖端附于硬脊膜内面，能够固定脊髓，防止外界震荡的损伤。

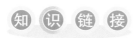

腰椎穿刺术

腰椎穿刺术常用于检查脑脊液的性质，对诊断脑膜炎、脑血管病变、脑肿瘤等神经系统疾病有重要意义。有时也可用于鞘内注射药物，以及测定颅内压力和了解蛛网膜下隙是否阻塞等。通常取弯腰侧卧位，自第3、4腰椎或第4、5腰椎间隙穿刺。成人进针约4～6cm（小儿约3～4cm）时，即可穿破硬脊膜而达蛛膜网下隙，抽出针芯流出脑脊液，测压和缓慢放液后（不超过2～3mL），再放入针芯拔出穿刺针。穿刺点稍加压止血，敷以消毒纱布并用胶布固定。术后平卧4～6h。严格掌握适应证和禁忌证。当颅内压力增高时，禁忌腰穿放液，否则会导致脑干和小脑从枕骨大孔疝出，危及生命。

2. 脑的被膜

（1）硬脑膜：坚韧而有光泽，由内、外两层构成，外层即颅骨的内骨膜，内层较外层坚厚。在颅盖，硬脑膜与颅骨结合疏松，当外伤时，常因硬脑膜血管损伤而在硬脑膜与颅骨之间形成硬膜外血肿。硬脑膜与颅底结合紧密，颅底骨折时，易将硬脑膜与脑蛛网膜同时撕裂，使脑脊液外漏。例如，颅前窝骨折时，脑脊液可流入鼻腔，形成鼻漏。

硬脑膜形成若干板状突起，伸入脑各部之间，对脑起到固定和承托作用：

大脑镰：呈镰刀形，伸入两侧大脑半球之间，前端附于筛骨鸡冠，后端连于小脑幕上面的正中线上，下缘游离于胼胝体上方。

小脑幕：形似幕帐，位于大脑与小脑之间。其后外侧缘附于枕骨横窦沟和颞骨岩部上缘，上面中线处连于大脑镰。前内缘游离凹陷，称为小脑幕切迹，有中脑通过。当小脑幕上发生颅脑病变引起颅内压增高时，位于小脑幕切迹上方的海马旁回和钩可能被挤入小脑幕切迹，形成小脑幕切迹疝而压迫动眼神经和大脑脚。

硬脑膜在某些部位两层分开，内衬以内皮细胞形成硬脑膜窦（图9-15），窦壁无平滑肌，不能收缩，故损伤时出血难止，易形成颅内血肿：

上矢状窦：位于大脑镰上缘，由前向后流入窦汇。

下矢状窦：位于大脑镰下缘，其走向与上矢状窦一致，向后流入直窦。

窦汇：上矢状窦后端的扩大，位于枕内隆凸附近，向两侧与横窦相通，向前与直窦相通。

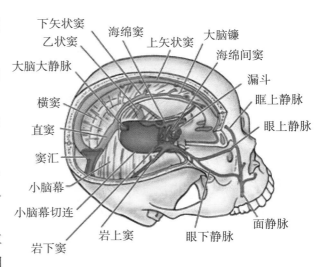

图9-15 硬脑膜窦内

直窦：在小脑幕与大脑镰相接处，由大脑大静脉和下矢状窦汇合而成，向后通窦汇。

横窦：成对，位于小脑幕后外侧缘附着处的枕骨横沟内，连于窦汇与乙状窦之间。

乙状窦：成对，位于乙状窦沟内，为横窦的延续，向前下经颈静脉孔续颈内静脉。

海绵窦：位于蝶鞍两侧，为硬脑膜两层间不规则腔隙，腔内有许多结缔组织小梁，形似海绵。海绵窦窦腔内有颈内动脉和展神经穿过，窦外侧壁自上而下有动眼神经、滑车神经、眼神经和上颌神经通过。

岩上窦和岩下窦：分别位于颞骨岩部上缘和后下缘，将海绵窦的血液分别引向横窦和颈内静脉。

（2）脑蛛网膜：薄而透明，无血管、神经，与硬脑膜间有硬膜下隙；与软脑膜间有蛛网膜下隙，内含脑脊液和较大血管。脑和脊髓的蛛网膜下隙互相交通。脑蛛网膜除在大脑纵裂和大脑横裂处外，均跨越脑的沟裂，故蛛网膜下隙的大小不一，较扩大处称蛛网膜下池（脑池）。在小脑与延髓间有小脑延髓池，临床上可在此进行蛛网膜下隙穿刺。此外，在两大脑脚之间有脚间池，视交叉前方有交叉池，中脑周围有环池，脑桥腹侧有桥池。脑蛛网膜在硬脑膜构成的上矢状窦附近形成许多"菜花状"突起，突入硬脑膜窦内，称蛛网膜颗粒。脑脊液通过这些颗粒渗入硬脑膜窦内，回流入静脉。

（3）软脑膜：薄而富有血管，紧贴脑的表面并深入其沟裂中，参与脉络组织构成，对脑的营养起重要作用。在某些部位，脉络组织中的血管反复分支成丛，连同其表面的软脑膜和室管膜上皮突入脑室，形成脉络丛，是产生脑脊液的主要结构。

（二）脑和脊髓的血管

中枢神经系统是体内代谢最旺盛的部位，血液供应非常丰富，约占心脏搏出量的1/6。脑血流减少或中断可导致脑神经细胞的缺氧甚至坏死，造成严重的神经精神障碍。

1. 脑的动脉　脑的动脉来源为颈内动脉和椎－基底动脉（图9-16）。以顶枕裂为界，大脑半球的前2/3和部分间脑由颈内动脉供应，大脑半球后1/3及部分间脑、脑干和小脑由椎－基底动脉供应。分皮质支和中央支，前者营养大脑皮质及其深面的髓质；后者供应基底核、内囊及间脑等。

大脑动脉环又称Willis环。由前交通动脉、两侧大脑前动脉起始段、两侧颈内动脉末端、两侧后交通动脉和两侧大脑后动脉起始段共同组成，位于脑底下方，蝶鞍上方，环绕视交叉、灰结节及乳头体周围。当构成此环的某一动脉血流减少或被阻断时，可在一定程度上通过大脑动脉环使血液重新分配和代偿，以维持脑的营养供应和机能活动。

2. 脑的静脉　脑的静脉不与动脉伴行，可分为浅、深两组，两组之间互相吻合。

（1）浅静脉：收集皮质及皮质下髓质的静脉血，并直接注入邻近的静脉窦。

（2）深静脉：收集大脑深部的髓质、基底核、间脑、脑室脉络丛等处的静脉血，最后汇成一条大脑大静脉（Galen静脉），于胼胝体压部后下方注入直窦。

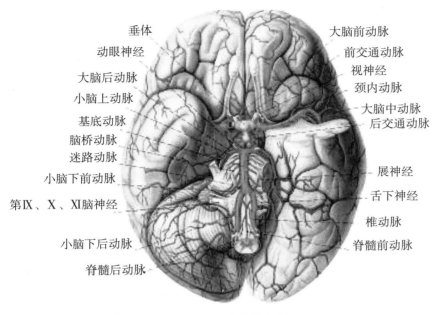

图 9-16 脑底的动脉

3. 脊髓的动脉 脊髓的动脉来自椎动脉发出的脊髓前、后动脉和一些节段性动脉,如肋间后动脉、腰动脉、骶外侧动脉等分支。脊髓前、后动脉在下行过程中,不断得到节段性动脉的增补,以营养脊髓(图 9-17)。

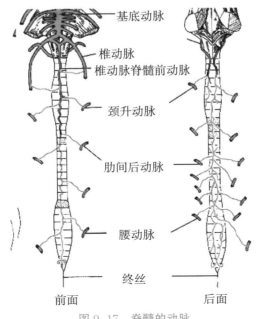

图 9-17 脊髓的动脉

脊髓前、后动脉之间借横行的吻合支互相交通，再分支进入脊髓内部。在两个不同来源血供的移行地带，血液供应不够充分，就容易使脊髓受到损伤，称危险区，如第 1 ~ 4 胸节和第 1 腰节的腹侧面。

4.脊髓的静脉　脊髓的静脉较动脉多而粗，收集脊髓内的小静脉，最后汇合成脊髓前、后静脉，通过前、后根静脉注入硬膜外隙的椎内静脉丛。

（三）脑脊液循环

脑脊液是充满于脑室系统、脊髓中央管和蛛网膜下隙内的无色透明液体，对中枢神经系统起缓冲、保护、营养、运输代谢产物及维持正常颅内压的作用。

脑脊液由侧脑室脉络丛产生，经室间孔流至第三脑室，与第三脑室脉络丛产生的脑脊液一道，经中脑水管流入第四脑室，再汇合第四脑室脉络丛产生的脑脊液，经第四脑室正中孔和外侧孔流入蛛网膜下隙，使脑、脊髓和脑神经、脊神经均被脑脊液浸泡。然后，脑脊液再沿蛛网膜下隙流向大脑背面，经蛛网膜颗粒渗透到硬脑膜窦（主要是上矢状窦）内，回流血液（图 9-18）。如在脑脊液循环途径中发生阻塞，可导致脑积水和颅内压升高，进而使脑组织受压移位，甚至形成脑疝而危及生命。

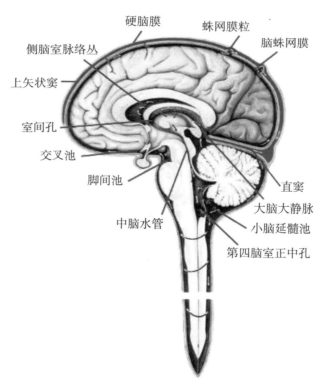

图 9-18　脑脊液循环模式图

（四）血 – 脑屏障

神经细胞机能活动的正常进行，要求其周围的微环境保持一定的稳定性，而维持这一稳定性的结构就是脑屏障，由血 – 脑屏障、血 – 脑脊液屏障、脑脊液 – 脑屏障三部分组成，能选择性地允许某些物质进入脑组织，进而起到保护作用。

血 – 脑屏障是脑屏障的主要形式，位于血液与脑、脊髓的神经细胞之间。其结构基础是：①脑和脊髓内无窗孔毛细血管内皮细胞，内皮细胞之间为紧密连接；②完整而连续的毛细血管基膜；③毛细血管基膜外星形胶质细胞终足围绕形成的胶质膜。

在神经系统的某些部位缺乏血 – 脑屏障，如松果体、神经垂体、正中隆起等。这些部位毛细血管内皮细胞有窗孔，内皮细胞之间为缝隙连接，因而有一定的通透性。

六、颈丛、臂丛、腰丛、骶丛的主要分支及各分支支配的部位

脊神经出椎间孔后立即分为：①前支：为混合性神经支，粗大，分布于躯干前外侧和四肢的肌肉和皮肤。除胸神经前支仍然保持早期原有的节段走行和分布特点外，其余脊神经的前支相互交织构成四个神经丛即：颈丛、臂丛、腰丛、骶丛。②后支：为混合性神经支，较细小，节段性分布于躯干背侧深层肌肉和皮肤。③交通支：为连于脊神经与交感干之间的细支。④脊膜支：发出后经椎间孔返回椎管，分布于脊髓被膜、血管壁、骨膜、韧带和椎间盘等处（图9-19）。

（一）颈丛

1. 颈丛的组成和位置　颈丛由第 1 ～ 4 颈神经前支构成，位于胸锁乳突肌上部深面，中斜角肌和肩胛提肌起端的前方。

2. 颈丛的主要分支与分布　颈丛包括皮支（浅支）和肌支（深支）（图9-20）。

（1）皮支：集中于胸锁乳突肌后缘中点附近浅出，呈辐射状分布于枕部、耳郭、颈部、肩部等处皮肤。颈丛皮支的浅出部位是颈部皮肤浸润麻醉的重要阻滞点。

（2）肌支：主要支配颈部深肌、肩胛提肌、舌骨下肌群和膈。膈神经为颈丛重要的肌支，膈神经受刺激时可产生呃逆，损伤后主要表现为同侧半膈肌功能障碍，出现呼吸困难，严重者可有窒息感。

（二）臂丛

1. 臂丛的组成和位置　臂丛由第 5 ～ 8 颈神经前支和第 1 胸神经前支的部分纤维构成，经斜角肌间隙穿出，位于锁骨下动脉的后上方，经锁骨后方进入腋窝。在腋窝内形成臂丛内侧束、外侧束、后束 3 个神经束包绕着腋动脉。臂丛在锁骨中点后方较集中，位置表浅，容易触及，是臂丛阻滞麻醉常用部位（图9-21）。

2. 臂丛的主要分支与分布

（1）胸长神经：此神经受损可导致前锯肌瘫痪，出现以肩胛骨内侧缘翘起为特征的

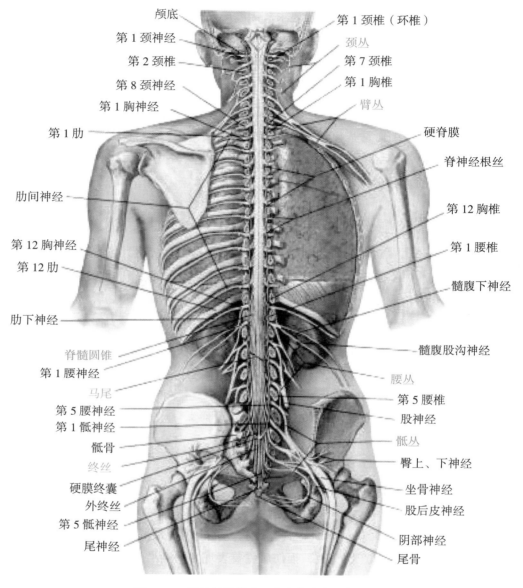

颅底
第 1 颈神经
第 2 颈椎
第 8 颈神经
第 1 胸神经
第 1 肋
肋间神经
第 12 胸神经
第 12 肋
肋下神经
脊髓圆锥
第 1 腰神经
马尾
第 5 腰神经
第 1 骶神经
骶骨
终丝
硬膜终囊
外终丝
第 5 骶神经
尾神经

第 1 颈椎（环椎）
颈丛
第 7 颈椎
第 1 胸椎
臂丛
硬脊膜
脊神经根丝
第 12 胸椎
第 1 腰椎
髂腹下神经
髂腹股沟神经
腰丛
第 5 腰椎
股神经
骶丛
臀上、下神经
坐骨神经
股后皮神经
阴部神经
尾骨

图 9-19 脊神经的组成、分支和分布示意图

"翼状肩"。

（2）腋神经：肱骨外科颈骨折、肩关节脱位和使用腋杖不当所致的重压，都有可能造成腋神经的损伤，导致三角肌瘫痪，表现为臂不能外展，肩部和臂外上部皮肤感觉障碍，可出现"方形肩"。

（3）肌皮神经：肱骨骨折和肩关节损伤时可伴发肌皮神经的损伤，表现为屈肘无力和前臂外侧部皮肤的感觉减弱。

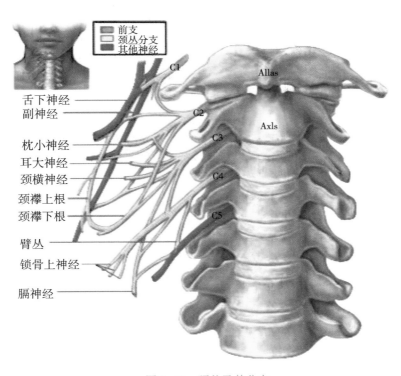

图 9-20 颈丛及其分支

（4）正中神经：正中神经主干受损，前臂不能旋前，屈腕能力减弱，拇指、食指不能屈曲，拇指不能对掌，握拳及前臂旋前功能丧失；鱼际肌萎缩，手掌变平呈"猿手"；拇指、食指和中指的远侧节出现感觉功能障碍。

（5）尺神经：尺神经在肱骨内上髁后方尺神经沟处，位置表浅易受损，表现为：屈腕力减弱，无名指和小指远指关节不能屈曲，拇指不能内收，小鱼际和骨间肌萎缩，各指不能相互靠拢；

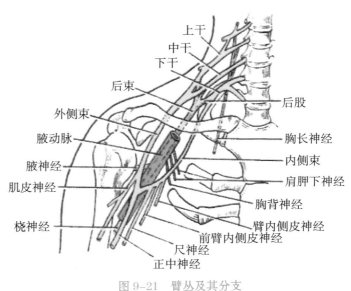

图 9-21 臂丛及其分支

各掌指关节过伸，呈"爪形手"；手掌、手背内侧皮肤感觉障碍（图 9-22）。

235

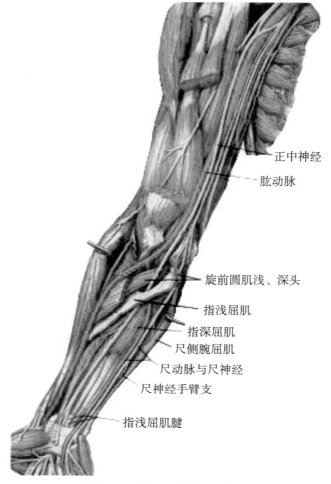

正中神经

肱动脉

旋前圆肌浅、深头

指浅屈肌

指深屈肌

尺侧腕屈肌

尺动脉与尺神经

尺神经手臂支

指浅屈肌腱

图 9-22 正中神经和尺神经

（6）桡神经：桡神经在肱骨中段和桡骨颈处易骨折损伤。肱骨中段或中、下 1/3 交界处骨折容易合并桡神经损伤，导致前臂伸肌瘫痪，不能伸腕和伸指，不能旋后，抬前臂时呈"垂腕征"，同时第 1、2 掌骨间背面皮肤感觉功能障碍。桡骨颈骨折时，可损伤桡神经肌支，出现伸腕无力、不能伸指等症状。

（三）腰丛

1. 腰丛的组成和位置   腰丛由第 12 胸神经前支的一部分、第 1 ～ 3 腰神经前支和第 4 腰神经前支的一部分组成，位于腰大肌的深面、腰椎横突的前方（图 9-23）。

2. 腰丛的主要分支与分布   腰丛除发出分支支配髂腰肌和腰方肌外，还有分支分布于腹股沟区、大腿前部和大腿内侧部。

股神经   腰丛发出的最大分支。股神经损伤后的主要表现有：屈髋无力，坐位时不能伸膝，行走困难，膝跳反射消失，大腿前面和小腿内侧皮肤感觉障碍。

闭孔神经 骨盆骨折时易损伤闭孔神经，表现为股内侧肌群瘫痪，站立和行走受限，患肢不能交叉到对侧。

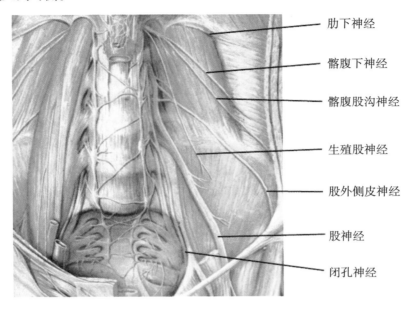

肋下神经

髂腹下神经

髂腹股沟神经

生殖股神经

股外侧皮神经

股神经

闭孔神经

图 9-23 腰丛及其分支

（四）骶丛

1.骶丛的组成和位置 骶丛是全身最大的脊神经丛，由第 4 腰神经前支的余部和第 5 腰神经前支合成的腰骶干、全部骶神经和尾神经的前支组成。在盆腔内位于骶骨和梨状肌的前面、髂血管的后方（图 9-24）。

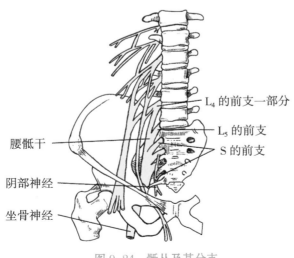

L_4 的前支一部分

L_5 的前支

S 的前支

腰骶干

阴部神经

坐骨神经

图 9-24 骶丛及其分支

2.骶丛的主要分支与分布

坐骨神经：是全身最粗大、行程最长的神经。坐骨神经从骶丛发出，经梨状肌下孔出盆腔至臀大肌深面，在坐骨结节与大转子之间连线的中点下行到股后区，在股二头肌长头深面，一般在腘窝上方分为两大终支：胫神经和腓总神经（图9-25）。在股后区，坐骨神经主干分支分布于髋关节和股后肌群。

（1）胫神经：为坐骨神经本干的直接延续。胫神经损伤后主要表现为小腿后群肌收缩无力，足不能跖屈，不能以足尖站立，内翻力减弱，呈"钩状足"畸形，以及足底皮肤感觉障碍。

（2）腓总神经：腓总神经在腓骨颈处位置最为表浅，容易受损，损伤后主要表现为足不能背屈，趾不能伸，行走时足下垂且内翻，呈"马蹄内翻足"畸形，同时有小腿前外侧和足背皮肤感觉障碍。

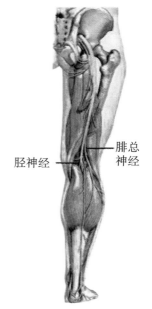

胫神经　　腓总神经

图 9-25　胫神经和腓总神经

七、十二对脑神经名称和主要功能

脑神经与脑相连，共12对，排列顺序通常用罗马数字表示：I 嗅神经、II 视神经、III 动眼神经、IV 滑车神经、V 三叉神经、VI 展神经、VII 面神经、VIII 前庭蜗神经、IX 舌咽神经、X 迷走神经、XI 副神经、XII 舌下神经（图9-26）。

脑神经含有躯体感觉、内脏感觉、躯体运动、内脏运动4种纤维成分。根据脑神经所含神经纤维的性质不同，将脑神经分为感觉性神经，包括第 I、II、VIII 对脑神经；运动性神经，包括第 III、IV、VI、VII 对脑神经；混合性神经，包括第 V、VII、IX、X 对脑神经。

（一）嗅神经

嗅神经含内脏感觉纤维，传导嗅觉。颅前窝骨折累及筛板时，可撕脱嗅丝和脑膜，造成嗅觉障碍或丧失，同时脑脊液也可流入鼻腔。鼻炎时，当炎症蔓延至鼻腔上部黏膜，可出现一时性嗅觉迟钝。

（二）视神经

视神经含躯体感觉纤维，由视网膜节细胞轴突在视神经盘处聚集，穿过巩膜后延为视神经，传导视觉冲动。

（三）动眼神经

动眼神经由躯体运动和内脏运动两种纤维组成，参与视物调节反射和瞳孔对光发射。

（四）滑车神经

滑车神经含躯体运动纤维，滑车神经是唯一一对从脑干背面出脑的脑神经。

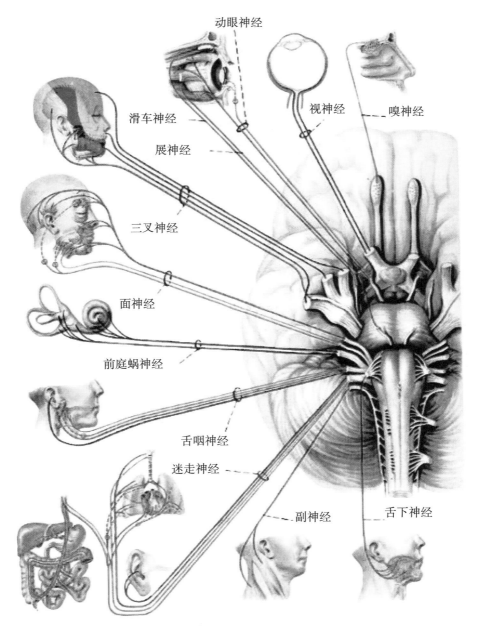

图 9-26　脑神经概观

（五）三叉神经

三叉神经是最粗大的混合性脑神经。三叉神经有 3 大分支：第 1 支眼神经、第 2 支上颌神经、第 3 支下颌神经。分支分布于头面部皮肤、眼及眶内、口腔、鼻腔、鼻旁窦的黏膜、牙齿和脑膜等，传导温、痛、触觉等多种感觉（图 9-27）。

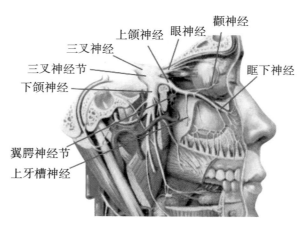

图 9-27　三叉神经

（六）展神经

展神经含躯体运动纤维，损伤可引起外直肌瘫痪，产生内斜视。

（七）面神经

面神经为混合性神经，支配面部表情肌。

（八）前庭蜗神经

前庭蜗神经又称位听神经，由前庭神经和蜗神经组成。

1. 前庭神经　传导平衡觉。

2. 蜗神经　传导听觉，损伤后表现为患侧耳聋和平衡功能障碍。

（九）舌咽神经

舌咽神经为混合性脑神经。舌咽神经在橄榄后沟连于延髓，与迷走神经、副神经穿颈静脉孔出颅，出颅后先在颈内动、静脉间下降，继而越过颈内动脉外侧弓形向前，经舌骨舌肌内侧达舌根。

（十）迷走神经

迷走神经为混合性脑神经，行程最长、分布最广。迷走神经前干和后干随食管经膈的食管裂孔入腹腔。主要分支如图 9-28 所示。

（十一）副神经

副神经为运动性脑神经。副神经脊髓根损伤时，由于胸锁乳突肌瘫痪导致头不能向患侧侧屈，面部不能转向对侧。由于斜方肌瘫痪，患侧肩胛骨下垂。

（十二）舌下神经

舌下神经为运动性脑神经。一侧舌下神经损伤时，患侧舌肌瘫痪、萎缩，伸舌时舌尖偏向患侧；舌肌瘫痪时间过长，则会造成舌肌萎缩。

口诀背诵：一嗅二视三动眼，四滑五叉六外展。七面八听九舌咽，外加迷副舌下全。

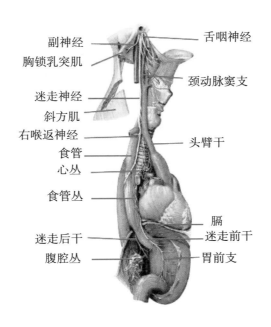

图 9-28　迷走神经及其分支

第二节　神经系统的功能

一、神经纤维传导兴奋的特征

1. 生理完整性　神经纤维传导兴奋要求神经纤维不但结构上完整，而且要求生理功能正常。如果神经纤维被切断、冷冻、受损或麻醉，其结构或生理功能的完整性遭破坏，兴奋的传导将受阻。

2. 绝缘性　一条神经干由无数条神经纤维组成。各神经纤维传导兴奋时，互不干扰。

3. 双向性　在实验条件下，神经纤维上某一点受刺激而兴奋时，兴奋可以同时向两端传导。

4. 相对不疲劳性　在长时间、高频率连续刺激作用下，神经纤维仍保持其产生兴奋并传导兴奋的能力。

二、突触分类、传导过程及其原理

突触（synapse）通常是指神经元与神经元之间相接触的部位。在神经系统内有大量的神经元，它们在结构上没有原生质的联系，主要通过突触实现相互间的功能联系。

（一）突触的类型

根据神经元相互接触部位的不同可分为轴－体突触（甲）、轴－树突触（乙）和轴－轴突触（丙）（图9-29）。根据对突触后神经元影响的不同可分为兴奋性突触和抑制性突触。

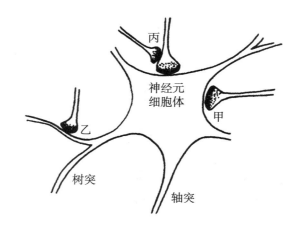

图 9-29　突触的类型

信息在神经系统的传递通常涉及多个神经元，它们之间的信息传递是依靠突触传递完成的。根据信息传递媒介物性质的不同，突触可分为化学性突触和电突触两类，前者的信息传递媒介物是神经递质，后者的信息传递媒介物是局部电流。以下着重讨论电－化学－电的突触传递过程。

突触前神经元的轴突末梢有许多分支，分支的末梢膨大形成突触小体，与其后神经元的胞体或突起形成突触。经典的突触包含三部分，即突触前膜、突触间隙和突触后膜（图9-30）。突触前神经元的轴突末梢膜即突触前膜，与前膜相对应的另一神经元的胞体或突起膜为突触后膜。前膜和后膜之间为突触间隙。在突触前膜内侧有大量的囊泡和

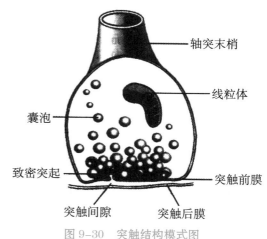

图 9-30　突触结构模式图

线粒体。囊泡内含有神经递质，例如乙酰胆碱。突触后膜上有与神经递质相对应的受体或递质门控通道。

（二）突触传导过程及原理

当动作电位传至突触前神经元轴突末梢时，突触前膜上 Ca^{2+} 通道开放，Ca^2 顺浓度差流入膜内。进入膜内的 Ca^{2+} 一方面降低轴浆的黏度，有利于囊泡的移动，另一方面可消除前膜的负电荷，促进囊泡与突触前膜接触、融合、破裂、释放神经递质。递质经突触间隙扩散到突触后膜，与突触后膜上的特异性受体结合，使突触后膜的通透性发生改变，导致跨膜离子流动，进而产生膜电位的改变，即突触后电位（图 9-31）。

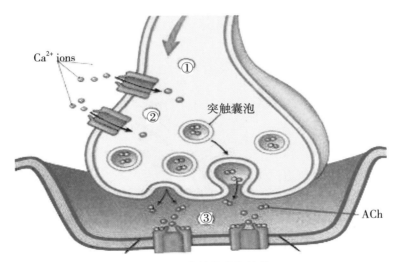

图 9-31　突触传递的过程

三、神经系统的感觉功能

感觉是刺激作用于感受器，经感受器的感受和换能作用转变为神经冲动，再经感觉传入通路上传到大脑皮层而产生的。

（一）脊髓的感觉传导功能

脊髓有感觉传导功能，是重要的感觉传导通路。躯干、四肢和一些内脏器官发出的感觉纤维由后根进入脊髓后，分别组成不同的感觉传导束，沿脊髓向高位中枢传导神经冲动。其中浅感觉传导通路传导痛觉、温度觉和轻触觉，其特点是先交叉后上行；深感觉传导通路传导本体感觉和深部压觉，特点是先上行后在延髓交叉。因此，在脊髓半离断情况下，浅感觉障碍发生在离断的对侧，深感觉障碍发生在离断的同侧。

（二）丘脑及其感觉投射系统

丘脑中有大量神经元组成的核团。各种感觉通路（嗅觉除外）都要在此换元，再向大脑皮层投射。因此，丘脑是感觉传导的总换元站，同时也能对感觉进行粗略的分析和综合。由丘脑投射到大脑皮层的感觉投射系统，根据其投射特征的不同，分为特异投射系统和非特异投射系统。

（三）大脑皮层的感觉分析功能

各种感觉传入冲动到达大脑皮层后，通过分析综合才能产生意识感觉。因此，大脑皮层是感觉分析的最高级中枢。大脑皮层的不同区域具有不同的功能，这称为大脑皮层的功能定位。

1. 体表感觉区　全身体表感觉的主要投射区在中央后回，又称第一感觉区。其投射规律有：①投射纤维左右交叉，即躯体一侧传入冲动向对侧皮层投射，但头面部的感觉投射是双侧性的；②投射区的空间安排是倒置的，但头面部内部的安排仍是正立的；③投射区的大小与不同体表部位的感觉灵敏度有关，如感觉灵敏度高的拇指、食指、口唇等的皮层代表区较大（图9-32）。

2. 内脏感觉区和本体感觉区　内脏感觉的投射区在第一、第二感觉区、运动辅助区和边缘系统等部位，与体表感觉投射区有较多的重叠。本体感觉（指肌肉、关节等的运动觉）的投射区主要在中央前回。视觉投射区在枕叶距状裂的上、下缘；听觉投射区在双侧皮层颞叶的颞横回与颞上回；嗅觉投射区在边缘叶的前底部；味觉投射区在中央后回头面部感觉区的下侧。

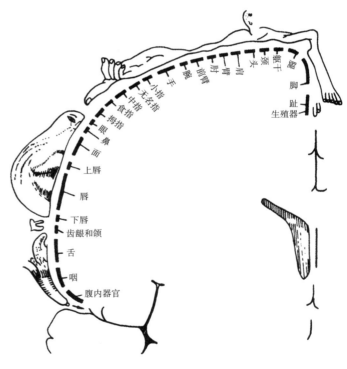

图9-32　大脑皮层感觉区示意图

（四）痛觉

痛觉是机体受到伤害性刺激时所产生的一种复杂感觉，常伴有不愉快的情绪活动和防御反应。作为机体受损害时的报警系统，痛觉具有保护性作用。疼痛常是许多疾病的一种症状，剧烈的疼痛还可引起休克，故认识疼痛的产生及其规律具有重要意义。

1. 痛觉感受器及其刺激　一般认为，痛觉感受器是广泛存在于各器官组织中的游离神经末梢。当各种刺激达到一定强度造成组织损伤时，就会释放 K^+、H^+、组胺、5-羟色胺、缓激肽等致痛性化学物质，这些物质可使游离神经末梢去极化，发放神经冲动，传入中枢而引起痛觉。

2. 皮肤痛觉　当伤害性刺激作用于皮肤时，可先后引起两种痛觉：快痛和慢痛。快痛是受到刺激时立即出现的尖锐性的"刺痛"，特点是产生和消失迅速，感觉清楚，定位明确。慢痛是受刺激后约 0.5 ～ 1.0s 出现的"烧灼痛"，特点是定位不明确，持续时间较长，常常难以忍受，并伴有情绪反应及心血管和呼吸等方面的变化。在外伤时，这两种痛觉相继出现，不易明确区分，但皮肤炎症时，常以慢痛为主。深部组织（如骨膜、韧带和肌肉等）和内脏的痛觉，一般也表现为慢痛。

3. 内脏痛与牵涉痛　内脏痛是内脏器官受到伤害性刺激时产生的疼痛感觉。与皮肤痛相比，内脏痛有以下三个特点：①缓慢、持续、定位不精确，对刺激的分辨能力差；②对切割、烧灼等刺激不敏感，而对机械性牵拉、痉挛、缺血、炎症等刺激敏感；③常伴有牵涉痛（referred pain）。

内脏痛是临床常见症状之一，可因各种原因引起疼痛，常见的有组织缺血和肌肉痉挛，如心绞痛就是由于心肌缺血而引起的疼痛。此外，各部组织的损伤和炎性反应，如胃和十二指肠溃疡等都有疼痛产生。因此，了解疼痛的部位、性质和时间等规律对某些疾病的诊断有重要的参考价值。

牵涉痛是指某些内脏疾病引起体表一定部位发生疼痛或痛觉过敏的现象。如阑尾炎早期出现脐周或上腹疼痛，心肌缺血可引起心前区、左肩和左上臂尺侧疼痛，胆囊炎、胆石症涉及左肩部疼痛等（表 9-1）。在临床上，正确认识牵涉痛对某些内脏疾病的诊断具有一定价值。

表 9-1　常见内脏疾病牵涉痛的部位和压痛区

患病器官部位	心（绞痛）	胃（溃疡）、胰（腺炎）	肝（病）、胆囊（炎）	肾（结石）	阑尾（炎）
体表疼痛部位	心前区、左臂尺侧	左上腹、肩胛间	右肩胛	腹股沟区	上腹部、脐区

4. 疼痛的心理、生理反应　疼痛常伴有心率增快、血压升高、呼吸急促等生理变化，剧烈疼痛可使心脏的活动减弱、血压下降，甚至引起休克。同时，疼痛常伴随焦虑、烦躁、惊恐等情绪反应。疼痛的主观体验及所伴随的各种反应，常因机体当时的功能状态、心理情境和所处的环境不同而有很大差别。如在战场上战士负伤当时往往不觉明显疼痛，而同样程度的创伤在平时就会疼痛难忍。临床经验证明，给某些疼痛患者使用安慰剂（如用生理盐水代替止痛剂），可使疼痛暂时缓解，证明心理活动对疼痛有很大影响。

四、神经系统对躯体运动的调节

人类在生活和劳动过程中所进行的各种形式的躯体运动，都是在中枢神经系统的控制下进行的。神经系统对各种姿势和随意运动的调节，都是复杂的反射活动。躯体运动最基本的中枢在脊髓，最高级中枢在大脑皮层。

（一）脊髓对躯体运动的调节

脊髓是躯体运动最基本的反射中枢。脊椎动物可以完成一些简单的反射活动，这些反射活动是正常机体复杂的躯体运动的基础。

1. 脊髓的躯体反射　在脊椎动物可以观察到的躯体反射主要有屈肌反射、对侧伸肌反射和牵张反射。脊椎动物一侧肢体的皮肤遭受伤害性刺激时，同侧肢体的屈肌收缩、伸肌舒张，肢体出现屈曲反应，称为屈肌反射。屈肌反射的意义在于避免伤害，自我保护。当引起屈肌反射的刺激达到一定强度时，除引起同侧肢体屈曲外，还出现对侧肢体伸肌收缩、屈肌舒张的现象，称为对侧伸肌反射。该反射有维持姿势和身体平衡的作用。在人类由于皮层脊髓束或大脑皮层运动区的功能障碍，脊髓失去高级中枢的调节，可出现巴宾斯基征阳性，即用钝物划足跖外侧部时，出现大趾背屈，其他四趾向外展开呈扇形。此反射属于屈肌反射，因为当刺激较强时，还伴有踝、膝、髋关节的屈曲。平时脊髓在高级中枢的调节下，这一原始的屈肌反射被抑制而不表现出来。

2. 脊休克　当脊髓与高位脑中枢突然离断后，断面以下的脊髓会暂时丧失反射活动能力而进入无反应的状态，这种现象称为脊休克（spinal shock）。脊休克的主要表现为：躯体运动和内脏反射活动消失、骨骼肌紧张性下降、外周血管扩张、发汗反射消失、尿粪潴留等。脊休克是暂时现象，其持续时间长短与动物进化水平和个体发育有关，如蛙仅持续数分钟，犬持续数日，人类则需数周至数月。脊休克的产生，不是因脊髓损伤引起，而是由于离断面以下的脊髓突然失去高位中枢的调控出现的无反应状态。

（二）脑干对肌紧张的调节

正常情况下，脊髓的低级运动中枢经常受到高位中枢的调控，其中脑干在肌紧张的调节中起重要作用。用电刺激动物脑干网状结构的不同区域，发现其中有加强肌紧张的区域，称为易化区；也有抑制肌紧张的区域，称为抑制区。

正常情况下，易化区的活动较强，抑制区的活动较弱，因此在肌紧张的平衡调节中，易化区的活动略占优势，从而维持正常的肌紧张。在动物实验中发现，如在中脑上、下丘之间切断脑干，动物会出现四肢伸直、头尾昂起、脊柱挺硬等伸肌过度紧张的现象，称为去大脑僵直（decerebrate rigidity）（图 9-33）。它的发生是因为切断了上述高位抑制中枢与脑干网状结构抑制区的功能联系，造成抑制区和易化区之间活动失衡，易化区活动相对地占了优势，使伸肌紧张性亢进，造成了僵直现象。人类也可以出现头后仰、上下肢僵硬伸直等类似动物去大脑僵直的现象，这是脑干严重损伤的信号。

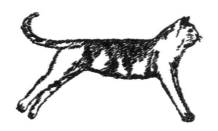

图 9-33 去大脑僵直

（三）小脑对躯体运动的调节

根据小脑传入、传出纤维的联系，可将小脑划分成三个主要的功能部分，即前庭小脑、脊髓小脑和皮层小脑，它们在躯体运动的调节过程中发挥着不同的作用。

1. 维持身体平衡 这主要是前庭小脑的功能。

2. 调节肌紧张 这主要是脊髓小脑的功能。

3. 协调随意运动 这主要是脊髓小脑后叶中间带和皮层小脑的功能。

（四）基底神经节对躯体运动的调节

基底神经节是皮层下一些核团的总称，主要包括尾状核、壳核、苍白球、丘脑底核、中脑的黑质和红核。前三者合称纹状体，其中苍白球为旧纹状体，尾状核和壳核为新纹状体。基底神经节有重要的运动调节功能，它与随意运动的产生和稳定、肌紧张的调节、本体感觉传入信息的处理等都有关系。基底神经节损伤的临床表现可分为两大类：一类是运动过少而肌紧张增强，如帕金森病（Parkinson disease）；另一类是运动过多而肌紧张降低，如舞蹈病（chorea）和手足徐动症等。

1. 帕金森病 又称震颤麻痹。其症状是全身肌紧张增强、肌肉强直、随意运动减少、动作缓慢、面部表情呆板，常出现静止性震颤（多见于手部）。病理学研究表明，帕金森病的主要病变部位在中脑黑质。目前认为：黑质上行抵达纹状体的多巴胺递质系统具有抑制纹状体内乙酰胆碱递质系统的功能。而帕金森病的产生，是因为黑质的多巴胺递质功能受损，导致纹状体内乙酰胆碱递质系统功能亢进，因而出现上述一系列症状（图 9-34）。临床实践证明，应用左旋多巴治疗帕金森病能明显改善肌肉强直和动作缓慢的症状；应用 M 受体阻断剂（如阿托品、东莨菪碱等）也能治疗帕金森病。

2. 舞蹈病 主要表现为不自主的上肢和头部的舞蹈样动作，并伴有肌张力降低等。舞蹈病的主要病变部位在纹状体，其发病原因主要是纹状体内胆碱能神经元和 γ-氨基丁酸能神经元的功能减退，使黑质多巴胺能神经元功能相对亢进所致。临床上应用利血平消耗掉大量多巴胺类递质，可以缓解舞蹈病患者的症状。

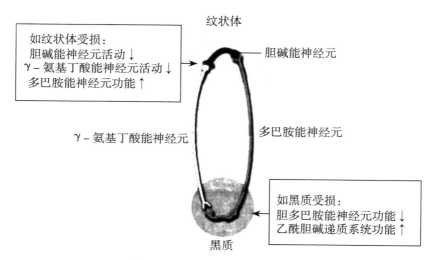

纹状体

如纹状体受损：
胆碱能神经元活动↓
γ－氨基丁酸能神经元活动↓
多巴胺能神经元功能↑

胆碱能神经元

γ－氨基丁酸能神经元

多巴胺能神经元

如黑质受损：
胆多巴胺能神经元功能↓
乙酰胆碱递质系统功能↑

黑质

图 9-34　黑质纹状体环路示意图

（五）大脑皮层对躯体运动的调节

大脑皮层是调节躯体运动的最高级中枢。在人类，如果大脑皮层运动区损伤，随意运动将出现严重障碍。

1. 大脑皮层的运动区　人类的大脑皮层运动区主要在中央前回。中央前回运动区对躯体运动的控制具有以下特点：

（1）交叉性支配：即一侧皮层运动区支配对侧躯体的骨骼肌，但头面部骨骼肌的支配多数是双侧性的（眼裂以下面肌及舌肌主要受对侧皮层控制）。所以，当一侧内囊损伤时，将引起对侧躯体骨骼肌、眼裂以下面肌及舌肌瘫痪，而受双侧控制的面肌并不完全瘫痪。

（2）功能定位精细：呈倒置安排，但头面部代表区的内部安排是正立的（图 9-35）。

（3）运动代表区的大小与运动的精细程度有关：运动越精细、越复杂的部位，在皮层运动代表区所占的范围越大。

除中央前回外，在皮层内侧面还有运动辅助区，它对躯体运动的支配是双侧性的。

五、脊髓的功能，牵张反射的概念、类型及意义

（一）脊髓的功能

脊髓是低级神经中枢，功能受脑的调控。

1. 传导功能　脊髓是联系脑与周围神经系统的重要通路。各种躯干和内脏的感觉信息，经后根在脊髓中继，通过上行传导束至大脑皮质的特定区域；经下行传导束，通过脊髓中继后，经前根发出运动纤维，管理躯体和内脏活动。

2. 反射功能　脊髓是神经系统的低级中枢，具备各种基本反射的功能，如腱反射、屈肌反射、牵张反射、排尿和排便反射等。正常情况下，脊髓的反射在脑的控制下进行。

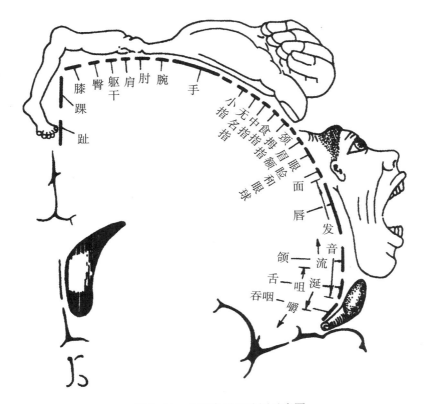

图 9-35　大脑皮层运动区示意图

（二）牵张反射

骨骼肌受到外力牵拉而伸长时，可反射性引起受牵拉的肌肉收缩，此称为牵张反射（stretch reflex）。牵张反射有两种类型：腱反射和肌紧张。

1. **腱反射**　是指快速牵拉肌腱时发生的牵张反射。它表现为被牵拉肌肉快速而明显的缩短，如膝跳反射和跟腱反射。叩击膝部髌骨下方的股四头肌肌腱，可使股四头肌因受牵拉而发生快速的反射性收缩，称为膝跳反射；当叩击跟腱时，可反射性引起腓肠肌快速地收缩，称为跟腱反射。腱反射是单突触反射，它的反射时间很短，肌肉的收缩几乎是一次同步性收缩。临床上常采用检查腱反射的方法，来了解神经系统的某些功能状态。如果腱反射减弱或消失，常提示该反射弧的某个部分，如传入或传出通路或脊髓中枢部分有损伤；而腱反射亢进，说明控制脊髓的高级中枢的作用减弱，可能是高级中枢有病变的指征。

2. **肌紧张**　是缓慢而持续地牵拉肌腱时所引起的牵张反射。它表现为被牵拉的肌肉轻度而持续地收缩，以阻止被拉长。肌紧张的反射弧与腱反射相似，但它为多突触反射，而且它不是同步性收缩，而是肌肉中的肌纤维交替性收缩产生的，所以不易发生疲劳。肌紧张是维持躯体姿势最基本的反射活动，是姿势反射的基础。肌紧张反射弧的任何部分如果被破坏，可出现肌张力的减弱或消失，表现为肌肉松弛，这时身体的正常姿势也就无法维持。

六、自主神经系统结构特点与功能、递质和受体

神经系统对内脏活动的调节是通过内脏运动神经实现的。但内脏运动神经的调节基本上不受意识控制，不具有随意性，所以被称为自主神经系统。

（一）自主神经系统的特征和功能

自主神经系统按结构和功能的不同，分为交感神经系统和副交感神经系统两大部分。

1. 自主神经系统的结构特征

（1）起源：交感神经起源于脊髓胸腰段（$T_1 \sim L_3$）侧角，副交感神经起源于脑干副交感神经核和脊髓骶段第 2～4 节相当于侧角的部位。

（2）节前纤维和节后纤维：自主神经纤维从中枢发出后，绝大多数要在周围神经节内换元后再到达效应器官，故有节前纤维和节后纤维之分。交感神经的节前纤维短，节后纤维长；而副交感神经的节前纤维长，节后纤维短。

（3）分布：交感神经的分布广泛，几乎全身所有内脏器官都受其支配；副交感神经的分布较局限，某些器官不受副交感神经支配，如皮肤和肌肉内的血管、一般的汗腺、竖毛肌、肾上腺髓质等都只有交感神经支配。

（4）反应范围：刺激交感神经节前纤维引起的反应比较弥散；刺激副交感神经节前纤维引起的反应则比较局限。

2. 自主神经系统的功能　　自主神经系统的功能在于调节心肌、平滑肌和腺体的活动。总体上看，交感和副交感神经系统的活动具有以下几方面的特点：

（1）双重神经支配：人体多数器官都接受交感和副交感神经系统的双重支配。在双重支配的器官中，交感和副交感神经系统的作用往往是相互拮抗的，如迷走神经对心脏有抑制作用，而交感神经则具有增加心肌兴奋性的作用。一般情况下，当交感神经的活动相对增强时，副交感神经的活动则相对减弱。有时交感和副交感神经的作用也可以是一致的，例如交感和副交感神经都有促进唾液分泌的作用。

（2）紧张性作用：自主神经对内脏器官发放低频率神经冲动，使效应器经常维持一定的活动状态，这就是紧张性作用。例如，切断心迷走神经，心率即加快；切断心交感神经，心率则减慢，说明两种神经对心脏的支配都具有紧张性作用。

（3）效应器所处功能状态的影响：自主神经的外周性作用与效应器本身的功能状态有关。如交感神经兴奋可使有孕子宫收缩，无孕子宫舒张。

（4）对整体生理功能调节的意义：交感神经常以整个系统参加反应。在环境急剧变化（如剧烈肌肉运动、剧痛、失血或寒冷等情况）时，交感神经系统的活动明显加强，同时常伴有肾上腺髓质的分泌增多，即交感－肾上腺髓质系统作为一个整体参与反应，这一反应称为应急反应。机体的应急反应包括心跳加快加强，血液循环加快，血压升高；内脏血管收缩，骨骼肌血管舒张，血流重新分配；呼吸加深加快，肺通气量增多；代谢活动加强，为肌肉活动提供充分的能量等。这一切活动均有利于机体动员储备能量，以适应环境的急剧变化，维持机体内环境的稳态。

与交感神经相比，副交感神经系统的活动比较局限，安静时活动较强，且常伴有胰岛素分泌增多。其整个系统的活动主要在于保护机体、休整恢复、促进消化、积蓄能量，以及加强排泄和生殖功能。

（二）自主神经的递质及受体

自主神经对内脏器官的作用是通过神经末梢释放神经递质实现的，其释放的神经递质属于外周神经递质，主要为乙酰胆碱和去甲肾上腺素。神经递质可通过与相应受体的结合而发挥其生理作用。

1. 自主神经递质　自主神经的递质主要有乙酰胆碱和去甲肾上腺素。以乙酰胆碱为递质的神经纤维称为胆碱能纤维。以去甲肾上腺素为递质的神经纤维称为肾上腺素能纤维。胆碱能纤维包括所有的自主神经节前纤维、绝大多数副交感神经节后纤维；少数交感神经节后纤维（支配汗腺的和引起骨骼肌血管舒张的）；躯体运动神经（不属于自主神经）等。肾上腺素能纤维包括大多数交感神经节后纤维。除上述两类主要的外周神经递质外，还发现有嘌呤类和肽类递质。在胃肠道的自主神经系统中已发现多种肽类神经递质。

2. 自主神经的受体

（1）胆碱能受体：胆碱能受体是指存在于突触后膜或效应器细胞膜上，能与乙酰胆碱结合而发挥生理作用的特殊蛋白质。胆碱能受体可分为以下两种类型：

1）毒蕈碱受体：这类受体主要分布于副交感神经节后纤维支配的效应器细胞膜上，因它能与毒蕈碱结合，并产生与乙酰胆碱结合时类似的反应，故称为毒蕈碱受体（muscarinic receptor，M 受体）。乙酰胆碱与 M 受体结合后，可产生一系列副交感神经末梢兴奋的效应，称为毒蕈碱样作用（M 样作用），如心脏活动抑制，支气管、消化道平滑肌和膀胱逼尿肌收缩，消化腺分泌增加，瞳孔缩小，汗腺分泌增多，骨骼肌血管舒张等。阿托品是 M 受体阻断剂。临床上使用阿托品，可解除胃肠平滑肌痉挛，也可引起心跳加快、唾液和汗液分泌减少等反应。

2）烟碱受体：这类受体能与烟碱结合，并产生与乙酰胆碱结合时类似的反应，故称为烟碱受体（nicotinic receptor，N 受体）。N 受体又分为两个亚型：N_1 及 N_2 受体。N_1 受体位于神经节的突触后膜上，乙酰胆碱、烟碱等化学物质与 N_1 受体结合后，可引起自主神经节的节后神经元兴奋，六烃季铵主要阻断 N_1 受体的功能。N_2 受体实际上是一种离子通道（N 型乙酰胆碱门控通道），它位于骨骼肌的终板膜上，与乙酰胆碱等结合时可引起骨骼肌终板膜兴奋，十烃季铵主要阻断 N_2 受体的功能。简箭毒可阻断 N_1 和 N_2 受体，故能使肌肉松弛，在临床手术中作为肌松剂使用。

（2）肾上腺素能受体：肾上腺素能受体是指人体内能与儿茶酚胺类物质（包括肾上腺素、去甲肾上腺素等）相结合的受体，分布于肾上腺素能纤维所支配的效应器细胞膜上，可分为两类。

1）α 型肾上腺素能受体（α 受体）：α 受体可分为 α_1 和 α_2 两种受体亚型。儿茶酚胺与 α 受体结合后产生的平滑肌效应主要是兴奋性的，包括血管收缩、子宫收缩、虹膜辐射状肌收缩等。但对小肠为抑制性效应，使小肠平滑肌舒张。酚妥拉明为 α 受体阻断剂。

2）β 型肾上腺素能受体（β 受体）：β 受体主要分为 β_1、β_2 和 β_3 三种受体亚型。β_1 受体主要分布于心脏组织中，儿茶酚胺与 β_1 受体结合产生的效应是兴奋性的，如心率加快，心肌收缩力增强，脂肪分解代谢加强。β_2 受体分布于支气管、胃、肠、子宫及许多血管平滑肌细胞上，作用是抑制性的，即促使这些平滑肌舒张。普萘洛尔（心得安）是 β 受体阻断剂，对 β_1、β_2 受体都有阻断作用。阿替洛尔能阻断 β_1 受体，丁氧胺主要阻断 β_2 受体。目前，β 受体阻断剂的研究发展很快，并且在临床上有广泛的应用，可根据病情需要选择合适的受体阻断剂。

七、脑的高级功能

人的大脑除了能产生感觉、调节躯体运动和协调内脏活动外，还有一些更为复杂的高级功能，如语言、思维、学习和记忆、复杂的条件反射、睡眠等。这些高级功能主要属于大脑皮层的活动。条件反射（conditioned reflex）是大脑皮层活动的基本形式。大脑活动时伴有生物电变化，可用于研究皮层功能活动和临床检查。

（一）条件反射

条件反射是个体在生活过程中，在非条件反射的基础上形成的。现举例说明经典条件反射的建立过程。在动物实验中，如果在给狗进食前先出现铃声，然后再给食物，经多次重复后，每当铃声出现，即使不给狗食物，狗也会分泌唾液，这就是建立了条件反射。这是因为铃声与食物多次结合应用后，铃声已成为食物的信号，不再是无关刺激，而是变成了条件刺激。这种由条件刺激引起的反射称为条件反射。

（二）学习和记忆

学习和记忆是相互联系的两个神经过程。学习是指人和动物依赖于经验来改变自身行为以适应环境的神经过程。记忆是将学习到的信息进行存储和读出的神经过程。

（三）大脑皮层的语言中枢和一侧优势

临床发现，皮层一定区域损伤可引发各种特殊的语言活动功能障碍：①运动性失语症。此症即由中央前回底部前方（运动语言区）损伤引起，病人可以看懂文字，能听懂别人的谈话，但自己却不会说话。②失写症。因损伤额中回后部接近中央前回的手部代表区所致，病人可以听懂别人说话，看懂文字，自己也会说话，但不会书写。③感觉性失语症。由颞上回后部损伤所致，病人可以讲话与书写，也能看懂文字，但听不懂别人的谈话（病人并非听不到别人发音，而是听不懂谈话的含义）。④失读症。角回受损引起，病人的视觉和其他的语言功能均正常，但看不懂文字的含义。由此可见，人类大脑皮层的语言功能具有一定的分区，各区管理语言功能的内涵不同，但各区的活动又是紧密联系的。正常情况下，各区共同活动，以完成复杂的语言功能（图9-36）。

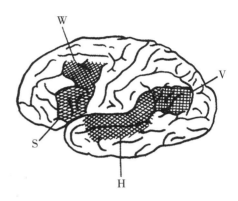

图 9-36　大脑皮层与语言功能有关的主要区域

V区：发生障碍则不能认识词义；H区：发生障碍则不能听懂话；S区：发生障碍则不能讲话；W区：发生障碍则不能写字。

语言活动的中枢主要集中在一侧大脑半球，此称为语言中枢的优势半球。临床实践证明，惯用右手的人，其优势半球在左侧，因此一般称左侧半球为优势半球（主要半球），右侧半球为次要半球。人类左侧大脑皮层在语言活动功能上占优势的现象，虽然与一定的遗传因素有关，但主要是在后天生活实践中逐步形成的，这与人类习惯用右手劳动有密切的关系。优势半球形成于成年之前，在12岁之前左侧半球优势还未完全建立牢固，如此时左半球受损，在右半球还可能再建立语言中枢。成年之后，左侧半球优势已完全形成，如左半球受损，则右半球就很难再建立语言中枢。在运用左手劳动为主的人中，左右两侧半球都有可能成为语言活动的中枢。

（五）大脑皮层的电活动

大脑皮层的神经元具有电活动。应用电生理学方法，在大脑皮层可记录到两种不同形式的脑电活动：一种是大脑皮层自发产生的节律性的电位变化，称为自发脑电活动；另一种是在感觉传入系统或脑的某一部位受刺激时，在大脑皮层某一局限区域产生的电位变化，称为皮层诱发电位（evoked cortical potential）。临床上使用脑电图机在头皮表面用双极或单极导联记录并描记到的自发脑电活动波形，称为脑电图（electroencephalogram，EEG）。

（六）觉醒与睡眠

觉醒和睡眠是人类和哺乳动物最明显的昼夜节律之一。觉醒与睡眠都是机体所必不可少的生理过程。人类觉醒时可以从事各种体力和脑力劳动，睡眠时精力和体力得到休息和恢复。如果睡眠障碍，常导致中枢神经系统特别是大脑皮层活动的失常，发生幻觉、记忆力和工作能力下降等。正常人每天睡眠所需的时间依年龄、个体而有所不同。一般成年人每天需 7 ～ 9h，新生儿 18 ～ 20h，儿童的睡眠时间要比成人长，老年人睡眠时间较短。

复习思考题

一、名词解释

1. 大脑动脉环　　2. 牵张反射　　3. 突触

二、简答题

1. 简述脑的动脉分布。

2. 试述脑脊液的产生及其循环。

3. 脊髓节段与椎骨节段的对应关系。

4. 试述脑出血患者，一侧内囊受损后的表现。

第二篇　生物化学基础

第 十 章

酶与维生素、物质代谢

【学习目标】

掌握酶的概念及其组成与特点，维生素的定义，葡萄糖分解代谢的基本过程，血糖的概念、来源和去路及调节；熟悉影响酶作用的因素，维生素的分类及功能，糖原的合成与分解的酶的作用，脂肪动员的基本过程；了解酶的活性中心，糖异生的功能、葡萄糖分解代谢的基本过程、糖原的合成与分解的酶的作用，血脂的运输形式及分类、功能。

很早以前人们就发现生物体内的化学反应都是在特异的生物催化剂的作用下完成，直到 1877 年 Kuhne 才首次将生物体内的催化剂定义为酶。1926 年美国生物化学家 JBSumner 首次从刀豆中提纯出脲酶结晶，证实酶的化学本质是蛋白质。维生素是人体内的一类微量的小分子有机化合物，其中有些维生素作为酶的重要组成成分，参与酶的构成。人体内绝大多数的化学反应是在酶的催化下进行的，由酶所催化的化学反应称为酶促反应。

第一节　酶与维生素

一、酶的概念及其组成与特点

（一）酶的概念及其组成

酶（Enzyme，E）是由活细胞产生的具有催化作用的蛋白质。绝大多数酶的化学本质是蛋白质，所以酶主要由氨基酸构成。酶根据化学组成不同，可分为单纯酶和结合酶两大类。

1. 单纯酶（simple enzyme）　是仅由氨基酸残基构成的酶，它的催化活性取决于蛋白质的分子结构。如脲酶、胃蛋白酶、淀粉酶、核糖核酸酶等。

2. 结合酶（conjugated enzyme）　是由蛋白质和非蛋白质两部分组成的酶。把结合酶中蛋白质部分称为酶蛋白，非蛋白质部分称为辅助因子。酶蛋白与辅助因子结合形成的复合物称为全酶（holoenzyme）。对于结合酶来说，只有全酶才有催化活性，酶蛋白与辅助因子单独存在时，二者均没有催化活性，生物体内大多数酶是结合酶。

根据辅助因子与酶蛋白结合的牢固程度不同，可将辅助因子分为辅酶和辅基两类。辅酶与酶蛋白结合不牢固，可以用透析或超滤的方法分离；辅基与酶蛋白结合牢固，不易用透析或超滤的方法分离。辅酶和辅基在功能上没有明显差异。

辅助因子常见的是金属离子，也可为小分子有机化合物。约有 2/3 的酶含有金属离子，如 K^+、Mg^{2+}、Na^+、Zn^+、Fe^{2+}/Fe^{3+} 等。金属离子的作用是多方面的，它们可以是酶活性中心的催化基团参与催化反应，或者是连接酶与底物的桥梁，也可作为稳定酶蛋白分子构象所必需的基团，或者中和阴离子，降低反应中的静电斥力。小分子有机化合物，最常见的是 B 族维生素，承担传递电子或基团的作用。

生物体内酶蛋白种类很多，而辅助因子的种类却较少，所以一种辅助因子可与不同的酶蛋白结合形成多种结合酶，如 NAD^+ 可以与不同的酶蛋白结合，组成苹果酸脱氢酶、乳酸脱氢酶、3-磷酸甘油醛脱氢酶，而一种酶蛋白只能与一种辅助因子结合形成一种结合酶。由此看出，决定酶特异性的是酶蛋白部分，而辅助因子则决定酶促反应的类型。

（二）酶的催化作用特点

在生物体内，由酶催化的反应称为酶促反应，酶所催化的物质称为底物（Substrate，S），酶催化底物产生的物质称为产物（Product，P）。酶所具有的催化能力称为酶活性，酶失去催化能力称为酶失活。

酶的催化作用具有两个方面的特点。一方面，酶与一般催化剂具有相同的催化性质，仅能催化热力学上允许的化学反应；能加速化学反应，缩短达到化学反应平衡的时间，但不改变反应的平衡点；酶在化学反应前后没有质和量的变化。另一方面，酶作为生物催化剂，又具有一般催化剂所没有的特征。

1. 高度的催化效率　酶的催化效率通常比非催化反应高 $10^8 \sim 10^{20}$ 倍，比一般催化剂催化效率高 $10^7 \sim 10^{13}$ 倍。酶与一般催化剂加快反应的机制都是降低反应的活化能，酶之所以能高效催化，是因为酶比一般催化剂更能有效地降低反应的活化能，使反应物只需很低的能量就可进入活化状态（图 10-1）。例如在过氧化氢生成水的反应中，用一

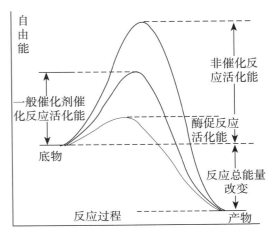

图 10-1　酶促反应与非酶促反应活化能比较

般催化剂胶体钯催化时，需活化能 48.9kJ/mol，而用过氧化氢酶催化时，仅需活化能 8.4 kJ/mol，就能使反应速度大幅度提高。

2. 高度特异性　酶对其催化的底物具有较严格的选择性，即一种酶只催化（某）一种或一类底物，或催化一定的化学反应，并生成一定的产物，这种酶对底物的选择性称为酶的特异性或专一性。根据酶对底物选择性的严格程度不同，分为绝对特异性、相对特异性、立体异构特异性三类。

（1）绝对特异性：一种酶仅作用于一种底物或催化一种化学反应，称为绝对特异性。例如精氨酸酶只作用于 L- 精氨酸，而对 L- 精氨酸的衍生物则不起作用。

（2）相对特异性：一种酶能催化一类化合物或一种化学键，这种对底物不太严格的选择性称为相对特异性。例如脂肪酶既能催化脂肪水解，又能作用于其他酯类。

（3）立体异构特异性：对具有同分异构体的底物来说，一种酶仅作用于立体异构体中的一种，而对另一种则无作用，酶对立体异构物的这种选择性称为立体异构特异性。例如 L- 乳酸脱氢酶只催化 L- 乳酸，而对 D- 乳酸则无作用。

3. 酶活性的可调节性　在体内，酶的活性可受许多因素的调控，这些调控能保证酶在体内恰如其分地发挥作用，以适应机体不断变化的内外环境和生命活动的需要。例如通过酶的合成或降解调节酶的含量，从而影响酶促反应的进行；通过酶结构的改变和化学修饰作用来改变酶的活性，从而影响酶促反应的方向和速度。

4. 酶活性的不稳定性　酶的化学本质是蛋白质，它具有蛋白质的理化性质和生物学特征，凡能使蛋白质变性的因素，均可使酶丧失活性。如强酸、强碱、高温、重金属及强烈震荡等，因此酶的活性在一定程度上不稳定。

（三）酶促反应机制

1. "中间产物"学说与"诱导契合"假说　底物由常态转变为可以发生化学反应的活

化状态所需要的能量称为活化能。化学反应速度与活化状态底物的浓度呈正比，所需活化能越小化学反应速度越快。酶为何能显著降低反应的活化能，加快化学反应速度呢？这一点可用 L.Michaelis 和 M.Menton 提出的"中间产物"学说和 Koshland 提出的"诱导契合"假说来解释。"中间产物"学说认为，酶促反应可以用下列公式表示：

$$S+E \longleftrightarrow ES \to E+P$$

这里 S 代表底物，E 代表酶，ES 为中间产物，P 为反应的产物。

在酶促反应中，酶（E）首先和底物（S）结合成不稳定的中间产物（ES），然后再生成产物（P），并释放出酶（E），释放出的酶又可与底物结合，继续发挥其催化功能，所以少量酶就可催化大量底物。

由于中间产物的形成，使底物分子内的某些化学键发生极化，呈现不稳定状态或称过渡态（活化态），大大降低了反应活化能。另外，酶的活性中心不仅可与底物结合，还可与过渡态的中间产物结合，并且结合过程中还会释放出一部分结合能，使过渡态的中间产物处于更低能级，从而使整个反应的活化能更低，反应速度更快。但"中间产物"学说把酶的结构看成是固定不变的，这是不符合实际的。为说明底物与酶结合的特性，在"中间产物"学说的基础上 Koshland 提出了"诱导契合"假说（图 10-2）。该假说认为，底物与酶活性中心结合时，底物会引起酶发生构象变化，这种构象变化使得酶与底物能更好地相互契合，从而发挥催化功能。反应结束，当产物从酶上脱落下来后，酶的活性中心又恢复了原来的构象。后来科学家对羧肽酶等进行了 X 射线衍射研究，研究的结果有力地支持了这个学说。

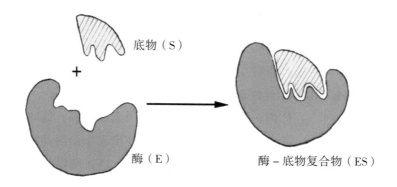

底物（S）

+

酶（E）

酶－底物复合物（ES）

图 10-2 酶与底物结合的"诱导契合"假说图解

2. 邻近效应与定向排列 在酶促反应过程中，参与反应的两种或两种以上底物分子在酶活性中心聚集，使得该区域的底物有效浓度显著增加，其反应基团也相互靠拢，从而降低了进入过渡态所需的活化能，加快了反应速度。酶的活性中心的这种催化效应称为邻近效应。在酶促反应中，酶不仅通过邻近效应形成底物在活性中心的高浓度，还通过与底物结合，使底物受催化的部位定向地对准酶活性中心的催化基团，从而使反应基团相互定向排列，以正确的方式相互碰撞而发生反应，大大提高了酶的催化效率。

3. 多元催化　酶蛋白是两性电解质，其分子中含有多种功能基团。在一定的条件下，酶蛋白肽链所含的多种功能基团具有不同的解离状态，即使同一种功能基团在不同的蛋白质分子中处于不同的微环境，解离程度也不同，这使一种酶常兼具酸、碱双重催化作用。这种多功能基团的协同作用，可极大地提高酶的催化效率。

4. 表面效应　酶的活性中心多为疏水性"口袋"，这种疏水环境可排除水分子对各种功能基团的干扰性吸引，防止底物与酶之间形成水化膜，有利于酶和底物的相互结合，使酶的功能基团对底物的催化反应变得有效和强烈。

二、酶的活性中心

（一）酶的活性中心

实验证明，酶分子中存在许多化学基团，但并不是所有基团都与酶的催化活性有关。通常把那些与酶的活性有关的基团称为酶的必需基团。这些必需基团在一级结构上可能相距很远，但在空间结构上彼此靠近，形成具有特定空间结构的区域。该区域能与底物特异性结合，并将底物转化为产物，这一区域称为酶的活性中心（active center）。酶的活性中心具有特定的三维空间结构，或为裂隙，或为孔穴，以容纳进入的底物与之结合，并将底物催化，使之转化为产物。

酶的活性中心的必需基团有两类：一类是结合基团，其功能是与底物结合并形成酶－底物复合物；另一类是催化基团，其功能是影响底物中某些化学键的稳定性，催化底物转化为产物。还有一些必需基团虽不参与酶的活性中心的形成，但对于维持酶的活性中心的特定空间构象是必需的，这些基团称为酶的活性中心外的必需基团（图10-3）。

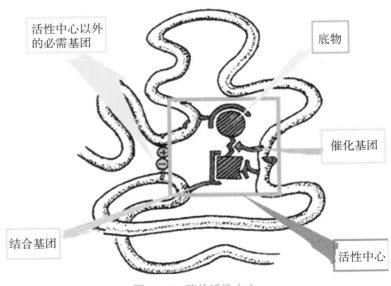

图 10-3　酶的活性中心

（二）酶原及酶原的激活

有些酶在细胞内合成或初分泌时是以无活性的酶的前体形式存在，此前提物质称为酶原（zymogen）。在一定条件下，无活性的酶原转变为有活性的酶的过程称为酶原的激活。

酶原激活的实质是酶的活性中心形成或暴露的过程。比如胰蛋白酶原在胰腺细胞内合成，本身无活性，随胰液分泌到小肠后，在肠激酶的作用下，从 N 端水解掉一个 6 肽，分子构象发生改变，使在一级结构上相距较远的组氨酸、丝氨酸、缬氨酸、异亮氨酸等残基聚集在一起，形成了酶的活性中心，此时胰蛋白酶原转变为有活性的胰蛋白酶。

（三）同工酶

同工酶（isoenzyme）是指催化相同的化学反应，酶蛋白的分子结构、理化性质、免疫学性质不同的一组酶。其存在于同一种属或同一个体的不同组织中，在代谢调节中起着重要作用。目前发现的同工酶有一百多种，包括乳酸脱氢酶（LDH）、己糖激酶和肌酸激酶同工酶等。

研究较多的是乳酸脱氢酶同工酶，该酶由四个亚基组成，其亚基有骨骼肌型（M型）和心肌型（H型）两类。这两型亚基以不同的比例组成五种同工酶，分别是LDH_1、LDH_2、LDH_3、LDH_4、LDH_5（图 10-4）。它们广泛存在于心、肝、肾和骨骼肌等各组织细胞内，催化乳酸和丙酮酸之间的可逆反应，但在不同组织器官内的含量和分布不同，如LDH_1在心肌细胞中含量最高；而LDH_5在肝和骨骼肌细胞中含量丰富。

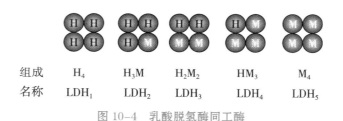

组成	H_4	H_3M	H_2M_2	HM_3	M_4
名称	LDH_1	LDH_2	LDH_3	LDH_4	LDH_5

图 10-4　乳酸脱氢酶同工酶

三、影响酶作用的因素

酶的催化活性的高低可以用酶促反应速度来表示，而酶促反应速度可以用单位时间内底物的减少量或产物的增加量来表示。许多因素如酶浓度、底物浓度、pH、温度、激活剂、抑制剂等都可以影响酶蛋白的空间结构，导致酶活性的改变，从而影响酶促反应速度。

（一）酶浓度对酶促反应速度的影响

在酶促反应中，当底物浓度足够大，其他条件固定不变的前提下，随着酶浓度的增加，酶促反应速度也相应加快，且成正比关系（图 10-5）。

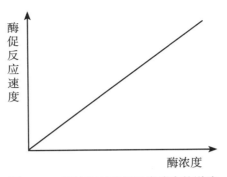

图 10-5 酶浓度对酶促反应速度的影响

（二）底物浓度对酶促反应速度的影响

在酶浓度等其他因素不变的情况下，底物浓度对酶促反应速度的影响呈矩形双曲线（图 10-6）。在底物浓度较低时，酶促反应速度随底物浓度的增加而迅速加快，二者成正比关系；随着底物浓度继续升高，酶促反应速度仍在加快，但增加的幅度越来越小，不再成正比关系；当底物浓度进一步升高到一定值时，酶促反应速度趋于恒定，达到最大反应速度（V_{max}），此时再增加底物浓度，酶促反应速度也不再加快，说明此时酶分子已被底物充分结合，达到饱和状态。所有的酶都有饱和现象，只是达到饱和状态时所需的底物浓度各不相同。

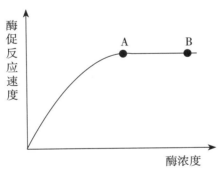

图 10-6 底物浓度对酶促反应速度的影响

为了解释这种现象，1913 年 L.Michaelis 和 M.Menton 做了大量研究，根据"中间产物"学说归纳出一个表示酶促反应速度和底物浓度间量的关系的数学公式，即著名的米 – 曼氏方程式。

$$v = \frac{V_{max} \, [\text{S}]}{K_m + [\text{S}]}$$

方程式中，v 为底物（S）在不同浓度时的反应速度，K_m 值称为米氏常数，V_{max} 是酶被底物饱和时的反应速度，[S] 为底物浓度。当底物浓度很低时，[S] < K_m，酶促反应速

度与底物浓度成正比；当底物浓度很高时，[S] > K_m，酶促反应速度达到最大，再增加底物浓度也不能影响反应速度。

米氏常数的意义：

1. 当 $v = V_{max}/2$ 时，$K_m = $[S]。因此，$K_m$ 等于酶促反应速度达最大值一半时的底物浓度。

2. K_m 可以反映酶与底物亲和力的大小，即 K_m 值越小，则酶与底物的亲和力越大；反之，则越小。

3. K_m 是酶的特征性常数。在一定条件下，某种酶的 K_m 值是恒定的，因而可以通过测定不同酶（特别是一组同工酶）的 K_m 值，来判断是否为不同的酶。

4. K_m 可用来判断酶的最适底物。当酶有几种不同的底物存在时，K_m 值最小者，为该酶的最适底物。

5. K_m 可用来确定酶活性测定时所需的底物浓度。当 [S]=10K_m 时，$v = 91\% V_{max}$，为最合适的测定酶活性所需的底物浓度。

（三）pH 对酶促反应速度的影响

酶促反应速度受环境 pH 的影响，不同 pH 条件下，酶促反应速度也不同。使酶与底物结合最大、酶促反应速度最快时的 pH 称为酶的最适 pH。环境 pH 直接影响酶、辅酶和底物的解离状态，在最适 pH 时，酶和底物处于最佳解离状态，使酶对底物的结合程度最大，反应速度最快。所以环境 pH 的改变可以通过影响酶与底物的解离状态来影响酶促反应速度，环境 pH 高于或低于最适 pH 时，酶促反应速度都会减小（图 10-7）。

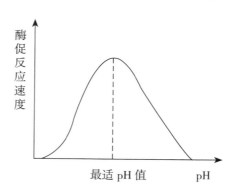

图 10-7　pH 对酶促反应速度的影响

（四）温度对酶促反应速度的影响

酶对温度极为敏感，酶的活性易受温度的影响，因此温度对酶促反应也具有双重影响。在一定温度范围内，酶的活性会随温度的升高而升高，酶促反应速度也会随温度的升高而加快；当温度升高到一定限度时，若继续升高温度，部分酶蛋白就会变性，酶的活性就会降低，酶促反应速度不仅不再加快，反而随温度的升高而下降。最终酶因高温完全变性而失去活性，从而失去催化能力。因此把酶促反应速度最快而酶未变性时的温度称为酶的最适温度（图 10-8）。

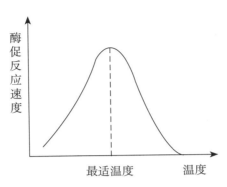

图 10-8　温度对酶促反应的影响

人体内酶的最适温度为 37 ～ 40℃之间，温度升高到 60℃时酶已开始变性，80℃时绝大多数酶发生不可逆性变性。临床利用高温使酶变性的原理进行消毒灭菌。温度低于最适温度时，温度每升高 10℃，酶促反应速度可加快 1 ～ 2 倍；若降低温度，酶的活性会随温度降低而降低。与高温不同的是，低温不会使酶破坏，只是抑制酶的活性，温度回升时酶的活性又可恢复，所以酶制剂应该在低温下保存。临床上低温麻醉以减慢机体组织细胞代谢速率，提高机体对缺氧的耐受性，就是利用酶的这一性质。

（五）激活剂对酶促反应速度的影响

凡能使酶从无活性变为有活性或使酶活性增高的物质称为酶的激活剂。根据酶对激活剂的依赖程度不同，可将激活剂分为必需激活剂和非必需激活剂。使酶从无活性变为有活性的激活剂称为必需激活剂，大多数金属离子属于这一类激活剂，如 Mg^{2+}、K^+、Mn^{2+} 等。这类激活剂对酶促反应是不可缺少的，否则酶促反应将不能进行。可使酶的活性增高的激活剂称为非必需激活剂，少数阴离子和一些有机化合物属于这一类激活剂，如 Cl^- 是唾液淀粉酶的非必需激活剂，胆汁酸盐是脂肪酶的非必需激活剂，这类激活剂的存在，可使酶促反应速度加快。

（六）抑制剂对酶促反应速度的影响

凡能使酶的活性降低而又不引起酶变性的物质称为酶的抑制剂。它可降低酶促反应速度。酶的抑制剂有重金属离子、一氧化碳、硫化氢、氢氰酸、氟化物、生物碱、染料、表面活性物质等。抑制剂常与酶的活性中心内或外的必需基团特异性结合，导致酶的活性降低或丧失，但去除抑制剂后，酶的活性又可恢复。根据抑制剂与酶结合的紧密程度不同，可将抑制剂的作用分为可逆性抑制作用和不可逆性抑制作用。

1. 不可逆性抑制作用　指抑制剂通过共价键与酶的活性中心的必需基团不可逆结合，

引起酶的永久性失活，其抑制作用不能够用透析、超滤等温和物理方法解除，必须用特殊的化学方法解除抑制作用。常见的有以下两种不可逆性抑制剂：

（1）巯基酶抑制剂：巯基是许多酶的必需基团，抑制剂能与巯基进行不可逆结合，使酶的活性受到抑制。重金属盐（如 Ag^+、Hg^+）、有机砷化合物（如路易斯毒气，又称氯乙烯氯砷）、有机汞（如对氯汞苯甲酸）等都属于这类抑制剂。该类抑制剂的抑制作用可用二巯基丙醇（BAL）或二巯基丁二钠解除，使酶恢复活性。

（2）羟基酶抑制剂：抑制剂能与许多以羟基为必需基团的酶的羟基进行不可逆结合，使酶受到抑制。如有机磷酸酯类杀虫剂（敌百虫、敌敌畏等），能专一作用于胆碱酯酶活性中心内丝氨酸残基上的羟基，使胆碱酯酶磷酰化转变为磷酰化酶而失去活性。胆碱酯酶在机体内可水解乙酰胆碱，由于有机磷酸酯类杀虫剂使胆碱酯酶失活，造成乙酰胆碱在机体内积累，从而引起胆碱能神经过度兴奋，表现出一系列中毒症状（如心率减慢、瞳孔缩小、大小便失禁、呼吸困难，严重者会导致昏迷甚至死亡）。解磷定（PAM）能与有机磷酸酯类杀虫剂结合，使胆碱酯酶恢复活性，故在临床上用于抢救农药中毒的患者。

有机磷酸酯类 + 胆碱酯酶 → 磷酸化胆碱酯酶 + 酸

（有活性）　（失活）

解磷定 + 磷酸化胆碱酯酶 → 磷酸化解磷定 + 胆碱酯酶

（复活）

2. 可逆性抑制作用　指抑制剂通过非共价键与酶和（或）酶-底物复合物可逆性结合。使酶活性降低或消失，可用透析或超滤方法将抑制剂除去，使酶恢复催化活性。根据抑制剂和底物的关系，可逆性抑制剂又可分为竞争性抑制、非竞争性抑制和反竞争性抑制三类。

（1）竞争性抑制作用：抑制物（I）与底物（S）结构类似，可与底物竞争酶的活性中心。若抑制剂与酶（E）结合，就会妨碍底物与酶结合，从而阻碍酶对底物的催化作用，导致酶促反应速度减慢，这种抑制称为竞争性抑制。由于抑制剂与底物存在竞争关系，已结合抑制剂的酶活性中心结合部位就不能再结合底物，已结合底物的酶活性中心结合部位就不能再结合抑制剂（图10-9），故竞争性抑制作用的强弱取决于抑制剂与底物的相对浓度。若增加底物浓度，在竞争性结合时，底物可占优势，抑制作用可削弱或解除。

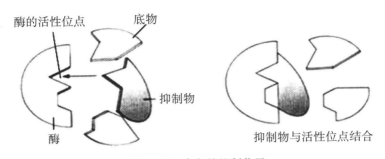

图 10-9　竞争性抑制作用

　　临床上许多药物都是酶的竞争性抑制剂，例如磺胺类药物抑制细菌的作用就是基于这一原理。对氨基苯甲酸是某些细菌合成二氢叶酸的原料，细菌可利用二氢叶酸合成酶将对氨基苯甲酸合成二氢叶酸，二氢叶酸在菌体内在二氢叶酸还原酶作用下转变为四氢叶酸，而四氢叶酸是细菌合成核酸所必需的辅酶。由于磺胺类药物的结构与对氨基苯甲酸相似，能与对氨基苯甲酸竞争二氢叶酸合成酶，从而妨碍二氢叶酸的合成，最终导致细菌合成核酸受阻而影响其生长繁殖。另外，甲氧苄啶能特异地抑制细菌的二氢叶酸还原酶，增强磺胺类药物的抑菌作用，故称为磺胺增效剂（图 10-10）。根据竞争性抑制作用的特点，在使用磺胺类药物时，必须保证药物在血液中的浓度高于对氨基苯甲酸的浓度，才能发挥疗效。许多抗代谢药物和抗癌药物也都是利用竞争性抑制作用原理发挥药效。

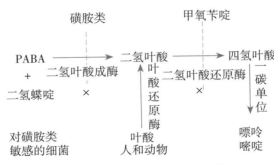

图 10-10　磺胺类药物作用机制

　　（2）非竞争性抑制作用：有些抑制剂（I）与底物（S）结构并不相似，也不与底物竞争酶的活性中心，而是与酶活性中心外的必需基团相结合，底物与抑制剂之间无竞争关系，这种抑制称为非竞争抑制。抑制剂和底物都可以和酶结合，形成酶 - 底物 - 抑制剂复合物（ESI），抑制剂还可直接结合在酶 - 底物复合物上形成 ESI，但 ESI 复合物不能进一步释放出产物（P），使酶促反应速度减慢（图 10-11）。

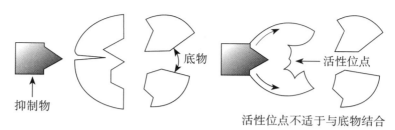

抑制物 底物 活性位点

活性位点不适于与底物结合

图 10-11 非竞争性抑制作用

（3）反竞争性抑制作用：此类抑制剂（I）不与游离的酶（E）结合，仅与酶和底物形成的中间产物（ES）结合生成 ESI 复合物，使酶失去催化活性，这种抑制称为反竞争性抑制作用。ESI 生成后，使中间产物量减少，同时从中间产物转化为产物的量及解离出的酶和底物的量也减少。不过这种抑制作用很少见。

$$
\begin{array}{ccc}
E+S & \rightleftharpoons & ES \longrightarrow E+P \\
 & & + \\
 & & I \\
 & & \| Ki \\
 & & ESI
\end{array}
$$

现将三种可逆性抑制剂作用总结如表 10-1。

表 10-1 各种可逆性抑制作用比较

竞争性抑制作用	非竞争性抑制作用	反竞争性抑制作用
抑制剂与底物结构相似，相互竞争酶的活性中心	抑制剂不与底物竞争酶的活性中心，而与酶活性中心外的必需基团结合	抑制剂仅与中间产物 ES 结合生成 ESI，使形成 ESI，不能进一步释放产物，产物量和中间产物解离出的酶量均减少

四、维生素的定义

维生素（vitamin）是维持机体正常生命活动所必需的，在体内不能合成或合成量不能满足机体需要，必须由食物供给的一类微量小分子有机化合物。维生素在生物体内一般需要量很少，但又必不可少，如果缺少就会影响正常代谢，引起相应的缺乏症。这种由于缺乏某种维生素而引起的代谢障碍疾病称为营养缺乏症。维生素缺乏的主要原因如下：

1. 摄入量不足　食物中供给不足或因贮存、烹调方法不当，造成维生素大量破坏和丢失。

2. 吸收障碍　长期慢性腹泻或肝胆疾病常伴有维生素吸收障碍，而引起缺乏。

3. 需要量增加　生长期儿童、孕妇、乳母、重体力劳动者都对维生素需要量增加，但未足够补充。

4.长期使用某些药物 正常肠道细菌能合成一部分维生素（如维生素 K）。若长期使用抗生素药物，会使肠道细菌生长抑制而引起缺乏。

五、维生素的分类及功能

维生素种类很多，约 30 种。根据其溶解性可分为脂溶性维生素和水溶性维生素。脂溶性维生素包括维生素 A、D、E、K，在体内可直接参与代谢的调节作用；水溶性维生素包括 B 族维生素和维生素 C，B 族维生素主要有 B$_1$、B$_2$、PP、B$_6$、泛酸、生物素、叶酸和 B$_{12}$，大多是辅酶或辅基的组成成分。

（一）脂溶性维生素

脂溶性维生素不溶于水，易溶于脂类和脂溶剂，它们常与食物中的脂类共同存在，并随脂类一同吸收，主要在肝脏储存，长期摄入量过多，可引起蓄积中毒现象。

1.维生素 A 维生素 A 又称抗干眼症维生素，其化学性质活泼，易被氧化剂和紫外线破坏，所以应在棕色瓶内避光保存。维生素 A 在体内的活性形式有视黄醇、视黄醛和视黄酸。维生素 A 只存在于动物食品中，如蛋黄、肝脏、鱼肝油、肉类和乳制品，但像番茄、黄玉米、胡萝卜等很多植物食品中含有玉米黄素或 β-胡萝卜素，它们在体内可以转变为维生素 A，故称为维生素 A 原。维生素 A 在人体内的作用主要有以下几个方面。

（1）参与视杆细胞内感光物质视紫红质的合成，与暗视觉有关。维生素 A 可衍生为 11-顺视黄醛，在视网膜的视杆细胞内，11-顺视黄醛与视蛋白结合为能感受弱光的视紫红质。当维生素 A 缺乏时，会导致 11-顺视黄醛不足，视紫红质合成减少，对弱光的感受敏感度降低，影响暗视觉，表现为暗适应时间延长；若维生素 A 严重缺乏，则会发生"夜盲症"。

（2）参与糖蛋白的合成，以维持上皮组织结构的完整与功能的健全。当维生素 A 缺乏时，上皮组织糖蛋白合成减少，分泌黏液的功能降低，常使上皮组织干燥、增生、角化及脱屑，其中以眼、呼吸道、泌尿生殖道及呼吸道受影响最为明显，出现角膜干燥、角化及溃疡，导致"干眼症"。

（3）参与类固醇激素合成，影响细胞分化，促进生长发育。

（4）具有抑癌、抗氧化、维持正常免疫功能。视黄酸与人体上皮细胞的正常分化直接相关。实验表明，维生素 A 缺乏的动物对化学致癌物质更为敏感，易诱发肿瘤。流行病学调查也表明维生素 A 的摄入与癌症发生呈负相关。此外，β-胡萝卜素能直接消灭自由基，是机体有效的抗氧化剂，可防止脂质过氧化，对预防心血管疾病、肿瘤和延缓衰老等均有重要意义。

长期过多摄入维生素 A 会导致中毒，表现为皮肤干燥、毛发易脱、烦躁、厌食、瘙痒、肝脾肿大等中毒症状。

2. 维生素 D 维生素 D 又称抗佝偻病维生素，是类固醇的衍生物，对人体比较重要的有维生素 D_2 和维生素 D_3。前者在酵母中含量较高；后者主要存在于动物性食品，如蛋黄、肝脏、鱼肝油、肉类和奶制品等。

📚 **案例导入**

某女，10 个月，整个冬天在家，父母很少带她外出。最近夜里睡眠差，多次醒后哭闹，头上多汗。查体：后脑勺正中头发少了一圈，出现"枕秃"，请问怎么治疗？

体内的胆固醇转变为 7-脱氢胆固醇，储存于皮肤中，在紫外线的照射下转变为维生素 D_3，故 7-脱氢胆固醇被称为维生素 D_3 原。维生素 D_3 本身无活性，被肠道吸收后，首先在肝内 25-羟化酶作用下生成 $25\text{-}OH\text{-}VitD_3$，然后随血液循环到肾脏，在经肾小管上皮细胞内的 1α-羟化酶的作用生成具有生物活性的 $1,25\text{-}(OH)_2\text{-}VitD_3$ 才能发挥作用。

$1,25\text{-}(OH)_2\text{-}VitD_3$ 的主要作用是调节体内钙、磷的代谢。$1,25\text{-}(OH)_2\text{-}VitD_3$ 通过促进小肠黏膜上皮细胞钙结合蛋白的形成，从而促进小肠对钙、磷的吸收；另外 $1,25\text{-}(OH)_2\text{-}VitD_3$ 还能促进肾远曲小管对钙、磷的重吸收，提高血中钙、磷的浓度；$1,25\text{-}(OH)_2\text{-}VitD_3$ 对促进新骨的形成和钙化及骨骼的更新也具有重要作用。当维生素 D 缺乏时，儿童可导致佝偻病，成人可导致软骨病。

服用过量的维生素 D，可出现高钙血症、高钙尿症和软组织钙化等中毒现象。

3. 维生素 E 维生素 E 又称为生育酚，是苯并二氢吡喃衍生物。维生素 E 以植物种子油中含量最为丰富，是微带黏性的淡黄色油状物，还原性强，易被氧化，能保护其他物质。维生素 E 具有以下功能：

（1）抗氧化作用：维生素 E 可作为抗氧化剂，对抗生物膜上脂质过氧化所产生的自由基，保护生物膜的结构和功能。

（2）维持生殖功能：动物实验发现维生素 E 与哺乳动物的生殖有关。缺乏维生素 E，其生殖器官发育受损，甚至不育。临床上常用维生素 E 治疗习惯性流产和先兆性流产。

（3）调节基因表达功能：近些年发现维生素 E 具有调节基因表达功能，在维持机体正常免疫功能，预防和治疗心血管疾病、肿瘤，延缓衰老等方面都有一定作用。

维生素 E 不易缺乏，也不易发生中毒现象。

4.维生素 K　维生素 K 又称凝血维生素，是 2- 甲基 1，4 萘醌的衍生物。天然形式有 K_1 和 K_2，K_1 从植物中提取，K_2 由肠道细菌合成；K_3 和 K_4 为人工合成，现被用于临床，可口服和肌注。维生素 K 在肝、鱼、肉及绿叶蔬菜中含量丰富，其化学性质较稳定，耐热耐酸，但易被碱和紫外线分解，应避光保存。

维生素 K 的主要生理功能是促进凝血因子的合成。凝血因子 Ⅱ、Ⅶ、Ⅸ 和 Ⅹ 的合成需要 γ- 谷氨酰羧化酶，而维生素 K 是 γ- 谷氨酰羧化酶的辅酶，可促进凝血因子的合成，加速血液凝固。当维生素 K 缺乏时，凝血因子合成障碍，导致凝血时间延长，甚至出现皮下、肌肉和内脏出血现象。临床上维生素 K 常用于预防新生儿和早产儿出血。

（二）水溶性维生素

水溶性维生素溶于水，可随尿一起排出，很少在体内蓄积，少有中毒现象出现。

1.维生素 B_1　维生素 B_1 是由含硫的噻唑环和含氨基的嘧啶环组成的，故又称硫胺素，主要存在于谷类和豆类的种皮、酵母、干果、胚芽和瘦肉中。

维生素 B_1 本身无生物活性，在肝脏内维生素 B_1 在硫胺素激酶的催化下转变成焦磷酸硫胺素（TPP）才具有生物活性。TPP 可作为许多脱羧酶的辅酶，参与 α- 酮酸的氧化脱羧反应；TPP 也可作为转酮醇酶的辅酶，参与磷酸戊糖途径的转酮醇反应。

因为维生素 B_1 与糖代谢过程密切相关，当人体缺乏维生素 B_1 时，糖代谢中间产物 α- 酮酸的氧化脱羧反应发生障碍，导致丙酮酸、乳酸在组织中积累，毒害细胞，出现多发性神经炎、心力衰竭、肌肉萎缩、下肢水肿等"脚气病"症状。

2.维生素 B_2　维生素 B_2 是由核酸与 7，8- 二甲基异咯嗪结合而成的黄色物质，故称为核黄素，广泛存在于动植物中，如肝、蛋黄、肉类及奶制品。维生素 B_2 本身无生物活性，但在生物体内，与 ATP 磷酸化可转化为 2 种活性形式：黄素单核苷酸（FMN）和黄素腺嘌呤二核苷酸（FAD）。

FMN 和 FAD 都是黄素酶的辅基，作为递氢体参与体内多种氧化还原反应。另外，维生素 B_2 能促进体内三大营养物质的代谢，对维持皮肤黏膜和视觉的正常功能都有一定作用。人类缺乏维生素 B_2 时，常出现口角炎，唇炎，阴部皮炎，睑缘炎等病症。

3.维生素 PP　维生素 PP 为吡啶衍生物，包括尼克酸（又称烟酸）和尼克酰胺（又称烟酰胺）。维生素 PP 广泛存在于动植物中，以肉、鱼、谷类及花生中含量丰富。尼克酸和尼克酰胺本身无活性，在生物体内转化为尼克酰胺腺嘌呤二核苷酸（NAD^+，辅酶 I ）和尼克酰胺腺嘌呤二核苷酸磷酸（$NADP^+$，辅酶 II ）。维生素 PP 在体内是以 NAD^+ 和 $NADP^+$ 的形式发挥其生理作用。

NAD^+ 和 $NADP^+$ 可以作为不需氧脱氢酶的辅酶，参与生物氧化过程；维生素 PP 又称抗癞皮病维生素，对神经系统有保护作用。人类维生素 PP 缺乏时，会引起对称性皮炎（俗称癞皮病），表现为皮炎、消化道炎、痴呆等症状。另外烟酸还具有降低血浆胆固醇和脂肪的作用，因此烟酸在临床上可作为降胆固醇的药物。

4. 维生素 B_6 维生素 B_6 又称抗皮炎维生素，包括吡哆醇、吡哆醛和吡哆胺。维生素 B_6 在生物体内经磷酸化可转化为具有活性的磷酸酯，主要有磷酸吡哆醛和磷酸吡哆胺。磷酸吡哆醛是氨基酸转氨酶及脱羧酶等许多酶的辅酶。

磷酸吡哆醛能促进谷氨酸脱羧，促进 γ-氨基丁酸的生成。 γ-氨基丁酸是一种抑制性神经递质，故维生素 B_6 缺乏时可引起中枢神经兴奋、呕吐等症状，临床上常用维生素 B_6 治疗婴儿惊厥和妊娠呕吐。磷酸吡哆醛还是 δ-氨基 γ-酮戊酸合成酶的辅酶， δ-氨基 γ-酮戊酸合成酶是血红素合成过程中的限速酶。当维生素 B_6 缺乏时，有可能造成缺铁性贫血和血清铁增高。长期缺乏维生素 B_6 会导致皮肤、中枢神经和造血功能损害。人类很少有维生素 B_6 缺乏病。

5. 泛酸 又称遍多酸，是由 β-丙氨酸与 α，γ-二羟基 $-\beta$，β-二甲基丁酸通过肽键缩合而成的酸性物质，也是构成辅酶 A（简称 CoA 或 HSCoA）的组成部分。HSCoA 作为酰基转移酶的辅酶，起传递酰基的作用，在体内三大营养物质代谢中起重要作用。人很少发生泛酸缺乏病，但在治疗其他维生素 B 缺乏病时，若同时给予适量泛酸常可提高疗效。临床上已用辅酶 A 作为许多疾病治疗的重要辅助药物，如脂肪肝、冠心病等。

6. 生物素 又称维生素 B_7，是有带戊酸侧链的噻吩与尿素形成的骈环。维生素 B_7 是多种强化酶的辅酶，催化体内羧化反应。人体肠道细菌能合成，一般无此缺乏病。但在特殊情况下，若大量食用生鸡蛋清，生鸡蛋清中含有一种抗生物素蛋白，能与生物素结合，使生物素不被肠道吸收，则可引起缺乏，出现精神抑郁、脱发、皮炎等症状。

7. 叶酸和四氢叶酸 叶酸又称蝶酰谷氨酸，是由 2- 氨基 -4- 羟基 -6- 甲基蝶呤啶、对氨基苯甲酸与 L- 谷氨酸连接而成。叶酸在生物体内可被还原为四氢叶酸（FH_4）或 THFA，FH_4 是一碳单位转移酶的辅酶，作为一碳单位的传递体参与多种重要物质（如嘌呤、嘧啶）的合成，在核酸和蛋白质的代谢中具有重要作用。叶酸能促进红细胞的发育与成熟，叶酸缺乏时，会导致巨幼细胞性贫血。

8. 维生素 B_{12} 维生素 B_{12} 是含三价钴的哆环系化合物，又称钴胺素或抗恶性贫血维生素。维生素 B_{12} 在体内主要有两种辅酶形式：辅酶 B_{12} 和甲基钴胺素。辅酶 B_{12} 作为变位酶的辅酶，参加蛋氨酸、胸腺嘧啶、胆碱的生物合成，而甲基钴胺素参与物质生物合成的甲基化作用。如同型半胱氨酸甲基化生成蛋氨酸的反应时，辅酶 B_{12} 是催化此反应的 N^5- 甲基四氢叶酸甲基转移酶的辅酶，参与甲基的转移，当机体缺乏维生素 B_{12} 时，N^5- 甲基四氢叶酸甲基不能转移。这不但不利于蛋氨酸生成，而且还影响四氢叶酸的再生，从而使组织中的游离四氢叶酸含量减少，影响其转运一碳单位，最终导致核酸合成障碍，出现恶性贫血。

9. 维生素 C 维生素 C 是一种酸性多羟基化合物，具有防治坏血病的作用，故又称抗坏血酸。维生素 C 有 L、D 两种异构体，只有 L- 型具生物活性。维生素 C 在体内作为氧化还原反应中的递氢体，有氧化型和还原型两种形式。维生素 C 的主要功能如下：

（1）参与体内许多羟化反应：维生素 C 是胶原脯氨酸羟化酶和胶原赖氨酸羟化酶的辅酶，可使脯氨酸和赖氨酸在胶原脯氨酸羟化酶和胶原赖氨酸羟化酶作用下羟化生成羟脯氨酸和羟赖氨酸。这两种氨基酸是胶原蛋白的主要成分，因此维生素 C 可促进胶原蛋白的合成。若机体缺乏维生素 C，可导致胶原蛋白合成障碍，影响结缔组织的坚韧性，出现毛细血管通透性增加，易破裂出血，牙齿易松动，骨骼易骨折，伤口不易愈合等坏血病症状。维生素 C 是催化胆固醇羟化反应的 7-α- 羟化酶的辅酶，可参与胆固醇的转化。此外维生素 C 还可参与皮质类固醇激素的合成和芳香族氨基酸的代谢。

（2）参与体内氧化还原反应：维生素 C 能使巯基酶的巯基维持在还原状态。如维生素 C 在谷胱甘肽还原酶的作用下，促使氧化型谷胱甘肽（GSSG）还原为还原型谷胱甘肽（GSH），GSH 有保护细胞膜的作用；可参与免疫球蛋白分子中半胱氨酸残基的巯基氧化而生成二硫键，从而促进抗体的生成，增强机体免疫力；维生素 C 还能使食物中的 Fe^{3+} 还原成 Fe^{2+}，便于肠道内铁的吸收和利用，促使叶酸转变为四氢叶酸，从而促进机体造血功能，若机体缺乏维生素 C 则会出现贫血症状；此外维生素 C 还可以间接抗氧化，清除机体自由基，保护维生素 A 和维生素 B 免遭氧化的作用。

另外，维生素 C 还具有防治动脉粥样硬化、抗病毒、抗癌作用。

虽然维生素 C 对人体来说有很多作用，但长期大量摄入可引起维生素 C 中毒，导致尿结石、腹痛、腹泻，还可能降低某些妇女的生殖能力，影响胚胎的发育。

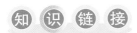

维生素 C 的解毒作用

重金属离子（如汞离子）能与人体内含巯基的酶类结合而使其失去活性，导致人体某些代谢发生障碍，维生素 C 则能使 GSSG 还原成 GSH，而 GSH 可与重金属离子结合排出体外，因此具有解毒作用。

关于脂溶性维生素，现将其生理功能和典型缺乏症归纳，见表 10-2。

表 10-2　脂溶性维生素的生理功能和典型缺乏症

名称	主要生理功能	典型缺乏症
维生素 A（又称视黄醇）	1. 参与合成视紫红质 2. 维持上皮组织结构完整性 3. 抗氧化、抗癌作用 4. 促进生长发育	夜盲症、干眼症，过量中毒
维生素 D（又名抗佝偻病维生素）	1. 调节钙磷吸收 2. 促进骨盐沉积	佝偻病（儿童） 软骨病（成人），过量中毒
维生素 E（又名生育酚）	1. 抗氧化，保护生物膜 2. 与机体生殖功能有关 3. 抗衰老作用 4. 调节血小板聚集	人类未发现典型缺乏症 临床用于习惯性流产、早产 抗衰老
维生素 K（凝血维生素）	促进凝血因子合成	凝血障碍、新生儿出血

第二节　物质代谢

物质代谢是生物体内所发生的各种化学反应过程的总称。物质代谢包括合成代谢和分解代谢两个不同方向的代谢变化。生物在生命活动中不断从外界环境中摄取营养物质，转化为机体的组织成分，称为合成代谢；同时机体本身的物质也在不断分解成代谢产物，排出体外，称为分解代谢。在物质代谢过程中还伴随有能量代谢，人体内的物质代谢主要是三大营养物质的代谢，即糖代谢、脂代谢和氨基酸代谢。

一、糖代谢

糖（Sugar）是一类化学本质为多羟醛或多羟酮及其衍生物的有机化合物。绝大多数生物体内都含有糖，其中以植物体内含量最多，为 85%～95%。食物中的糖主要有多糖、双糖和单糖。多糖主要包括淀粉和糖原；双糖中最常见的是蔗糖、麦芽糖和乳糖；单糖主要有葡萄糖、果糖和半乳糖。

糖是人体最重要的能源物质。只有单糖才能被吸收，所以多糖及双糖被人体摄入必须经过酶的催化水解成单糖后才能被肠壁吸收，然后经血液运输到各组织细胞进行合成代谢和分解代谢。例如食物中的淀粉必须经唾液淀粉酶及胰淀粉酶中的 α-淀粉酶的催化，生成葡萄糖、麦芽糖、麦芽寡糖及 α-糊精，在经小肠黏膜刷状缘上的 α-糊精酶催化使 α-糊精水解成葡萄糖；刷状缘上还有麦芽糖酶可将麦芽寡糖及麦芽糖水解为葡萄糖；另外食物中的蔗糖和半乳糖经小肠黏膜上蔗糖酶和乳糖酶的催化，前者将蔗糖分解成葡萄糖和果糖，后者将乳糖分解成葡萄糖和半乳糖。这些多糖和双糖被消化成单糖后被小肠吸收。

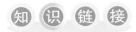

成人乳糖不耐症

　　有些成年人在喝牛奶后出现肠鸣、腹胀、腹排气等不适症状，称为乳糖不耐症。原因是这些成年人因长期不摄入奶及奶制品，造成体内分解乳糖的酶缺乏，不能分解乳糖所致。

　　糖在人体内的主要生理功能是氧化功能，人体内所需能量的 50% ～ 70% 来自于糖的氧化分解。此外糖也是构成人体组织结构的重要成分，如糖蛋白和糖脂是构成生物膜的主要成分；核糖和脱氧核糖是核酸的组成成分；另外，部分糖与蛋白质结合形成的糖蛋白还具有特殊的生理功能，如参与构成抗体、补体、激素、酶和血性物质等。糖也是人体内的重要碳源，其分解代谢的中间产物可在体内转变为多种非糖物质，如核苷、非必需氨基酸和脂肪。糖的磷酸衍生物可以形成多种重要的生物活性物质，如 ATP、NAD$^+$、FAD、DNA 和 RNA 等。

　　糖代谢主要是指葡萄糖在体内所发生的一系列复杂的化学反应。糖代谢包括糖的分解代谢、糖原的代谢及糖异生。分解代谢途径主要有葡萄糖的无氧氧化、有氧氧化和磷酸戊糖途径；糖原的代谢包括糖原的合成和分解。

　　（一）糖的无氧氧化

　　葡萄糖或糖原在机体处于相对缺氧情况下分解生成乳酸，并产生能量的过程称为无氧氧化（anaerobic oxidation）。这个代谢过程因与酵母的生醇发酵非常相似，故又称为糖酵解（glycolysis）。因参与糖酵解反应的一系列酶均存在于细胞液中，因此糖酵解的全部反应过程均在胞液中进行，红细胞和肌肉组织最为活跃。

　　1. 糖酵解的反应过程　根据反应特点，可将糖酵解过程分为两个阶段，第一阶段为葡萄糖或糖原分解为丙酮酸的过程，又称糖酵解途径；第二阶段为丙酮酸转变为乳酸的过程。

　　第一阶段由 9 步连续的酶促反应构成。

　　（1）葡萄糖或糖原磷酸化为 6- 磷酸葡萄糖（glucose-6-phosphate，G-6-P）。葡萄糖在己糖激酶（hexokinase，HK）催化下生成 G-6-P，ATP 提供能量和磷酸基团，Mg^{2+} 作为激活剂。此反应不可逆，己糖激酶是糖酵解过程第一个关键酶（又称限速酶）。

　　己糖激酶广泛存在于各组织中，哺乳动物中已发现四种己糖激酶的同工酶 Ⅰ - Ⅳ 型。Ⅳ型酶只存在于肝脏，对葡萄糖有高度专一性，又称葡萄糖激酶（glucokinase，GK）。GK对葡萄糖的亲和力低，这种特性的存在，使 GK 催化的酶促反应只有在饮食后大量消化吸收的葡萄糖进入肝脏后才加强，生成糖原储存于肝中，在维持血糖浓度恒定的过程中发挥了重要作用。

从糖原开始的分解途径，是糖原在磷酸化酶的作用下成为 1- 磷酸葡萄糖（G-1-P），再变位成为 G-6-P。

（2）6- 磷酸葡萄糖转变为 6- 磷酸果糖（F-6-P）。G-6-P 在磷酸己糖异构酶催化下，生成 F-6-P，此反应由 Mg^{2+} 作为激活剂，是可逆的。

（3）6- 磷酸果糖生成 1，6- 二磷酸果糖（F-1，6-BP）。催化此反应的酶是 6- 磷酸果糖激酶 -1（6-phosphofructokinase1，PFK-1），这是糖酵解途径的第二次磷酸化反应，需要 ATP 与 Mg^{2+} 参与，反应不可逆。6- 磷酸果糖激酶 -1 是糖酵解过程的主要限速酶，是糖酵解过程中的主要调节点。

（4）1，6- 二磷酸果糖裂解生成 2 分子磷酸丙糖。1，6- 二磷酸果糖经醛缩酶催化，裂解生成 3- 磷酸甘油醛和磷酸二羟丙酮，两者互为异构体，在磷酸丙糖异构酶催化下可互相转变，当 3- 磷酸甘油醛在继续进行反应时，磷酸二羟丙酮可不断转变为 3- 磷酸甘油醛，这样 1 分子 F-1，6-BP 生成 2 分子 3- 磷酸甘油醛。此反应可逆。

（5）3- 磷酸甘油醛脱氢氧化成为 1，3- 二磷酸甘油酸（1，3-BPG）。此反应由 3- 磷酸甘油醛脱氢酶催化脱氢、加磷酸，其辅酶为 NAD^+，反应脱下的氢由 NAD^+ 接受生成还原型 $NADH+H^+$；反应时释放的能量储存在所生成的 1，3- 二磷酸甘油酸 1 位的羧酸与磷酸构成的混合酸酐内，此高能磷酸基团可将能量转移给 ADP 形成 ATP，这是糖酵解途径中唯一的氧化脱氢反应。

（6）1，3- 二磷酸甘油酸转变为 3- 磷酸甘油酸。1，3- 二磷酸甘油酸在磷酸甘油酸激酶催化下，其分子中的高能磷酸基团直接转移给 ADP 形成 ATP，自身生成 3- 磷酸甘油酸。这种 ADP 磷酸化与底物的氧化反应相偶联的过程，称为底物水平磷酸化（substrate level phosphorylation）。这是糖酵解过程中第一次生成 ATP。

1，3- 二磷酸甘油酸的另一条代谢去路是经磷酸甘油酸变位酶催化，生成 2，3- 二磷酸甘油酸（2，3-BPG），进而在 2，3- 二磷酸甘油酸磷酸酶的催化下，生成 3- 磷酸甘油酸。此通路又称 2，3-BPG 支路，主要在红细胞内进行（图 10-12）。正常情况下，红细胞内 2，3-BPG 含量较高，它可结合血红蛋白，降低血红蛋白与氧的亲和力，促进氧合血红蛋白释放氧，以满足组织细胞对氧的需求。

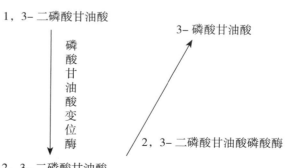

图 10-12　2，3-BPG 支路

（7）3- 磷酸甘油酸转变为 2- 磷酸甘油酸。此反应由磷酸甘油酸变位酶催化，3- 磷酸甘油酸第 3 位碳原子上的磷酸基团转移到第 2 位碳原子上，生成 2- 磷酸甘油酸。

（8）2- 磷酸甘油酸脱水生成磷酸烯醇式丙酮酸（phosphoenolpyruvate，PEP）。此反应由烯醇化酶所催化，Mg^{2+} 作为激活剂。反应过程中，分子内部能量重新分配，形成含有高能磷酸基团的磷酸烯醇式丙酮酸。

（9）磷酸烯醇式丙酮酸转变为丙酮酸。此反应由丙酮酸激酶（pyruvate kinase，PK）催化，Mg^{2+} 作为激活剂，产生 1 分子 ATP，在生理条件下，此反应不可逆。丙酮酸激酶也是糖酵解过程中的关键酶及调节点。这是无氧酵解过程第二次生成 ATP，产生方式也是底物水平磷酸化。

糖酵解反应的第一阶段能量产生主要在 3- 磷酸甘油醛脱氢成为 1，3- 二磷酸甘油酸及磷酸烯醇式丙酮酸转变为丙酮酸过程中，共产生 4 分子 ATP，产生方式都是底物水平磷酸化。糖酵解途径全部反应见图 10-13。

第二阶段，丙酮酸还原为乳酸的过程。在缺氧条件下，丙酮酸在乳酸脱氢酶催化下还原为乳酸，此反应可逆。乳酸脱氢酶有多种同工酶，骨骼肌中主要含有 LDH_5，它和丙酮酸亲和力较高，有利于丙酮酸还原为乳酸，LDH_5 的辅酶是 NAD^+。还原反应所需的 $NADH+H^+$ 是 3- 磷酸甘油醛脱氢时产生，作为供氢体脱氢后成为 NAD^+，再作为 3- 磷酸甘油醛脱氢酶的辅酶。因此，NAD^+ 来回穿梭，起着递氢作用，使无氧氧化过程持续进行。

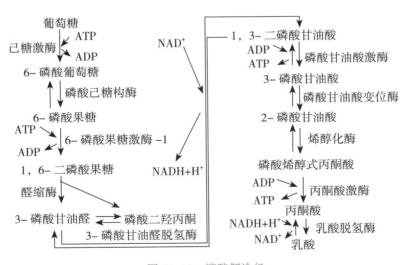

图 10-13　糖酵解途径

2. 糖酵解的反应特点

（1）糖酵解的全过程在胞液中进行，全程无氧参与，终产物是乳酸。

（2）糖酵解的全过程仅有 1 次脱氢反应（3- 磷酸甘油醛脱氢转变为 1，3- 二磷酸甘油酸），脱下的氢由 NAD^+ 接受生成 $NADH+H^+$，$NADH+H^+$ 又作为供氢体参与丙酮酸还原为乳酸。

（3）1 分子葡萄糖在缺氧的条件下净生成 2 分子 ATP；糖原中 1 分子葡萄糖残基净生成 3 分子 ATP（表 10-3）。

表 10-3　糖酵解过程中 ATP 的生成

反应	ATP 数
葡萄糖 → 6- 磷酸葡萄糖	−1
6- 磷酸果糖 → 1，6 二磷酸果糖	−1
2　1，3- 二磷酸甘油酸 → 2　3- 磷酸甘油酸	2　1
2 磷酸烯醇式丙酮酸 → 2 丙酮酸	2　1
净生成	2

（4）己糖激酶（葡萄糖激酶）、磷酸果糖激酶 -1、丙酮酸激酶所催化的反应是不可逆的，这三种酶是整个糖酵解过程的关键酶，调节这 3 种酶的活性可以影响糖酵解的速度。

3. 糖酵解的生理意义

（1）糖酵解主要的生理意义。在缺氧时迅速提供能量，尤其是对骨骼肌收缩更为重要。肌肉组织中的 ATP 含量较低，当肌肉收缩时，几秒钟就全部消耗殆尽，此时即使不缺氧，要通过葡萄糖的有氧氧化供能是来不及满足机体生理学需要的，因为葡萄糖的有氧氧化反应时间比糖酵解反应时间长得多，而通过糖酵解可迅速获得 ATP。当机体缺氧或剧烈运动时，糖酵解是肌肉组织获能的重要方式。

（2）正常情况下是某些组织和细胞的重要供能途径。正常细胞获得能量的主要方式是有氧氧化，有氧氧化主要在线粒体内进行。成熟的红细胞没有线粒体，完全依赖糖酵解供能。此外还有一些组织和细胞，如皮肤、肾髓质、视网膜、白细胞、睾丸等代谢极为活跃，即使在氧供应充足的情况下，也会利用糖酵解提供部分能量。

（3）为其他物质合成提供原料。糖酵解过程中的一些中间代谢物是脂类、氨基酸等合成的前体，如磷酸二羟丙酮可生成磷酸甘油，参与脂肪的合成；丙酮酸可转变为丙氨酸等。

（二）糖的有氧氧化

有氧氧化（aerobicoxidation）是指葡萄糖或糖原在有氧条件下，彻底氧化成水、二氧化碳并释放大量能量的过程。这是糖氧化分解的主要方式，是机体获得能量的主要途径。

1. 有氧氧化的反应过程　有氧氧化过程常划分为三个阶段。第一阶段是葡萄糖经糖酵解途径氧化生成丙酮酸；第二阶段是在有氧的条件下丙酮酸进入线粒体生成乙酰辅酶 A；第三阶段是乙酰辅酶 A 经三羧酸循环彻底氧化成水、二氧化碳并释放大量能量。第二和第三阶段都是在细胞线粒体基质内进行（图 10-14）。

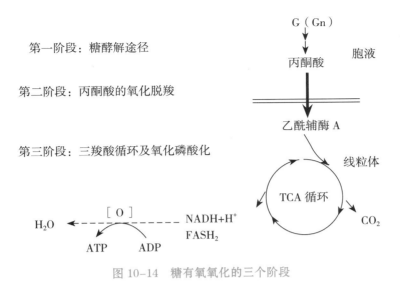

第一阶段：糖酵解途径

第二阶段：丙酮酸的氧化脱羧

第三阶段：三羧酸循环及氧化磷酸化

图 10–14　糖有氧氧化的三个阶段

（1）葡萄糖氧化生成丙酮酸：这一阶段和糖酵解过程相似，在胞液中进行，在缺氧的条件下丙酮酸生成乳酸。在有氧的条件下丙酮酸进入线粒体继续进行氧化分解。

（2）丙酮酸氧化脱羧生成乙酰辅酶 A：丙酮酸进入线粒体后在丙酮酸脱氢酶复合体（pyruvate dehydrogenasecomplex）的催化下进行脱氢、脱羧生成乙酰辅酶 A。该反应不可逆，丙酮酸脱氢酶复合体是整个反应过程的关键酶。丙酮酸脱氢酶复合体是由 3 种酶和 5 种辅酶组成的多酶体系，包括丙酮酸脱氢酶、二氢硫辛酸乙酰转移酶及二氢硫辛酸脱氢酶，参与的辅酶有 TPP、硫辛酸、FAD、NAD^+ 和乙酰辅酶 A，它们紧密相连，使反应连锁进行，迅速完成。

（3）三羧酸循环：三羧酸循环（tricarboxylic acid cycle，TCA）是乙酰辅酶 A 与草酰乙酸缩合生成含有 3 个羧基的柠檬酸，再经过一系列脱羧、脱氢反应重新生成草酰乙酸的循环过程。因这个循环是 Krebs 于 1937 年发现的，故又称 Krebs 循环。又因为循环中第一个中间产物是柠檬酸，故又称柠檬酸循环（citric acid cycle）。

三羧酸循环由 8 步反应构成一个循环过程。

①柠檬酸的生成：乙酰辅酶 A（ConA）与草酰乙酸缩合生成柠檬酸。此反应由柠檬酸合酶（citrate synthase）催化，反应所需能量来自于乙酰 ConA 高能硫酯键水解，柠檬酸合酶是三羧酸循环的第一个关键酶，此反应不可逆。

②异柠檬酸的生成：柠檬酸在顺乌头酸酶催化下先脱水生成顺乌头酸，再加水生成异柠檬酸。

③异柠檬酸氧化、脱羧生成 α–酮戊二酸：异柠檬酸在异柠檬酸脱氢酶作用下先脱氢生成草酰琥珀酸，再脱羧生成 α–酮戊二酸，并产生 1 分子 CO_2。异柠檬酸脱氢酶是三羧

酸循环的第二个关键酶，此反应不可逆，是循环过程中反应速度最慢的一步，也是限速步骤，反应中脱去的 2H 由辅酶 NAD^+ 接受生成 $NADH+H^+$。

④ α–酮戊二酸氧化、脱羧生成琥珀酰辅酶 A：α–酮戊二酸在 α–酮戊二酸脱氢酶复合体（α–ketoglutarate dehydrogenase complex）的催化下脱氢、脱羧生成琥珀酰辅酶 A，并产生 1 分子 CO_2。反应中脱去的 2H 由 NAD^+ 接受生成的 $NADH+H^+$，氧化产生的能量部分储存于琥珀酸 CoA 的高能硫酯键中。此反应不可逆，α–酮戊二酸脱氢酶复合体是三羧酸循环的第三个关键酶。

⑤琥珀酰辅酶 A 转变为琥珀酸：在琥珀酸硫激酶（又称琥珀酰辅酶 A 合成酶）催化下，琥珀酰辅酶 A 转变为琥珀酸。此反应中琥珀酰辅酶 A 中的高能硫酯键释放能量转移给 GDP 生成 GTP，GTP 将能量转移给 ADP 形成 ATP。这是三羧酸循环中唯一的一次底物水平磷酸化，生成 1 分子 ATP。

⑥琥珀酸脱氢转变为延胡索酸：在琥珀酸脱氢酶催化下，琥珀酸脱氢转变为延胡索酸，脱下的 2H 由辅酶 FAD 接受生成 $FADH_2$，这是三羧酸循环中的氧化磷酸化过程，生成 2 分子 ATP。

⑦延胡索酸转变为苹果酸：延胡索酸在延胡索酸酶催化下加水生成苹果酸。

⑧苹果酸脱氢生成草酰乙酸：苹果酸在苹果酸脱氢酶催化下脱氢生成草酰乙酸。脱下的氢由辅酶 NAD^+ 接受生成 $NADH+H^+$，此反应经氧化磷酸化生成 3 分子 ATP。

整个三羧酸循环过程如图 10-15。

三羧酸循环是乙酰 ConA 的彻底氧化过程，并且循环中草酰乙酸在反应前后并无量的变化。总结反应过程，三羧酸循环的特点如下：

①1 分子乙酰 CoA 通过 TCA 经历了 4 次脱氢（3 次脱氢生成 3 分子 $NADH+H^+$，1 次脱氢生成 1 分子 $FADH_2$），2 次脱羧生成 CO_2，1 次底物水平磷酸化，共产生 10 分子 ATP。

②三羧酸循环中柠檬酸合成酶、异柠檬酸脱氢酶、α–酮戊二酸脱氢酶复合体是反应的关键酶，是反应的调节点。

2. 糖有氧氧化的生理意义

（1）有氧氧化是机体供能的主要途径。人体内绝大多数组织细胞通过糖的有氧氧化获取能量，1 分子葡萄糖彻底有氧氧化生成 CO_2 和 H_2O 的过程中，产生 30（或 32）分子ATP（表 10-4）。

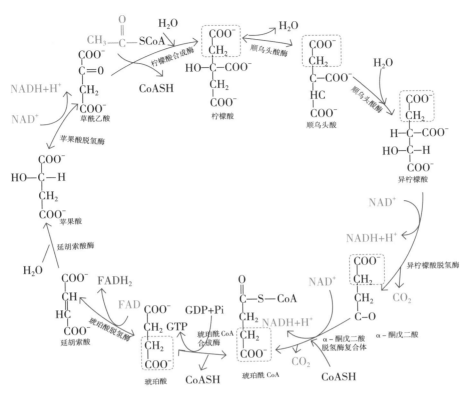

图 10-15　三羧酸循环

表 10-4　葡萄糖有氧氧化时产生的 ATP

反应阶段	反应	递氢体	ATP 数
第一阶段	葡萄糖→6-磷酸葡萄糖		−1
	6-磷酸果糖→1，6-二磷酸果糖		−1
	2 3-磷酸甘油醛→2 1，3-二磷酸甘油酸		3 或 5
	2 1，3-二磷酸甘油酸→2 3-磷酸甘油酸	2NHDH	2
	2 磷酸烯醇式丙酮酸→2 丙酮酸		2
第二阶段	2 丙酮酸→2 乙酰 CoA	2NHDH	5
第三阶段	2 异柠檬酸→2 a-同戊二酸	2NHDH	5
	2 α-同戊二酸→2 琥珀酰 CoA	2NHDH	5
	2 琥珀酰 CoA→2 琥珀酸		2
	2 琥珀酸→2 延胡索酸	2FADH₂	3
	2 苹果酸→2 草酰乙酸	2NHDH	5
1 分子葡萄糖产生的 ATP 总数			30（或 32）

（2）三羧酸循环是糖、脂和氨基酸三大物质代谢的最终代谢通路。糖、脂和氨基酸在体内代谢都最终生成乙酰辅酶 A，然后进入三羧酸循环彻底氧化分解成水、CO_2 和产生能量。

（3）三羧酸循环是糖、脂和蛋白质三大物质代谢的枢纽。糖、脂和蛋白质均可转变为三羧酸循环的中间产物，它们可通过三羧酸循环相互转变。如糖分解代谢产生的丙酮酸、草酰乙酸和 α–酮戊二酸等，可氨基化生成丙氨酸、天冬氨酸和谷氨酸，同样这些氨基酸也可以脱氨基转变为相应的 α–酮酸。糖代谢产物乙酰辅酶 A 参与脂肪的合成，脂肪分解产物甘油可转变为糖等。

（三）磷酸戊糖途径

磷酸戊糖途径（pentose phosphate pathway）是糖分解代谢的另一条重要途径。这条途径存在于肝脏、脂肪组织、甲状腺、肾上腺皮质、性腺、红细胞等组织中。

1.磷酸戊糖途径的反应过程　磷酸戊糖途径是一个比较复杂的代谢途径，整个反应过程在胞液中进行。反应可分为两个阶段：第一阶段是氧化反应，产生 NADPH 及 5–磷酸核糖；第二阶段是一系列基团的转移过程。

（1）第一阶段：氧化反应。在 6–磷酸葡萄糖脱氢酶（glucose 6-phosphate dehydrogenase，G-6-PD）及 6–磷酸葡萄糖酸脱氢酶的催化下，6–磷酸葡萄糖脱氢脱羧而转变为 5–磷酸核酮糖，同时生成 2 分子 $NADPH+H^+$ 及 1 分子 CO_2，5–磷酸核酮糖在异构酶的作用下成为 5–磷酸核糖。6–磷酸葡萄糖脱氢酶是磷酸戊糖途径的关键酶，其活性主要受 $NADPH/NADP^+$ 比例的调节，二者比例升高，该酶被抑制；相反，二者比例降低，该酶被激活。因此磷酸戊糖途径的代谢速度主要取决于 $NADPH+H^+$ 的需求。

（2）第二阶段：一系列基团的转移。在这一阶段中磷酸戊糖继续代谢，5–磷酸核酮糖经异构反应转变为 5–磷酸核糖或 5–磷酸木酮糖，三种形式的磷酸戊糖经一系列基团转移反应，中间生成三碳、四碳、五碳、六碳和七碳等的单糖磷酸酯，最后转变成 6–磷酸果糖和 3–磷酸甘油醛，循环再生成 6–磷酸葡萄糖。6–磷酸葡萄糖可继续进行磷酸戊糖途径，也可进入糖的有氧氧化或无氧氧化途径继续分解。基本反应过程如图 10–16。

2.磷酸戊糖途径的生理意义　磷酸戊糖途径的功能不是供能，而是提供生物合成所需的一些原料，如 $NADPH+H^+$ 和 5–磷酸核糖。

（1）提供 $NADPH+H^+$

① $NADPH+H^+$ 作为供氢体，参与生物合成反应。如脂肪酸、类固醇激素等生物合成时都需 $NADPH+H^+$，所以脂类合成旺盛的组织如肝脏、乳腺、肾上腺皮质、脂肪组织等磷酸戊糖途径比较活跃。

② $NADPH+H^+$ 参与肝脏生物转化反应。$NADPH+H^+$ 是加单氧酶体系的辅酶之一，参与体内羟化反应，例如一些激素、药物和毒物在肝脏中的生物转化作用等。

③ $NADPH+H^+$ 是谷胱甘肽还原酶的辅酶，对维持红细胞中还原型谷胱甘肽（GSH）的正常含量起重要作用。NADPH 使氧化型谷胱甘肽（GSSG）变为还原型（GSH），GSH 是体内重要的抗氧化剂，能保护一些含巯基（-SH）的蛋白质和酶类免受氧化剂的破坏，

在红细胞内 GSH 能去除红细胞中的 H_2O_2，维护红细胞的完整性。因为 H_2O_2 在红细胞中的积聚，会加快血红蛋白氧化生成高铁血红蛋白的过程，降低红细胞的寿命；H_2O_2 对脂类的过氧化会导致红细胞膜的破坏，造成溶血。

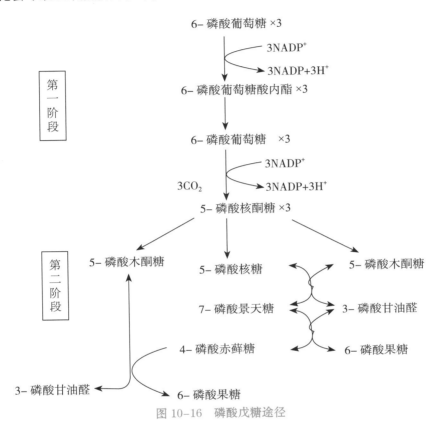

图 10-16　磷酸戊糖途径

遗传性 G-6-PD 缺乏的患者，磷酸戊糖途径不能正常进行，造成 $NADPH+H^+$ 减少，GSH 含量低下，在过量使用氧化性强的食物（如蚕豆）或某些药物（如氯喹、扑热息痛等）后，红细胞易破坏而发生溶血性贫血（图 10-17）。

（2）5-磷酸核糖为核苷酸、核酸的合成提供原料。核酸合成旺盛的组织，如损伤后处于修复和再生的组织，磷酸戊糖途径非常活跃。

（四）糖原的合成与分解

糖原是体内糖的储存形式，以肝糖

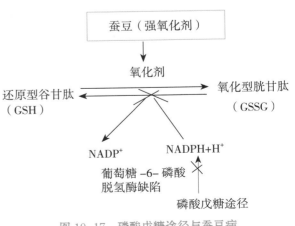

图 10-17　磷酸戊糖途径与蚕豆病

原和肌糖原为主。正常人体内肝糖原约为 70 ～ 100g，肌糖原约为 180 ～ 300g。肝糖原的合成与分解主要是为了维持血糖浓度的相对恒定，肌糖原是肌肉糖酵解的主要来源。

1. 糖原合成　糖原合成（glycogenesis）是由葡萄糖合成糖原的过程。反应主要在肝脏和肌肉组织等细胞的胞液中进行。其反应过程如下：

（1）葡萄糖磷酸化生成 6- 磷酸葡萄糖。此反应与糖酵解的第一步反应相同。

（2）6- 磷酸葡萄糖转变为 1- 磷酸葡萄糖。6- 磷酸葡萄糖在磷酸葡萄糖变位酶的催化下转变为 1- 磷酸葡萄糖，此反应可逆。

（3）1- 磷酸葡萄糖生成尿苷二磷酸葡萄糖（UDPG）。1- 磷酸葡萄糖与三磷酸尿苷在 UDPG 焦磷酸化酶催化下，生成 UDPG 和焦磷酸（PPi）。UDPG 在体内作为葡萄糖的供体，是葡萄糖的活性形式，也称为"活性葡萄糖"。

（4）糖原的合成。糖原合成时需要引物，细胞内原有的较小的糖原可作为糖原引物（Gn），在糖原合酶（glycogen synthase）催化下，UDPG 与糖原引物反应，将 UDPG 上的葡萄糖残基转移到糖原的直链分子非还原端残基上，以 α-1，4- 糖苷键相连，形成比原来多一个碳原子的糖原 Gn+1。此反应不可逆，糖原合成酶为糖原合成的关键酶。

上述反应在糖原合成酶作用下反复进行，使糖链不断延长，但糖原合酶只能延长糖链，不能形成分支。当直链部分不断加长到超过 11 个葡萄糖残基时，分支酶可将一段糖链（至少含有 6 个葡萄糖残基）转移到邻近糖链上，以 α-1，6- 糖苷键相连接，形成新的分支，分支以 α-1，4- 糖苷键继续延长糖链（图 10-18）。

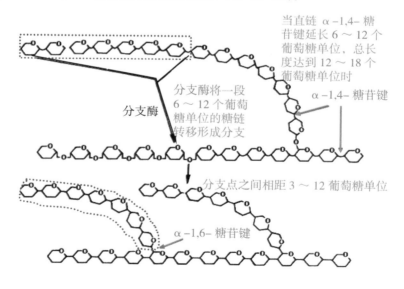

图 10-18　糖原新分支的形成

糖原合成是机体储存葡萄糖和能量的一种方式，对维持血糖浓度的相对恒定有重要意义。

2. 糖原分解　糖原分解（glycogenolysis）则是指肝糖原分解为葡萄糖的过程。肌糖原不能直接分解为葡萄糖，只能分解生成乳酸，经糖异生途径转变为葡萄糖。糖原分解的过程也是在细胞胞液中进行。其反应过程如下：

（1）糖原分解为 1- 磷酸葡萄糖。在糖原磷酸化酶（glycogen phosphorylase）的催化下，糖原从分支的非还原端开始，逐个分解为以 α-1，4- 糖苷键连接的葡萄糖残基，形成 1- 磷酸葡萄糖。

（2）1- 磷酸葡萄糖转变为 6- 磷酸葡萄糖。此反应由变位酶催化，葡萄糖分子中的磷酸由第 1 位转移到第 6 位。

（3）6- 磷酸葡萄糖水解为葡萄糖。6- 磷酸葡萄糖在葡萄糖 -6- 磷酸酶催化下水解为葡萄糖。

葡萄糖 -6- 磷酸酶只存在于肝及肾中，使 G-6-P 水解变成游离葡萄糖，释放到血液中，维持血糖浓度的相对恒定。由于肌肉组织中不含葡萄糖 -6- 磷酸酶，肌糖原分解后不能直接转变为血糖，产生的 G-6-P 在有氧的条件下被有氧氧化彻底分解，在无氧的条件下糖酵解生成乳酸，后者经血液循环运到肝脏进行糖异生，再合成葡萄糖或糖原。

肝糖原分解为葡萄糖，既可在不进食期间维持血糖浓度的相对恒定，又可持续满足脑组织等对能量的需求。肌糖原分解则为肌肉自身收缩提供能量。

糖原的合成与分解过程都是在胞液中进行，但二者不是简单的可逆反应，是由不同酶催化的完全不同的两个过程。糖原合成酶和糖原磷酸化酶分别是糖原合成与分解代谢中的限速酶，其活性的变化决定着糖原代谢的方向与速率，使糖原代谢与机体需要相适应。糖原的合成与分解过程如图 10-19。

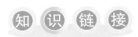

糖原贮积病

糖原贮积病是一类常染色体隐性遗传性疾病，肝脏和骨骼肌是糖原贮积病的最主要累及部位。根据缺少酶的不同，目前已知糖原贮积症至少分为 10 型。以最常见的 I 型为例，由于肝脏缺少葡萄糖 -6- 磷酸酶，糖原不能释放出葡萄糖来，存在肝脏中的糖原越来越多，肝脏也越来越大，同时出现低血糖的症状。患者就会总是饥饿、大肚子（大肝）、不长个、容易流鼻血、贫血等。长期低血糖会引起体内一系列变化，化验时会发现血中乳酸太多，出现酸中毒；血脂很高；尿酸、转氨酶等也会升高。如不经过治疗，患者会出现很多并发症。

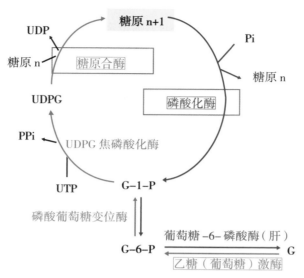

图 10-19　糖原的合成与分解过程

（五）糖异生作用

糖异生作用（gluconeogenesis）是指非糖物质如生糖氨基酸、乳酸、丙酮酸及甘油等转变为葡萄糖或糖原的过程。正常情况下，糖异生的主要器官是肝脏，但长期饥饿及酸中毒时，肾脏也可进行糖异生。

1. 糖异生途径　糖异生途径基本上是糖酵解反应的逆过程。由于糖酵解过程中由己糖激酶、6-磷酸果糖激酶-1及丙酮酸激酶催化的三个反应释放了大量的能量，构成难以逆行的"能障"，因此糖异生途径必须绕过这三个"能障"，分别通过相应的、其他的酶催化才能逆行生成葡萄糖或糖原（图 10-20）。

（1）丙酮酸转变为磷酸烯醇式丙酮酸：丙酮酸生成磷酸烯醇式丙酮酸（PEP）的反应包括丙酮酸羧化酶和磷酸烯醇式丙酮酸羧激酶催化的两步反应，构成一条所谓"丙酮酸羧化支路"。这个反应是糖酵解过程中丙酮酸激酶催化的磷酸烯醇式丙酮酸生成丙酮酸的逆过程。

第一步反应，丙酮酸在丙酮酸羧化酶催化下生成草酰乙酸。此反应的辅酶是生物素，ATP、Mg^{2+} 参与羧化反应，CO_2 通过生物素使丙酮酸羧化生成草酰乙酸。因为丙酮酸羧化酶存在于线粒体中，故丙酮酸必须进入线粒体才能被羧化为草酰乙酸，这也是体内草酰乙酸的重要来源之一。

第二步反应，草酰乙酸脱羧生成磷酸烯醇式丙酮酸。此反应由磷酸烯醇式丙酮酸羧激酶催化，由 GTP 提供能量，释放 CO_2。磷酸烯醇式丙酮酸羧激酶在人体的线粒体及胞液中均有存在。存在于线粒体中的磷酸烯醇式丙酮酸羧激酶，可直接催化草酰乙酸脱羧生成磷酸烯醇式丙酮酸，后者从线粒体转运到胞液，通过糖酵解逆行过程生成1，6-二磷酸果糖。存在于胞液中的磷酸烯醇式丙酮酸羧激酶，首先要使草酰乙酸从线粒体转运到胞液中。由于草酰乙酸不能自由进出线粒体内膜，因此草酰乙酸先要在线粒体内还原生成苹果酸或经转氨基作用生成天冬氨酸，苹果酸、天冬氨酸都能自由进出线粒体内膜，可从线粒体到达胞液，在胞液中苹果酸可脱氢氧化，天冬氨酸可再经转氨基作用生成草酰乙酸，完成了将草酰乙酸从线粒体转运到胞液的过程。然后转运到胞液中的草酰乙酸可在磷酸烯醇式丙酮酸羧激酶催化下脱羧生成磷酸烯醇式丙酮酸。

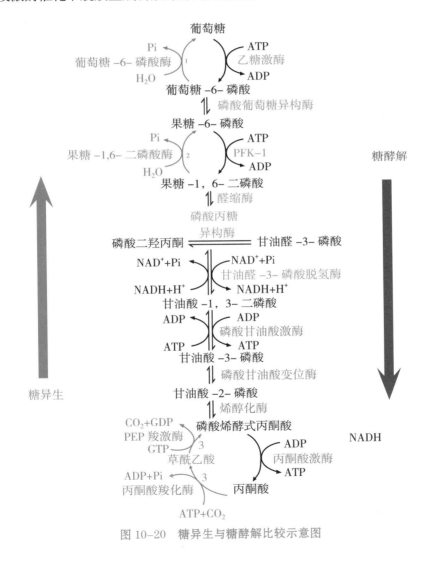

图 10-20　糖异生与糖酵解比较示意图

（2）1，6-二磷酸果糖转变为6-磷酸果糖：此反应由果糖二磷酸酶催化进行。这个反应是糖酵解过程中1，6-二磷酸果糖酶-1催化6-磷酸果糖生成1，6-二磷酸果糖的逆过程。

（3）6-磷酸葡萄糖转变为葡萄糖：此反应由葡萄糖-6-磷酸酶催化进行。这个反应是糖酵解过程中己糖激酶催化葡萄糖生成6-磷酸葡萄糖的逆过程。

2. 生理意义

（1）糖异生最重要的生理意义：在空腹或饥饿情况下维持血糖浓度的相对恒定。体内糖原储存有限，空腹和饥饿8～12h后，糖原就会耗尽，人体基本依靠糖异生作用来维持血糖浓度的恒定。饥饿时，肌肉产生的乳酸量较少，主要是生糖氨基酸和甘油经糖异生转化为葡萄糖，以此来维持血糖正常水平，保证脑等重要器官的能量供应。

（2）补充肝糖原：糖异生是肝补充或恢复糖原储备的重要途径。

（3）有利于乳酸再利用：乳酸是糖异生的重要原料，在安静状态下产生乳酸的量甚少。但在某些生理或病理情况下，如剧烈运动时，肌糖原酵解产生大量乳酸，大部分可经血液运到肝脏，通过糖异生作用合成葡萄糖释放入血，葡萄糖又被肌肉摄取利用构成一个循环，称为乳酸循环或Cori循环（lactate cycle or Cori cycle）（图10-21）。乳酸循环可避免损失乳酸及防止因乳酸堆积引起的酸中毒。

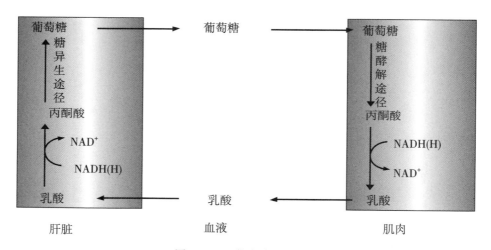

图 10-21　乳酸循环示意图

（4）糖异生促进肾脏排 H^+、参与酸碱平衡：酸中毒时 H^+ 能激活肾小管上皮细胞中的磷酸烯醇式丙酮酸羧激酶，从而促进肾糖异生增强。这时由于肾中 α-酮戊二酸经糖异生变为葡萄糖，造成其含量降低，促使谷氨酸和谷氨酰胺的脱氨生成 α-酮戊二酸进行补充，脱去的氨则分泌进入肾小管，使肾小管细胞泌 NH_3 加强，与原尿中 H^+ 结合成 NH_4^+，降低了原尿中的 H^+ 浓度，有利于肾排氢保钠，缓解酸中毒。

糖异生途径中四个关键酶催化的反应是糖异生的主要调节点。糖异生与糖酵解是两条相同但方向相反的代谢途径，因此它们必须是互为调节的，两条代谢途径中关键酶的激活或抑制要互相配合。当糖供应充分时，糖酵解有关的酶活性增高，糖异生有关的酶活性降低；当糖供应不足时，糖酵解有关的酶活性降低，糖异生有关的酶活性增高。体内通过改变酶的合成速度、共价修饰调节和别构调节来调控这两条途径中关键酶的活性，以达到最佳生理效应。

（六）血糖

血液中的葡萄糖称为血糖，血糖是糖在血液中的运输形式，在机体糖代谢中占据主要地位。正常人空腹时血糖浓度较为恒定，为 3.89～6.11mmol/L。餐后血糖稍有升高，但 2 小时内便恢复正常，一般不会超过肾糖阈（8.89～10.0mmol/L）。血糖水平的相对恒定依赖于体内血糖的来源和去路的动态平衡。

1. 血糖的来源和去路

（1）血糖的来源：①食物中的糖消化吸收，是血糖的主要来源。②肝糖原分解为葡萄糖，是空腹时血糖的主要来源。③非糖物质在肝、肾中经糖异生作用转变为葡萄糖，是饥饿时血糖的来源。

（2）血糖的去路：①葡萄糖在组织细胞内氧化分解提供能量，是血糖最主要的去路。②葡萄糖在肝和肌肉中合成糖原储存。③葡萄糖经磷酸戊糖途径等转变为核糖、脱氧核糖等其他糖类。④葡萄糖经三羧酸循环途径，进入脂类或氨基酸代谢，转变为脂肪、氨基酸等。

当血糖浓度大于 8.89～10.0mmol/L 时，超过肾小管对葡萄糖的重吸收能力时，糖可随尿排出，称为糖尿，这是血糖的非正常去路。

血糖的来源和去路如图 10-22 所示。

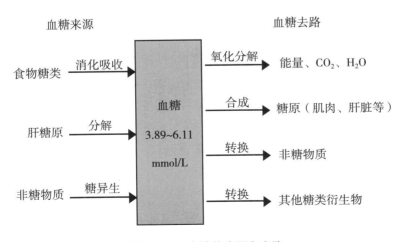

图 10-22　血糖的来源和去路

2. 血糖水平的调节　正常情况下，在组织器官、激素和神经的共同调解下，血糖的来源和去路保持动态平衡。

（1）组织器官的调节：肝是调节血糖的最主要器官。当血糖浓度降低时，肝通过加快肝糖原分解、糖异生作用补充血糖，以满足机体对血糖的需要。当血糖浓度升高时，肝可通过加快糖原合成，抑制糖原分解及糖异生，使血糖很快恢复正常。

（2）激素的调节：调节血糖的激素有两大类：一类是降低血糖的激素（胰岛素），另一类是升高血糖的激素（胰高血糖素、糖皮质激素、肾上腺素等）。两类激素通过调节糖代谢途径中的关键酶的活性，以保持血糖来源和去路的动态平衡。各激素的作用机理见表10-5。

表 10-5　激素对血糖的调节作用机理

激素	作用机理
胰岛素	①促进组织细胞摄取葡萄糖 ②促进糖原合成，抑制糖原分解 ③促进糖转变为脂肪 ④促进葡萄糖的氧化分解 ⑤抑制糖异生
胰高血糖素	①促进肝糖原分解 ②抑制糖酵解，促进糖异生 ③激活激素敏感脂肪酶，加速脂肪动员
肾上腺素	①促进肝糖原和肌糖原分解 ②促进肌糖原酵解 ③促进糖异生
糖皮质激素	①抑制组织细胞摄取葡萄糖 ②促进糖异生

（3）神经系统的调节：交感神经兴奋时，肾上腺素分泌增加，血糖升高。迷走神经兴奋时，胰岛素分泌增多，血糖浓度降低。

3.糖代谢异常

（1）低血糖：空腹血糖浓度低于 3.30 mmol/L 时称为低血糖。引起低血糖的主要原因是腺垂体功能减退、肝功能严重障碍、胰岛 β 细胞增生或肿瘤、肾上腺皮质功能减退和长期饥饿等。脑组织对低血糖极为敏感，即使轻度低血糖也会引起心悸、头晕、出冷汗、四肢和口周麻木等临床症状，严重时会出现昏迷，甚至死亡。

（2）高血糖　空腹血糖浓度高于 7.22 mmol/L 时称为高血糖。如果血糖浓度超过"肾糖阈"则会出现尿糖。引起高血糖和尿糖的原因分为生理性和病理性两类。如果一次摄入大量糖或情绪激动使交感神经兴奋，肾上腺素分泌增加，均可引起一过性高血糖，临床上静脉注射葡萄糖速度过快，也可引起血糖升高并出现糖尿，以上属于生理性高血糖。病理性高血糖和糖尿，临床上多见于糖尿病，表现为持续性的高血糖和糖尿，特别是空腹血糖和糖耐量曲线高于正常范围。此外肾病综合征、慢性肾炎等疾病导致肾小管对葡萄糖的重吸收能力降低，也可出现糖尿。

二、脂代谢

（一）脂类的概述

脂类包括脂肪（fat）和类脂（lipoid），不溶于水而溶于有机溶剂。脂肪又称甘油三酯（TG）或三脂酰甘油，主要以甘油三酯形式储存于皮下、肠系膜、大网膜及肾周围。脂肪含量因人而异，成年男性脂肪含量约占体重的 10%～20%，女性稍高。体内脂肪的含量易受膳食、运动、营养状况和疾病等因素影响而发生变动，故脂肪又称可变脂或储脂。类脂包括磷脂（PL）、糖脂（GL）、胆固醇（Ch）及胆固醇脂（CE）等，分布于机体各组织中，其含量一般不受营养状况和运动等的影响，故称为基本脂或固定脂。

1. 脂类的生理功能

（1）脂肪的主要功能是储能供能，人体每天所需能量的 20%～30% 由脂肪提供。1克脂肪在体内氧化分解可产生 38.94 千焦耳（9.3 千卡）能量。

（2）供给必需脂肪酸。脂肪中有几种不饱和脂肪酸在体内不能合成，必须从食物中获取，称为必需脂肪酸，主要有亚油酸、亚麻酸和花生四烯酸 3 种。必需脂肪酸是人体生命活动必不可少的物质，是构成体内组织细胞的成分。

（3）构成身体组织。磷脂、胆固醇等类脂质是构成生物膜的重要成分。磷脂还可作为第二信使参与细胞信号转导过程；胆固醇能转变为多种具有重要生理功能的物质。

（4）促进脂溶性维生素的吸收。维生素 A、D、E、K 等不溶于水而溶于脂肪，当人体摄取脂肪时，食物中的脂溶性维生素也一同被吸收。

（5）维持体温和保护器官。皮下脂肪能防止体温大量向外排散，同时可以保护神经末梢、血管、内部器官，以及防止外界辐射热的侵入。此外，脂肪组织能支撑内部各器官，使其保持一定的位置。

2. 脂类的消化吸收
食物中的脂类，其中甘油三酯占到 90% 以上，除此以外还有少量的磷脂、胆固醇及其酯和一些游离脂肪酸。脂类的消化及吸收主要在小肠上段中进行，胆汁中的胆汁酸盐使食物脂类乳化，使不溶于水的脂类分散成水包油的小胶体颗粒，提高溶解度，增加了酶与脂类的接触面积，有利于脂类的消化及吸收。在形成的水油界面上，分泌入小肠的胰液中包含的酶类，开始对食物中的脂类进行消化。

消化脂类的酶包括胰脂肪酶、辅脂酶、胆固醇酯酶和磷脂酶 A_2。脂肪乳化后在胰脂肪酶催化下生成 2- 甘油一酯和脂肪酸。此反应需要辅脂酶协助，将脂肪酶吸附在水界面上，有利于胰脂酶发挥作用。食物中的磷脂被磷脂酶 A_2 催化生成溶血磷脂和脂肪酸。食物中的胆固醇酯经胆固醇酯酶催化生成胆固醇及脂肪酸。

脂类的吸收主要在十二指肠下段和空肠上段。甘油及中短链脂肪酸无须混合微团协助，直接吸收入小肠黏膜细胞后，进而通过门静脉进入血液。长链脂肪酸及其他脂类消化产物随微团吸收入小肠黏膜细胞。在小肠黏膜细胞中，生成的甘油三酯、磷脂、胆固醇酯及少量胆固醇，与细胞内合成的载脂蛋白构成乳糜微粒，通过淋巴最终进入血液，被其他细胞所利用。

（二）甘油三酯代谢

1. 甘油三酯的分解代谢

（1）脂肪动员：脂肪细胞内甘油三酯在甘油三酯脂肪酶作用下逐步水解为游离脂肪酸和甘油并释放入血，供其他组织氧化分解利用的过程称为脂肪动员。

甘油三酯脂肪酶是脂肪动员的关键酶，该酶的活性受多种激素的调控，故又称为激素敏感性脂肪酶。肾上腺素、肾上腺皮质激素、去甲肾上腺素、胰高血糖素、甲状腺激素和生长素等都可通过增加脂肪细胞膜上的腺苷酸环化酶的活性，使细胞内 CAMP 水平升高，进而激活蛋白激酶，蛋白激酶能将甘油三酯脂肪酶磷酸化，使其从无活性转变为有活性，促进脂肪动员，上述激素被称为脂解激素。而胰岛素、前列腺素 E_2、烟酸能够抑制腺苷酸环化酶的活性，使细胞内 CAMP 水平降低，减少脂肪动员，这些激素被称为抗脂解激素（图 10-23）。

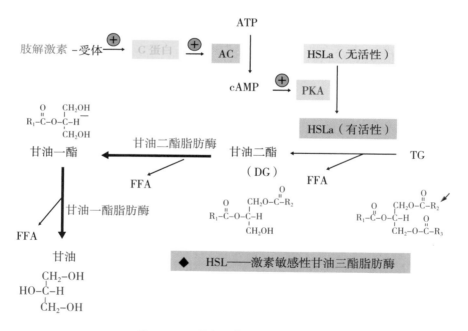

图 10-23 激素调节脂肪动员示意图

（2）甘油的代谢：脂肪动员生成的甘油，随血液循环运到肝、肾、肠等组织细胞被摄取利用。甘油在甘油磷酸激酶的催化下生成 α-甘油磷酸，后者脱氢后生成二羟丙酮磷酸，二羟丙酮磷酸是糖代谢的中间产物，可经糖的有氧氧化生成 CO_2 和 H_2O 并释放出大量能量；缺氧时沿糖异生途径生成糖，或进入糖酵解途径生成乳酸。脂肪组织和肌肉中的甘油激酶活性很低，不能很好利用甘油，需要经血液循环运到肝脏等组织进一步代谢。

（3）脂肪酸的 β-氧化：在氧供充足条件下，脂肪酸可分解为乙酰 CoA，彻底氧化成 CO_2 和 H_2O 并释放出大量能量。因为脂肪酸不能通过血脑屏障，所以除脑组织外，人体大多数组织均能氧化脂肪酸，以肌肉和肝脏组织最活跃。其氧化具体步骤如下：

1）脂肪酸活化，生成脂酰 CoA。游离脂肪酸在脂酰 CoA 合成酶催化下生成脂酰 CoA，此反应在胞液的内质网和线粒体外膜上进行。反应过程由 ATP 供能，产生 AMP 和焦磷酸（PPi），实际消耗了 2 个高能磷酸键。

2）脂酰 CoA 进入线粒体。因为催化脂肪酸 β-氧化的酶系在线粒体基质内，因此活化的脂酰 CoA 必须进入线粒体基质才能氧化分解。但是脂酰 CoA 不能直接通过线粒体内膜，需借助于特异转运体来完成，该转运体就是肉碱。在线粒体内膜的两侧分别存在有肉碱脂酰转移酶 I（CAT-I）和肉碱脂酰转移酶 II（CAT-II），两者为同工酶。首先肉碱脂酰转移酶 I 催化长链脂酰 CoA 与肉碱合成脂酰肉碱，进入线粒体内、外膜的间隙，然后脂酰肉碱在肉碱-脂酰肉碱转位酶的作用下转移到线粒体基质，最后脂酰肉碱与 HSCoA 在肉碱脂酰转移酶 II 催化下，重新合成脂酰 CoA 并释放肉碱，肉碱由转位酶转运至膜间隙重新利用（图 10-24）。

肉碱脂酰转移酶是脂酸 β-氧化的关键酶（限速酶），脂酰 CoA 进入线粒体是脂酸 β-氧化的主要限速步骤。如饥饿、高脂低糖饮食或糖尿病等生理或病理情况下，糖供应不足，此酶活性增强，脂肪酸 β-氧化增强，机体靠脂肪酸来供能。

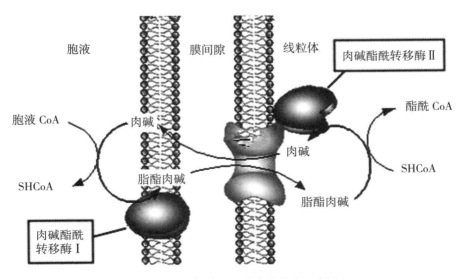

图 10-24　脂酰 CoA 进入线粒体示意图

3）脂肪酸的 β-氧化。脂酰 CoA 进入线粒体基质后，在脂酸 β-氧化酶系的催化下，从脂酰基的 β-碳原子开始，经过脱氢、加水、再脱氢、硫解四步连续的酶促反应，每次 β-氧化 1 分子脂酰 CoA 生成 1 分子乙酰 CoA、1 分子 $FADH_2$、1 分子 $NADH+H^+$ 和比原来少 2 个碳原子的脂酰 CoA（图 10-25）。

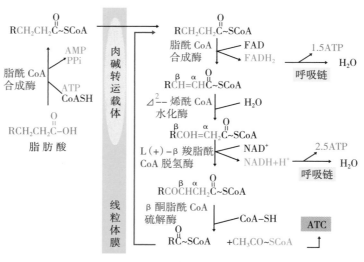

图 10-25　脂肪酸的 β-氧化

第一步脱氢：脂酰 CoA 在脂酰 CoA 脱氢酶催化下，其 α、β 碳原子上各脱去 1 个氢原子，生成 α，β-烯酯酰 CoA，脱去的 2H 由 FAD 接受生成 $FADH_2$，经呼吸链氧化生成 1.5 分子 ATP。

第二步加水：在 Δ^2 烯酯 CoA 水化酶催化下，α，β-烯酯酰 CoA 加 1 分子水生成 L（+）-β-羟脂酰 CoA。

第三步再脱氢：L（+）-β-羟脂酰 CoA 在 β-羟脂酰 CoA 脱氢酶催化下生成 β-酮脂酰 CoA，β-碳原子上脱下的 2H 由 NAD^+ 接受生成 $NADH+H^+$，经呼吸链氧化生成 2.5 分子 ATP。

第四步硫解：β-酮脂酰 CoA 在 β-酮脂酰 CoA 硫解酶催化下生成 1 分子乙酰 CoA 和比原来少 2 个碳原子的脂酰 CoA，此步反应需 1 分子 HSCoA 参与。

生成的比原来少 2 个碳原子的脂酰 CoA 再次进行 β-氧化，如此反复进行，直至脂酰 CoA 全部氧化为乙酰 CoA。生成的乙酰 CoA 进入三羧酸循环，彻底进行氧化分解，生成 CO_2 和 H_2O，并释放能量。脂酰 CoA 每经过一次 β-氧化，经呼吸链氧化生成 4 分子 ATP，每分子乙酰 CoA 经三羧酸循环可产生 10 分子 ATP。

脂肪酸与葡萄糖不同，其能量生成多少与其所含碳原子数有关，因每种脂肪酸分子大小不同，故生成 ATP 的量也不同。以软脂酸为例：1 分子软脂酸含 16 个碳原子，靠 7 次

β-氧化生成 7 分子 $FADH_2$、7 分子 $NADH+H^+$、8 分子乙酰 CoA，而所有脂肪酸活化均需耗去 2 分子 ATP。故 1 分子软脂酸彻底氧化共生成：$7×1.5+7×2.5+8×10-2=106$ 分子 ATP。

（三）酮体的生成及利用

脂肪酸在肝外组织中经 β-氧化生成的乙酰 CoA 能彻底氧化成 CO_2 和 H_2O。但脂肪酸在肝线粒体中 β-氧化生成的乙酰 CoA 小部分进入三羧酸循环为自身细胞提供能量外，大部分在肝内合成酮体。因为肝内具有活性较强的合成酮体的酶系，缺乏利用酮体的酶系，所以肝内可合成酮体却不能利用酮体，肝内生成的酮体必须通过细胞膜进入血液循环，运往肝外组织被利用。

1. 酮体的生成

（1）2 分子乙酰 CoA 在乙酰乙酰 CoA 硫解酶催化下缩合成乙酰乙酰 CoA，同时释放出 1 分子 HSCoA。

（2）乙酰乙酰 CoA 与 1 分子乙酰 CoA 在 β-羟-β-甲基戊二酸单酰 CoA 合成酶（HMGCoA 合成酶）催化下生成羟甲基戊二酸单酰 CoA（HMGCoA），并释放出 1 分子 HSCoA。

（3）羟甲基戊二酸单酰 CoA 在 HMGCoA 裂解酶作用下，生成乙酰乙酸和乙酰 CoA。乙酰乙酸在线粒体内膜 β-羟丁酸脱氢酶作用下，加氢还原成 β-羟丁酸，少量乙酰乙酸可自发脱羧生成丙酮。

通常将乙酰乙酸、β-羟丁酸和丙酮，三者统称为酮体。其中乙酰乙酸数量最多，约占酮体总量的 70%，β-羟丁酸约占 30%，酮体含量极微。HMGCoA 合成酶是酮体合成的关键酶。

2. 酮体的利用

肝生成的酮体经血运输到肝外组织进一步氧化分解。许多肝外组织（心、肾、脑及骨骼肌等）的线粒体内，氧化酮体的酶系活性很高，可将酮体再转变为乙酰 CoA 利用。总之，酮体氧化利用的特点是肝内生成肝外利用。酮体的生成与利用见图 10-26。

3. 酮体的生理意义

一般情况下，脑组织主要依靠葡萄糖供能，但长期饥饿或糖供应不足时，脂肪酸被大量动用，生成乙酰 CoA 氧化供能。因脑组织不能利用脂肪酸，因其不能通过血脑屏障，而酮体溶于水，分子小，可通过血脑屏障，故在长期饥饿或糖供应不足时，酮体可代替葡萄糖，成为脑组织的主要能源。

正常情况下，血中酮体含量很少。严重糖尿病患者，葡萄糖得不到有效利用，脂肪动员增强，脂肪酸转化生成大量酮体，超过肝外组织利用酮体的能力，导致血中酮体升高，可致酮症酸中毒。

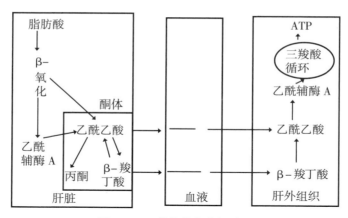

图 10-26　酮体的生成与利用

（四）甘油三酯的合成代谢

甘油三酯是机体储存能量的形式，合成的部位主要是肝脏、脂肪组织和小肠黏膜，以肝的合成能力最强。肝细胞能合成脂肪，但不能储存脂肪，合成后要与载脂蛋白、胆固醇等结合成极低密度脂蛋白，入血运到肝外组织储存或加以利用。脂肪细胞是机体合成及储存脂肪的仓库。

1.合成原料　甘油三酯合成的原料是 α-磷酸甘油和脂肪酸。其中 α-磷酸甘油既可由糖酵解生成的磷酸二羟丙酮转化而成，也可由食物中的甘油经甘油磷酸激酶催化生成。脂肪酸由糖氧化分解生成的乙酰 CoA 合成。

2.脂肪酸的合成

（1）合成原料　脂肪酸的合成在胞液中进行，乙酰 CoA 是合成脂肪酸的主要原料，由 $NADPH+H^+$ 作为供氢体。乙酰 CoA 是葡萄糖和氨基酸的中间代谢产物，主要在线粒体中生成。因脂肪酸合成酶系存在于胞液中，乙酰 CoA 不易通过线粒体内膜，所以需要通过柠檬酸-丙酮酸循环将乙酰 CoA 转运到胞液中才能进行脂肪酸合成（图10-27）。在线粒体内，乙酰 CoA 与草酰乙酸在柠檬酸合酶催化下缩合成柠檬酸，柠檬酸经线粒体内膜上的载体转运至胞液。柠檬酸在胞液中经柠檬酸裂解酶作用生成乙酰 CoA 与草酰乙酸。乙酰 CoA 可用于脂

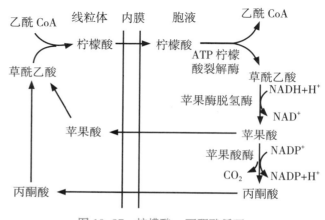

图 10-27　柠檬酸-丙酮酸循环

肪酸的合成，草酰乙酸在苹果酸脱氢酶作用下还原成苹果酸，苹果酸可经载体转运至线粒体，也可经苹果酸酶作用分解为丙酮酸，丙酮酸再经载体转运到线粒体。进入线粒体的苹果酸和丙酮酸最终均可转变成草酰乙酸，参与乙酰 CoA 的转运。

（2）合成过程

1）丙二酸单酰 CoA 的合成：在胞液中乙酰 CoA 经乙酰 CoA 羧化酶催化生成丙二酸单酰 CoA。此反应不可逆，乙酰 CoA 羧化酶是脂肪酸合成的限速酶，其辅酶是生物素。

2）软脂酸的合成：1 乙酰 CoA 和 7 分子丙二酰 CoA 在脂肪酸合成酶系催化下，由 NADPH+H+ 供氢合成软脂酸。此反应实际上是一个连续的酶促反应，每次延长 2 个碳原子，经过 7 次循环之后，即可生成 16 个碳原子的软脂酸。

3）脂肪酸的改造：组成人体的脂肪酸，其碳链长短不一，而脂肪酸合成酶系的产物是 16 个碳原子的软脂酸。根据机体需要，在胞液中对少于或多于 16 碳的脂肪酸进行加工、改造后才能生成 16 个碳原子的软脂酸。合成的脂肪酸在 ATP、HSCoA 参与下，由硫激酶催化生成脂酰 CoA，然后参与甘油三酯的合成。

4）甘油三酯的合成：在细胞内质网内，脂酰 CoA 和 α–磷酸甘油在 α–磷酸甘油酯酰转移酶催化下，生成溶血磷脂酸，后者再与脂酰 CoA 进一步反应生成磷脂酸，磷脂酸经磷脂酸磷酸酶水解，脱去磷酸生成甘油二酯，甘油二酯与脂酰 CoA 在甘油二酯脂酰转移酶催化下，生成甘油三酯。α–磷酸甘油酯酰转移酶是甘油三酯合成的限速酶。

（五）磷脂的代谢

含有磷酸的脂类称为磷脂。甘油磷脂是由甘油酯化产生的磷脂，可分为磷脂酰胆碱（卵磷脂）、磷脂酰乙醇胺（脑磷脂）、二磷脂酰甘油（心磷脂）等。甘油磷脂是体内含量最多的一类磷脂，以卵磷脂和脑磷脂最为重要。

1. 甘油磷脂的合成

（1）合成部位及原料：全身各组织均能合成，以肝、肾和肠等组织最活跃，在细胞的内质网上合成。合成原料是甘油二酯、胆碱、乙醇胺和丝氨酸等，并需要 ATP 和 CTP 提供能量。叶酸和维生素 B_{12} 构成辅助因子参与磷酸合成。

（2）合成过程：以磷脂酰胆碱（卵磷脂）和磷脂酰乙醇胺（脑磷脂）为例介绍其合成过程。胆碱和乙醇胺由 ATP 提供磷酸基团，磷酸化生成磷酸胆碱和磷酸乙醇胺，然后再分别与 CTP 作用，生成胞苷二磷酸胆碱（CDP–胆碱）和胞苷二磷酸乙醇胺（CDP–乙醇胺）。在内质网膜上的磷酸胆碱脂酰甘油转移酶或磷酸乙醇胺脂酰甘油转移酶催化下，CDP–胆碱和 CDP–乙醇胺分别与甘油二酯生成磷脂酰胆碱和磷脂酰乙醇胺。

2. 甘油磷脂的降解　甘油磷脂在磷脂酶的催化下逐步水解，生成甘油、脂肪酸、磷脂及多种含氮化合物。生物体内存在多种磷脂酶，如磷脂酶 A_1、A_2、C、D 等，其中磷脂酶 A_2 能催化甘油磷脂分子中第 2 位酯键水解，生成溶血磷脂 1 及多不饱和脂肪酸，多不饱和脂肪酸多为花生四烯酸。甘油磷脂经磷脂酶 A_1 作用生成溶血磷脂 2。溶血磷脂是一类较强的表面活性物质，能使细胞膜破坏引起溶血或细胞坏死。某些蛇毒中含有磷脂酶 A_1，当蛇毒进入机体时可表现为溶血症状。急性胰腺炎的发病机制，主要和胰腺中的磷脂酶 A_2 意外激活，而使胰腺细胞膜损伤破坏所致。

（六）胆固醇的代谢

胆固醇又称胆甾醇，是环戊烷多氢菲的衍生物，在体内以游离胆固醇和胆固醇酯两种形式存在。胆固醇在脑及神经组织、肾上腺和性腺中最为丰富，其次为肾、脾、皮肤、肝和胆汁，肌肉组织中含量较少。体内胆固醇有外源性和内源性两条途径。外源性胆固醇主要是人体每天从动物性食品（如肝、脑、鸡蛋和奶油等）中获得；内源性胆固醇是由机体自身合成，这是体内大部分胆固醇的主要来源。

1. 胆固醇合成的部位和原料　成人除脑组织和成熟的红细胞外，几乎全身各组织均可合成胆固醇。其中 70%～80% 在肝内合成，10% 左右在小肠合成，人体每天合成胆固醇的总量为 1g 左右。胆固醇合成主要在胞液及内质网中进行。

乙酰 CoA 是合成胆固醇的原料，另外，反应还需大量的 NADPH+H$^+$ 及 ATP。每合成 1 分子胆固醇需 18 分子乙酰 CoA、36 分子 ATP 及 16 分子 NADPH+H$^+$。乙酰 CoA 及 ATP 多来自线粒体中糖的有氧氧化，而 NADPH+H$^+$ 则主要来自糖的磷酸戊糖途径。

3. 胆固醇合成过程

（1）甲羟戊酸（MVA）的合成：因为乙酰 CoA 是在线粒体中产生，它需通过柠檬酸－丙酮酸循环进入胞液。在胞液中，2 分子乙酰 CoA 在乙酰乙酰 CoA 硫解酶的催化下合成乙酰乙酰 CoA，然后乙酰乙酰 CoA 再与 1 分子乙酰 CoA 在 HMGCoA 合成酶催化下缩合成羟甲基戊二酸单酰 CoA（HMGCoA）。HMGCoA 则在内质网 HMGCoA 还原酶的催化下，由 NADPH+H$^+$ 供氢，还原生成 MVA，HMGCoA 还原酶是合成胆固醇的限速酶。

（2）鲨烯的合成：MVA 由 ATP 供能，在一系列酶的催化下，经磷酸化、脱羧、脱羟基等反应生成 30 碳的鲨烯。

（3）胆固醇的合成：鲨烯经环化、氧化、脱羧及还原等多步反应，脱去 3 分子 CO_2，生成 27 碳的胆固醇（图 10-28）。

4. 胆固醇合成的调节　HMGCoA 还原酶是胆固醇合成的限速酶。多种因素对胆固醇的调节主要是通过对此酶活性的影响来实现的：①胆固醇本身对 HMGCoA 还原酶具有反馈抑制作用，若机体摄入高含量的外源性胆固醇，可反馈抑制内源性胆固醇的合成。②胰岛素能诱导 HMGCoA 还原酶的合成，从而增加胆固醇的合成；胰高血糖素和糖皮质激素能抑制 HMGCoA 还原酶，减少胆固醇的合成；甲状腺激素一方面可提高 HMGCoA 还原酶的活性，增加胆固醇合成，另一方面可促进胆固醇向胆汁酸转化，且后一作用较强，故甲亢患者血清胆固醇含量下降。③饥饿或禁食使 HMGCoA 还原酶合成减少，活性降低，可抑制胆固醇合成；而长期高脂、高糖膳食会使 HMGCoA 还原酶的活性增强，从而使胆固醇合成增加。④某些药物如洛伐他汀、辛伐他汀等能竞争性抑制 HMGCoA 还原酶的活性，减少胆固醇合成；消胆胺能干扰肠道胆汁酸盐的重吸收，促进机体胆固醇转变为胆汁酸，以降低血清胆固醇含量。

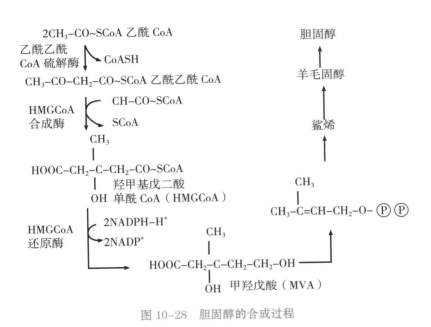

图 10-28　胆固醇的合成过程

5. 胆固醇的转化　胆固醇不能为机体提供能量，但可在体内转化成多种重要的生物活性物质。

（1）转化为胆汁酸：胆固醇在肝细胞内转化为胆汁酸，这是胆固醇在体内代谢的主要去路，也是机体清除胆固醇的主要方式。正常人每天合成的胆固醇约有 40% 在肝内转变为胆汁酸，随胆汁进入肠道。

（2）转化为固醇类激素：胆固醇是肾上腺皮质、卵巢等合成类固醇激素的原料，胆固醇在肾上腺皮质的球状带、束状带及网状带细胞内可以合成醛固酮、皮质醇和雄激素；在睾丸间质细胞内可合成睾酮；在卵巢和黄体内可合成雌二醇和孕酮。

（3）转化为维生素 D_3：在皮肤，胆固醇被氧化为 7- 脱氢胆固醇，再经紫外光照射转变为维生素 D_3（VitD$_3$）。

6. 胆固醇的排泄　在体内，大部分胆固醇在肝脏转化为胆汁酸，以胆汁酸盐的形式随胆汁排出，这是胆固醇排泄的主要途径。还有一部分胆固醇可以随胆汁进入肠道，其中一部分被肠黏膜重吸收，另一部分可经肠道细菌作用还原为粪固醇，随粪便排出体外。

（七）血浆脂蛋白代谢

1. **血脂**　血浆中所含的脂类统称为血脂，主要包括甘油三酯（TG）、磷脂（PL）、游离胆固醇（FC）、胆固醇酯（CE）及游离脂肪酸（FFA）等。血脂的来源有：①食物中的脂类消化吸收进入血液。②由体内合成或脂库中甘油三酯动员后释放入血。血脂中各成分的浓度常受膳食、年龄、性别及代谢等因素的影响而波动范围较大。

2. **血浆脂蛋白的分类和组成**　血浆中的脂类不是以自由状态存在，而是与蛋白质结合形成脂蛋白形式而被运输的。通常用电泳法和超离心法可分别将脂蛋白分成四类。电泳法是根据脂蛋白表面电荷不同，在电场中具有不同的迁移率而分离的，按迁移率快慢，可得α脂蛋白、前β脂蛋白、β脂蛋白和乳糜微粒（留于原点不迁移）四类。超离心法是根据脂蛋白颗粒密度的差异而分离，可分为高密度脂蛋白（HDL）、低密度脂蛋白（LDL）、极低密度脂蛋白（VLDL）和乳糜微粒（CM）。CM最大，含甘油三酯最多，蛋白质最少，故密度最小；VLDL含甘油三酯也多，但其蛋白质含量高于CM；LDL含胆固醇及胆固醇酯最多；HDL含蛋白质量最多。

3. **血浆脂蛋白的功能**

（1）乳糜微粒：空腹血中不含CM，外源性甘油三酯消化吸收后，在小肠黏膜细胞内再合成甘油三酯、胆固醇，与载脂蛋白形成CM，经淋巴入血。CM主要功能是转运外源性甘油三酯及胆固醇。

（2）极低密度脂蛋白：脂蛋白肝细胞及小肠黏膜细胞自身合成的甘油三酯与载脂蛋白，胆固醇等形成VLDL分泌入血，在肝外组织脂肪酶作用下水解利用，水解过程中VLDL变成中密度脂蛋白（IDL）被肝摄取代谢，未被摄取的IDL继续变为LDL。VLDL是将肝内的甘油三酯转运到肝外组织代谢。

（3）低密度脂蛋白：血浆中的LDL是由VLDL转变而来的，它是转运肝合成的内源性胆固醇的主要形式。

（4）高密度脂蛋白：主要由肝脏合成，小肠黏膜也可少量合成。主要作用是逆向转运胆固醇，将胆固醇从肝外组织转运到肝代谢。血浆脂蛋白的分类、组成及其功能见表10-6。

表10-6　血浆脂蛋白的分类及其功能

超速离心法	乳糜微粒（CM）	极低密度脂蛋白（VLDL）	低密度脂蛋白（LDL）	高密度脂蛋白（HDL）
电泳法	非迁移带	前β带	β带	α带
主要功能	运输饮食中摄入的外援脂类，激活脂蛋白脂肪酶	运输肝脏合成的甘油三酯，参与低密度脂蛋白的合成	运转胆固醇总量的70%，是胆固醇运转和进入细胞的主要形式	从周围组织将胆固醇逆向运转至肝脏

4. 脂类代谢异常

高脂血症：血脂高于正常人上限即为高脂血症，表现为甘油三酯和胆固醇含量升高，表现在脂蛋白上，CM、VLDL、LDL 皆可升高，但 HDL 一般不增加。一般成人以空腹 12 ～ 14h，血清甘油三酯 ≥ 2.26mmol/L（200mg/dL），胆固醇 ≥ 6.21mmol/L（240mg/dL），儿童胆固醇 ≥ 4.14mmol/L（160mg/dL）为判断高脂血症的标准。

高脂血症分为原发性和继发性两类，原发性高脂血症是指原因不明或遗传缺陷所造成的高脂血症；继发性高脂血症是继发于其他疾病，如肾病综合征、肥胖、糖尿病等。1970年世界卫生组织（WHO）建议将高脂血症分为六型，分别为 Ⅰ 型、Ⅱ a 型、Ⅱ b 型、Ⅲ型、Ⅳ型和 Ⅴ型，各型高脂血症血脂及脂蛋白的含量变化见表 10-7。

表 10-7　高脂蛋白血症分型

检测项目	Ⅰ 型	Ⅱ a 型	Ⅱ b 型	Ⅲ 型	Ⅳ 型	Ⅴ 型
血清总胆固醇	↑	↑	↑	↑	↑	↑
血清甘油三酯	↑	正常	↑	↑	↑	↑
血清乳糜微粒	↑↑	−	−	−或少量	−	↑
血清低密度脂蛋白	↓	↑	↑		正常或↓	
血清极低密度脂蛋白	正常或↓	正常或↓	↑	↑	↑	↑
血清高密度脂蛋白	↓	正常	正常		正常或↓	↓
脂蛋白电泳带 β	−	−	−	+	−	−

2. 脂肪肝　肝内脂肪含量过高称为脂肪肝，若肝内磷脂合成不足，导致 VLDL 形成发生障碍，不能及时将肝内脂肪运出，脂肪在肝细胞中堆积就会形成脂肪肝。在肝脏堆积的脂肪，可影响肝细胞功能，破坏肝细胞。

三、氨基酸代谢

蛋白质在机体生命活动中发挥着重要作用。它是构成细胞、组织和器官的主要成分，能维持组织细胞的生长、更新和修复；在物质的转运和催化、肌肉的收缩、细胞兴奋性表达，以及细胞的生长和分化调控等方面都有重要作用；而且蛋白质还可作为能源物质，每克蛋白质氧化分解约释放出 16.7kJ 的能量。

氨基酸是构成蛋白质分子的基本单位。食物中的蛋白质必须经过胃肠道消化，分解成氨基酸才能被人体吸收利用，人体对蛋白质的需要实际就是对氨基酸的需要。营养学上将氨基酸分为必需氨基酸和非必需氨基酸两类。非必需氨基酸既能从食物中摄取，又能自身合成。必需氨基酸指的是人体自身不能合成或合成速度不能满足人体需要，必须从食物中摄取的氨基酸，又称为营养必需氨基酸。这类氨基酸有 8 种，包括赖氨酸、蛋氨酸（又称甲硫氨酸）、亮氨酸、异亮氨酸、苏氨酸、缬氨酸、色氨酸和苯丙氨酸。吸收后的氨基酸只有在数量和种类上都满足人体需要，才能利用它们合成自身的蛋白质。

（一）氨基酸的一般代谢

1. 体内氨基酸的代谢概况 食物蛋白质经过消化吸收后，以氨基酸的形式通过血液循环运到全身的各组织。这种来源的氨基酸称为外源性氨基酸。机体各组织的蛋白质在组织酶的作用下，也不断地分解成为氨基酸；机体还能合成部分氨基酸，这两种来源的氨基酸称为内源性氨基酸。外源性氨基酸和内源性氨基酸彼此之间没有区别，共同构成了机体的氨基酸代谢库。故氨基酸代谢库中的氨基酸主要有三个来源：①食物蛋白质的消化吸收；②组织蛋白质的降解；③体内合成的非必需氨基酸。氨基酸代谢库中的氨基酸去路有：①合成组织蛋白质；②氧化分解，如氨基酸通过脱氨基作用生成氨及相应的 α–酮酸；③转变为其他含氮化合物，如嘌呤、嘧啶等（图 10–29）。

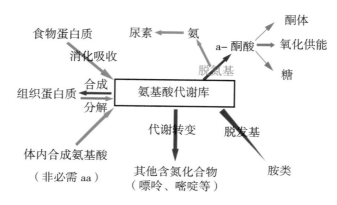

图 10–29 氨基酸代谢库

2. 氨基酸的脱氨基作用 氨基酸的脱氨基作用是指氨基酸在酶的催化下脱去氨基生成 α–酮酸的过程。这是氨基酸在体内分解的主要方式。氨基酸的脱氨基作用主要有氧化脱氨、转氨、联合脱氨基三种方式，以联合脱氨基最为重要。

（1）氧化脱氨基作用（oxidative deamination）：氧化脱氨基作用是指在酶的催化下氨基酸在氧化脱氢的同时脱去氨基的过程。体内催化氧化脱氨基的酶很多，其中以 L–谷氨酸脱氢酶最重要。L–谷氨酸脱氢酶为不需氧脱氢酶，以 NAD⁺（或 NADP⁺）作为辅酶，通过催化 L–谷氨酸脱氢转给 NAD⁺形成 α–亚氨基戊二酸，再水解生成 α–酮戊二酸和氨。L–谷氨酸脱氢酶广泛分布在肝、肾和脑中，活性较强，但在心肌和骨骼肌中活性较低，其催化的反应是可逆的。

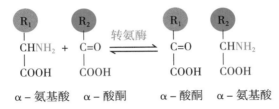

$$\begin{matrix}& COO^- \\ H_3N^+ & -C-H \\ & CH_2 \\ & CH_2 \\ & COO^-\end{matrix} + H_2O \xrightleftharpoons[\text{L-谷氨酸脱氢}]{} \begin{matrix}COO^- \\ C-O \\ CH_2 \\ CH_2 \\ COO^-\end{matrix} + NH_4^+$$

Glutamate　　　　　　　　　　　　　　　　　　　a–Ketoglutarate

（2）转氨基作用（Transamination）：转氨基作用指在转氨酶催化下将 α-氨基酸的氨基转给另一个 α-酮酸，生成相应的 α-酮酸和一种新的 α-氨基酸的过程。转氨基作用是可逆的，也是体内非必需氨基酸合成的重要途径。

$$\begin{matrix}R_1 \\ CHNH_2 \\ COOH\end{matrix} + \begin{matrix}R_2 \\ C=O \\ COOH\end{matrix} \xrightleftharpoons[]{\text{转氨酶}} \begin{matrix}R_1 \\ C=O \\ COOH\end{matrix} + \begin{matrix}R_2 \\ CHNH_2 \\ COOH\end{matrix}$$

α-氨基酸　　α-酸酮　　　α-酸酮　　α-氨基酸

体内除甘氨酸、赖氨酸、苏氨酸和脯氨酸不参加转氨基作用外，绝大多数氨基酸通过转氨基作用脱氨。人体内转氨酶种类多、分布广，其中以谷草转氨酶（GOT），又称天冬氨酸氨基转移酶（AST）和谷丙转氨酸（GPT），又称丙氨酸氨基转移酶（ALT）最为重要。

正常情况下，转氨酶在血清中的活性很低，当细胞膜通透性增高或组织损伤、细胞破裂时，转氨酶可大量释放入血，致使血清中转氨酶活性明显升高。比如，正常情况下，AST 在心肌细胞内活性最高，心肌梗死患者血清中 AST 明显升高；ALT 在肝细胞内活性最高，急性肝炎的患者血清中 ALT 明显升高。因此临床上通过测定血清中 AST 或 ALT 的含量，作为心肌或肝脏疾病的诊断指标之一。

（3）联合脱氨基作用：联合脱氨基作用指在两种或两种以上的酶联合催化下，使氨基酸的 α-氨基脱去并产生游离氨的过程。常见的联合脱氨基作用主要有两种反应途径。

①由 L-谷氨酸脱氢酶和转氨酶联合催化的联合脱氨基作用　先在转氨酶催化下，将某种氨基酸的 α-氨基转移到 α-酮戊二酸上生成谷氨酸，然后在 L-谷氨酸脱氢酶作用下将谷氨酸氧化脱氨生成 α-酮戊二酸和氨。此种联合脱氨主要在肝、肾、脑等组织中进行，反应是可逆的。

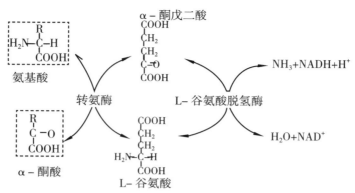

②嘌呤核苷酸循环（purine nucleotide cycle）：骨骼肌和心肌组织中 L- 谷氨酸脱氢酶的活性很低，因此不能通过上述形式的联合脱氨反应脱氨。但骨骼肌和心肌中含丰富的腺苷酸脱氨酶，能催化腺苷酸加水、脱氨生成次黄嘌呤核苷酸（IMP）。一种氨基酸经过两次转氨作用可将 α- 氨基转移至草酰乙酸生成门冬氨酸。门冬氨酸又可将此氨基转移到次黄嘌呤核苷酸上生成腺嘌呤核苷酸（通过中间化合物腺苷酸代琥珀酸）。其脱氨过程可用图 10-30 表示。

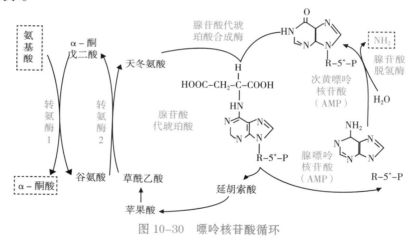

图 10-30　嘌呤核苷酸循环

3. 氨的代谢

（1）氨的来源　体内氨的来源主要有：①氨基酸脱氨作用产氨，这是体内氨的主要来源。②肾脏产生的氨。血液中的谷氨酰胺流经肾脏时，可被肾小管上皮细胞中的谷氨酰胺酶分解生成谷氨酸和 NH_3。正常情况下这部分 NH_3 主要被分泌到肾小管管腔，与尿中的 H^+ 结合成 NH_4^+，以铵盐形式由尿排出。但是当尿液呈碱性时，妨碍了肾小管细胞内氨的排泄，此时 NH_3 被吸收入血，成为血氨的另一来源。临床上对肝硬化而产生腹水的患者，不宜使用碱性利尿药，以免引起血氨升高。③肠道吸收的氨，主要来自于肠道细菌对蛋白质或氨基酸的腐败作用产生的氨；其次血中尿素扩散入肠道，在肠道细菌脲酶作用下水解产氨。肠道产氨较多，NH_3 比 NH_4^+ 易透过细胞膜吸收入血，在肠道 pH 偏碱时，NH_4^+ 偏向于转变成 NH_3，使氨的吸收增强。临床上对高氨血症患者灌肠时，禁用碱性肥皂水，应采用酸性透析液，以减少氨的吸收。④还有少量氨由胺类及嘌呤、嘧啶分解产生（见图 10-31）。

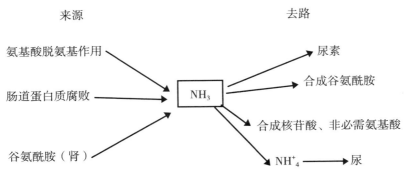

图 10-31 血氨的来源和去路

（2）氨的转运：氨具有神经毒性，大脑对氨尤其敏感，因此各组织中产生的氨要以无毒的形式经血液运输到肝合成尿素或运到肾以铵盐形式随尿排出。氨在血液中主要是以丙氨酸和谷胺酰胺两种形式运输的。

①丙氨酸 – 葡萄糖循环：肌肉组织中蛋白质分解旺盛，产生的氨基酸较多。这些氨基酸经转氨基作用将氨基转移到丙酮酸，丙酮酸接受氨基生成丙氨酸，丙氨酸经血液运送到肝。在肝内丙氨酸通过联合脱氨基作用脱氨后生成丙酮酸，丙酮酸可经糖异生作用生成葡萄糖，葡萄糖由血液运输到肌肉组织中，经糖酵解途径分解再产生丙酮酸，后者再接受氨基生成丙氨酸。如此循环地将氨从肌肉转运到肝，这一循环途径称为"丙氨酸 – 葡萄糖循环"（alanine glucose cycle）。通过此循环，不仅使肌肉组织内产生的氨以无毒的丙氨酸形式运送到肝生成尿素解毒，而且肝脏也为肌肉收缩提供了更多葡萄糖。

②谷氨酰胺的运氨作用：它是从脑、肌肉等组织向肝或肾运氨的一种形式。脑和肌肉等组织产生的氨和谷氨酸在谷氨酰胺合成酶的催化下生成谷氨酰胺，并由血液运输至肝或肾，再经谷氨酰酶水解成谷氨酸和氨，是体内储氨、运氨的主要形式。

四氢叶酸（代号 FH_4）

（3）氨的去路：氨是有毒的物质，人体必须及时将氨转变成无毒或毒性小的物质，然后排出体外。主要去路是在肝脏合成尿素而解毒；少部分氨可以合成谷氨酰胺在肾以铵盐形式由尿排出；也可合成其他非必需氨基酸；也可合成嘌呤或嘧啶核苷酸。

肝是合成尿素的主要器官，关于尿素的合成过程，Krebs 等人提出了鸟氨酸循环（ornithine cyclc）学说，鸟氨酸循环 – 尿素合成过程分为四步。

①氨基甲酰磷酸的合成：在肝细胞线粒体内，NH_3 和 CO_2 在氨基甲酰磷酸合成酶 I（CPS-I）催化下合成氨基甲酰磷酸。其辅助因子有 Mg^{2+}、ATP 及 N- 乙酰谷氨酸（AGA），此反应是不可逆的，消耗 2 分子 ATP。

②瓜氨酸的生成：在鸟氨酸氨基甲酰转移酶的催化下，氨基甲酰磷酸转甲酰基给鸟氨酸生成瓜氨酸。此反应在线粒体内进行。

③精氨酸的合成：瓜氨酸生成后，穿过线粒体膜进入胞液中，由 ATP 供能，在精氨酸代琥珀酸合成酶催化下，瓜氨酸与天冬氨酸（ASP）缩合生成精氨酸代琥珀酸，此反应不可逆，精氨酸代琥珀酸合成酶是尿素合成的限速酶。精氨酸代琥珀酸再经精氨酸代琥珀酸裂解酶催化，裂解成精氨酸和延胡索酸。反应中生成的延胡索酸可经三羧酸循环的中间步骤生成草酰乙酸，再经谷草转氨酶催化转氨作用重新生成天冬氨酸。由此通过延胡索酸和天冬氨酸，使三羧酸循环与尿素循环联系起来。

④尿素的生成：在胞液中，精氨酸酶催化精氨酸水解生成尿素和鸟氨酸，鸟氨酸再进入线粒体参与瓜氨酸合成，如此反复，尿素不断合成（图 10-32）。

尿素合成是一个耗能的过程，合成 1 分子尿素需要消耗 3 分子 ATP，清除 2 分子 NH_3。

（4）高氨血症和氨中毒：正常生理情况下，血氨的来源和去路维持动态平衡，血氨浓度处于较低水平。正常人血氨一般不超过 60μmol/L。尿素循环是维持血氨低浓度的关键。当肝功能严重损伤时，尿素循环发生障碍，血氨浓度升高，称为高氨血症。氨中毒机制尚不清楚，一般认为，氨进入脑组织，可与 α - 酮戊二酸结合生成谷氨酸，谷氨酸又与氨进一步结合生成谷氨酰胺，从而使脑组织中的 α - 酮戊二酸和谷氨酸减少，导致三羧酸循环减弱，使脑组织中 ATP 生成减少；谷氨酸本身为神经递质，且是另一种神经递质 γ - 氨基丁酸（γ-GABA）的前体，其减少亦会影响大脑的正常生理功能，严重时可出现昏迷，这就是肝性脑病氨中毒学说的基础。降低血氨有助于肝性脑病的治疗。CPS-1 是一种变构酶，N- 乙酰谷氨酸（AGA）是此酶的变构激活剂。乙酰 CoA 和谷氨酸在 AGA 合成酶催化下生成 AGA，精氨酸是 AGA 合成酶的激活剂，因此精氨酸浓度增高时，尿素合成增多，临床利用盐酸精氨酸治疗高氨血症（除精氨酸酶缺陷引起的高氨血症外）。

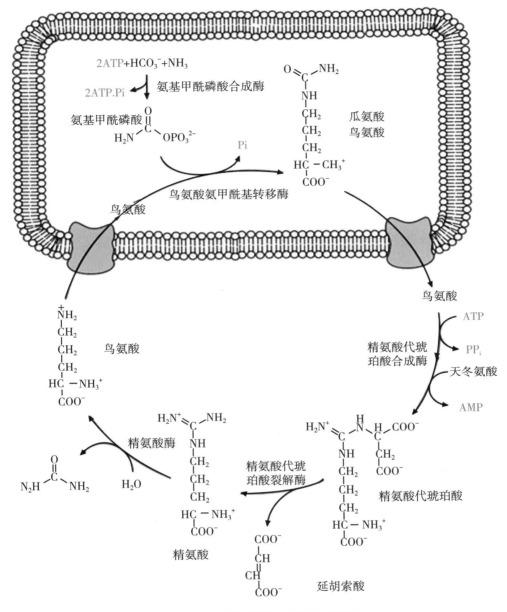

图 10-32　鸟氨酸循环 - 尿素合成过程

4. α - 酮酸的代谢

（1）合成非必需氨基酸：α - 酮酸经联合脱氨基的逆过程合成非必需氨基酸。

（2）氧化功能：α - 酮酸经过三羧酸循环彻底氧化分解成 CO_2 和 H_2O，同时释放能量供机体需要。

（3）转变生成糖和酮体：大多数氨基酸脱氨基后生成的 α - 酮酸能通过糖异生途径

转变为葡萄糖或糖原，这些氨基酸称为生糖氨基酸，如甘氨酸、谷氨酸、精氨酸、缬氨酸等；有些氨基酸可生成乙酰 CoA 或乙酰乙酸，这些氨基酸称为生酮氨基酸，如亮氨酸和赖氨酸；还有些氨基酸既可生成葡萄糖或糖原，同时又能生成乙酰 CoA 或乙酰乙酸，这些氨基酸称为生糖兼生酮氨基酸，如异亮氨酸、苯丙氨酸、酪氨酸、苏氨酸和色氨酸。

（二）个别氨基酸的代谢

氨基酸除上述脱氨基作用进行代谢之外，有些氨基酸还可在氨基酸脱羧酶催化下进行脱羧基作用生成相应的胺，脱羧酶的辅酶为磷酸吡哆醛。虽然脱羧基作用不是体内氨基酸分解代谢的主要方式，但可生成有重要生理功能的胺。下面列举几种氨基酸脱羧产生的重要胺类物质。

1.γ-氨基丁酸（GABA）　GABA 由谷氨酸脱羧基生成，催化此反应的酶是谷氨酸脱羧酶。此酶在脑、肾组织中活性很高。GABA 是一种仅见于中枢神经系统的抑制性神经递质，对中枢神经元有普遍性抑制作用。临床上对于小儿惊厥和妊娠呕吐的病人常常使用维生素 B_6 治疗，其机理就在于维生素 B_6 参与构成谷氨酸脱羧酶的辅酶磷酸吡哆醛，提高脑组织内谷氨酸脱羧酶的活性，使 GABA 生成增多，增强中枢抑制作用。

2. 组胺　由组氨酸脱羧生成。组胺主要由肥大细胞产生并贮存，在乳腺、肺、肝、肌肉及胃黏膜中含量较高。组胺是一种强烈的血管舒张剂，并能增加毛细血管的通透性，可引起血压下降和局部水肿，甚至休克；组胺的释放与过敏反应症状密切相关；组胺可使平滑肌收缩，引起支气管痉挛而发生哮喘；组胺可刺激胃蛋白酶和胃酸的分泌。

3.5-羟色胺（5-HT）　色氨酸在脑中首先由色氨酸羟化酶催化生成 5-羟色氨酸，再经脱羧酶作用生成 5-羟色胺。5-羟色胺在脑内含量较高，目前已肯定脑内 5-羟色胺是一种重要的神经递质，起中枢抑制作用，与睡眠、疼痛和体温调节有密切关系；其他组织如小肠、血小板、乳腺细胞中也有 5-羟色胺，具有强烈的血管收缩作用。

4. 牛磺酸　体内牛磺酸主要由半胱氨酸脱羧生成。半胱氨酸首先氧化生成磺酸丙氨酸，再经磺酸丙氨酸脱羧酶催化脱去羧基，生成牛磺酸。牛磺酸是结合胆汁酸的重要组成部分；脑内牛磺酸含量较多，经研究发现，牛磺酸作为营养生理的活性物质，特别是对婴幼儿的大脑发育、神经传导、视觉机能的完善有重要作用。

5. 多胺　鸟氨酸在鸟氨酸脱羧酶催化下可生成腐胺，然后再转变为精脒和精胺。腐胺、精脒和精胺总称为多胺。多胺存在于精液及细胞核糖体中，是调节细胞生长的重要物质，多胺分子带有较多正电荷，能与带负电荷的 DNA 及 RNA 结合，稳定其结构，促进核酸及蛋白质合成的某些环节。在生长旺盛的组织如胚胎、再生肝及癌组织中，多胺含量升高，所以可利用血或尿中多胺含量作为肿瘤诊断的辅助指标。

（三）一碳单位代谢

某些氨基酸在分解代谢过程中可以产生含有一个碳原子的基团，称为一碳单位。体内的一碳单位有：甲基（–CH$_3$）、甲烯基（–CH$_2$–）、甲炔基（–CH=）、甲酰基（–CHO）和亚氨甲基（–CH=NH）等。一碳单位主要来源于丝氨酸、甘氨酸、组氨酸和色氨酸。

一碳单位不能游离存在，常与四氢叶酸（FH$_4$）结合而转运和参加代谢，故 FH$_4$ 是一碳单位的载体。叶酸需经二氢叶酸还原酶催化，经两步还原转变为活性辅酶形式 FH$_4$。一碳单位通常结合在 FH$_4$ 分子的 N^5、N^{10} 位上。

四氢叶酸（代号 FH$_d$）

一碳单位具有重要的生理功能：①一碳单位是合成嘌呤和嘧啶的原料。在核酸生物合成中有重要作用，与细胞的增殖、组织生长和机体发育等密切相关。若人体缺乏叶酸，一碳单位代谢就发生障碍，可造成红细胞 DNA 及蛋白质合成受阻，导致巨幼红细胞性贫血；磺胺药及某抗癌药（氨甲蝶呤等）分别通过干扰细菌及瘤细胞的叶酸、四氢叶酸合成，进而影响核酸合成而发挥药理作用的。②一碳单位代谢将蛋白质代谢与核苷酸代谢联系起来。一碳单位来自于蛋白质分解产生的某些氨基酸，又可作为核苷酸合成的原料，因此沟通了蛋白质与核酸代谢。

（四）甲硫氨酸代谢

在甲硫氨酸腺苷转移酶的催化下，甲硫氨酸与 ATP 作用，生成 S-腺苷蛋氨酸（SAM）。SAM 中的甲基十分活泼，称活性甲基，SAM 称活性蛋氨酸，SAM 是体内最重要的甲基供体。SAM 在甲基转移酶的催化下，可将甲基转移给甲基受体生成 S-腺苷同型半胱氨酸，后者脱去腺苷转变为同型半胱氨酸。同型半胱氨酸由 N$_5$-甲基四氢叶酸供给甲基，生成甲硫氨酸，此即甲硫氨酸循环（图 10–33）。

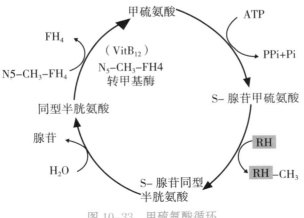

图 10–33　甲硫氨酸循环

（五）芳香族氨基酸代谢

芳香族氨基酸包括苯丙氨酸、酪氨酸和色氨酸，下面主要介绍苯丙氨酸和酪氨酸代谢。

1. 苯丙氨酸和酪氨酸代谢　苯丙氨酸和酪氨酸结构相似，正常情况下，在体内苯丙氨酸经苯丙氨酸羟化酶催化可转变成酪氨酸，此反应不可逆，酪氨酸可进一步代谢（图10-34）。

机体若缺乏苯丙氨酸羟化酶，苯丙氨酸则不能正常地转变为酪氨酸，体内苯丙氨酸蓄积，只能经转氨基作用生成苯丙酮酸，此时尿液中会出现大量苯丙酮酸等代谢产物，称为苯丙酮酸尿症（PKU）。苯丙酮酸的堆积对中枢神经系统有毒性，故本病伴发智力发育障碍。早期发现时可控制饮食中苯丙氨酸含量，有利于智力发育。

（1）转变为儿茶酚胺：酪氨酸经酪氨酸羟化酶催化生成3，4-二羟苯丙氨酸（L-DOPA，多巴），多巴经多巴脱羧酶催化生成多巴胺。多巴胺是脑内的一种神经递质，其含量不足是震颤性麻痹发生的原因之一。在肾上腺髓质内，多巴胺在多巴胺β-氧化酶催化下羟化生成去甲肾上腺素。而后由SAM提供甲基使去甲肾上腺素甲基化生成肾上腺素。多巴胺、去甲肾上腺素、肾上腺素统称为儿茶酚胺。酪氨酸羟化酶是儿茶酚胺合成的限速酶。

（2）转变为黑色素和甲状腺素：在黑色素细胞中，酪氨酸在酪氨酸酶催化下羟化生成多巴，多巴再经氧化生成多巴醌，多巴醌进一步环化和脱羧生成吲哚醌。黑色素即是吲哚醌的聚合物。人体若缺乏酪氨酸酶，黑色素合成障碍，皮肤、毛发等变白，称为白化病（albinism）。另外，酪氨酸在甲状腺细胞内可转变为甲状腺素。

（3）分解生成延胡索酸和乙酰乙酸进一步代谢：酪氨酸经转氨基作用生成对羟基苯丙酮酸，然后氧化脱羧生成尿黑酸。尿黑酸在尿黑酸氧化酶作用下裂解生成乙酰乙酸和延胡索酸。所以苯丙氨酸和酪氨酸都是生糖兼生酮氨基酸。

先天性尿黑酸尿症患者，因尿黑酸氧化酶缺乏，则尿黑酸裂解受阻，大量尿黑酸排入尿中，经空气氧化为相应的对醌，后者可聚合为黑色化合物。故此类患者尿液加碱放置时迅速变黑，患者的骨及组织也有黑色物质沉积。

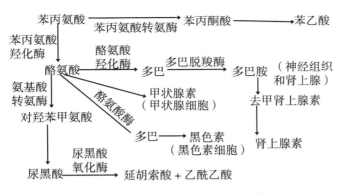

图 10-34　苯丙氨酸和酪氨酸代谢

复习思考题

简答题

1.酶有哪些催化作用特点?

2.影响酶促反应的因素有哪些?

3.试从反应条件、部位、生成 ATP 的数量、产物等方面比较糖酵解和有氧氧化的异同。

4.简述磷酸戊糖途径的生理意义。

5.简述血糖的来源和去路。

6.血浆脂蛋白如何分类? 各有何功能?

7.简述氨的来源和去路。

第三篇　微生物学与免疫学基础

第 十 一 章

微生物学基础

第一节　微生物概述

【学习目标】

掌握微生物与病原微生物的概念、微生物的类别、微生物与人类的关系；熟悉微生物学的概念及微生物学的研究范围。

一、微生物与病原微生物的概念

微生物（microorganism）是存在于自然界的一大群体形微小、结构简单、肉眼看不见，必须借助光学显微镜或电子显微镜放大数百倍、数千倍，甚至数万倍才能观察到的微小生物。病原微生物是指能引起人类及动、植物的病害，具有致病性的微生物。

二、微生物的类别

微生物的种类繁多，多达数十万种以上。按其大小、结构、组成等，可分为三大类。

1. 非细胞型微生物　是最小的一类微生物。无典型的细胞结构，亦无产生能量的酶系统，只能在活细胞内生长增殖。只有一种核酸 DNA 或 RNA，两者不同时存在。病毒属于非细胞型微生物。

2. 原核细胞型微生物　这类微生物的原始核呈环状裸 DNA 团块结构，无核膜、核仁。细胞器很不完善，只有核糖体。DNA 和 RNA 同时存在。这类微生物有细菌、支原体、衣原体、立克次体、螺旋体和放线菌。后五类的结构和组成与细菌接近，故从分类学观点，将它们列入广义的细菌范畴。

3. 真核细胞型微生物　细胞核分化程度高，有核膜和核仁。细胞器完整。真菌属此类。

三、微生物与人类的关系

微生物在自然界的分布极为广泛。江河、湖泊、海洋、土壤、矿层、空气等都有数量不等、种类不一的微生物存在。其中以土壤中的微生物最多，在人类、动物和植物的体表，以及与外界相通的人类和动物的呼吸道、消化道亦有大量的微生物存在。

绝大多数微生物对人类和动、植物是有益的，而且有些是必需的。自然界中 N、C、S 等元素的循环要靠有关的微生物的代谢活动来进行。空气中的大量游离氮，也只有依靠固氮菌等作用后才能被植物吸收。因此，没有微生物，植物就不能进行代谢，人类和动物也将难以生存。

在农业方面，也可以应用微生物制造菌肥、植物生长激素等；也可利用微生物感染昆虫这一自然现象来杀死害虫。这样，开辟了以菌造肥、以菌催长、以菌防病、以菌治病等农业增产新途径，为人类创造物质财富。

在工业方面，微生物应用于食品、皮革、纺织、石油、化工、冶金等行业日趋广泛。在医药工业方面，有许多抗生素是微生物的代谢产物。也可选用微生物来制造一些维生素、辅酶、ATP 等药物。

此外，在污水处理方面，利用微生物降解有机磷、氰化物等亦有良好效果。

近年来，随着分子生物学的发展，微生物在基因工程技术中的作用更显辉煌。不仅提供了必不可少的多种工具酶和载体系统，更可人为地定向创建有益的工程菌新品种，能在无污染自然环境中制造出多样、大量的人类必需品。

正常情况下，寄生在人类和动物口、鼻、咽部和消化道中的微生物是无害的，这些称为正常菌群。有少数微生物能引起人类和动、植物的病害，这些具有致病性的微生物称为病原微生物。它们分别引起人类的伤寒、痢疾、结核、破伤风、麻疹、脊髓灰质炎、肝炎、艾滋病（AIDS）等；禽、兽的鸡霍乱、鸭瘟、牛炭疽、猪气喘等；以及农作物的水稻白叶枯病、小麦赤霉病、大豆病毒病等。有些微生物在正常情况下不致病，只是在特定情况下导致疾病，这类微生物称为条件致病微生物。

四、微生物学的概念及微生物学的研究范围

微生物学（microbiology）是生命科学的一个重要分支，是研究微生物的类型、分布、形态、结构、代谢、生长繁殖、遗传、进化，以及与人类、动物、植物等相互关系的一门科学。

微生物学随着研究范围的日益广泛和深入，又形成了许多分支。着重研究微生物学基础的有普通微生物学、微生物分类学、微生物生理学、微生物生态学、微生物遗传学、分子微生物学等。按研究对象分为细菌学、病毒学、真菌学等。在应用领域中，分为农业微生物学、工业微生物学、医学微生物学、诊断微生物学、兽医微生物学、食品微生物学、海洋微生物学、石油微生物学、土壤微生物学等。新近又有一门由细胞生物学与微生物学融合的细胞微生物学（cellular microbiology）的新分支学科形成。该学科是用病原体来研究细胞生物学问题，这一分支的发展将大大有利于病原微生物致病机制的研究。这些分支学科的相互配合和促进，使整个微生物学不断向纵深发展。

医学微生物学（medical microbiology）是微生物学的一个分支，是一门基础医学课程。主要研究与医学有关病原微生物的生物学特性、致病和免疫机制，以及特异性诊断、防治措施，以控制和消灭感染性疾病和与之有关的免疫损伤等疾病，达到保障和提高人类健康水平的目的。

根据医学微生物学的系统性和教学上的循序渐进原则，本课程分为细菌、真菌、病毒和其他微生物。其中，其他微生物包括：支原体、衣原体、立克次体、螺旋体和放线菌。本章将对以上微生物分别进行阐述。

复习思考题

一、名词解释
1. 微生物　2. 病原微生物

二、简答题
1. 微生物按其大小、结构、组成等可分为哪几类？
2. 简述微生物与人类的关系。

第二节　细　菌

【学习目标】
　　掌握细菌的分布、污染、控制，细菌的致病性；感染的概念、来源与途径、类型；熟悉细菌的形态与结构、细菌的生长繁殖与代谢；了解常见病原性球菌（葡萄球菌和链球菌）、肠道杆菌（沙门菌、大肠艾希菌）、弧菌、厌氧菌及结核分枝杆菌的致病性及其所致疾病。

　　细菌（bacterium）是属原核生物界（prokaryotae）的一种单细胞微生物，有广义和狭义两种范畴。广义上泛指各类原核细胞型微生物，包括细菌、放线菌、支原体、衣原体、立克次体、螺旋体。狭义上则专指其中数量最大、种类最多、具有典型代表性的细菌，是本章讨论的对象。它们形体微小，结构简单，具有细胞壁和原始核质，无核仁和核膜，除核糖体外无其他细胞器。观察细菌最常用的仪器是光学显微镜，其大小可以用测微尺在显微镜下进行测量，一般以微米（μm）为单位。不同种类的细菌大小不一，同一种细菌也因菌龄和环境因素的影响有差异。

一、细菌的形态与结构

（一）细菌的形态

　　细菌按其外形，主要分为球菌（coccus）、杆菌（bacillus）和螺形菌（spiral bacterium）三大类（图 11-1）。

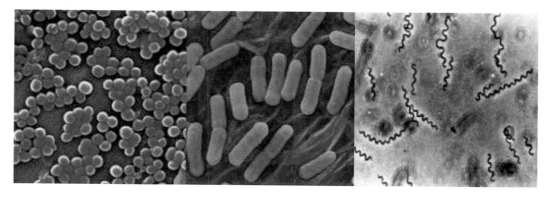

| A　球菌 | B　杆菌 | C　螺形菌 |

图 11-1　细菌的形态

1. **球菌** 多数球菌（coccus）直径在 1μm 左右，外观呈圆球形或近似球形。由于繁殖时细菌分裂平面不同和分裂后菌体之间相互黏附程度不一，可形成不同的排列方式，这对一些球菌的鉴别颇有意义。

（1）双球菌（diplococcus）：在一个平面上分裂，分裂后两个菌体成对排列，如脑膜炎奈瑟菌、肺炎链球菌。

（2）链球菌（streptococcus）：在一个平面上分裂，分裂后多个菌体粘连成链状，如乙型溶血性链球菌。

（3）葡萄球菌（staphylococcus）：在多个不规则的平面上分裂，分裂后菌体无一定规则地粘连在一起似葡萄状，如金黄色葡萄球菌。

（4）四联球菌（tetrads）：在两个互相垂直的平面上分裂，分裂后四个菌体黏附在一起呈正方形，如四联加夫基菌。

（5）八叠球菌（sarcina）：在三个互相垂直的平面上分裂，分裂后八个菌体黏附成包裹状立方体，如藤黄八叠球菌。

2. **杆菌** 杆菌形态多数呈直杆状，也有的菌体稍弯；多数呈分散存在，也有的呈链状排列，称为链杆菌（streptobacillus）；菌体两端大多呈钝圆形，少数两端平齐（如炭疽芽胞杆菌）或两端尖细（如梭杆菌）。有的杆菌末端膨大呈棒状，称为棒状杆菌（corynebacterium）；有的菌体短小，近于椭圆形，称为球杆菌（coccobacillus）；有的呈分支生长趋势，称为分枝杆菌（mycobacterium）；有的末端呈分叉状，称为双歧杆菌（bifidobacterium）。不同杆菌（bacillus）的大小、长短、粗细很不一致。大的杆菌如炭疽芽胞杆菌长 3～10μm，中等的如大肠埃希菌长 2～3μm，小的如布鲁菌长仅 0.6～1.5μm。

3. **螺形菌** 螺形菌（spiral bacterium）菌体弯曲，有的菌体长 2～3μm，只有一个弯曲，呈弧形或逗点状，称为弧菌（vibrio），如霍乱弧菌；有的菌体长 3～6μm，有数个弯曲，称为螺菌（spirillum），如鼠咬热螺菌；也有的菌体细长弯曲呈弧形或螺旋形，称为螺杆菌（helicobacterium），如幽门螺杆菌。

（二）细菌的结构

细菌虽小，仍具有一定的细胞结构和功能。细胞壁、细胞膜、细胞质和核质等各种细菌都有，是细菌的基本结构；荚膜、鞭毛、菌毛、芽胞仅某些细菌具有，为其特殊结构（图 11-2）。

1. 细菌的基本结构

（1）细胞壁（cell wall）：位于菌细胞的最外层，包绕在细胞膜的周围，是一种膜状结构，组成较复杂，并随不同细菌而异。用革兰染色法可将细菌分为两大类，即革兰阳性菌和革兰阴性菌。两类细菌细胞壁的共有组分为肽聚糖，但各自有其特殊组分。

1）肽聚糖（peptidoglycan）：肽聚糖是一类复杂的多聚体，是细菌细胞壁中的主要组分，为原核细胞所特有，又称为黏肽（mucopeptide）、糖肽（glycopeptide）或胞壁质（murein）。聚糖骨架由 N- 乙酰葡糖胺（N-acetyl glucosamine）和 N- 乙酰胞壁酸（N-acetylmuramic acid）交替间隔排列，经 β -1，4 糖苷键联结而成。各种细菌细胞壁的聚糖骨架均相同。革兰阴性菌的肽聚糖仅由聚糖骨架和四肽侧链两部分组成，而革兰阳性菌的肽聚糖由聚糖骨架、四肽侧链和五肽交联桥三部分组成。

2）革兰阳性菌细胞壁特殊组分：革兰阳性菌的细胞壁较厚（20 ～ 80nm），除含有15 ～ 50 层肽聚糖结构外，大多数尚含有大量的磷壁酸（teichoic acid），少数是磷壁醛酸（teichuroic acid），约占细胞壁干重的 50%。磷壁酸分为壁磷壁酸（wall teichoic acid）和膜磷壁酸（membrane teichoic acid）两种。此外，某些革兰阳性菌细胞壁表面尚有一些特殊的表面蛋白质，如金黄色葡萄球菌的 A 蛋白、A 群链球菌的 M 蛋白等。

3）革兰阴性菌细胞壁特殊组分：革兰阴性菌细胞壁较薄（10 ～ 15nm），但结构较复杂。除含有 1 ～ 2 层的肽聚糖结构外，尚有其特殊组分外膜（outer membrane），约占细胞壁干重的 80%。外膜由脂蛋白、脂质双层和脂多糖三部分组成。

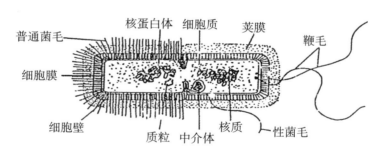

图 11-2　细菌的基本结构和特殊结构

脂蛋白位于肽聚糖层和脂质双层之间，其蛋白质部分与肽聚糖侧链的二氨基庚二酸相连，其脂质成分与脂质双层非共价结合，使外膜和肽聚糖层构成一个整体。脂质双层向细胞外伸出的是脂多糖（lipopolysaccharide，LPS）。LPS 由脂质 A、核心多糖和特异多糖三部分组成，即革兰阴性菌的内毒素（endotoxin）。

脂质 A（lipid A）为一种糖磷脂，由 β 1，6- 糖苷键相连的 D- 氨基葡萄糖双糖组成基本骨架。双糖骨架的游离羟基和氨基可携带多种长链脂肪酸和磷酸基团。脂质 A 是内毒素的毒性和生物学活性的主要组分，无种属特异性，故不同细菌产生的内毒素的毒性作用均相似。

核心多糖（core polysaccharide）位于脂质 A 的外层，由己糖（葡萄糖、半乳糖等）、庚糖、2- 酮基 -3- 脱氧辛酸（2-keto-3-deoxyoctonic acid，KDO）、磷酸乙醇胺等组成。经 KDO 与脂质 A 共价联结。核心多糖有属特异性，同一属细菌的核心多糖相同。在革兰阴性菌的细胞膜和外膜的脂质双层之间有一空隙，约占细胞体积的20%～40%，称为周浆间隙（periplasmic space）。该间隙含有多种蛋白酶、核酸酶、解毒酶及特殊结合蛋白，在细菌获得营养、解除有害物质毒性等方面有重要作用。

革兰阳性和阴性菌细胞壁结构显著不同（表11-1），导致这两类细菌在染色性、抗原性、致病性及对药物的敏感性等方面有很大差异。

表11-1　革兰阳性菌与阴性菌细胞壁结构比较

细胞壁	革兰阳性菌	革兰阴性菌
肽聚糖层数	可多达50层	1～2层
肽聚糖含量	占细胞壁干重50%～80%	占细胞壁干重5%～20%
糖类含量	约45%	15%～20%
脂类含量	1%～4%	11%～22%
磷壁酸	+	-
外膜	-	+

4）细胞壁的功能：细菌细胞壁坚韧而富弹性，其主要功能是维持菌体固有的形态，并保护细菌抵抗低渗环境。由于细胞壁的保护作用，使细菌能承受内部巨大的渗透压而不会破裂，并能在相对低渗的环境下生存。细胞壁上有许多小孔，参与菌体内外的物质交换。菌体表面有多种抗原表位，可以诱发机体的免疫应答。

5）细菌细胞壁缺陷型（细菌L型）：细菌细胞壁的肽聚糖结构受到理化或生物因素的直接破坏或合成被抑制，这种细胞壁受损的细菌能够生长和分裂的称为细菌细胞壁缺陷型或L型（bacterial L form），通常引起慢性感染，如尿路感染、骨髓炎、心内膜炎等。

（2）细胞膜：细胞膜（cell membrane）或称胞质膜（cytoplasmic membrane），位于细胞壁内侧，紧包着细胞质。厚约7.5nm，柔韧致密，富有弹性，占细胞干重的10%～30%。细菌细胞膜的结构与真核细胞基本相同，由磷脂和多种蛋白质组成，但不含胆固醇。细菌细胞膜是细菌赖以生存的重要结构之一，其功能也与真核细胞类似，主要有物质转运、生物合成、分泌和呼吸等作用。

细菌细胞膜可形成一种特有的结构，称为中介体（mesosome）。是部分细胞膜内陷、折叠、卷曲形成的囊状物，多见于革兰阳性细菌。

（3）细胞质：细胞膜包裹的溶胶状物质为细胞质（cytoplasm），或称原生质（protoplasm），由水、蛋白质、脂类、核酸及少量糖和无机盐组成，其中含有许多重要结构。

1）核糖体（ribosome）：核糖体是细菌合成蛋白质的场所，细菌核糖体沉降系数为

70S，由 50S 和 30S 两个亚基组成。真核生物的核糖体与细菌不同，有些抗生素如链霉素或红霉素能分别与细菌核糖体的 30S 亚基或 50S 亚基结合，干扰其蛋白质合成，从而杀死细菌；但这些药物对人类的核糖体则无作用。

2）质粒（plasmid）：质粒是染色体外的遗传物质，存在于细胞质中。为闭合环状的双链 DNA，带有遗传信息，控制细菌某些特定的遗传性状。质粒能独立自行复制，随细菌分裂转移到子代细胞中。质粒不是细菌生长所必需的，失去质粒的细菌仍能正常存活。

3）胞质颗粒：细菌细胞质中含有多种颗粒，大多为贮藏的营养物质，包括糖原、淀粉等多糖、脂类、磷酸盐等。胞质颗粒又称为内含物（inclusion），不是细菌的恒定结构，不同菌有不同的胞质颗粒，同一菌在不同环境或生长期亦可不同。

（4）核质：细菌是原核细胞，不具成形的核。细菌的遗传物质称为核质（nuclear material）或拟核（nucleoid），集中于细胞质的某一区域，多在菌体中央，无核膜、核仁和有丝分裂器；因其功能与真核细胞的染色体相似，故习惯上亦称之为细菌的染色体（chromosome）。核质由单一密闭环状 DNA 分子反复回旋卷曲盘绕组成松散网状结构。

2. 细菌的特殊结构

（1）荚膜：某些细菌在其细胞壁外包绕一层黏液性物质，为疏水性多糖或蛋白质的多聚体，厚度 ≥ 0.2μm，边界明显者称为荚膜（capsule）或大荚膜（macrocapsule）（图 11-3）；厚度 <0.2μm 者称为微荚膜（microcapsule）。

1）荚膜的化学组成：大多数细菌的荚膜是多糖，炭疽芽胞杆菌、鼠疫耶氏菌等少数菌的荚膜为多肽。荚膜多糖为高度水合分子，含水量 95% 以上，与菌细胞表面的磷脂或脂质 A 共价结合。多糖分子组成和构型的多样化使其结构极为复杂，成为血清学分型的基础。

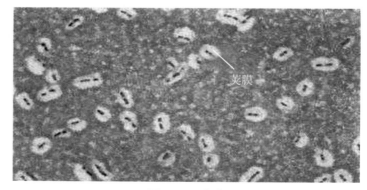

图 11-3　荚膜

2）荚膜的功能：抗吞噬作用：荚膜具有抵抗宿主吞噬细胞的作用，因而荚膜是病原菌的重要毒力因子。黏附作用：荚膜多糖可使细菌彼此之间粘连，也可黏附于组织细胞或无生命物体表面，形成生物膜（biofilm），是引起感染的重要因素。抗有害物质的损伤作用：荚膜处于菌细胞的最外层，有保护菌体避免和减少受溶菌酶、补体、抗菌抗体、抗菌药物等有害物质的损伤作用。

（2）鞭毛：很多细菌，如弧菌和螺菌，约半数的杆菌和个别球菌，在菌体上附有细长并呈波状弯曲的丝状物，称为鞭毛（flagellum），是细菌的运动器官。

1）分类：根据鞭毛的数量和部位，可将鞭毛菌分成4类（图11-4）。①单毛菌（monotrichate），只有一根鞭毛，位于菌体一端，如霍乱弧菌；②双毛菌（amphitrichate），菌体两端各有一根鞭毛，如空肠弯曲菌；③丛毛菌（lophotrichate），菌体一端或两端有一丛鞭毛，如铜绿假单胞菌；④周毛菌（peritrichate），菌体周身遍布许多鞭毛，如伤寒沙门菌。

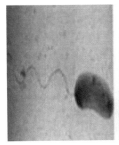 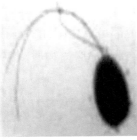 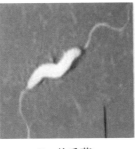 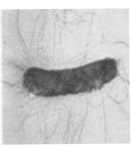

A　单毛菌　　　　　B　双毛菌　　　　　C　丛毛菌　　　　　D　周毛菌

图 11-4　鞭毛菌的分类

2）鞭毛的功能：具有鞭毛的细菌在液体环境中能自由游动，速度迅速，细菌的运动有化学趋向性，常向营养物质处前进，而逃离有害物质。有些细菌的鞭毛与致病性有关。根据鞭毛菌的动力和鞭毛的抗原性，可用以鉴定细菌和进行细菌分类。

（3）菌毛：许多革兰阴性菌和少数革兰阳性菌菌体表面存在一种比鞭毛更细、更短而直硬的丝状物，与细菌的运动无关，称为菌毛（pilus 或 fimbriae）。菌毛由结构蛋白亚单位菌毛蛋白（pilin）组成，菌毛蛋白具有抗原性。菌毛在普通光学显微镜下看不到，必须用电子显微镜观察（图11-5）。根据功能不同，菌毛可分为普通菌毛和性菌毛两类。

1）普通菌毛（ordinary pilus）：长 0.2 ~ 2μm，直径 3 ~ 8nm。遍布菌细胞表面，每菌可达数百根，是细菌的黏附结构，与细菌的致病性密切相关，也可以通过菌毛鉴定细菌。

2）性菌毛（sex pilus）：仅见于少数革兰阴性菌。数量少，一个菌只有 1 ~ 4 根。比普通菌毛长而粗，中空呈管状。性菌毛又称 F 菌毛。带有性菌毛

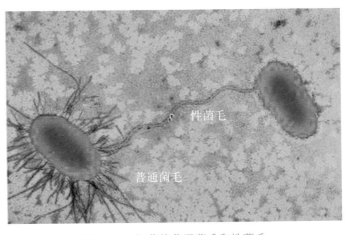

性菌毛

普通菌毛

图 11-5　细菌的普通菌毛和性菌毛

的细菌称为 F+ 菌或雄性菌，无性菌毛者称为 F- 菌或雌性菌。当 F+ 菌与 F- 菌相遇时，F+ 菌的性菌毛与 F- 菌相应的性菌毛受体（如外膜蛋白 A，OmpA）结合，F+ 菌体内的质粒或染色体 DNA 可通过中空的性菌毛进入 F- 菌体内，这个过程称为接合（conjugation）。细菌的毒力、耐药性等性状可通过此方式传递。此外，性菌毛也是某些噬菌体吸附于菌细胞的受体。

（4）芽胞：某些细菌在一定的环境条件下，能在菌体内部形成一个圆形或卵圆形小体，是细菌的休眠形式，称为内芽胞（endospore），简称芽胞（spore）（图 11-6），以区别于真菌在菌体外部形成的孢子。产生芽胞的细菌都是革兰阳性菌，芽胞带有完整的核质、酶系统和合成菌体组分的结构，能保存细菌的全部生命必需物质。芽胞形成后，菌体即成为空壳，有些芽胞可从菌体脱落游离。

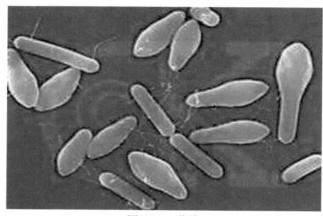

图 11-6　芽胞

芽胞折光性强，壁厚，不易着色，染色时需经媒染、加热等处理。芽胞的大小、形状、位置等随菌种而异，有重要的鉴别价值（图 11-7）。芽胞可发芽，形成新的菌体。一个细菌只形成一个芽胞，一个芽胞发芽也只生成一个菌体，因而芽胞不是细菌的繁殖方式。与芽胞相比，未形成芽胞而具有繁殖能力的菌体可称为繁殖体（vegetative form）。

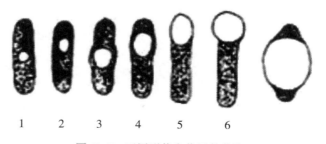

1　　　2　　　3　　　4　　　5　　　6

图 11-7　不同形状和位置的芽胞

　　细菌的芽胞对热力、干燥、辐射、化学消毒剂等理化因素均有强大的抵抗力。一般细菌繁殖体在80℃水中迅速死亡，而有的细菌芽胞可耐100℃沸水数小时。被炭疽芽胞杆菌芽胞污染的草原，传染性可保持20～30年。杀灭芽胞最可靠的方法是高压蒸气灭菌，芽胞是否被杀死是判断灭菌效果的指标。

二、细菌的生长繁殖与代谢

（一）细菌的生长繁殖

　　1. 细菌个体的生长繁殖　细菌一般以二分裂方式（binary fission）进行无性繁殖。在适宜条件下，多数细菌繁殖速度很快，20～30分钟繁殖一代。个别细菌繁殖速度较慢，如结核分枝杆菌繁殖一代需18～20小时。

　　2. 细菌群体的生长繁殖　细菌生长速度很快，一般细菌约20分钟分裂一次。细菌不可能始终保持高速度的无限繁殖。将一定数量的细菌接种于适宜的液体培养基中，连续定时取样检查活菌数，可发现其生长过程的规律性。以培养时间为横坐标，培养物中活菌数的对数为纵坐标，可绘制出一条生长曲线（growth curve）（图11-8）。

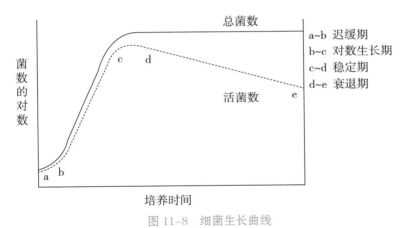

图11-8　细菌生长曲线

　　根据生长曲线，细菌的群体生长繁殖可分为四期：

　　（1）迟缓期（lag phase）：细菌进入新环境后的短暂适应阶段，分裂迟缓，繁殖极少，一般为1～4小时。

　　（2）对数期（logarithmic phase）：又称指数期（exponential phase），在培养后的8～18小时。细菌在该期生长迅速，活菌数以恒定的几何级数增长，生长曲线图上细菌数的对数呈直线上升，达到顶峰状态。此期细菌的形态、染色性、生理活性等都较典型，对外界环境因素的作用敏感。因此，研究细菌的生物学性状（形态染色、生化反应、药物敏感试验等）应选用该期的细菌。

（3）稳定期（stationary phase）：该期细菌繁殖与细菌死亡达到平衡。

（4）衰亡期（decline phase）：稳定期后细菌繁殖越来越慢，死亡数越来越多，并超过活菌数。

（二）细菌的代谢

细菌的代谢是指菌细胞内分解代谢与合成代谢的总和，其显著特点是代谢旺盛和代谢类型的多样化。细菌的代谢分为分解代谢、合成代谢和中间代谢。

1. 分解代谢产物和细菌的生化反应

（1）糖发酵试验：不同细菌分解糖类的能力和代谢产物不同。例如大肠埃希菌能发酵葡萄糖和乳糖；而伤寒沙门菌可发酵葡萄糖，但不能发酵乳糖。大肠埃希菌能将葡萄糖发酵生成的甲酸进一步分解为 CO_2 和 H_2，故产酸并产气；而伤寒沙门菌发酵葡萄糖仅产酸不产气。

（2）VP（Voges-Proskauer）试验：大肠埃希菌和产气杆菌均能发酵葡萄糖，产酸产气，两者不能区别。但产气杆菌 VP 试验阳性，大肠埃希菌 VP 试验阴性。

（3）甲基红（methyl red）试验：产气杆菌甲基红试验阴性，大肠埃希菌甲基红试验阳性。

（4）枸橼酸盐利用（citrate utilization）试验：产气杆菌该试验阳性，大肠埃希菌枸橼酸盐试验阴性。

（5）吲哚（indol）试验：大肠埃希菌、变形杆菌、霍乱弧菌等吲哚试验阳性。

（6）硫化氢试验：有些细菌如沙门菌、变形杆菌等能分解培养基中的含硫氨基酸（如胱氨酸、甲硫氨酸）生成硫化氢，硫化氢遇铅或铁离子生成黑色的硫化物。

（7）尿素酶试验：变形杆菌有尿素酶，尿素酶试验阳性。

细菌的生化反应用于鉴别细菌，吲哚（I）、甲基红（M）、VP（V）、枸橼酸盐利用（C）四种试验常用于鉴定肠道杆菌，合称为 IMViC 试验。例如大肠埃希菌对这四种试验的结果是 "++--"，产气杆菌则为 "--++"。

2. 合成代谢产物及其医学上的意义

（1）热原质（pyrogen）：或称致热原，是细菌合成的一种能引起发热反应的物质。热原质耐高温，高压蒸气灭菌（121℃、20min）亦不被破坏，250℃高温干烤才能破坏热原质。蒸馏法除去热原质效果最好。

（2）毒素与侵袭性酶：细菌产生外毒素和内毒素两类毒素。外毒素（exotoxin）是多数革兰阳性菌和少数革兰阴性菌释放到菌体外的蛋白质；内毒素（endotoxin）是革兰阴性菌细胞壁的脂多糖，当菌体死亡崩解后游离出来，外毒素毒性强于内毒素。

某些细菌可产生具有侵袭性的酶，能损伤机体组织，促使细菌的侵袭和扩散，是细菌重要的致病物质。如产气荚膜梭菌的卵磷脂酶、链球菌的透明质酸酶等。

（3）色素：某些细菌能产生不同颜色的色素，有助于鉴别细菌。细菌的色素有两类，一类为水溶性，如铜绿假单胞菌产生的色素使培养基或感染的脓汁呈绿色；另一类为脂溶性，如金黄色葡萄球菌的色素。

（4）抗生素：某些微生物代谢过程中产生的一类能抑制或杀死某些其他微生物或肿瘤细胞的物质。抗生素大多由放线菌和真菌产生，细菌产生的少，只有多黏菌素（polymyxin）、杆菌肽（bacitracin）等。

（5）细菌素：某些菌株产生的一类具有抗菌作用的蛋白质。细菌素作用范围狭窄，仅对与产生菌有亲缘关系的细菌有杀伤作用。

（6）维生素：细菌能合成某些维生素。如人体肠道内的大肠埃希菌，合成的 B 族维生素和维生素 K 也可被人体吸收利用。

三、细菌与外界环境

细菌的生长繁殖与适宜的外界环境密切相关，如：营养物质、氢离子浓度（pH）、气体、渗透压等。

（一）营养物质
充足的营养物质可以为细菌的新陈代谢及生长繁殖提供必要的原料和充足的能量。

（二）氢离子浓度（pH）
每种细菌都有一个可生长的 pH 范围，以及最适生长 pH。大多数嗜中性细菌生长的 pH 范围是 6.0 ~ 8.0，嗜酸性细菌最适生长 pH 可低至 3.0，嗜碱性细菌最适生长 pH 可高达 10.5。多数病原菌最适 pH 为 7.2 ~ 7.6，在宿主体内极易生存；个别细菌如霍乱弧菌在 pH8.4 ~ 9.2 生长最好，结核杆菌生长的最适 pH 为 6.5 ~ 6.8。细菌依靠细胞膜上的质子转运系统调节菌体内的 pH，使其保持稳定，包括 ATP 驱使的质子泵，Na^+/H^+ 和 K^+/H^+ 交换系统。

（三）温度
各类细菌对温度的要求不一。借此分为嗜冷菌（psychrophile），其生长范围 −5 ~ 30℃，最适生长为 10 ~ 20℃；嗜温菌（mesophile），生长范围 10 ~ 45℃，最适 20 ~ 40℃；嗜热菌（thermophile），生长范围 25 ~ 95℃，最适 50 ~ 60℃。病原菌在长期进化过程中适应人体环境，均为嗜温菌，最适生长温度为人的体温，即 37℃。当细菌突然暴露于高出适宜生长温度的环境时，可暂时合成热休克蛋白（heat-shock proteins）。这种蛋白对热有抵抗性，并可稳定菌体内热敏感的蛋白质。

（四）气体
根据细菌代谢时对分子氧的需要与否，可以分为四类。

1. 专性需氧菌（obligate aerobe） 如结核分枝杆菌、霍乱弧菌。

2. 微需氧菌（microaerophilic bacterium） 如空肠弯曲菌、幽门螺杆菌。

3. 兼性厌氧菌（facultative anaerobe） 大多数病原菌属于此。

4. 专性厌氧菌（obligate anaerobe） 如破伤风梭菌、脆弱类杆菌。

（五）渗透压

一般培养基的盐浓度和渗透压对大多数细菌是安全的，少数细菌如嗜盐菌（halophilic bacterium）需要在高浓度（3%）的 NaCl 环境中生长良好。

四、细菌的致病性与感染

（一）细菌的致病性

细菌能引起感染的能力称为致病性（pathogenicity）或病原性。致病菌的致病性强弱程度称为毒力（virulence），即致病性的强度。致病菌的致病性，除了与其毒力强弱有关，还与侵入宿主机体的菌量及侵入部位等都有着密切的关系。

1. 毒力 构成细菌毒力的物质是侵袭力和毒素。

（1）侵袭力：致病菌能突破宿主皮肤、黏膜生理屏障，进入机体并在体内定植、繁殖和扩散的能力，称为侵袭力（invasiveness）。侵袭力包括荚膜、黏附素和侵袭性物质等。

1）荚膜：荚膜具有抗吞噬和阻挠杀菌物质的作用，使致病菌能在宿主体内大量繁殖，产生病变。

2）黏附素：黏附素是细菌细胞表面的蛋白质，细菌黏附至宿主靶细胞由黏附素（adhensin）介导形成感染。

3）侵袭性物质：有些致病菌能编码侵袭素（invasin），使这些细菌能入侵上皮细胞。A 群链球菌产生的透明质酸酶、链激酶和链道酶，能降解细胞间质透明质酸、溶解纤维蛋白、液化脓液等中高黏度的 DNA 等，利于细菌在组织中扩散。

（2）毒素：细菌毒素（toxin） 按其来源、性质和作用等不同，可分为外毒素（exotoxin）和内毒素（endotoxin），两种毒素各有不同特点（表 11-2）。

1）外毒素：产生菌主要是革兰阳性菌中的破伤风梭菌、肉毒梭菌、白喉杆菌、产气荚膜梭菌、A 群链球菌、金黄色葡萄球菌等。外毒素的毒性强，1mg 肉毒毒素纯品能杀死 2 亿只小鼠。外毒素在 0.3% ～ 0.4% 甲醛液作用下，经一定时间，可以脱去毒性，但仍保有免疫原性，成为类毒素（toxoid）。类毒素注入机体后，可刺激机体产生抗毒素抗体。分成神经毒素、细胞毒素和肠毒素三大类。

2）内毒素：是革兰阴性菌细胞壁中的脂多糖（lipopolysaccharide，LPS）组分，只有当细菌死亡裂解或用人工方法破坏菌体后才释放出来。内毒素耐热，加热 100° C 经 1 小时不被破坏；需加热至 160° C 经 2 ～ 4 小时，或用强碱、强酸或强氧化剂加温煮沸 30 分钟才灭活。不能用甲醛液脱毒成类毒素。由内毒素引起的毒性作用可引起发热反应、白细胞反应、内毒素血症与内毒素休克、Shwartzman 现象与 DIC。

表 11-2　外毒素与内毒素的主要区别

区别要点	外毒素	内毒素
来源	革兰阳性菌与部分革兰阴性菌	革兰阴性菌
存在部分	从活菌分泌出，少数菌崩解后释出	细胞壁组分，菌裂解后释出
化学成分	蛋白质	脂多糖
稳定性	$60 \sim 80\text{℃}$，30min 被破坏	160℃，$2 \sim 4$h 才被破坏
毒性作用	强，对组织器官有选择性毒害效应，引起特殊临床表现	较弱，各菌的毒性效应大致相同，引起发热、白细胞增多、微循环障碍、休克、DIC 等
抗原性	强，刺激机体产生抗毒素；甲醛液处理脱毒形成类毒素	弱，刺激机体产生的中和抗体作用弱；甲醛液处理不形成类毒素

2. 细菌侵入的数量　感染的发生，除致病菌必须具有一定的毒力物质外，还需有足够的数量。一般是细菌毒力愈强，引起感染所需的菌量愈小；反之则菌量需大。

3. 细菌侵入的部位　致病菌若侵入易感机体的部位不适宜，仍是不能引起感染。例如伤寒沙门菌必须经口进入；脑膜炎奈瑟菌应通过呼吸道吸入；破伤风梭菌的芽胞进入深部创伤，在厌氧环境中才能发芽等。各种致病菌都有其特定的侵入部位，这与致病菌需要特定的生长繁殖微环境有关。

（二）细菌的感染

细菌侵入宿主机体后，进行生长繁殖、释放毒性物质等引起不同程度的病理过程，称为细菌的感染（bacterial infection）或传染。能使宿主致病的为致病菌或病原菌（pathogenic bacterium，pathogen），不能造成宿主感染的为非致病菌或非病原菌（nonpathogenic bacterium，nonpathogen）。有些细菌在正常情况下并不致病，但当在某些条件改变的特殊情况下可以致病，这类菌称为条件致病菌（conditioned pathogen）或机会致病菌（opportunistic pathogen）。

1. 正常菌群　自然界中广泛存在着大量的、多种多样的微生物。人类与自然环境接触密切，因而正常人的体表和同外界相通的口腔、鼻咽腔、肠道、泌尿生殖道等腔道中都寄居着不同种类和数量的微生物。这些微生物对宿主无害，有些对人还有利，为正常微生物群，通称正常菌群（normal flora）。正常菌群生理学意义有：

（1）生物拮抗：致病菌侵犯宿主，首先需突破皮肤和黏膜的生理屏障作用。其中机制之一是寄居的正常菌群通过受体和营养竞争，以及产生有害代谢产物等方式抵抗致病菌，使之不能定植（colonization）或被杀死。

（2）营养作用：正常菌群参与宿主的物质代谢、营养转化和合成。如肠道中的大肠埃希菌能合成维生素 K 等，除供菌自需外，尚有多余为宿主吸收利用。

（3）免疫作用：正常菌群能促进宿主免疫器官的发育；亦可刺激其免疫系统发生免疫应答，产生的免疫物质对具有交叉抗原组分的致病菌有一定程度的抑制或杀灭作用。

（4）抗衰老作用：肠道正常菌群中的双歧杆菌有抗衰老作用。

此外，正常菌群可能有一定的抑瘤作用，其机制是转化某些致癌物质成非致癌性，以及激活巨噬细胞等免疫功能等。

2. 条件致病菌　　正常菌群与宿主间的生态平衡在某些情况下可被打破，形成生态失调而导致疾病。

（1）寄居部位的改变：例如大肠埃希菌从原寄居的肠道进入泌尿道，或手术时通过切口进入腹腔、血流等。

（2）免疫功能低下：应用大剂量皮质激素、抗肿瘤药物或放射治疗等，可造成全方位免疫功能降低。

（3）菌群失调（dysbacteriosis）：是宿主某部位正常菌群中各菌种间的比例发生较大幅度变化而超出正常范围的状态。由此产生的病症，称为菌群失调症或菌群交替症（microbial selection and substitution）。菌群失调时，往往可引起二重感染或重叠感染（superinfection）。引起二重感染的常见菌有金黄色葡萄球菌、白假丝酵母菌和一些革兰阴性杆菌。临床表现为假膜性肠炎、肺炎、鹅口疮、尿路感染或败血症等。

3. 获得性感染

（1）社区获得性感染（community acquired infection）：是指在医院外获得的感染，包括具有明确潜伏期的病原体感染而在入院后平均潜伏期内发生的感染。

（2）医院获得性感染（hospital acquired infection）：是指病人在住院期间发生的感染，通称医院内感染（nosocomial infection）。根据传染来源不同，有下列几种情况：①交叉感染，由医院内病人或医务人员直接或间接传播引起的感染；②内源性感染，或称自身感染，由病人自己体内正常菌群引起的感染；③医源性感染，在治疗、诊断或预防过程中，因所用器械等消毒不严而造成的感染。引起医院获得性感染的微生物可以是通常的致病菌，凡缺乏对该菌特异免疫力的患者受染后可得病。

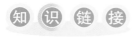

内毒素 LPS 能刺激巨噬细胞、血管内皮细胞等产生 IL-1、IL-6、TNF-α 及趋化因子等。小量内毒素诱生的这些细胞因子，可导致适度发热、微血管扩张、炎症反应等对宿主有益的免疫保护应答。但当革兰阴性菌进入血循环发生败血症时，内毒素大量释出，诱生的细胞因子过量，常致患者休克甚至死亡。高浓度的

内毒素也可激活补体替代途径，引发高热、低血压，以及活化凝血系统，最后导致弥散性血管内凝血（disseminated intravascular coagulation，DIC）。

五、常见病原性细菌

（一）葡萄球菌属

葡萄球菌属（*Staphylococcus*）的细菌是一群革兰阳性球菌，常堆聚成葡萄串状。广泛分布于自然界，例如空气、水、土壤、物品，以及人和动物的皮肤及与外界相通的腔道中。葡萄球菌能引起皮肤黏膜、多种组织器官的化脓性炎症，是最常见的化脓性球菌。此外，金黄色葡萄球菌耐药菌株高达 90% 以上。

1. 生物学性状

（1）形态与染色：球形或略呈椭圆形（图 11-9）。直径 0.5～1.5μm，平均 0.8μm。典型的葡萄球菌排列呈葡萄串状，葡萄球菌无鞭毛，无芽胞，体外培养时一般不形成荚膜。革兰染色为阳性。当衰老、死亡或被中性粒细胞吞噬后的菌体常转为革兰阴性。

（2）培养特性：营养要求不高，兼性厌氧或需氧。最适生长温度为 37℃。最适 pH 为 7.4。在肉汤培养基中经 37℃ 孵育 24 小时，呈均匀混浊生长，管底稍有沉淀。在普通琼脂平板上孵育 24～48 小时后，形成圆形、隆起、表面光滑、湿润、边缘整齐、不透明的菌落。菌落因种不同而出现金黄色、白色或柠檬色等色素。在血琼脂平板上，有的菌株菌落周围形成明显的全透明溶血环（β 溶血），溶血菌株大多有致病性。致病性菌株在 20%～30% CO_2 的气体中孵育，产生毒素最佳。

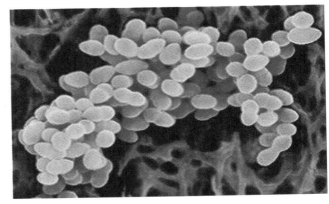

图 11-9 葡萄球菌

（3）生化反应：触酶阳性，多数菌株能分解葡萄糖、麦芽糖和蔗糖，产酸不产气，致病株能分解甘露醇。

（4）抗原构造：已发现的抗原在 30 种以上，其化学组成和生物学活性了解的仅少数。①葡萄球菌 A 蛋白（staphylococcal protein A，SPA），存在于菌细胞壁的一种表面蛋白。SPA 可与人类 IgG1、IgG2 和 IgG4 的 Fc 段非特异性结合，亦能同豚鼠、小鼠等多种哺乳动物的 IgG Fc 段结合；采用含 SPA 的葡萄球菌作为载体，结合特异性抗体后，可开展协同凝集试验（coagglutination），广泛应用于多种微生物抗原的检出。②荚膜，宿主体内的大多数金黄色葡萄球菌表面存在着荚膜多糖。③多糖抗原，具有群特异性，存在于细胞壁。

（5）分类　根据色素、生化反应等不同表型，葡萄球菌可分为金黄色葡萄球菌（*S. aureus*）、表皮葡萄球菌（*S. epidermidis*）和腐生葡萄球菌（*S. sarophyticus*）3种。其中金黄色葡萄球菌多为致病菌，表皮葡萄球菌偶可致病，腐生葡萄球菌一般不致病。三种葡萄球菌的主要生物学性状见下表（表11-3）。

表11-3　三种葡萄球菌的比较

性状	金黄色葡萄球菌	表皮葡萄球菌	腐生葡萄球菌
菌落色素	金黄色	白色	白色或柠檬色
凝固酶	+	-	-
葡萄糖	+	+	-
甘露醇	+	-	-
α 溶血素	+	-	-
耐热核酸酶	+	-	-
A 蛋白	+	-	-
磷壁酸类型	核糖醇型	甘油型	两者兼有
噬菌体分型	多数能	不能	不能
致病性	强	弱	无

（6）抵抗力：葡萄球菌对外界因素的抵抗力强于其他无芽胞菌。干燥脓汁、痰液中存活2～3个月；加热60℃1h或80℃30min才被杀死；2%石碳酸中15min或1%升汞水中10min死亡；耐盐性强，在含10%～15%NaCl的培养基中仍能生长。同其他革兰阳性菌一样，对碱性染料敏感。

2. 致病性

（1）致病物质：葡萄球菌的毒力因子包括：①酶，凝固酶、纤维蛋白溶酶、耐热核酸酶、透明质酸酶、脂酶等；②毒素，细胞毒素（α、β、γ、δ、杀白细胞素）、表皮剥脱毒素、毒性休克综合征毒素-1、肠毒素等；③其他，黏附素、荚膜、胞壁肽聚糖等。

（2）所致疾病：有侵袭性和毒素性两种类型。

①侵袭性疾病：主要引起化脓性炎症。局部感染：主要由金黄色葡萄球菌引起的皮肤软组织感染，如疖、痈、毛囊炎、蜂窝组织炎、伤口化脓等。全身感染：败血症、脓毒血症等。

②毒素性疾病：由葡萄球菌产生的有关外毒素引起全身症状。食物中毒：进食含葡萄球菌肠毒素食物后1～6小时出现症状，先有恶心、呕吐、上腹痛，继而腹泻。假膜性肠炎：引起以腹泻为主的临床症状。烫伤样皮肤综合征：由表皮剥脱毒素引起，开始皮肤

有红斑，1～2天表皮起皱继而出现大疱，最后表皮上层脱落。毒性休克综合征：主要由TSST-1引起，主要表现为急性高热、低血压、猩红热样皮疹伴脱屑，严重时出现休克，有些病人还出现呕吐、腹泻、肌痛等症状。

3. 免疫性　人类对葡萄球菌有一定的天然免疫力。只有当皮肤黏膜受伤后，或患有慢性消耗性疾病如结核、糖尿病、肿瘤等，以及其他病原体感染导致宿主免疫力降低时，才易引起葡萄球菌感染。

4. 微生物学检查法

（1）标本：不同病型采取不同标本。化脓性病灶采取脓汁、渗出液；疑为败血症采取血液；脑膜炎采取脑脊液；食物中毒则分别采集剩余食物、病人呕吐物和粪便等。

（2）直接涂片镜检：取标本涂片，革兰染色后镜检。一般根据细菌形态、排列和染色性可作出初步诊断。

（3）分离培养和鉴定：将标本接种至血琼脂平板，37℃孵育18～24h后挑选可疑菌落行涂片染色镜检。血液标本需先经肉汤培养基增菌后再接种血琼脂平板。致病性葡萄球菌的鉴定主要根据产生凝固酶和耐热核酸酶，产生金黄色色素，有溶血性，发酵甘露醇等作为参考指标。

（4）葡萄球菌肠毒素检查：取食物中毒患者的呕吐物、粪便或剩余食物做细菌分离培养和鉴定的同时，接种至肉汤培养基，孵育后取滤液注射至6～8周龄的幼猫腹腔。若在注射后4小时内发生呕吐、腹泻、体温升高或死亡等现象者，提示有肠毒素存在的可能。

近年来，采用免疫学方法检测葡萄球菌肠毒素较多，其中以ELISA法为实用。ELISA法可检出ng水平的肠毒素，且能在30分钟内完成。目前也可用特异的DNA基因探针杂交技术检测葡萄球菌是否为产肠毒素菌株。

5. 防治原则　注意个人卫生和消毒隔离，以防止医源性感染。皮肤有创伤时应及时使用消毒药物，杀死或制止侵入的病菌繁殖。皮肤有化脓性感染者，未治愈前不宜从事食品制作或饮食服务行业。目前由于抗生素的广泛应用，耐药株日益增多。必须根据药物敏感试验结果，选用敏感抗菌药物。反复发作疖病的患者，可试用自身疫苗疗法，有一定的疗效。

（二）链球菌属

链球菌属（*Streptococcus*）细菌是化脓性球菌中的另一大类常见细菌，为链珠状排列。广泛分布于自然界、人及动物粪便和健康人鼻咽部，大多数不致病。

1. 生物学性状

（1）形态与染色：球形或椭圆形，直径0.6～1.0μm，呈链状排列（图11-10）。无芽胞、无鞭毛。链球菌易被普通的碱性染料着色。自病灶新分离株为革兰染色阳性，若培养日久的老龄菌或被中性粒细胞吞噬后，可转呈革兰阴性。

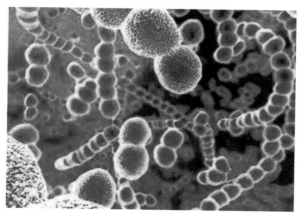

图 11-10 链球菌

（2）培养特性：大多兼性厌氧，少数菌株专性厌氧。营养要求较高，普通培养基上生长不良，需补充血液、血清、葡萄糖等。最适生长温度为 37℃，最适 pH 为 7.4 ～ 7.6。在血清肉汤中易形成长链，管底呈絮状沉淀。在血琼脂平板上，形成灰白色、表面光滑、边缘整齐、直径 0.5 ～ 0.75mm 的细小菌落。

（3）生化反应：分解葡萄糖，产酸不产气。对乳糖、甘露醇、水杨苷、山梨醇的分解，随不同菌株而异。链球菌一般不分解菊糖，不被胆汁溶解，这两个特性可用来鉴别甲型溶血性链球菌和肺炎链球菌。链球菌与葡萄球菌不同，不产生触酶。

（4）抗原构造：链球菌的抗原构造较主要有 3 种。

①蛋白质抗原或称表面抗原。具有型特异性，位于 C 抗原外层。A 群链球菌有 M、T、R 和 S 不同性质的蛋白质抗原，与致病性有关的是 M 抗原。

②多糖抗原或称 C 抗原。为群特异性抗原，是细胞壁的多糖组分，可用稀盐酸等提取。

③核蛋白抗原或称 P 抗原。无特异性，各种链球菌均相同，并与葡萄球菌有交叉。

（5）抵抗力：除 D 群和某些 N 群链球菌能耐 60℃ 30min 外，一般链球菌均可在 55℃ 杀死，对常用消毒剂敏感，在干燥尘埃中生存数月。乙型链球菌对青霉素、红霉素、四环素和磺胺药都很敏感。青霉素是链球菌感染的首选药物，极少有耐药株发现。

2. 致病性

（1）致病物质：链球菌溶素（streptolysin）含链球菌溶素 O（streptolysin O，SLO）和链球菌溶素 S（streptolysin S，SLS）两种、致热外毒素（pyrogenic exotoxin）、透明质酸酶、M 蛋白、链激酶（streptokinase，SK）、链道酶（streptodornase，SD）、F 蛋白（protein F）等。

（2）所致疾病：主要由 A 群链球菌引起，可分成三类。

①化脓性感染：淋巴管炎、淋巴结炎、蜂窝组织炎、痈、脓疱疮等局部皮肤和皮下组织感染；还有扁桃体炎、咽炎、咽峡炎、鼻窦炎、产褥感染、中耳炎、乳突炎等其他系统的感染。

②中毒性疾病：猩红热。

③超敏反应性疾病：风湿热、急性肾小球肾炎等。

甲型溶血性链球菌为条件致病菌，引起亚急性细菌性心内膜炎。

3. 免疫性　A 群链球菌感染后，血清中出现多种抗体。抗 M 蛋白抗体于链球菌感染数周至数月内可在患者血清中测出，一般存在 1～2 年，有的甚至长达 10～30 年。链球菌因其型别多，各型间无交叉免疫力，故常可反复感染。不同型 M 蛋白均可诱生 γ 干扰素，借以增强吞噬功能。患过猩红热后可产生同型的致热外毒素抗体，能建立牢固的同型抗毒素免疫。

4. 微生物学检查法

（1）标本：根据不同疾病，采取有关标本。例如创伤感染的脓汁，咽喉、鼻腔等病灶的棉拭，败血症的血液等。风湿热患者可取血作抗链球菌溶血素 O 的抗体测定。

（2）直接涂片镜检：脓汁可直接涂片行革兰染色后镜检，发现有典型的链状排列球菌时，可作出初步诊断。

（3）分离培养与鉴定：脓汁或棉拭直接接种在血琼脂平板，37℃孵育 24h 后，如有 β 溶血菌落，应与葡萄球菌区别；α 溶血菌落，可与肺炎链球菌鉴别。血液标本应先增菌后再划种血平板。心内膜炎病例，因甲型溶血性链球菌生长缓慢，至少将孵育时间延长至 3 周才能判定结果。

（4）血清学试验：抗链球菌溶血素 O 试验（antistreptolysin O test，ASO test），简称抗 O 试验，常用于风湿热的辅助诊断。风湿热患者血清中抗 O 抗体比正常人显著增多，大多在 250 单位左右；活动性风湿热患者一般超过 400 单位。

5. 防治原则　减少传染源。对空气、器械和敷料等消毒。急性咽峡炎和扁桃体炎患者，尤其是儿童，需治疗彻底，以防止急性肾小球肾炎、风湿热及亚急性细菌性心内膜炎的发生。A 群链球菌感染的治疗，青霉素 G 为首选药物。

（三）肺炎链球菌

肺炎链球菌（S.pneumoniae）寄居于正常人的鼻咽腔中，多数不致病或致病力弱，仅少数有致病力，是细菌性肺炎的主要病原菌。

1. 生物学性状

（1）形态与染色：革兰阳性球菌，菌体呈矛头状，多成双排列，宽端相对，尖端向外（图 11-11）。在痰液、脓汁、肺组织病变中亦可呈单个或短链状。无鞭毛，无芽胞。在机体内或含血清的培养基中能形成荚膜，荚膜需特殊染色才可见。

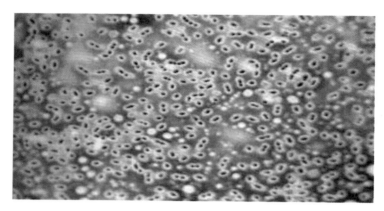

图 11-11　肺炎链球菌

（2）培养特性：营养要求较高，在含有血液或血清的培养基中才能生长。兼性厌氧。最适温度为37℃，最适 pH 为 7.4 ～ 7.8。在血平板上的菌落细小、灰白色、圆形略扁、半透明，有草绿色 α 溶血环。

（3）生化反应：肺炎链球菌对葡萄糖、麦芽糖、乳糖、蔗糖等分解，产酸不产气。鉴别肺炎链球菌与甲型溶血性链球菌，可靠的方法是胆汁溶菌试验。甲型溶血性链球菌的胆汁溶菌试验为阴性。

（4）抗原构造与分型：荚膜多糖抗原和菌体抗原。

（5）抵抗力：对多数理化因素抵抗力较弱。对一般消毒剂敏感，在3% 石炭酸或0.1% 升汞溶液中 1 ～ 2min 即死亡，对肥皂也很敏感。有荚膜株抗干燥力较强，在干痰中可存活 1 ～ 2 个月。

2. 致病性

（1）致病物质：荚膜、肺炎链球菌溶素 O（pneumolysin O）、磷壁酸和脂磷壁酸、神经氨酸酶。

（2）所致疾病：人类大叶性肺炎，肺炎后可继发胸膜炎、脓胸，也可引起中耳炎、乳突炎、副鼻窦炎、脑膜炎和败血症等。

3. 免疫性　猩红热病后获牢固的抗毒素体液免疫。

4. 微生物学检查法

（1）标本：根据病种，采取痰液、脓汁、血液或脑脊液等。

（2）直接涂片镜检：痰、脓或脑脊液沉淀物，可做涂片并革兰染色后镜检。如发现典型的革兰阳性具有荚膜的双球菌存在，即可作初步诊断。

（3）分离培养：痰或脓液直接划种于血琼脂平板上，37℃孵育 24h 后，挑取 α 溶血的可疑菌落作鉴定。血液或脑脊液需先经血清肉汤增菌，然后再在血平板上行分离培养。

（4）Optochin 敏感试验：方法似药敏。将待试菌涂布于血琼脂平板表面；取直径 6mm 无菌滤纸圆片在 1 ： 2000 optochin 溶液中浸湿，置于平板涂菌处。37℃　48h 后观察抑菌圈大小，肺炎链球菌的抑制圈直径常在 20mm 以上，甲型溶血性链球菌（约 98%）小于 12mm。

（5）动物试验：小鼠对肺炎链球菌高度易感。少量具有毒力的肺炎链球菌注入小鼠腹腔内，一般 24h 内死亡。

5. 防治原则　多价肺炎链球菌荚膜多糖疫苗以预防儿童、老人和慢性病患者等肺炎链球菌性肺炎、败血症、脑膜炎等，有较好效果。肺炎链球菌耐药菌株日益增多，因此在治疗前应做常规药物敏感试验。

（四）奈瑟菌属

奈瑟菌属（Neisseria）是一群革兰阴性双球菌。无鞭毛，无芽胞，有菌毛。需氧，具有氧化酶和触酶。人类是奈瑟菌属细菌的自然宿主，对人致病的只有脑膜炎奈瑟菌和淋病奈瑟菌。除淋病奈瑟菌寄居于尿道黏膜外，其他奈瑟菌均存在于鼻咽腔黏膜。

脑膜炎奈瑟菌

俗称脑膜炎球菌（meningococcus），是流行性脑脊膜炎（流脑）的病原菌。

1. 生物学性状

（1）形态与染色：肾形或豆形革兰阴性双球菌，两菌接触面平坦或略向内陷，人工培养后可呈卵圆形或球状，排列较不规则，单个、成双或 4 个相连等。在孵育 24h 后的培养物中，常呈现衰退形态，菌体大小较不一致，着色亦深浅不匀。在患者脑脊液中，多位于中性粒细胞内，形态典型（图 11-12）。新分离菌株大多有荚膜和菌毛。

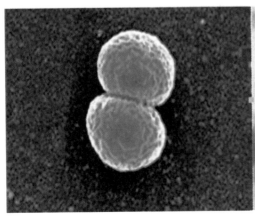
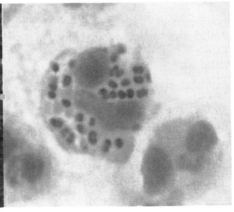

A　电镜　　　　　　　　　　　　B　光镜

图 11-12　脑膜炎奈瑟菌

（2）培养特性：营养要求较高，需在含有血清、血液等培养基中方能生长。最常用的是经 80℃ 以上加温的血琼脂平板；专性需氧，5% CO_2 条件下生长更佳。最适生长温度为 37℃，低于 30℃ 不生长。最适 pH 为 7.4 ～ 7.6。37℃ 孵育 24h 后，形成直径 1.0 ～ 1.5mm 的无色、圆形、光滑、透明、似露滴状的菌落。

（3）生化反应：大多数脑膜炎奈瑟菌分解葡萄糖和麦芽糖，产酸不产气。

（4）抗原构造与分类：脑膜炎奈瑟菌的主要组分有四种：荚膜多糖群特异性抗原、外膜蛋白型特异性抗原、脂多糖抗原、核蛋白抗原。

（5）抵抗力：对理化因素的抵抗力很弱。对干燥、热力、消毒剂等均敏感。在室温中 3h 即死亡；55℃ 5min 内被破坏。1% 石炭酸、75% 乙醇或 0.1% 新洁尔灭均可迅速使之死亡。

2. 致病性

（1）致病物质：荚膜能抗吞噬作用，菌毛可黏附至咽部黏膜上皮细胞表面，利于进一步侵入。脑膜炎奈瑟菌的主要致病物质是内毒素。

（2）所致疾病：流脑。

3. 免疫性 机体对脑膜炎奈瑟菌的免疫性以体液免疫为主。儿童因免疫力弱，发病率较高。

4. 微生物学检查法

（1）标本：采取病人的脑脊液、血液或刺破出血瘀斑取其渗出物。带菌者检查可取鼻咽拭。

（2）直接涂片镜检：脑脊液沉淀物涂片及出血瘀斑用碘酊、乙醇消毒病变皮肤，挤出少量血液或组织液，制成印片，干燥后革兰染色。

（3）分离培养与鉴定：血液或脑脊液先接种至血清肉汤培养基增菌后，再在巧克力（色）平板上行划线分离。平板置于含 5% CO_2 的环境中孵育。挑取可疑菌落涂片染色检查，并做生化反应和玻片凝集试验鉴定。

（4）快速诊断法：脑膜炎奈瑟菌易自溶，病人脑脊液和血清中可有其可溶性抗原存在。应用血清学原理，可用已知群抗体快速检测相应抗原的有无，用对流免疫电泳和 SPA 协同凝集试验。

5. 防治原则 对儿童注射流脑荚膜多糖疫苗进行特异性预防，常用 A、C 二价或 A、C、Y 和 W135 四价混合多糖菌苗。注意隔离治疗流脑患者，控制传染源。流行期间儿童可口服磺胺药物等预防。

淋病奈瑟菌

淋病奈瑟菌（gonococcus）是人类淋病的病原菌，主要引起人类泌尿生殖系统黏膜的急性或慢性化脓性感染。淋病是危害性大的性传播疾病之一，也是我国目前流行的发病率最高的性病。

1. 生物学性状

（1）形态与染色：常成双排列，两菌接触面平坦，似一对咖啡豆。大多数淋病奈瑟菌常位于中性粒细胞内（图 11-13）。但慢性淋病病人的淋病奈瑟菌多分布在细胞外。无芽胞，无鞭毛，有荚膜和菌毛。

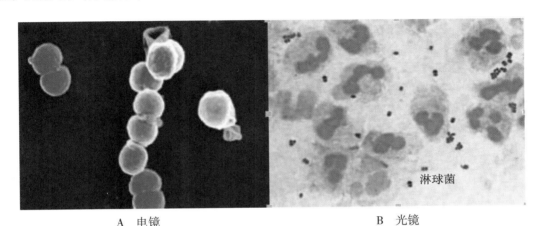

A　电镜　　　　　　　　　　　　　　B　光镜

图 11-13　淋球菌

（2）培养特性：专性需氧，营养要求高，巧克力（色）血琼脂平板是适宜培养基。最适生长温度为 35 ~ 36℃，低于 30℃或高于 38.5℃生长停止。最适 pH 为 7.5。孵育 48h 后，形成凸起、圆形、灰白色、直径 0.5 ~ 1.0mm 的光滑型菌落。

（3）生化反应：只分解葡萄糖，产酸不产气，不分解其他糖类。氧化酶试验阳性。

（4）抗原构造与分类：淋病奈瑟菌的表层抗原至少可以分为三类：菌毛蛋白抗原、脂多糖抗原、外膜蛋白抗原。

（5）抵抗力：淋病奈瑟菌对热、冷、干燥和消毒剂极度敏感，与脑膜炎奈瑟菌相似。

2. 致病性

（1）致病物质：菌毛、外膜蛋白 PⅠ ~ PⅢ、IgA1 蛋白酶，淋病奈瑟菌脂多糖、内毒素与补体、IgM 等共同作用下，在局部形成炎症反应。

（2）所致疾病：性接触传播，引起淋病，只感染人。

3. 免疫性　人类对淋病奈瑟菌的感染无天然抵抗力。多数患者可以自愈，并出现特异性 IgM、IgG 和分泌型 IgA 抗体，但免疫不持久，再感染和慢性患者较普遍存在。

4. 微生物学检查法

（1）标本：用无菌棉拭蘸取泌尿生殖道脓性分泌物或子宫颈口表面分泌物。

（2）直接涂片镜检：将脓性分泌物涂片，革兰染色后镜检。

（3）分离培养与鉴定：淋病奈瑟菌抵抗力弱，标本采集后应注意保暖保湿，立即送检接种。为抑制杂菌生长，可在培养基中加入抗生素如多黏菌素 B 和万古霉素。标本接种培养的最适温度为 35 ～ 36℃，在 5%CO_2 下孵育 36 ～ 48h，菌落涂片染色镜检呈现革兰阴性双球菌即可诊断。

5.防治原则 淋病是一种性传播疾病，污染的毛巾、衣裤、被褥等也起一定传播作用。目前尚无有效的疫苗供特异性预防。婴儿出生时，不论母亲有无淋病，都应以 1% 硝酸银或其他银盐溶液滴入两眼，以预防新生儿淋菌性眼炎的发生。

（五）分枝杆菌属

分枝杆菌（*Mycobacterium*）是一类细长略弯曲的微生物，有时有分枝或出现丝状体。本属细菌的主要特点是细胞壁含有大量脂质，主要是分枝菌酸。这和其染色性、生长特性、致病性、抵抗力等密切相关。一般不易着色，若经加温或延长染色时间而着色后能抵抗强脱色剂盐酸乙醇的脱色，故又称抗酸杆菌（acid-fast bacilli）。该菌引起的疾病都呈慢性，并伴有肉芽肿。分枝杆菌种类较多，可分为结核分枝杆菌复合群、非结核分枝杆菌和麻风分枝杆菌三类。

结核分枝杆菌（*M.tuberculosis*），俗称结核杆菌，是引起结核病的病原菌。

1. 生物学性状

（1）形态与染色：结核分枝杆菌为细长略带弯曲的杆菌。分枝杆菌一般用齐尼（Ziehl- Neelsen）抗酸染色法，分枝杆菌呈红色，为抗酸性杆菌（图 11-14）。

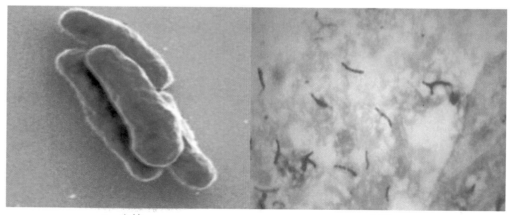

A 电镜 　　　　　　　　　　　　 B 光镜

图 11-14 结核分枝杆菌

（2）培养特性：专性需氧，营养要求特殊，罗氏（Lowenstein—Jensen）固体培养基培养。结核分枝杆菌细胞壁的脂质含量较高，影响营养物质的吸收，故生长缓慢。在一般培养基中每分裂一代需时 18 ～ 24h。

（3）生化反应：结核分枝杆菌不发酵糖类。热触酶试验对区别结核分枝杆菌与非结核分枝杆菌有重要意义。结核分枝杆菌大多数触酶试验阳性，而热触酶试验阴性；非结核分枝杆菌则大多数两种试验均为阳性。

（4）抵抗力

四抗：干燥：干痰中存活 6 ～ 9 个月；酸碱：3%HCl,6%H$_2$SO$_4$,4%NaOH（可除杂菌）；抗常用消毒剂；抗染料：孔雀绿等（除杂菌）。

四怕：75% 乙醇、温热、紫外线、抗痨药（利福平、异烟肼、乙胺丁醇、链霉素等）。

（5）变异性：结核分枝杆菌可发生形态、菌落、毒力、免疫原性和耐药性等变异。

2. 致病性

（1）致病物质：索状因子（cord factor）：与结核分枝杆菌毒力密切相关。①破坏细胞线粒体膜影响细胞呼吸。②抑制 WBC 游走和引起慢性肉芽肿。磷脂（phosphatide）：①促进 MO 增生，形成上皮样细胞构成结核结节。②抑制蛋白酶对坏死组织的分解，形成干酪样坏死。硫酸脑苷脂（sulfatide）：可抑制吞噬细胞中吞噬体与溶酶体的结合。蜡质 D（wax-D）和蛋白质（结核菌素）：引起Ⅳ型超敏反应。

（2）所致疾病：引起全身多种组织器官的结核病，以肺结核最常见。

3. 免疫性　结核分枝杆菌是胞内感染菌，其免疫主要是以 T 细胞为主的细胞免疫。结核分枝杆菌侵入呼吸道后，原肺泡中未活化的巨噬细胞抗菌活性弱，不能防止所吞噬的结核分枝杆菌生长，反可将结核分枝杆菌带到他处。同时可递呈抗原，使周围 T 淋巴细胞致敏。致敏淋巴细胞可产生多种淋巴因子，如 IL-2、IL-6、INF-γ，与 TNF-α 共同作用可杀死病灶中的结核分枝杆菌。

4. 超敏反应　超敏反应主要由结核菌素蛋白和蜡质 D 共同引起。注射结核菌素纯蛋白衍生物（PPD）72h 后，通过观察局部红肿硬结直径判断是否阳性。红肿硬结小于 5mm 为阴性；大于 5mm 为阳性；大于 15mm 为强阳性。阴性代表：未被结核分枝杆菌感染；感染初期未建立免疫反应；年老、体弱、疾病晚期免疫低下或免疫缺陷患者。阳性代表：有结核杆菌感染史，但不一定患病。强阳性则代表处于活动性结核期。

5. 微生物学检查法

（1）标本：标本的选择根据感染部位。可取痰、支气管灌洗液、尿、粪、脑脊液或胸水、腹水。其他肺外感染可取血或相应部位分泌液或组织细胞。

（2）直接涂片镜检：标本直接涂片或集菌后涂片，用抗酸染色。若找到抗酸阳性菌即可初步诊断。为提高镜检敏感性，也可用金胺染色，在荧光显微镜下结核分枝杆菌呈金黄色荧光。

（3）X线摄片诊断。

（4）快速诊断：聚合酶链反应（PCR）扩增技术鉴定结核分枝杆菌DNA。

6. 防治原则

（1）控制传染源（首要措施）：早期发现，早期治疗。

（2）切断传播途径：痰涂阳肺结核患者严禁随地吐痰，痰液需灭菌处理，餐具需消毒，被褥、书籍在烈日下曝晒6小时以上，病人外出时戴口罩。

（3）保护易感人群：接种卡介苗。

（六）肠杆菌科

肠杆菌科（Enterobacteriaceae）是一大群常寄居在人和动物肠道内的细菌，大多数是正常菌群，可成为条件致病菌而引起疾病；少数为病原菌，例如伤寒杆菌、志贺菌、致病性大肠杆菌等。

肠杆菌科细菌具有下列共同生物学特性：

1. 形态与结构 （0.3～1.0）×（1～6）μm中等大小的革兰阴性杆菌。无芽胞。多数有周毛菌。少数有荚膜或包膜。大多有菌毛。

2. 培养 兼性厌氧或需氧。营养要求不高，在普通琼脂平板上生长繁殖后形成湿润、光滑、灰白色的直径2～3mm中等大小菌落。在血琼脂平板上，有些菌可产生溶血圈。在液体培养基中，呈均匀浑浊生长。

3. 生化反应 活泼，分解多种糖类和蛋白质，形成不同代谢产物，常用以区别不同菌属和菌种。乳糖发酵试验，一般非致病菌能分解乳糖，而致病菌多数不能。

4. 抗原构造 复杂，主要有菌体（O）抗原、鞭毛（H）抗原和荚膜（K）或包膜抗原。其他尚有菌毛抗原。

（1）O抗原：存在于细胞壁脂多糖（LPS）层，具有属、种特异性。其特异性取决于LPS分子末端重复结构多糖链的糖残基种类的排列。O抗原耐热，100℃不被破坏。从病人新分离菌株的菌落大多呈光滑（S）型，在人工培养基上多次传代移种保存日久后，LPS失去外层O特异性侧链，此时菌落变成粗糙（R）型，即S-R型变异。R型菌株的毒力显著低于S型株。

（2）H抗原：存在于鞭毛蛋白。不耐热，60℃ 30 min即被破坏。H抗原的特异性决定于多肽链上氨基酸的排列顺序和空间结构。细菌失去鞭毛后，运动随之消失；同时O抗原外露，即H-O变异。

（3）荚膜或包膜抗原：位于O抗原外围，能阻止O凝集现象。多糖性质，但60℃ 30 min可去除之。重要的有伤寒杆菌的Vi抗原、大肠杆菌的K抗原等。

5. 抵抗力 因无芽胞，对理化因素抵抗力不强。60℃ 30 min即死亡。易被一般化学消毒剂杀灭，常用氯进行饮水消毒。

（七）弧菌属

弧菌属（Vibrio）细菌是一大群菌体短小、弯曲成弧形的革兰阴性菌，有一根位于菌体一端的单鞭毛。弧菌属细菌广泛分布于自然界，以水中最多。本菌属目前有 36 个种，其中至少有 12 个种与人类感染有关，尤以霍乱弧菌、副溶血性弧菌最为重要。

霍乱弧菌（V.cholerae） 是引起烈性传染病霍乱的病原体。

1. 生物学性状

（1）形态与染色：霍乱弧菌菌体大小为（0.5 ～ 0.8）×（1.5 ～ 3）μm。呈弧型或逗点状（图 11-15）。革兰染色阴性。特殊结构有菌毛，无芽胞，有些菌株（包括 O139）有荚膜，在菌体一端有一根单鞭毛。若取病人米泔水样粪便或培养物作悬滴观察，细菌运动非常活泼，呈穿梭样或流星状。

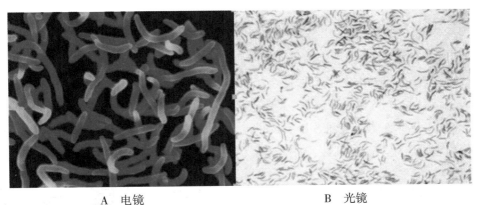

A 电镜   B 光镜

图 11-15 霍乱弧菌

（2）培养特性与生化反应：兼性厌氧，营养要求不高。生长繁殖的温度范围广（18 ～ 37°C），耐碱不耐酸，在 pH8.8 ～ 9.0 的碱性蛋白胨水或碱性琼脂平板上生长良好，初次分离霍乱弧菌常用碱性蛋白胨水增菌。霍乱弧菌可在无盐环境中生长。霍乱弧菌为过氧化氢酶阳性，产酸不产气；不分解阿拉伯胶糖；能还原硝酸盐，吲哚反应阳性。

（3）抗原构造：分为耐热的 O 抗原和不耐热的 H 抗原。

（4）抵抗力：本菌不耐酸，在正常胃酸中仅能存活 4 min。55°C 湿热 15 min、100°C 煮沸 1 ～ 2 min、0.5ppm 氯 15 min 能杀死霍乱弧菌。

2. 致病性

（1）致病物质：霍乱肠毒素、鞭毛、菌毛及其他毒力因子 hlyA（hemolytic-cytolytic A）蛋白、hap（hemagglutinin/protease）蛋白等。

（2）所致疾病：霍乱。

3. 免疫性 感染霍乱弧菌后，机体可获得牢固免疫力，霍乱弧菌引起的肠道局部黏膜免疫是霍乱保护性免疫的基础。

4. 微生物学检查法

（1）标本：病人粪便，肛拭；水样。

（2）直接镜检：革兰染色阴性弧菌，悬滴法观察细菌呈穿梭样运动有助于诊断。

（3）分离培养：常将标本首先接种至碱性蛋白胨水增菌，37℃孵育 6 ～ 8h 后直接镜检并作分离培养。

5. 防治原则　改善社区环境，加强水源管理；培养良好个人卫生习惯，不生食贝壳类海产品等是预防霍乱弧菌感染和流行的重要措施。

（八）螺杆菌属

螺杆菌属（*Helicobacter*）　是从弯曲菌属中划分出来的新菌属，只在 37℃生长而在 25℃和 42℃均不能生长的革兰阴性螺形杆菌。至少有 9 个种，代表菌种是幽门螺杆菌（H. pylori）。

幽门螺杆菌

1. 生物学特性　革兰阴性。菌体细长弯曲呈螺形、S 形或海鸥状，大小为（0.3 ～ 1.0）×（2.0 ～ 5.0）μm。菌体一端或两端可有多根带鞘鞭毛（图 11-16），运动活泼。微需氧菌。最适生长温度为 35 ～ 37℃。营养要求高，需血液或血清，生长时还需一定湿度（相对湿度 98%）。培养 3 天可见细小、针尖状、半透明的菌落。生化反应不活泼，不分解糖类，氧化酶和过氧化氢酶均阳性，脲酶丰富，快速脲酶试验强阳性。

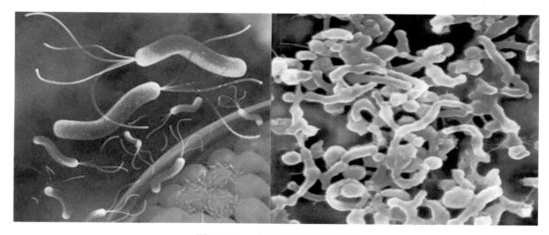

图 11-16　幽门螺杆菌（电镜）

2. 致病性与免疫性　幽门螺杆菌病的确切机制尚未完全阐明，引起胃炎与消化性溃疡可能是多种因子的协同作用，如黏附素、脲酶、蛋白酶、细胞毒素和内毒素等的毒害作用。幽门螺杆菌存在于胃黏膜，与人类 B 型慢性胃炎、消化性溃疡等密切相关。另据研究，幽门螺杆菌感染是胃癌的危险因子。

3.诊断与防治 快速诊断方法有：①直接涂片镜检：为革兰阴性，细长弯曲呈海鸥状细菌。②快速脲酶分解试验：用尿素培养基，如培养基由黄变红为阳性。③血清学诊断：检测血清中抗幽门螺杆菌菌体抗体与抗脲酶抗体。④分子生物学技术：用 16S rDNA 寡核苷酸探针或用 PCR 检测幽门螺杆菌。

目前正在试用重组脲酶幽门螺杆菌疫苗，并证明疫苗不仅有预防作用，同时还具有治疗作用。治疗可用抗菌疗法，多采用以胶体次枸橼酸铋或抑酸剂为基础，再加两种抗生素的三联疗法。

复习思考题

简答题

1.试述细菌的基本结构和特殊结构。

2.试述细菌的繁殖方式。

3.细菌的生长繁殖与哪些外界环境相关？

4.细菌的致病性与哪些因素相关？

5.常见的病原性细菌有哪些？分别引起哪些疾病？

第三节 真 菌

【学习目标】

了解真菌的主要生物学特性、致病性及防治原则。

真菌（fungus）是一种真核细胞型微生物。有典型的细胞核和完善的细胞器。不含叶绿素，无根、茎、叶的分化。真菌大多对人无害，有的甚至有益。如食用蕈类，有的真菌用于生产抗生素和酿酒等。引起人类疾病的有 300 余种，包括致病、条件致病、产毒及致癌的真菌。

一、生物学特性

真菌可分单细胞和多细胞两类。单细胞真菌呈圆形或卵圆形，称酵母菌（yeast）。多细胞真菌大多长出菌丝和孢子，交织成团，称丝状菌（filamentous fungus），又称霉菌（mold）。有些真菌可因环境条件的改变，致两种形态发生互变，称为二相性（dimorphic），如球孢子菌、组织胞浆菌、芽生菌和孢子丝菌等（图11-17）。这些真菌在体内或在含有动物蛋白的培养基上37°C培养时呈酵母菌型，在普通培养基上25°C培养时则呈丝状菌。

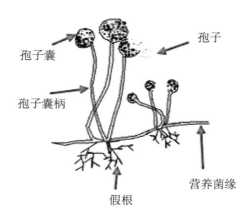

图11-17　孢子丝菌结构

（一）形态与结构

真菌比细菌大几倍至几十倍。结构比细菌复杂。细胞壁不含肽聚糖，主要由多糖（约75%）与蛋白质（约25%）组成。多糖主要为几丁质的微原纤维，缺乏肽聚糖，故真菌不受青霉素或头孢菌素的作用。单细胞真菌呈圆形或卵圆形，常见于酵母菌或类酵母菌，对人致病的主要有新生隐球菌和白假丝酵母菌。多细胞丝状真菌能长出菌丝，菌丝延伸分枝，有的菌丝上长出孢子。各种丝状菌长出的菌丝和孢子形态不同，是鉴别真菌的重要标志。

1. 菌丝（hypha）　真菌的孢子以出芽方式繁殖。在环境适宜情况下由孢子长出芽管，逐渐延长呈丝状，称菌丝。菌丝又可长出许多分枝，交织成团称菌丝体（mycelium）。有的菌丝伸入培养基中吸取养料，称营养菌丝。有的菌丝向上生长，称气生菌丝。其中产生孢子的称生殖菌丝。有的菌丝内能形成横隔，称隔膜（septum）。大多数致病性真菌均有隔膜，隔膜中有小孔，允许胞质流通。皮肤癣菌、组织胞浆菌和曲霉等孔较大，细胞核亦可通过；有些真菌菌丝无横隔，为无隔菌丝（nonseptate hypha）。

菌丝可有多种形态：螺旋状、球拍状、结节状、鹿角状和梳状等。不同种类的真菌可有不同形态的菌丝，故菌丝形态有助于鉴别真菌（图11-18）。

2. 孢子（spore）　是真菌的繁殖结构。真菌的孢子与细菌的芽胞不同，其抵抗力不强，加热60～70°C短时间即可死亡。孢子可分营养孢子、无性孢子和有性孢子三种（图11-19）。有性孢子是由同一菌体或不同菌体上的2个细胞融合经减数分裂形成。无性孢子是菌丝上的细胞分化或出芽生成。病原性真菌大多形成无性孢子。无性孢子根据形态分为3种：分生孢子（conidium）、叶状孢子（thallospore）和孢子囊孢子（sporangiospore）。

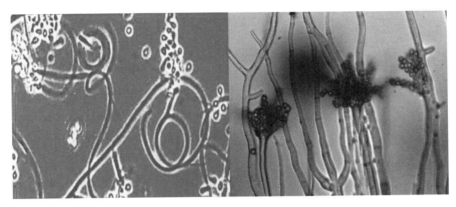

图 11-18　不同的真菌菌丝

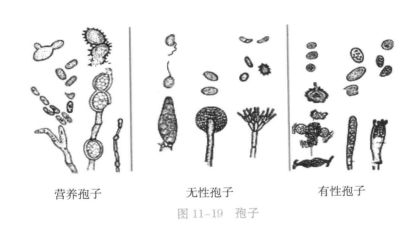

营养孢子　　　　　　无性孢子　　　　　　有性孢子

图 11-19　孢子

（二）培养特性

真菌的营养要求不高，在一般细菌培养基上能生长。常用沙保弱（Sabouraud）培养基。皮肤癣菌在此培养基上生长较慢，常需 1～4 周；但腐生性真菌在此培养基上生长迅速。分离真菌时常在此培养基中加一定量的放线菌酮和氯霉素，有些病原性真菌，如白假丝酵母菌、组织胞浆菌、新生隐球菌等加放线菌酮即不能生长，宜用无抗生素的血琼脂平板。培养真菌最适宜的酸碱度是 pH4.0～6.0，浅部感染真菌的最适温度为 22～28°C。但某些深部感染真菌一般在 37°C 中生长最好。培养真菌需较高的湿度与氧。

（三）抵抗力

真菌对干燥、阳光、紫外线及一般消毒剂有较强的抵抗力。实验证明紫外线对丝状真菌与假丝酵母菌在距离 1m 照射需 30min 杀死。但不耐热，60°C1h 菌丝和孢子均被杀死。

对 2% 石碳酸、2.5% 碘酊、0.1% 升汞或 10% 甲醛溶液较敏感。对常用于抗细菌感染的抗生素均不敏感；灰黄霉素、制霉菌素 B、二性霉唑、克霉素、酮康唑、伊曲康唑等对多种真菌有抑制作用。

二、致病性

真菌引起机体感染同样需要具备一定的毒力，如白假丝酵母菌、烟曲霉、黄曲霉的细胞壁糖蛋白有内毒素样活性，能引起组织化脓性反应和休克，烟曲霉和黄曲霉还能致多种器官的出血和坏死。新生隐球菌的荚膜有抗吞噬作用。近来研究表明白假丝酵母菌和烟曲霉的热休克蛋白 HSP90 与宿主细胞和血清蛋白结合能使之功能改变，是其能致病的一种原因。不同的真菌可通过下列几种形式致病。

（一）致病性真菌感染

主要是一些外源性真菌感染。浅部真菌如皮肤癣菌是由于这些真菌的嗜角质性，并能产生角蛋白酶水解角蛋白。在皮肤局部大量繁殖后通过机械刺激和代谢产物的作用，引起局部炎症和病变。深部真菌感染后不被杀死，能在吞噬细胞中生存、繁殖，引起慢性肉芽肿或组织溃疡坏死。

（二）条件致病性真菌感染

主要是由一些内源性真菌引起的，如假丝酵母菌、曲霉、毛霉。这些真菌的致病性不强，只有在机体免疫力降低时发生，如肿瘤、糖尿病、免疫缺陷、长期应用广谱抗生素、皮质激素、放射治疗或在应用导管、手术等过程中易继发感染。例如导管、插管入口为真菌入侵提供门户，真菌黏附其上，并不断增殖，从而进入血液，并播散至全身。

（三）真菌超敏反应性疾病

敏感患者当吸入或食入某些菌丝或孢子时可引起各种类型的超敏反应，如荨麻疹、变应性皮炎与哮喘等。

（四）真菌性中毒症

粮食受潮霉变，摄入真菌或其产生的毒素后可引起急、慢性中毒称为真菌中毒症（mycotoxicosis）。病变多样，因毒素而异。有的引起肝、肾损害，有的引起血液系统变化，有的作用于神经系统引起抽搐、昏迷等症状。

（五）真菌毒素与肿瘤的关系

近年来不断发现有些真菌产物和肿瘤有关，其中研究最多的是黄曲霉毒素，毒性很强，小剂量即有致癌作用。在肝癌高发区的花生、玉米、油粮作物中，黄曲霉污染率很高，黄曲霉毒素含量可高达 1ppm，大鼠试验饲料中含 0.015 ppm 即可诱发肝癌。

自然界中并非所有黄曲霉株都能产生黄曲霉毒素。事实上无毒株多于产毒株。相反，除黄曲霉外，寄生曲霉、黑曲霉、赤曲霉、温特曲霉等也可产生黄曲霉毒素。其他致癌的真菌毒素还有赭曲霉产生的黄褐毒素也可诱生肝肿瘤，镰刀菌 T–2 毒素可诱发大鼠胃癌、胰腺癌、垂体和脑肿瘤，展青霉素可引起局部肉瘤等。

三、防治原则

（一）保持菌群平衡，提高机体免疫力

真菌感染的发生与机体的菌群正常及免疫状态有关。长期应用广谱抗生素，破坏菌群间的比例，或因恶性疾病长期服用免疫抑制剂，机体免疫力降低，可引起继发性真菌感染。保持菌群平衡，提高机体免疫力对预防真菌感染有重要意义。

（二）注意清洁卫生

真菌孢子在潮湿和温暖环境容易繁殖，保持鞋袜干燥，防止真菌滋生，或以含福尔马林棉球置鞋内杀菌后再穿。

（三）药物防治

真菌由于表面抗原性弱，无有效的预防疫苗。局部治疗可用 5% 硫黄软膏、咪康唑霜、克霉唑软膏或 0.5% 碘伏。若疗效不佳或深部感染可口服抗真菌药物，如二性霉素 B、制霉菌素、咪康唑（miconazole）、酮康唑（ketoconazole）、氟康唑（fluconazole）和伊曲康唑（itraconazole）等。20 世纪 90 年代以来主要使用氟康唑和伊曲康唑，对表皮癣菌与深部真菌均有疗效。

复习思考题

一、名词解释
1. 孢子　2. 菌丝

二、简答题
1. 简述真菌的致病性有哪些。
2. 如何防治真菌感染？

第四节 病 毒

【学习目标】
　　掌握 HBV 的致病性、免疫性、抗原抗体检测的意义和防治原则，HIV 的传播途径和预防措施；熟悉病毒的基本性状、病毒的致病性与免疫性；了解呼吸道病毒及肠道病毒概述。

　　病毒（virus）是一种在自然界中广泛分布，可寄生于人类、动植物、真菌、细菌等生物内的非细胞型微生物，具有以下特征：①个体微小，需借助电子显微镜观察；②结构简单，无细胞结构；③仅含一种核酸（DNA 或 RNA）；④因缺乏产生能量的酶系统，必须在易感的活细胞内寄生；⑤以复制方式增殖；⑥对抗生素不敏感。

　　病毒与人类关系十分密切，严重危害人们的身体健康，在微生物引起的疾病中，由病毒引起的疾病约占 75%。我们常见的疾病，如肝炎、艾滋病、水痘、狂犬病、腮腺炎等都是由病毒感染引起；近年，又陆续出现了禽流感、严重急性呼吸综合征（SARS）等严重的病毒性疾病；有的病毒与自身免疫性疾病、肿瘤的发生、先天性畸形密切相关，以后，病毒还会不断变异，引起新的感染。因此，病毒已成为医学界关注的焦点。

　　病毒性疾病流行广泛，传染性强，传播途径多且迅速，并发症复杂，后遗症严重，死亡率高，特效治疗药物少，临床诊治较为困难，特异性预防是有效的措施之一。随着我国计划免疫的推进，我们将会逐步有效地控制病毒性疾病的发生和流行。

一、病毒的基本性状

（一）病毒的形态与大小

　　1.病毒的大小　完整成熟的病毒颗粒称为病毒体（virion）。病毒体是病毒在细胞外的存在形式，具有病毒的典型形态结构和感染性。病毒是体积最小的微生物，能通过除菌滤器，必须用电子显微镜放大一定倍数（几千甚至上万倍）才能观察到，常以纳米（nm）作为测量单位。根据大小将病毒分为大、中、小三型，最大的病毒直径约为 300nm，如痘类病毒；中等大小的病毒直径 80 ～ 300nm，如流行性感冒病毒；最小的病毒直径 20 ～ 30nm，如脊髓灰质炎病毒。

　　2.病毒的形态　病毒的形态多种多样，大多数病毒呈球形或近似球形，少数为杆形、丝状体、弹状、砖形、蝌蚪形（图 11-20）。

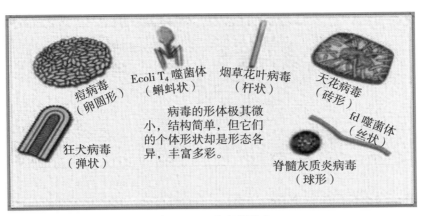

图 11-20　病毒体形态

（二）病毒的结构与功能

病毒的基本结构包括核心与外围的衣壳，构成核衣壳。有些病毒在衣壳外镶有突出物等，统称为辅助结构。没有包膜，只有衣壳的病毒体，称为裸病毒，而有包膜的病毒则称为包膜病毒。

1. 基本结构

（1）核心（core）：病毒的核心是病毒的中心结构，其内含有一种核酸，DNA 或 RNA，构成病毒的基因组，携带病毒的全部遗传信息，控制病毒的感染、增殖、遗传变异等生物学性状。用化学方法除去病毒衣壳后，仍具有传染性，进入宿主细胞后能增殖，称为感染性核酸。

（2）衣壳（capsid）：病毒的衣壳是包围在病毒核酸外的一层蛋白质，由一定数量的形态学亚单位壳粒聚合而成。病毒衣壳的功能有：①保护核酸免受核酸酶及其他理化因素的破坏；②具有黏附作用，衣壳能与易感宿主细胞表面的受体结合，介导病毒穿入细胞；③具有免疫原性，可诱发机体产生特异性免疫，阻止病毒的扩散，也可引起免疫病理损伤。

2. 辅助结构

包膜是病毒最外层结构，其化学成分主要是脂类、蛋白质及糖类。它是病毒在宿主细胞成熟过程中以出芽方式释放、穿过宿主细胞膜或核膜时获得。其主要功能有：①保护病毒的核衣壳，维持病毒的形态结构；②介导病毒体吸附、融合、穿入易感细胞内；③刺突构成病毒的表面抗原，具有免疫原性，可激发机体的免疫应答；④包膜具有宿主细胞膜脂质的特点，对脂溶剂敏感，可作为病毒鉴定与分类的依据；⑤包膜脂蛋白可引起机体出现发热等中毒症状。

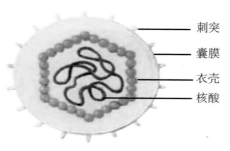

刺突
囊膜
衣壳
核酸

图 11-21　病毒的结构示意图

（三）理化因素对病毒的影响

了解理化因素对病毒的影响对于预防病毒的感染和确保临床标本、毒种的保存，以及生产和研究疫苗都具有重要意义。病毒受理化因素作用而失去感染性称为病毒的灭活。

1. 物理因素对病毒的影响

（1）温度：大多数病毒耐冷不耐热，56℃ 30 min 和 100℃几秒钟即可灭活病毒。也有的病毒（如乙型肝炎病毒）需 100℃时 10 min 才能被灭活。有些病毒在室温下也可以被灭活。长期保存病毒应在 -70℃以下，如用低温冰箱和液氮罐（-196℃）保存，在此条件下病毒感染性可保存数月至数年。反复冻融可使病毒感染活性下降甚至灭活。

（2）辐射：X 线、γ 射线、紫外线等均可使病毒灭活。X 线与 γ 射线能引起核苷酸链发生致死性断裂，而紫外线照射可使核苷酸链形成胸腺嘧啶二聚体，抑制病毒核酸的复制。

2. 化学因素对病毒的影响

（1）脂溶剂：有包膜的病毒体富含酯类，对乙醚、丙酮、去氧胆酸盐等脂溶剂敏感，借此可鉴别包膜病毒和无包膜病毒。

（2）消毒剂：病毒对各种氧化剂、酚类、醇类等消毒剂敏感。H_2O_2、高锰酸钾、甲醛、苯酚、过氧乙酸等均可被灭活。

大多数病毒对甘油的抵抗力比细菌强，故常用含 50% 甘油的盐水保存和送病毒标本。目前尚未发现病毒有选择抑制作用的抗生素和磺胺类药物。

（四）病毒的增殖

病毒是非细胞型微生物，缺乏增殖所需的酶系统，只能在易感的活细胞内利用宿主细胞的原料、能量和场所，以复制的方式进行增殖，整个过程包括吸附、穿入、脱壳、生物合成、成熟和释放等步骤，称为一个复制周期。

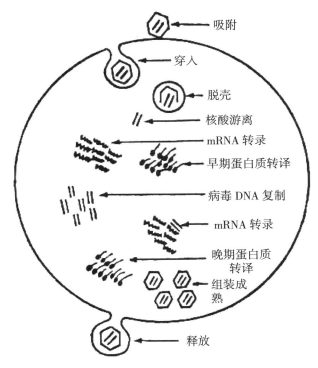

图 11-22 病毒双链 DNA 复制周期示意图

（五）病毒的干扰现象

当两种病毒同时或先后感染同一种细胞时，可发生一种病毒抑制另一种病毒复制的现象，称为病毒的干扰现象（interfernce）。干扰现象可发生在不同的病毒之间，也可在同种、同型、甚至同株病毒间发生。常常是先进入的干扰后进入的，死的干扰活的，缺损病毒干扰完整病毒。

病毒之间的干扰现象能阻止发病，也可使干扰终止。毒力较弱的呼吸道病毒感染后，机体在一定时间内对呼吸道病毒不易感，故干扰现象是机体非特异性免疫的重要部分。了解干扰现象可指导疫苗的合理使用，如减毒活疫苗诱生干扰素，能阻止毒力较强的病毒感染，但在使用疫苗时应注意干扰现象，以免影响免疫效果。

（六）病毒的分类

病毒的分类方法有很多种，根据其寄生宿主的种类不同可分为动物病毒、植物病毒、昆虫病毒和细菌病毒等，与人类疾病相关的是脊椎动物病毒，对脊椎动物病毒的分类目前常用以下两种方法。

1. 根据生物学性状分类 由于病毒只含一种类型核酸，1995 年国际病毒分类委员会第一次将病毒分为 3 大类，即 DNA 病毒、RNA 病毒、DNA 与 RNA 反转录病毒。

2.临床分类法　根据病毒感染途径和宿主的关系及临床特征分为：

（1）呼吸道病毒：经呼吸道传播、引起呼吸道感染或全身多组织感染的病毒，如流感病毒、麻疹病毒、风疹病毒、冠状病毒。

（2）肠道病毒：经粪－口途径传播，在消化道初步增殖，进而侵犯神经组织等其他器官，如脊髓灰质炎病毒、埃可病毒和柯萨奇病毒。经消化道感染的病毒中也有引起胃肠道疾患的，又称胃肠炎病毒，如轮状病毒等。

（3）肝炎病毒：为嗜肝病毒，引起人类各种类型的肝炎，常见的有甲、乙、丙、丁、戊型肝炎病毒。

（4）虫媒病毒：以昆虫为媒介传播的病毒，多为嗜神经病毒，如乙型脑炎病毒、森林脑炎病毒。

（5）出血热病毒：以节肢动物为传播媒介、可引起出血和发热等症状的病毒，如汉坦病毒、新疆出血热病毒。

（6）皮肤黏膜感染病毒：经直接或间接接触传播的病毒，包括性传播病毒，如疱疹病毒、人类免疫缺陷病毒、乙型肝炎病毒、人类乳头瘤病毒。

（7）肿瘤病毒：病毒感染后引起良性或恶性肿瘤的病毒，如人类 T 细胞白血病病毒已被公认是人类 T 细胞白血病及淋巴瘤的病原体。

二、病毒的感染与免疫

（一）病毒感染的途径与类型

病毒侵入机体并在易感细胞内复制增殖，与机体发生相互作用的过程称为病毒感染。病毒感染可以诱发机体的免疫应答，免疫应答可表现为免疫保护作用，也可造成机体的免疫病理损伤。

1.病毒的感染及传播方式　病毒的传播方式有水平传播和垂直传播两种。水平传播是指病毒在人群不同个体之间的传播，或从动物到动物再到人的传播，主要有呼吸道、消化道、泌尿生殖道、医源性等传播。垂直传播是指病毒由宿主的亲代传给子代的传播方式，主要通过胎盘、产道传播。

2.感染的类型　病毒感染因病毒的种类、毒力和机体免疫力等不同，可呈现不同的感染类型。根据有无临床症状，病毒感染可分为隐性感染和显性感染；按病毒在机体内滞留的时间长短，可分为急性感染和持续性感染。

（1）隐性感染：病毒进入机体不引起临床症状的感染称为隐性感染（inapparent infection），又称为亚临床感染。隐性感染者不出现临床症状，但仍可使机体获得特异性免疫力；有些隐性感染者可成为病毒携带者，病毒在体内增殖并向体外排毒，但不被自己及周围人发觉，成为重要的传染源，在流行病学上具有重要意义。

（2）显性感染：病毒在宿主细胞内大量增殖引起细胞破坏、死亡，达到一定数量而产生组织损伤或代谢产物积累到一定程度时机体就出现症状，即显性感染（apparent infection）。显性感染根据潜伏期长短、发病缓急、病程的长短可分为急性感染和持续性感染。

（二）抗病毒免疫

机体抗病毒感染免疫包括非特异性免疫和特异性免疫。

1. 特异性免疫　机体抗病毒的特异性免疫包括：皮肤黏膜的屏障作用，吞噬细胞、NK 细胞的吞噬与杀伤作用及干扰素的作用等。其中干扰素和 NK 细胞占有突出的地位。通过干扰素、巨噬细胞、NK 细胞等作用，机体在病毒感染早期即可抑制病毒复制，能杀伤感染细胞进而清除病毒。当入侵病毒未能被非特异性免疫所遏制，随着病毒的继续增殖，机体的特异性免疫发挥作用。

2. 特异性免疫　病毒是一种良好抗原，具有较强的免疫原性，能诱导机体产生特异性免疫应答，包括体液免疫应答和细胞免疫应答。一般以细胞免疫为主，体液免疫主要对细胞外的病毒发挥抗病毒作用。

三、常见病毒及所致疾病

（一）呼吸道病毒

呼吸道病毒是一类能侵犯呼吸道引起呼吸道感染或以呼吸道为侵入门户引起其他组织器官病变的病毒。呼吸道病毒中最主要的是流行性感冒病毒和麻疹病毒，常见的有腮腺炎病毒、冠状病毒、风疹病毒、腺病毒、呼吸道合胞病毒。据统计，大约90% 以上的呼吸道感染由病毒引起。呼吸道感染病毒具有传播快、传染性强、可反复感染等特点，常可造成大流行，甚至暴发流行。

（二）肠道病毒

肠道病毒在分类上属小 RNA 病毒科。人类肠道病毒包括：①脊髓灰质炎病毒 1、2、3 型；②柯萨奇病毒 A、B 两组；③人肠道致细胞病变孤儿病毒（简称埃可病毒）；④新型肠道病毒 68 ～ 72 型，是 1969 年后陆续分离到的，72 型为甲型肝炎病毒。

肠道病毒的共同特性为：①病毒体呈球形，直径 20 ～ 30nm，衣壳蛋白呈 20 面体立体对称，无包膜；②核酸为单股正链 RNA，有感染性；③在宿主细胞质内增殖，迅速引起细胞突变；④耐乙醚、酸，56℃ 30 min 可使病毒灭活，对紫外线、干燥剂敏感，在污水或粪便中可存活数月；⑤主要经粪 – 口途径传播，临床表现多样化。

2008 年 3 月，在安徽阜阳地区出现多名儿童感染手足口病，随后在北京、重庆、广东、湖北、湖南、云南等地区发生疫情。该病主要由肠道病毒 71 型所致，多见 5 岁以下患者，以发热和手、足、口腔等部位出现皮疹、溃疡为主，个别患者出现心肌炎、肺水肿、无菌性脑膜炎等严重并发症。我国已将手足口病列入传染病防治规定的丙类传染病进行管理。

（三）肝炎病毒

肝炎病毒（hepattitis virus）是引起病毒性肝炎的病原体。病毒性肝炎是危害人类健康最严重的疾病之一。常见的肝炎病毒有甲、乙、丙、丁、戊型。这些病毒分别属于不同的病毒科，其生物学特性、传播途径等都有明显的差异，但均引起病毒性肝炎。甲型、戊型肝炎病毒由消化道传播，可引起急性肝炎。乙型、丙型和丁型肝炎病毒均由输血、血制品或注射器污染而传播，既可导致急性肝炎，还可发展为慢性肝炎，并与肝硬化、肝癌相关，故危害性严重。

1. 甲型肝炎病毒（HAV） 是引起甲型肝炎的病原体。甲型肝炎呈世界性分布，HAV从感染者粪便中排出，污染食品或水源可引起流行或散发感染，主要感染儿童和青少年。人类感染 HAV 后，大多数表现为隐性感染或亚临床感染，仅少数人发生急性甲型肝炎。急性甲型肝炎一般可以完全恢复，不转为慢性。

2. 乙型肝炎病毒（HBV） 是乙型肝炎的病原体。乙型肝炎为一种世界性疾病，分布于各年龄组。乙型肝炎的危害性比甲型肝炎大，易发展成慢性肝炎，部分可演变为肝硬化或原发性肝细胞癌。乙型肝炎是我国重点防治的严重传染病之一。

（1）乙肝病毒的形态及抗原组成：乙型肝炎病毒是双链 DNA 病毒，由三种不同形态的颗粒组成，分别是大球形颗粒、小球形颗粒和管形颗粒。HBV 具有乙肝表面抗原（HBsAg）、乙肝核心抗原（HBeAg）、乙肝 e 抗原（HBeAg），抗原可刺激机体产生相关的抗体。

（2）乙肝病毒的致病性：HBV 主要的传染源为患者和无症状的 HBV 携带者，传播途径主要是：①血液及血制品；②性接触传播；③母婴垂直传播。

（3）乙肝病毒的免疫性：HBV 所激发的免疫应答，一方面表现为免疫保护作用，如特异性 CTL 对病毒的清除作用，抗 HBs、抗 -PreS1 及抗 -PreS2 对病毒的中和作用等，另一方面可造成免疫损伤。免疫损伤和免疫保护作用是一个过程的两方面，它们相互依存又相互制约，引起多样化的临床经过和转归。

（4）微生物学检查：对于乙肝患者的检测，目前主要用血清学方法检测，HBsAg、抗 -HBs、HBeAg、抗 -HBe、抗 -HBc，俗称"两对半"（表 11-4）

表 11-4　抗原、抗体检测结果的临床分析

HBsAg	HBeAg	抗 -HBs	抗 -HBe	抗 -HBc	结果分析
+	–	–	–	–	HBV 感染或无症状携带者
+	+	–	–	–	急慢性乙肝或无症状携带者

续表

HBsAg	HBeAg	抗–HBs	抗–HBe	抗–HBc	结果分析
+	+	−	−	+	急慢性乙肝（传染性强，俗称"大三阳"）
+	−	−	+	+	急性感染趋向恢复（俗称"小三阳"）
−	−	+	+	+	既往感染恢复期
−	−	−	+	+	既往感染恢复期
−	−	−	−	+	既往感染
−	−	+	−	−	既往感染或接种过疫苗

（5）防治原则：乙型肝炎的预防针对其传播途径采取综合性预防措施。

1）一般预防：严格筛选献血员，以降低输血后乙型肝炎的发生率。患者的血液、分泌物及排泄物、用具、食具及手术器械、牙科器械、注射器、针头等要进行严格灭菌。

2）人工主动免疫：接种乙型肝炎疫苗是预防乙型肝炎最有效的方法。

3）人工被动免疫：含高效价抗–HBs（HBIg）的人血清免疫球蛋白可用于乙肝的紧急预防。

3. 丙型肝炎病毒（HDV）　是引起丙型肝炎的病原体。HCV 过去曾被称为胃肠道外传播的非甲非乙型肝炎病毒，1989 年被命名为 HCV，1991 年国际病毒委员会将其归属为黄病毒科丙型肝炎病毒属。丙型肝炎的传染源是患者和病毒携带者，传播途径主要是输血、注射、性接触等非胃肠道途径，故有输血后肝炎之称。

4. 丁型肝炎病毒　1977 年在慢性乙型肝炎患者的肝细胞核内发现的一种新的肝炎病毒，现已正式命名为丁型肝炎病毒。丁型肝炎病毒为缺陷病毒，不能独立复制，必须在乙型肝炎病毒或其他嗜肝 DNA 病毒辅助下才能复制。

5. 戊型肝炎病毒　戊型肝炎病毒是引起戊型肝炎的病原体，过去曾被称为消化道传播的非甲非乙型肝炎病毒。1989 年，美国学者 Reyes 等人成功克隆了戊型肝炎病毒基因组，并将其正式命名为无性肝炎病毒。

（四）人类免疫缺陷病毒（Human immunodeficiency virus，HIV）

HIV 是获得性免疫缺陷综合征（acquired immunodeficiency syndrome，AIDS，简称艾滋病）的病原体。人类免疫缺陷病毒有 HIV-1 和 HIV-2 两型。HIV-1 是引起全球艾滋病流行的病原体，HIV-2 主要局限于西非地区，且毒力较弱，引起的艾滋病特点是病程长，症状轻。目前，AIDS 已成为全球最大的公共卫生问题之一。

1. 形态与结构　HIV 为 RNA 病毒，电镜下病毒呈球形，核衣壳呈圆锥状，包含两条相同的单正链 RNA，逆转录酶、整合酶、蛋白酶和 RNA 酶 H。衣壳由 p24 结构蛋白组成，具有高度特异性，是确定 HIV 感染的指标。外层为脂蛋白包膜，镶嵌有 gp120 和

gp41 两种特异性的糖蛋白。前者构成包膜表面的刺突，后者为跨膜蛋白。

2. 抵抗力　HIV 对理化因素的抵抗力较弱，56℃ 30 min 可被灭活。室温在 20 ～ 22℃ 时病毒活性可保持 15d。0.1% 漂白粉、70% 乙醇、0.3%H_2O_2 或 0.5% 来苏等对病毒均有灭活作用。冻干血液制品加热 68℃ 72h 可确保彻底灭活 HIV。

3. 致病性与免疫性　艾滋病是由 HIV 引起的以侵犯 $CD4^+$ 细胞为主，造成细胞免疫功能缺损，并继发以体液免疫功能缺损为基本特征的传染病。

（1）传染源与传播途径：艾滋病的传染源主要为 HIV 无症状携带者和艾滋病患者。病毒主要存在于血液、精液、阴道分泌物和乳汁中。主要传播途径包括：①性接触传播，包括阴道、肛门和口交，是艾滋病传播的主要途径；②血液传播，通过输入被 HIV 污染的血液或血制品、移植 HIV 感染者组织器官、与 HIV 感染者共用注射器或针头、污染 HIV 的医疗器具（内镜、手术器械）或理发美容工具等；③母婴传播，感染了 HIV 的女性在孕期、分娩或哺乳时可将病毒经胎盘、产道或母乳传播给胎儿或婴儿。

（2）致病机制：① HIV 主要侵袭 $CD4^+T$ 细胞和单核 – 巨噬细胞，引起机体免疫系统进行性损伤。② HIV 感染后，导致机体 B 细胞功能出现异常，表现为高丙种球蛋白血症；也能导致单核细胞亚群损伤、淋巴结的组织结构开始衰退及神经细胞损伤。

（3）临床表现：从 HIV 的感染到发病有一个完整的自然过程，临床上将此过程分为四个时期，即急性感染期、潜伏期、AIDS 相关综合征、典型艾滋病期。

1）急性感染期：HIV 感染人体后开始大量复制，引起病毒血症。感染后出现发热、皮疹、淋巴结肿大、乏力、出汗、咽炎等类似感冒的症状，一般在 2 ～ 3 周症状自然消失，转入无症状感染期。

2）无症状感染期（潜伏期）：此期可长达 6 个月至 10 年。在此期间感染者可无任何临床症状，或症状轻微，有无痛性淋巴结肿大。

3）艾滋病相关综合征期：随着病毒大量增殖，免疫系统的损伤进行性加重，各种症状开始出现，如淋巴结肿大、低热、盗汗、全身倦怠、体重下降、腹泻等，随后出现各种特殊性或复发性的非致命性感染，症状逐渐加重。

4）典型艾滋病期：出现中枢神经系统等多器官多系统损害，发生各种致命性机会感染。常见的机会感染包括真菌（白假丝酵母菌、新型隐球菌等）、细菌（结核分枝杆菌、李斯特菌等）、病毒（巨细胞病毒、单纯疱疹病毒等）等引起的感染。常见的 AIDS 相关的恶性肿瘤如：卡波济肉瘤、恶性淋巴瘤等。由于免疫系统全面崩溃，病人出现严重的综合征，死亡多发生于临床症状出现后的 2 年之内。

（4）免疫性：机体感染 HIV 后可产生多种抗体，包括抗 gp120 等中和抗体，但中和活性较低，仅在急性感染期可降低血清中病毒抗原量，而不能控制病情。HIV 感染也可刺激机体产生细胞免疫应答，包括 ADCC 作用、CTL 细胞的杀伤作用等，但免疫细胞也不能清除 HIV 感染的细胞，这与病毒导致免疫逃逸作用有关。

4. 微生物学检查　HIV 检查已被列入常规医疗检查的范围。HIV 检测主要用于 AIDS 的诊断，指导药物治疗，筛查或确认 HIV 感染，以阻断 HIV 的传播途径。对 HIV 的检测方法有：①抗体检测。用 ELLSA 方法进行 HIV 抗体筛查，如果 HIV 抗体阳性，则需进行确认试验。确认试验常采用免疫印迹试验检测血清中 HIV 衣壳蛋白抗体和糖蛋白抗体进行确认。②抗原检测。检测 HIV 抗原是指检测 p24 抗原，用于早期辅助诊断，常用 ELLSA 法进行检测。③核酸检测。目前常采用定量 RT-PCR 方法测定血浆中 HIV RNA 的拷贝数（病毒载量），用于监测疾病进展和抗病毒治疗效果。④病毒分离。采用未感染者外周血单核细胞与病人单核细胞作混合培养，HIV 生长缓慢，经 7 ～ 14d 培养后，可检测培养液中逆转录酶活性或 p24 抗原。

5. 防治原则　AIDS 是一种全球性疾病。由于 AIDS 有惊人的蔓延速度和高致死性，故 WHO 和许多国家都已采取预防 HIV 感染的综合措施，主要包括：①开展全民预防控制艾滋病的宣传教育，普及 AIDS 知识，增加自我保护和防病意识，消除对感染者和病人的社会歧视；②严厉打击卖淫、嫖娼、贩毒、吸毒行为，倡导自尊、自爱、自强，遵守道德是预防性途径感染艾滋病的基础；③建立 HIV 感染的监测系统，及时掌握疫情；④坚决取缔地下采血交易，确保输血和血液用品的安全性，对献血者、器官移植者和献精液者必须严格进行 HIV 抗体检测；⑤ HIV 抗体阳性的女性应避免怀孕或哺乳；⑥禁止共用注射器、注射针、牙刷及剃须刀等。迄今为止，尚无理想的疫苗。

目前批准用于临床的 HIV 药物主要有四类：核苷类逆转录酶抑制剂、非核苷类逆转录酶抑制剂、蛋白酶抑制剂及新上市的以 gp41 作为作用靶点的融合抑制剂。

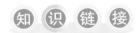

行动起来　向零艾滋迈进

你知道红丝带吗？红丝带是对艾滋病患者和感染者表达爱心的世界语，象征着关心、支持与平等。12 月 1 日是世界艾滋病日。人类在防治艾滋病方面取得了巨大成就，世界艾滋病新发感染人数虽然有所下降，但全球艾滋病携带者数量依然很多，而且有老龄化趋势。2011 ～ 2015 年，世界艾滋病日的主题是"实现零——零艾滋病病毒新发感染、零歧视和零艾滋病相关死亡"。但距离零艾滋的目标仍有距离，需要加强从抵御关系向协作关系转变，从"以病为中心"向"以人为中心"转变。宣传全民参与艾滋病防治工作，营造良好的社会氛围；落实健康教育、检测干预、治疗关怀等综合防治措施，切实提高受艾滋病影响人群的生活质量。目前对于艾滋病仍然无有效的治疗方法和可靠的疫苗。

复习思考题

一、填空题

1. 病毒的复制周期包括 _____、_____、_____、_____ 和 _____ 五个步骤。

2. 肝炎病毒中经粪 – 口途径传播的是 _____ 和 _____。

3. HBV 的主要传播途径是 _____、_____ 和 _____ 等。

4. 血清乙肝"两对半"检测中,"大三阳"是指 _____、_____ 和 _____ 三项阳性。

5. 血清乙肝"两对半"检测中,"小三阳"是指 _____、_____ 和 _____ 三项阳性。

6. HIV 的主要传播途径是 _____、_____ 和 _____ 等。

7. 通过性接触引起疾病的病原体有 _____、_____、_____、_____ 和 _____ 等。

二、单选题

1. 病毒的个体微小,其测量单位是( )

　　A. m　　　　　B. cm　　　　　C. mm　　　　　D. pm　　　　　E. nm

2. 导致人类传染病最常见的微生物种类是( )

　　A. 病毒　　　　B. 细菌　　　　C. 衣原体　　　　D. 支原体　　　　E. 真菌

3. 对人致病的病毒形态多数为下列哪种? ( )

　　A. 杆形　　　　B. 球形　　　　C. 砖形　　　　D. 蝌蚪形　　　　E. 弹状

4. 病毒的增殖方式是( )

　　A. 二分裂法　　B. 有丝分裂　　C. 减数分裂　　D. 复制方式　　E. 芽生方式

5. 主要经消化道传播的病原体是( )

　　A. HIV　　　　B. HBV　　　　C. HAV　　　　D. EBV　　　　E. HPV

6. 甲型肝炎病毒的致病性,下列哪项不正确? ( )

　　A. 传染源主要是病人

　　B. 粪 – 口途径传播

　　C. 很少转化为慢性肝炎

　　D. 病后粪便或血中长期携带病毒

　　E. 易引起散发性或暴发流行

7.血源中 HBsAg（−）、抗−HBs（+），但仍发生输血后肝炎，可能是由哪种肝炎病毒引起的？（　　　）

　　A. HAV　　　　　　　B. HBV　　　　　　　　C. HCV

　　D. HDV　　　　　　　E. HEV

8.HBsAg（+）、HBeAg（+），说明病人（　　　）

　　A. 获得了免疫力　　　B. 无传染性　　　　　　C. 恢复期

　　D. 无症状携带者　　　E. 传染性强

9.区别甲型肝炎与乙型肝炎的主要指标是（　　　）

　　A. 临床症状　　　　　B. 病毒抗原抗体检测　　C. 肝功能检查

　　D. 潜伏期短　　　　　E. 病后免疫力强弱

10.血液中不易查到的 HBV 相关成分是（　　　）

　　A. HBsAg　　　　　　B. HBcAg　　　　　　　C. HBeAg

　　D. 抗−HBe　　　　　 E. 抗−HBc

11.关于人免疫缺陷病毒的特点，哪项是错误的？（　　　）

　　A. 只感染 CD4 细胞　　B. 引起人类艾滋病　　　C. 可通过性行为传播

　　D. 不能经胎盘传播　　　E. 可通过输血传播

12.成年男性患者，被确诊为 HIV 感染者，在对其已妊娠三个月的妻子进行说明过程中，哪项是不正确的？（　　　）

　　A. 此病可经性交传播　　B. 应该立即中止妊娠　　　C. 此病具有较长潜伏期

　　D. 应配合患者积极治疗　E. 避免与患者共用餐具

第五节　其他微生物

【学习目标】
　　了解支原体、衣原体、立克次体、螺旋体的致病特性。

一、支原体

　　支原体是一类无细胞壁、呈多形性、可通过滤菌器、能在无生命培养基上生长繁殖的最小原核细胞型微生物，因其生成时呈分支状，故称支原体。自然界分布广泛，种类繁多，与人类感染相关的主要是肺炎支原体和溶脲脲原体等。

　　支原体体型微小，因缺乏细胞壁，呈球形、杆状、丝状、分枝状等多种形态。二分裂为主，常用 Giemsa 染色呈淡紫色。大多数支原体是兼性厌氧，营养要求比一般细菌高。对人致病的支原体主要有：

（一）肺炎支原体

主要经飞沫传播，潜伏期 2～3 周，发病率以青少年最高；引起支原体肺炎，有时并发支气管炎，多发生在夏末初秋季节，临床症状较轻，如头痛、咽痛、发热、咳嗽等一般的呼吸道症状。

（二）溶脲脲原体

可引起泌尿生殖道感染，并被认为是非淋球菌性尿道炎中仅次于衣原体的重要病原体。孕妇可通过胎盘导致胎儿早产、死亡，或分娩时引起新生儿呼吸道感染。

（三）其他支原体

1. 人型支原体　寄居于泌尿生殖道，主要通过性接触传播，引起宫颈炎、盆腔炎、附睾炎、尿道炎、肾盂肾炎等。

2. 生殖支原体　基本形态为烧瓶状，主要通过性接触传播，与非淋球菌性尿道炎、盆腔炎、阴道炎、前列腺炎等疾病有关。

3. 穿透支原体　形态为杆状或长烧瓶状，可借助其顶端结构黏附于人的红细胞、单核细胞、CD4$^+$T 细胞、尿道上皮细胞，并穿入细胞内繁殖，导致宿主细胞受损或死亡。

预防泌尿生殖道支原体感染，应加强宣传教育，注意性卫生，切断传播途径。支原体对青霉素、头孢霉素类抗生素不敏感，治疗应选择红霉素、四环素、多西环素等高度敏感的抗生素。支原体疫苗仍在研制中。

二、衣原体

衣原体是一类严格在真核细胞内寄生、有独特的发育周期（原体和始体），能通过细菌滤器的原核细胞型微生物。以二分裂方式增殖，介于立克次体与病毒之间，与革兰阴性菌有很多相似之处。广泛寄生于人、哺乳动物及禽类，仅少数致病，衣原体可分为衣原体和嗜衣原体两个属，致病的主要有沙眼衣原体、肺炎嗜衣原体及鹦鹉热嗜衣原体。

三、立克次体

立克次体是一类严格细胞内寄生、以节肢动物为传播媒介，革兰阴性原核细胞型微生物。为纪念研究斑疹伤寒而献身的美国医生 Howard Taylor Ricketts，将其命名为立克次体。立克次体介于病毒与细菌之间，具有以下特点：①有细胞壁，呈多形态性；②含有 RNA 和 DNA 两种核酸，专性活细胞内寄生，二分裂繁殖；③节肢动物可作为传播媒介和储存宿主；④多为人畜共患病的病原体；⑤对多种抗生素敏感。

对人类致病的立克次体主要有立克次体属、东方体属、无形体属、埃立克体属和新立克体属 5 个属。我国发现的主要有普氏立克次体、莫氏立克次体、恙虫病东方体、嗜吞噬细胞无形体及查菲埃立克体等，可引起流行性斑疹伤寒、地方性斑疹伤寒、恙虫病、人粒细胞无形体病和人单核细胞埃立克体病的病原体。

四、螺旋体

螺旋体是一类细长、弯曲、柔软、呈螺旋状，运动活泼的原核细胞型微生物。其基本结构及生物学性状与细菌相似。螺旋体细胞壁与细胞膜间有轴丝，轴丝的屈曲与收缩使其能自由活泼运动。螺旋体种类多、分布广泛。根据其大小、螺旋数目、螺旋规则程度和两螺旋的间距不同，将螺旋体科分为 9 个属，其中对人致病的主要有 3 个属：①钩端螺旋体属：螺旋细密、规则，一端或两端弯曲呈钩状；②密螺旋体属：螺旋细密、规则，两端尖直；③疏螺旋体属：螺旋稀疏、不规则，呈波浪状。

梅毒螺旋体又称为苍白螺旋体，是引起人类重要性传播疾病梅毒的病原体。

（一）形态与染色

梅毒螺旋体有 8 ～ 14 个致密而规则的螺旋，两端尖直，运动活泼。用普通染料不易着色，用 Fontana 镀银染色法染成棕褐色。在暗视野显微镜下可观察到螺旋体形态和运动方式。

（二）抵抗力

梅毒螺旋体抵抗力较弱，对干燥、热、冷等敏感。离开宿主机体后，干燥环境下 1 ～ 2h 死亡。加热 50℃ 5 min 死亡。在血液中 4℃放置 3d 死亡，故血库冷藏 3d 以上的血液无传染梅毒的可能。对砷剂、青霉素、四环素、红霉素等敏感。

（三）致病性与免疫性

1. 致病物质　目前，尚未证实梅毒螺旋体具有内毒素和外毒素，但有较强的侵袭力，其致病因素可能与其荚膜样物质和透明质酸酶等有关。

2. 所致疾病　梅毒螺旋体在自然情况下只感染人，故人是梅毒的唯一传染源。根据感染方式不同，分先天性梅毒和获得性梅毒两种。先天性梅毒由母体通过胎盘或产道传染给胎儿，获得性梅毒主要通过性接触传染。获得性梅毒分为三期：

（1）一期梅毒：梅毒螺旋体侵入机体 2 ～ 3 周左右，患者接触部位出现无痛性硬下疳，然后溃疡，溃疡渗出物和分泌液中含有大量梅毒螺旋体，传染性极强。大约经过一个月，下疳自然愈合。进入血液的梅毒螺旋体潜伏体内，经 2 ～ 3 个月的无症状潜伏期后进入第二期。

（2）二期梅毒：全身皮肤黏膜出现梅毒疹，全身淋巴结肿大，可累及骨关节、眼及其他器官。在梅毒疹和淋巴结中，有大量梅毒螺旋体，如不治疗，一般在 1 ～ 3 个月后症状消退，但常发生复发性二期梅毒。

（3）三期梅毒：一般在梅毒螺旋体感染宿主机体 2 年后，患者全身皮肤黏膜出现溃疡性坏死病灶，螺旋体侵犯器官和组织，严重者在 10 ～ 15 年后，心血管及中枢神经系统出现病变，导致动脉瘤、脊髓痨或全身麻痹等。肝、脾及骨骼常被累及。此期病灶中不易找到梅毒螺旋体，故传染性小，但病程长，破坏性大，可危及生命。

3. 免疫性　机体抗梅毒螺旋体感染的免疫为传染性免疫，体液免疫和细胞免疫均发挥作用，以细胞免疫为主。人感染梅毒螺旋体后，首先是中性粒细胞，继而是巨噬细胞进行吞噬杀灭，随后产生特异性免疫。但多数病人的免疫力不能完全清除体内的梅毒螺旋体，因而出现潜伏状态，可发展为二期、三期梅毒。

（四）防治原则

加强性卫生教育和严格社会管理是预防该病的根本措施。对病人要早确诊，彻底治疗。

治疗药物首选青霉素，但剂量和疗程要足够，定期检查病人血清中抗体的动态变化。治疗 3 个月～ 1 年后，病人反应素转阴为治愈，否则要继续治疗。

第 十 二 章

免疫学基础

第一节 免疫学概述

【学习目标】
　　掌握免疫的概念、免疫的功能、免疫的类型；熟悉免疫系统的组成和机体的天然防御机能。

一、免疫的概念、免疫的功能、免疫的类型

免疫（immunity）是机体识别和排除抗原性异物，维持自身生理平衡与稳定的功能。

（一）免疫的功能

1. 免疫防御　免疫防御是指机体排除外源性抗原的能力。这是机体维护自身生存、与致病因子斗争和保持物种独立的生理机制。此功能既体现于正常抗感染作用，同时也表现在排斥异种和同种异体移植物的作用上。

2. 免疫自稳　免疫自稳是指机体识别和清除自身衰老残损组织的能力。机体借此维持正常的代谢过程和内环境的稳定。此功能的异常是导致自身免疫病发生的原因。

3. 免疫监视　免疫监视是指机体杀伤和清除异常突变细胞的能力。机体借此可发现和抑制体内肿瘤的生长与发展。此功能下降则机体易患肿瘤。

（二）免疫的类型

1. 固有免疫（Ornate immunity）　也称先天性免疫或非特异性免疫，是人类在进化过程中最早产生的基本免疫功能。固有免疫在早期的抗感染免疫中发挥重要作用。其参与成分包括人体各种生理屏障、吞噬细胞及自然杀伤细胞、体液中天然抗微生物物质等。固有免疫有三大特点：先天具有、无特异性、无记忆性。

2. 适应性免疫　适应性免疫（adaptive immunity）也称获得性免疫或特异性免疫，是人类进化过程中适应生存环境而产生的更高级的免疫功能。通常是在感染晚期发挥作用。参与发挥效应的物质主要有各种淋巴细胞、抗原提呈细胞及各种免疫分子。此类免疫的效果明显高于非特异性免疫，也是人工免疫、免疫学诊断及免疫治疗的主要依据。适应性免疫三大特点是：后天获得，有特异性、记忆性。

二、免疫系统的组成和机体的天然防御机能

（一）免疫系统

免疫系统（immune system）是执行机体免疫功能的生理结构，由免疫器官、免疫细胞及免疫分子组成。免疫器官按功能分为中枢免疫器官和外周免疫器官，是执行免疫功能的组织和器官。

1. 免疫器官

（1）中枢免疫器官包括胸腺、骨髓，它们是免疫细胞产生、增殖、分化和成熟的场所，对外周免疫器官的发育及免疫功能的调节也起着非常重要的作用。

1）骨髓：骨髓是各种血细胞的发源地，也是人和哺乳动物体液免疫中枢。骨髓内多能干细胞可发育为髓样干细胞和淋巴干细胞。前者增殖分化为红细胞、粒细胞、单核吞噬细胞等血细胞；后者是淋巴细胞的前身。骨髓是人体 B 淋巴细胞分化、成熟的场所。骨髓功能障碍时，机体造血功能和体液免疫功能将受到严重损害。

2）胸腺：胸腺是 T 淋巴细胞分化、成熟的重要场所。其从胚胎第六周开始出现，青春期以后逐渐萎缩。淋巴干细胞随血流进入胸腺，在胸腺上皮细胞及其产生的激素、体液因子、刺激因子及胸腺微环境作用下，分化、成熟为有免疫活性的 T 淋巴细胞。T 细胞移居外周免疫器官后，当接受抗原刺激时，可活化、增殖、分化成为效应 T 细胞，并产生免疫效应。胸腺还能调节机体免疫平衡，维持自身稳定。实验表明，动物新生期摘除胸腺，易出现细胞免疫功能及全身免疫功能缺陷。

（2）外周免疫器官是成熟免疫细胞定居的场所，包括淋巴结、脾脏及黏膜相关淋巴组织。免疫应答也在此发生。

1）淋巴结：为近似圆形的网状淋巴组织。人体内分布广泛，约 600 个。其基本结构分为被膜和实质，实质分为皮质和髓质两部分，皮质又分为深皮质区和浅皮质区。浅皮质区主要是 B 细胞定居的部位，故称为非胸腺依赖区；深皮质区（副皮质区）内含大量 T 细胞，故称为胸腺依赖区，也含巨噬细胞和并指状树突细胞。髓质位于淋巴结中央，主要含 B 细胞、浆细胞和巨噬细胞。淋巴结是 T、B 细胞居住和接受刺激后产生免疫应答的重要场所，淋巴结还有清除抗原、过滤及净化淋巴液的作用。

2）脾脏：是人体中最大的外周免疫器官。胚胎期有造血功能，出生后停止。其结构

类似淋巴结，分结缔组织被膜和实质，实质又分白髓和红髓。白髓中有胸腺依赖区和非胸腺依赖区，前者主要含 T 细胞，后者主要含 B 细胞；红髓由脾索和脾血窦组成，内有 B 细胞、巨噬细胞及树突状细胞。红白髓交界处为边缘区，内含 T 细胞、B 细胞和巨噬细胞。当各种原因导致脾脏切除，可致机体抗感染能力下降。

3）黏膜相关淋巴组织：包括扁桃体、咽后壁淋巴滤泡、肠系膜淋巴结、肠集合淋巴结、阑尾及黏膜下分散淋巴小结和弥散淋巴组织。这些组织中含有 T、B 淋巴细胞、抗原提呈细胞等，可吞噬及加工处理抗原。

2. 免疫细胞　免疫细胞（immune cell）泛指所有参与免疫或与免疫有关的细胞。免疫细胞包括淋巴细胞（T 细胞、B 细胞、NK 细胞）、抗原提呈细胞、单核吞噬细胞、粒细胞、红细胞和血小板等。免疫细胞的主要功能是介导固有免疫和适应性免疫。

3. 免疫分子　免疫分子（immune molecules）指由免疫细胞分泌或表达的多肽或蛋白质分子。免疫分子包括免疫细胞表面的抗原受体（TCR、BCR）、其他识别受体（PRR、FcR、CR 等）、主要组织相容性复合物（MHC）分子、免疫球蛋白、补体、细胞因子和免疫细胞表面的分化抗原等。免疫分子介导免疫细胞的免疫识别、免疫调节和免疫效应功能。

（二）机体的天然防御机能

1. 机体的天然防御机能包括屏障结构、固有免疫细胞及体液因素等。

（1）屏障结构

1）皮肤黏膜屏障：人体体表被覆的皮肤及腔道表面被覆的黏膜共同构成皮肤黏膜屏障，是人体阻止外源性抗原入侵的第一道防线。其作用可通过以下方面得以实现：①物理屏障。如皮肤的多层扁平细胞、黏膜的单层柱状细胞、鼻黏膜的鼻毛能阻挡微生物的入侵；肠蠕动、呼吸道黏膜细胞表面的纤毛定向摆动、某些分泌液与尿液的冲洗作用均有助于排除黏膜表面的病原体。②化学屏障。皮肤汗腺与皮脂腺分泌的乳酸及脂肪酸，不同部位的黏膜腺体分泌的溶菌酶、胃酸、蛋白酶等对多种病原体均有不同程度的抑制及杀伤作用。③微生物屏障。在皮肤和黏膜寄居的正常菌群，正常时非致病菌生长占优势，对致病菌有很强的制约作用。而滥用抗生素则可能抑制或杀死大部分正常菌群，破坏对致病菌的制约作用，从而引发菌群失调症。

2）血脑屏障：指存在于血液与脑组织之间，主要由软脑膜、脉络丛的脑毛细血管内皮细胞层的致密结构及血管外神经胶质细胞构成的天然屏障。该屏障能阻挡病原体及其毒性代谢产物从血液进入脑组织或脑脊液，以保证人体中枢神经系统正常发育和功能。婴幼儿血脑屏障发育尚未完善，故易发生中枢神经系统感染。

3）胎盘屏障：由胎儿绒毛膜与母亲子宫内膜的基蜕膜共同组成。此屏障可阻止母体内病原体及有害物质进入胎儿体内，防止胚胎期感染。在妊娠的前 3 个月内，因胎盘屏障发育尚不完善，母体血液中的病原体（如风疹病毒、巨细胞病毒等）可经胎盘侵犯胎儿，干扰其正常发育，造成胎儿畸形甚至流产或死胎。

2. 吞噬细胞

（1）吞噬细胞：吞噬细胞主要包括中性粒细胞和单核吞噬细胞两类。

（2）中性粒细胞：中性粒细胞占血液白细胞总数的 $60\% \sim 70\%$，具有很强趋化作用和吞噬功能。当病原体突破皮肤黏膜屏障侵入组织引发局部感染时，它们可迅速穿越血管内皮细胞进入感染部位，对入侵的病原体发挥吞噬杀伤作用。

（3）单核吞噬细胞：单核吞噬细胞包括血液中的单核细胞和组织中的巨噬细胞。单核细胞约占血液中白细胞总数的 $3\% \sim 8\%$。其体积较淋巴细胞略大，胞质中富含溶酶体。单核细胞在血液中仅停留 $12 \sim 24h$，其进入表皮棘层，可分化为朗格汉斯细胞；进入结缔组织或器官，可分化为巨噬细胞。巨噬细胞胞质内含有丰富的溶酶体及线粒体，具有强大的吞噬、杀菌、清除凋亡细胞的能力。

3. 体液因素
正常人体液中存在多种抗病原微生物的物质，其中，重要的是补体，此外，还有溶菌酶和干扰素等。

溶菌酶主要是由巨噬细胞产生的一种碱性蛋白质，广泛分布于血液、黏膜外分泌液中。通过裂解革兰阳性菌细胞壁上的聚糖链，使细菌溶解。

干扰素是受病毒感染的细胞或致敏 T 细胞等合成的一类糖蛋白。可保护易感细胞，干扰病毒在细胞内的复制，限制病毒的扩散。此外，干扰素还有激活 NK 细胞、T 细胞和单核吞噬细胞等的作用。

复习思考题

简答题

1. 什么是免疫？免疫的功能表现在哪些方面？

2. 为什么说免疫对机体有利也可能有损害？

3. 试述人体免疫系统的组成，中枢免疫器官及外周免疫器官的组成和功能。

4. 机体的固有免疫和适应性免疫的主要特点是什么？

第二节　抗原、抗体、细胞因子、补体

【学习目标】

　　掌握抗体与免疫球蛋白的概念；了解抗原的概念与特性、决定抗原性的因素、医学上重要的抗原，抗体的基本结构和生物学活性，五类免疫球蛋白主要特性作用，单克隆抗体的概念与应用，主要细胞因子及其生物学作用，补体的概念、激活、补体受体、补体的生物学功能。

一、抗原的概念与特性

（一）概念

能刺激机体免疫系统启动免疫应答，并能与相应的免疫应答产物在体内或体外发生特异性结合的物质，即抗原。

（二）特性

1.免疫原性　能刺激特定的免疫细胞产生免疫效应物质。

2.免疫反应性　能与相应的免疫效应物质特异性结合，发生免疫反应的特性。

（三）相关名词术语

1.半抗原　只有免疫反应性，而无免疫原性的小分子物质。如药物、多糖、类脂等。

2.载体　若用化学的方法把半抗原与某些蛋白质分子结合在一起，就具有了免疫原性，成为抗原（完全抗原）。这些赋予半抗原具有免疫原性的蛋白质分子，即为载体。

二、决定抗原性的因素

（一）抗原的特异性与交叉反应

抗原与淋巴细胞或免疫效应物质结合具有高度特异性，特异性是免疫应答最重要的特征。抗原特异性即是针对性、专一性，表现在免疫原性及免疫反应性两方面，即某一抗原只能刺激机体产生针对自己的免疫效应物质；也只能与针对自己的免疫效应物质结合，产生免疫应答。特异性既表现在免疫原性上，也表现在免疫反应性上。特异性的物质基础是抗原表位或抗原决定簇。

1.表位或抗原决定簇　表位（epitope）或抗原决定簇（antigenic determinant）是指存在于抗原分子中决定抗原特异性的特殊化学基团。其性质、数量和空间构象决定了抗原的特异性。通常由 5～15 个氨基酸残基或 5～7 个多糖残基或核苷酸组成。天然抗原一般是由多种、多个抗原表位组成。

2. 抗原表位的类型　抗原表位的类型根据抗原表位中氨基酸的空间结构特点，分顺序表位和构象表位。由不连续排列、但在空间上彼此接近的若干氨基酸构成构象表位；由呈线性或连续性的氨基酸构成顺序表位。T 细胞仅识别顺序表位，而 B 细胞则可识别顺序或构象表位。因此，根据 T、B 细胞识别的抗原表位的不同，将其分为 T 细胞表位和 B 细胞表位。位于抗原分子内部一般不能引起免疫应答的表位，称为隐蔽性表位；位于抗原分子表面易被相应淋巴细胞识别，启动免疫应答的表位，称为功能性表位。功能性表位的总数，称为抗原的结合价。天然抗原物质大多为多价，能与多种淋巴细胞克隆及多种免疫效应物质结合。但一种抗原表位只能与一种淋巴细胞克隆表面抗原受体（一种淋巴细胞克隆表面只有一种抗原受体）特异性结合。抗原表位对抗原特异性的影响与其组成的化学性质、数量、空间排列及构型存在的差异有关。

3. 共同抗原和交叉反应　天然抗原表面结构极其复杂，决定基种类繁多，各具特异性。有时，不同抗原分子表面也会出现相同或相似的决定基，称为共同抗原。存在于同一种属或近缘种属物质间的共同抗原称类属抗原；存在于不同种属生物体间的共同抗原又称为异嗜性抗原。共同抗原刺激机体产生的抗体，可与另一抗原上的共同抗原结合发生反应，称交叉反应。交叉反应的意义具有二重性，某些微生物结构与人体组织细胞有共同抗原，当人被这些微生物感染时，因交叉反应而诱发病理性免疫，造成疾病；在免疫诊断中，因交叉反应造成结果判断的混乱；有时也可利用不同微生物间的异嗜性抗原，用一种微生物代替另一种微生物进行传染病诊断，如外斐反应中用变形杆菌代替立克次体做立克次体病的诊断。

（二）异物性

抗原与自身成分相异或未与宿主胚胎期免疫细胞接触过的物质。如异种物质、异体物质、胚胎时期未与免疫活性细胞接触过的自身成分。

（三）理化状态

1. 化学性质　天然抗原多为大分子有机物。一般蛋白质、脂蛋白、糖蛋白是良好的抗原，

多糖及多肽也具有一定的免疫原性，无机物没有免疫原性。

2. 分子量大小　要求分子量一般在 10.0kD 以上。分子量越大，免疫原性越强。原因有二：①分子量越大，其表面的化学基团越多；②大分子胶体物质，化学结构稳定，在体内停留时间长，对免疫细胞刺激持久。

3. 化学结构的复杂性　必须有较复杂的化学组成和特殊的化学基团。含有大量的芳香族氨基酸的抗原，免疫原性较强；以直链氨基酸为主组成的蛋白质，免疫原性较弱。明胶的分子量为 100kD，由直链氨基酸组成，稳定性差，免疫原性弱。胰岛素分子量虽仅为 5.7kD，但因其结构中含复杂的芳香族氨基酸，免疫原性仍较强。

4. 物理状态　聚合状态的蛋白质较其单体免疫原性强，颗粒性抗原强于可溶性抗原。

5. 分子结构和易接近性　抗原分子中一些特殊化学基团的立体构象是决定此分子是否能与相应淋巴细胞表面受体结合，从而启动免疫应答的物质基础。

易接近性是指抗原表面这些特殊的化学基团与淋巴细胞表面相应受体相互接触的难易程度。

易接近性常与这些化学基团在抗原分子中分布的部位有关。

（四）机体因素

遗传、年龄、性别、生理状态、健康状况等因素。

（五）抗原进入机体的方式

抗原进入机体的数量、途径、两次免疫间的时间间隔、次数，以及免疫佐剂及佐剂类型等都影响机体对抗原的应答。

三、医学上重要的抗原

（一）病原微生物及其代谢产物

各种病原微生物如细菌、病毒、立克次体、螺旋体和寄生虫等对人均属于异种抗原，都具有很强的免疫原性。微生物虽然结构简单，但其化学组成复杂，是含有多种抗原决定簇的复合物。

细菌的代谢产物有些也是良好的抗原，如细菌外毒素，化学成分为蛋白质，具有很强的免疫原性和毒性。外毒素用甲醛处理后，失去毒性保留其免疫原性，称为类毒素。类毒素和外毒素均能刺激机体产生相应的抗外毒素的抗体，称为抗毒素。抗毒素能中和外毒素的毒性作用。类毒素可作为人工主动免疫制剂。

（二）动物免疫血清

临床上用来防治细菌外毒素所引起的疾病的抗毒素，一般都是用类毒素免疫马，再取其含有抗毒素的血清精制而成。所以，动物免疫血清对人体具有两重性：一方面，提供了特异性抗体，中和细菌的外毒素，起到防治疾病的发作或紧急预防的作用。另一方面，对人而言它是异种蛋白质，可刺激机体产生抗马血清蛋白的抗体，引起超敏反应的发生。

（三）异嗜性抗原（Forssman 抗原）

是一类与种属特异性无关，存在于不同种系生物间的共同抗原。如溶血性链球菌的多糖抗原或蛋白质抗原与人的心肌、心瓣膜或肾小球基底膜之间有共同抗原；大肠杆菌 O14 型细胞壁的脂多糖与人的结肠黏膜之间有共同抗原；肺炎支原体与链球菌 MG 株之间等。临床上常借助异嗜性抗原对某些疾病做辅助诊断。

（四）同种异型抗原

红细胞抗原主要为 ABO 血型抗原和 Rh 血型抗原。血型抗原对输血安全极为重要，若不同血型个体间相互输血，可发生输血反应。人类主要组织相容性抗原，存在于人有核细胞膜表面，组成、种类极其复杂，不同个体之间（除同卵双生外）均存在差异。

（五）自身抗原

自身组织通常对机体自身不显示免疫原性，但在有些情况下可以成为自身抗原。一种是隐蔽的自身抗原，凡与血流隔绝及胚胎期与机体免疫系统未接触过的自身组织均有免疫原性，一旦由于某些原因进入血流，可成为自身抗原，引起自身免疫病。另一种是修饰性自身抗原，机体在受到物理因素、化学因素或生物因素的影响下，使自身正常的组织结构发生变化，导致隐蔽的决定基暴露或形成新的功能性决定基，从而具有了免疫原性，成为自身抗原，这种抗原是引起自身免疫性疾病的重要因素之一。

（六）肿瘤抗原

肿瘤抗原是细胞在癌变过程中出现的具有免疫原性的大分子物质的总称。可分为肿瘤特异性抗原和肿瘤相关抗原。肿瘤特异性抗原，指在某种肿瘤细胞表面特异表达，而不存在于相应正常细胞或者是其他肿瘤细胞表面的特异性抗原。如结肠癌、乳腺癌等肿瘤细胞表面出现的特异性抗原。肿瘤相关抗原，是指非肿瘤细胞所特有的，正常细胞上也存在的，只有在癌变时才会明显升高的抗原。常见有，胚胎性抗原、与肿瘤有关的胚胎抗原。

（七）超抗原（superantigen，SAg）

1. 概念　一类可直接结合抗原受体，只需极低浓度即可激活 2% ～ 20%T 细胞或 B 细胞克隆，并诱导强烈免疫应答的物质。

2. 种类

（1）根据激活的细胞分

1）T 细胞超抗原：可直接特异性结合 TCRβ 链的 Vβ 区，激活 T 细胞不需 APC 加工处理、无 MHC 限制性，MHC-Ⅱ类分子只起结合作用。如大多数细菌产物和一些病毒成分，热休克蛋白（HSP）。

2）B 细胞超抗原：可直接特异性结合 BCRH 链的 VH 区，并激活具有该亚型 BCR VH 的 B 细胞产生大量抗体，引起体液免疫应答和补体的级联反应。如金黄色葡萄球菌蛋白 A（SPA）、人类免疫缺陷病毒表面糖蛋白 gp120。

（2）根据化学成分分类

1）细菌性超抗原：革兰阳性菌产生的外毒素。

2）病毒性超抗原：分内源性和外源性。

3. 作用特点

（1）无须抗原加工与提呈，可直接与 MHCⅡ类分子结合。

（2）形成 TCRVβ – 超抗原 – MHCⅡ类分子复合物。

（3）无 MHC 限制性。

（4）诱导的 T 细胞应答是通过分泌大量细胞因子而参与某些病理生理过程的发生与发展。

4. 生物学意义

（1）毒性作用与诱导炎症反应：可大量激活 T 细胞并诱导炎性细胞与促炎细胞因子产生，引起休克等严重反应。

（2）自身免疫病：可激活体内残存的自身反应性 T 淋巴细胞。

（3）免疫抑制：过度增殖的大量 T 细胞可被清除或功能上出现抑制。

（八）丝裂原（有丝分裂原）

可致细胞发生有丝分裂，进而增殖得名。在体外：可以非特异性地刺激多克隆的淋巴细胞活化（使静止的淋巴细胞转化为淋巴母细胞），如植物血凝素（PHA）、刀豆蛋白 A（ConA）、细菌脂多糖（LPS）和聚合鞭毛素等。

四、抗体与免疫球蛋白的概念

抗体（antibody，Ab）是指 B 细胞识别抗原后活化、增殖分化为浆细胞，由浆细胞合成和分泌的能与相应抗原发生特异性结合的球蛋白。抗体主要存在于血清中，但也见于其他体液及外分泌液中，故将抗体介导的免疫称为体液免疫。经电泳技术揭示，血清蛋白分为白蛋白、甲种（α）球蛋白、乙种（β）球蛋白及丙种（γ）球蛋白，并证明抗体活性主要存在于丙种球蛋白组分中。因此，过去曾将抗体称为 γ 球蛋白。以后证明，甲种及乙种球蛋白也含有部分抗体活性，在 γ 位的球蛋白也不都有抗体活性。

1968 年和 1972 年两次国际会议讨论决定，将具有抗体活性或化学结构与抗体相似的球蛋白统一命名为免疫球蛋白（immunoglobulin，Ig）。它包括抗体和多发性骨髓瘤、巨球蛋白血症等病人血清中未证实有抗体活性的异常球蛋白。免疫球蛋白是化学结构的概念，而抗体是生物学功能上的概念，所有抗体均是免疫球蛋白，但并非所有免疫球蛋白都具有抗体活性。免疫球蛋白又有分泌型（secreted Ig，sIg）和膜型（membrane Ig，mIg）两种类型。前者主要存在于体液中，具有抗体的各种功能；后者是 B 细胞膜上的抗原受体。

五、抗体的基本结构和生物学活性

（一）免疫球蛋白的基本结构与分类

1. 重链和轻链　Ig 的基本结构是由二硫键连接的四条多肽链组成的呈 Y 字型的单体分子，也是 Ig 分子的基本单位。其中两条相同的分子量较大（分子量约 50kD ～ 75kD）的长链称为重链（heavy chain，H 链），每条约有 450 ～ 550 个氨基酸残基，重链间有二硫键相连；两条相同的分子量较小（分子量约 25kD）的短链称为轻链（light chain，L 链），每条约有 214 个氨基酸残基，并以二硫键与重链相连。Ig 是糖蛋白，糖基连接在重链上。

按 Ig 重链恒定区免疫原性不同，可将重链分为五类，分别用希腊字母 γ、α、μ、δ、ε 表示，根据 Ig 所含的重链类别不同，Ig 相应地分为 IgG、IgA、IgM、IgD 及 IgE 五类。部分类别的免疫球蛋白还可分为亚类，如 IgG 可分为 IgG1 ～ IgG4；IgA 可分为 IgA1 和 IgA2。IgM、IgD 和 IgE 无亚类。根据 Ig 的轻链恒定区免疫原性不同，轻链分为两型，即 κ 型和 λ 型。人类免疫球蛋白轻链可分为 2 型，即 κ 型和 λ 型。其中 λ 型因个别氨基酸的差异，又可分为 λ1 ～ λ4 四个亚型。每个 Ig 分子上的两条轻链总是同型，而重链总是同类。人类血清中各类 Ig 所含 κ 和 λ 轻链的比例约为 2：1，见图 12-1。

2. 可变区与恒定区　免疫球蛋白的重链或轻链均可分为两部分，即可变区（variable region，V 区）和恒定区（constant region，C 区）。轻链氨基端（N 端）的 1/2 与重链氨基端的 1/4（对应第一个结构域），由于氨基酸排列顺序随抗体特异性的不同而发生变化，称为可变区。轻链羧基端（C 端）的 1/2 及重链羧基端的 3/4 或 4/5，由于氨基酸排列顺序相对稳定，称为恒定区。

轻链和重链的 V 区内各含有 3 个氨基酸的组成和排列变化极高的区域称为超变区（hypervariable region，HVR）。X 线衍射技术显示，这些区域正是免疫球蛋白与抗原表位形成空间匹配的所在，故也称为互补决定区（complementary determining region，CDR），分别命名为 CDR1（HVR1）、CDR2（HVR2）、CDR3（HVR3）。HVR 以外的区域称为骨架区（framework region，FR），其变化幅度较小，结构相对稳定，轻链和重链各有 4 个骨架区，以 FR1、FR2、FR3、FR4 表示。

3. 铰链区　铰链区（hinge region）位于 2 条重链二硫键的连接处，该区富含脯氨酸，对木瓜蛋白酶（papain）及胃蛋白酶（pepsin）敏感，具有弹性，可自由折叠及展开至 180°。铰链区与免疫球蛋白分子的变构有关。利于使抗体的抗原结合部位与不同距离的抗原决定基结合，也易使补体结合点暴露，为补体活化创造条件。不同类及亚类免疫球蛋白的铰链区不尽相同，IgM 和 IgE 无铰链区。

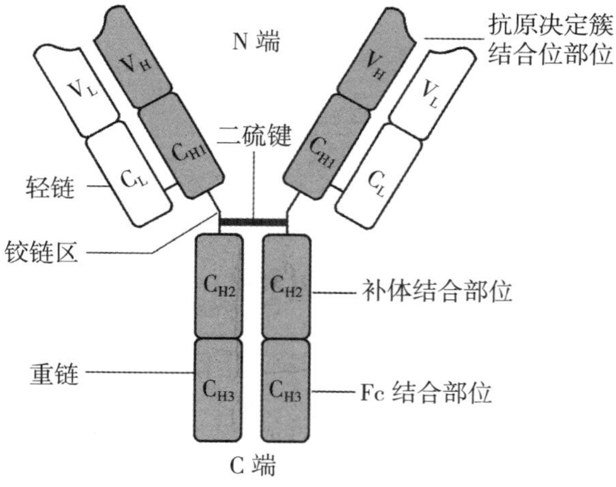

免疫球蛋白的结构，见图 12-1。

图 12-1　免疫球蛋白的结构模式图

（二）免疫球蛋白的功能区

免疫球蛋白分子的每条肽链通过链内二硫键连接并折叠成若干球形结构域。每个球形结构域约由 110 个氨基酸组成，具有一定的功能，称为 Ig 功能区。这些功能区虽功能不同，但其结构具有明显相似性，故又称同源区。这种结构的相似性提示这些功能区最初可能是由一个单基因编码通过基因复制和突变进化而成。

L 链有 VL 和 CL 两个功能区，IgG、IgA 和 IgD 的 H 链有四个功能区，分别为 VH、CH1、CH2、CH3；IgM 和 IgE 有五个功能区即多了一个 CH4。各功能区的功能：① VH 和 VL：是结合抗原的部位。它可与相应的抗原决定基在空间结构上形成精确的空间互补。② CH1 和 CL：具有部分同种异型的遗传标志。③ CH2（IgG）和 CH3（IgM）是结合补体部位，母体的 IgG 可借助 CH2 通过胎盘。④ IgG 的 CH3 可与吞噬细胞、B 细胞、NK 细胞表面的 IgGFc 受体（Fcγ R）结合；IgE 的 CH2 和 CH3 可与肥大细胞和嗜碱性粒细胞表面的 IgEFc 受体（FcεR I）结合，与 I 型超敏反应的发生有关。

（三）免疫球蛋白多聚体

五类免疫球蛋白中除 IgG、IgD、IgE 为单体外，体内免疫球蛋白还可以多聚体形式存在，包括二聚体（SIgA）和五聚体（IgM）形式。免疫球蛋白多聚体的形成常需要一些附加成分的参与，见图 12-2。

1. 连接链（joining chain，J 链）　由浆细胞产生，主要功能是将单体免疫球蛋白分子连接为多聚体。2 个 IgA 单体由 J 链相互连接形成二聚体。5 个 IgM 单体由二硫键相互连接，并通过二硫键与 J 链连接形成五聚体。

2. 分泌片（secretory piece，SP）　由上皮细胞产生，系多聚体免疫球蛋白在通过黏膜上皮细胞时获得的附加物，具有保护分泌型 IgA（SIgA）铰链区免受蛋白水解酶降解的作用。

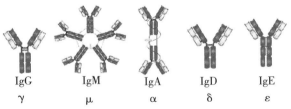

IgG　　IgM　　IgA　　IgD　　IgE
γ　　　μ　　　α　　　δ　　　ε

图 12-2　五类免疫球蛋白的结构示意图

（四）免疫球蛋白的水解片段

木瓜蛋白酶和胃蛋白酶可水解免疫球蛋白。用木瓜蛋白酶处理免疫球蛋白可形成 2 个 Fab 段和 1 个 Fc 段。Fab 段能与抗原结合，不过它是单价的，在体外条件下不能形成肉眼可见的结合反应。Fc 为结晶片段，无抗体活性，但具有结合细胞的能力。用胃蛋白酶消化免疫球蛋白可将免疫球蛋白分成一个由二硫键连接的二价的（Fab'）2 片段，其功能与 Fab 相同，但能与相应抗原形成肉眼可见的结合反应。余下的部分是细碎的肽段，不具有生物学活性，见图 12-3。

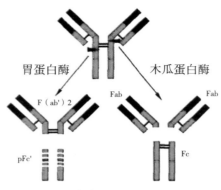

图 12-3　免疫球蛋白 IgG 水解片段

（五）免疫球蛋白的生物学活性

Ig 的生物学活性是以其分子结构为基础的，是由 Ig 的各功能区特点所决定的。与抗原特异性结合由可变区完成，与抗原结合后激发的效应功能由恒定区完成。

1. 特异性结合抗原　抗体与抗原结合的特异性是由 Ig V 区氨基酸组成与空间构型所决定。抗体与相应抗原表位立体构型相吻合，也即 V 区与抗原表位互补，在静电吸引下发生结合。抗原抗体结合后，引起 Ig 的 Fc 段变构，从而产生其他的生物学活性。

2. 激活补体　当抗体（IgG1～IgG3 与 IgM）与相应抗原特异性结合后，抗体发生变构，CH 区上补体结合位点暴露，补体成分 C1q 与之结合，从而启动补体经典途径活化。聚合的 IgA 和 IgG4 可通过旁路途径激活补体系统。

3. 与细胞表面 Fc 受体结合　Ig 可通过其 Fc 段与多种细胞表面的 Fc 受体结合。中性粒细胞、巨噬细胞、淋巴细胞、嗜碱性粒细胞、肥大细胞、血小板等都表达 Fc 受体。Ig 与这些细胞表面 Fc 受体结合，产生不同免疫效应。IgE 的 Fc 段与肥大细胞、嗜碱性粒细胞表面 Fc 受体（FcεR）结合，引起 I 型超敏反应。IgG 的 Fc 段与 NK 细胞、中性粒细胞、巨噬细胞等细胞表面 Fc 受体（FcγR）结合引发抗体依赖性细胞介导的细胞毒作用（ADCC）。IgG 的 Fc 段与中性粒细胞、巨噬细胞表面 Fc 受体（FcγR）结合，可增强调理吞噬作用。IgA 也具有调理作用。

4. 通过胎盘和黏膜　在人类，IgG 是唯一能从母体通过胎盘转移到胎儿体内的 Ig。IgG 通过胎盘的作用是一种重要的自然被动免疫，对于新生儿抗感染具有重要作用。分泌型 IgA 可经黏膜上皮细胞进入消化道和呼吸道黏膜，发挥局部免疫作用。

5. 免疫调节　抗体对免疫应答有正负调节作用（见免疫应答）。免疫球蛋白的生物学活性与其分子结构密切相关，主要体现于 Fab 段和 Fc 段。

六、五类免疫球蛋白主要特性

（一）IgG

IgG 多以单体形式存在，有 IgG1、IgG2、IgG3 和 IgG4 四个亚类。出生后 3 个月婴儿开始合成 IgG，5 岁时达成人水平。IgG 是血清中 Ig 的主要成分，占血清 Ig 总量的 75% ~ 80%，其中 IgG1 含量最多。IgG 半衰期最长，为 20 ~ 23 天。五类 Ig 中 IgG 是唯一能通过胎盘的抗体，对防止新生儿感染起重要作用。

IgG 在细胞外液和血清中的分布各占 50%，是机体再次体液免疫应答产生的主要抗体。大多数抗菌、抗毒素和抗病毒的抗体属于 IgG。不少自身抗体，如抗核抗体、抗甲状腺球蛋白抗体也属于 IgG。IgG 还参与 Ⅱ、Ⅲ 型超敏反应的发生。

IgG 某些亚类（如 IgG1、IgG2、IgG3）可通过经典途径活化补体，发挥免疫效应。IgG 以其 Fc 段与吞噬细胞和 NK 细胞表面相应受体结合，发挥调理吞噬和 ADCC 效应。IgG 的 Fc 段还能同金黄色葡萄球菌表面成分 A 蛋白（SPA）结合，再与相应特异性抗原结合，出现细菌凝集现象，此即协同凝集试验，已广泛用于免疫学检验。

（二）IgM

IgM 是初次免疫应答早期阶段中产生的主要免疫球蛋白，其分子量最大（约 900kDa），是由 5 个单体和 1 个 J 链组成的五聚体，称为巨球蛋白（macroglobulin）。IgM 的产生部位主要在脾脏和淋巴结中，占血清总免疫球蛋白的 5% ~ 10%。IgM 因分子量大，不易透过血管壁，80% 主要存在于血液内，在防止发生菌血症方面起重要作用。IgM 缺乏者易患败血症。

在生物进化中，IgM 是出现最早的免疫球蛋白。在个体发育中，IgM 也是出现最早的免疫球蛋白。在胚胎发育晚期，胎儿就开始产生 IgM。由于母体 IgM 不能通过胎盘，如新生儿脐血中出现针对某种病原微生物的 IgM，则表明胚胎期有相应的病原微生物感染，即宫内感染。由于 IgM 在免疫应答早期产生，加之结合补体和活化补体后可通过补体活化片段发挥调理吞噬作用的能力均较 IgG 强，因此 IgM 在机体的早期免疫防御中占有重要地位。IgM 半衰期短，仅 5.1 天，而且在感染的早期即已产生，所以检查个体特异性 IgM 抗体水平可用于传染病的早期诊断。天然的血型抗体属 IgM，所以输入血型不合的血液将引起严重的血管内溶血反应。

膜表面 IgM（SmIgM）是 BCR 的主要类型。成熟的 B 细胞表面可同时存在 SmIgM 和 SmIgD。当 B 细胞接受抗原刺激分化成为记忆 B 细胞时，SmIgM 可逐渐消失而被其他类型的 SmIg 所代替。

（三）IgA

IgA 分血清型和分泌型。血清型 IgA 主要由肠系膜淋巴组织中的浆细胞产生，占血清抗体总量的 10% ～ 20%，以单体为主，分子量为 170kDa。分泌型 IgA（SIgA）主要存在于外分泌液（初乳、唾液、泪液、胃肠液、支气管分泌液等）中，由 J 链连接的双体和分泌片组成。IgA 和 J 链主要由呼吸道、胃肠道及泌尿生殖道等处黏膜固有层中的浆细胞合成，在分泌出浆细胞之前两者已连接在一起。分泌片由黏膜上皮细胞合成，当 IgA 双体分泌出浆细胞经过黏膜上皮细胞时，与分泌片结合，形成完整的 SIgA，随分泌液分布于黏膜表面。分泌型 IgA 是机体黏膜防御感染的重要因素，其作用机制：①阻抑黏附：通过与相应的病原微生物如脊髓灰质炎病毒的结合，阻抑其吸附到易感细胞上；②中和毒素：如中和霍乱弧菌毒素和大肠埃希菌毒素等；③溶解细菌：可与溶菌酶、补体共同作用，引起细菌溶解；④免疫排除作用：对由食物摄入或空气吸入的某些抗原物质具有封闭作用，限制它们在黏膜表面，防止它们入血。IgA 不能通过胎盘，出生后 4 ～ 6 个月血中才出现 IgA。新生儿可从母乳中获得 SIgA，以防止呼吸道或胃肠道感染。

目前发现单核吞噬细胞和中性粒细胞表面有 IgA Fc 受体，说明血清型 IgA 可发挥调理吞噬作用。

（四）IgD

IgD 在血清中含量仅占免疫球蛋白总量的 1%。IgD 为单体，分子量为 175kDa，血中半衰期为 2.8 天。IgD 铰链区较长，极易被蛋白酶水解。游离 IgD 功能尚不甚清楚。

IgD 是 B 细胞的重要标志。B 细胞在分化过程中，细胞膜上先出现 SmIgM，然后出现 SmIgD，它们与抗原结合的特异性相同，都是 B 细胞的抗原受体，并在 B 细胞向浆细胞分化中起调节作用。

（五）IgE

IgE 是正常人血清中含量最低的 Ig，仅占 Ig 总量的 0.002%，在个体发育中合成较晚，为单体。IgE 可通过 Fc 段与嗜碱性粒细胞和肥大细胞膜上 FcεRI 结合，引起 I 型超敏反应，故称亲细胞抗体。寄生虫感染或过敏反应发生时，局部外分泌液和血清中 IgE 水平都明显升高。有报道，IgE 可介导 ADCC 效应，对机体抗寄生虫感染具有一定意义。

七、单克隆抗体的概念与应用

单克隆抗体（monoclonal antibody，McAb）是由识别同一抗原表位的 B 细胞克隆产生的同源抗体。一种 McAb 的免疫球蛋白氨基酸排列顺序完全相同，其抗原特异性和相应抗原结合的亲和性也完全相同。1975 年 Koehler 和 Milstein 采用细胞融合技术将小鼠免疫脾（B）细胞与小鼠骨髓瘤细胞融合，形成杂交瘤细胞。这种杂交瘤细胞既保存了骨髓瘤细胞无限繁殖的特性，又具有 B 细胞合成和分泌特异性抗体的能力，然后运用有限稀释法等技术可从杂交瘤细胞中挑选出能稳定分泌特异性抗体的单个细胞，进一步促进其增殖成为一个细胞克隆，分泌出均一性的 McAb。杂交瘤技术的建立不仅使人们生产大量、均一 McAb 的愿望成为现实，而且为抗体生成理论和抗体遗传控制的研究提供了有效手段。

McAb 具有纯度高、特异性强、效价高、可大量生产等优点，已被广泛应用于生物医学各领域。

八、主要细胞因子及其生物学作用

（一）细胞因子的概念

细胞因子（cytokines）是细胞分泌的、具多重生物活性的、采取自分泌与旁分泌作用方式的小分子蛋白和多肽。其生物学本质是机体内细胞间信号传递的一种主要介质。已发现的细胞因子大部分源于免疫细胞，也都具有重要的免疫生物学作用。

细胞因子按照主要生物学作用分为白细胞介素（interleukin，IL）、干扰素（interferon，IFN）、肿瘤坏死因子（tumor necrosis factor，TNF）、集落刺激因子（colony-stimulating factor，CSF）、趋化性细胞因子（chemokine）、转化生长因子（transforming growth factor，TGF）及生长因子（growth factor，GF）七大类，见表12-1。

表 12-1　常用 IL 的种类和主要生物学活性

IL	主要产生细胞	主要生物学活性
IL-1	单核-巨噬细胞	促进胸腺细胞、T 细胞活化、增殖和分化；增强 Tc 和 NK 细胞的杀伤活性；引起发热，参与炎症反应；刺激造血功能；促进免疫应答
IL-2	Th1	促进活化 T 细胞增殖、分化和细胞因子产生；T 细胞生长因子
IL-4	Th2	B 细胞生长因子；促进活化 B 细胞增殖、Ig 产生和类别转换为 IgE 和 IgG1；促进肥大细胞增殖，增强巨噬细胞功能
IL-5	Th2	诱导 B 细胞分化为抗体分泌细胞和 IgA 合成；协同 IL-2 促进 Tc 分化
IL-6	Th2、单核-巨噬细胞、成纤维细胞	刺激 T 细胞、B 细胞、杂交瘤细胞和干细胞增殖，促进 B 细胞 Ig 产生；促进 Tc、NK 细胞、干细胞和巨核细胞分化；具有抗肿瘤效应
IL-10	Th2、调节性 T 细胞、单核-巨噬细胞、树突状细胞	抑制 Th1 分泌细胞因子；促进胸腺细胞和肥大细胞增殖；协同 IL-2 促进 Tc 分化；协同 IL-2 促进 Tc、NK 细胞、淋巴因子激活的杀伤细胞（LAK 细胞）分化
IL-12	B 细胞、T 细胞、单核-巨噬细胞	促进 PHA 活化 T 细胞增殖；促进 B 细胞 Ig 产生和类型转换
IL-17	Th1	激活 NF-κB；刺激成纤维细胞分泌细胞因子；活化 T 细胞增殖

（二）细胞因子的免疫生物学作用

细胞因子的免疫生物学作用可体现于免疫应答的不同阶段。

1.抗原提呈阶段　表现于抗原提呈阶段的细胞因子的生物学作用以促进 APC 表面 MHC 分子的表达最为突出，如 IL-1、IL-2、IL-4、IFN-γ 均可调高 APC 表面 MHC 分子表达数量或诱导非专职 APC 表面 MHC 分子的表达。

2. 细胞活化阶段　在细胞活化阶段，细胞因子的生物学作用表现为：①对免疫细胞活化的调节：如受抗原激活的 T 细胞即依赖 IL-2 的自分泌作用来实现自身的活化，而 IL-1、IL-9、IL-12、IL-15、IL-17、IL-18、TNF-α 等均可促进或协助 T 细胞的活化。②对免疫细胞极化的调节：多种细胞因子可对 T 细胞的极化过程产生调节。其中源于 APC 和 NK 细胞的 IL-12 与 IFN-γ 是促使 Th0 向 Th1 极化的主要细胞因子，而来自 APC 及肥大细胞的 IL-6、IL-4 则是使 Th0 向 Th2 方向极化的主要因子。③对免疫细胞增殖、分化的调节：免疫活性细胞活化后的抗原依赖性增殖仍需要多种细胞因子的支持，如 IL-2 和 IL-4 作为 T 细胞的自分泌生长因子和 B 细胞的旁分泌生长因子。

3. 抗原清除阶段　在抗原清除阶段，细胞因子的生物学作用表现为：①对靶细胞与病原体的直接杀伤或抑制效应：如 TNF-α、TNF-β、IFN-α、IFN-β、IFN-γ 都可经相应受体介导杀伤靶细胞或阻止病毒复制。②对细胞毒细胞的增强效应：IL-1、IFN-γ 与 IL-12 可增强 NK 细胞和 CD8[+]T 细胞的杀伤活性。IFN-γ 可激活单核-巨噬细胞对微生物的杀灭活性。IFN-α、IFN-β 可增强 NK 细胞的杀伤活性。③对炎症细胞的趋化效应：属于趋化性细胞因子家族的 40 多个成员可产生对各种不同炎症细胞的趋化活性。④对炎症细胞的活化效应：TNF、IL-1、IL-6 和趋化性细胞因子被称为促炎症细胞因子（pro-inflammatory cytokine），是启动抗菌炎症反应的关键细胞因子。

九、补体系统

补体（complement，C）是存在于正常人或动物血清中的一组与免疫相关并具有酶活性的球蛋白。早在 19 世纪末，Charles Bordet 即证实，在特异性抗体存在下，新鲜血清中含有一种能引起细菌或红细胞溶解、对热不稳定的成分，这种血清蛋白成分能协助和补充特异性抗体介导的免疫溶菌、溶血作用，故称为补体。目前已知补体是由近 40 种可溶性蛋白和膜结合蛋白组成的多分子系统，其中包括直接参与补体激活的各种补体固有成分、调控补体激活的各种灭活因子和抑制因子及分布于多种细胞表面的补体受体等，故称为补体系统（complement system）。在正常生理情况下，多数补体成分以非活化形式存在。在补体系统激活过程中，可产生多种生物活性物质，引起一系列生物学效应，参与机体的抗微生物防御反应，扩大体液免疫效应，调节免疫应答。同时，也可介导炎症反应，导致组织损伤。

（一）补体系统的组成、命名和理化性

1. 补体系统的组成　补体系统的 30 余种蛋白按其功能不同分为 3 组。

（1）补体固有成分（complement component）：系指参与多种补体活化途径的蛋白成分。包括：经典激活途径的 C1q、C1r、C1s、C2、C4；旁路激活途径的 B 因子、D 因子；甘露糖结合凝集素（MBL）激活途径的 MBL、MBL 相关的丝氨酸蛋白酶（MBL associated rotease，MASP）；补体活化的共同组分 C3、C5、C6、C7、C8、C9。

（2）补体调节蛋白（complement regulatory proteins）：系指以可溶性或膜结合形式存在，参与调节补体活化和效应的一类蛋白分子。包括：血浆中备解素（properdin，P 因子）、H 因子、I 因子、C1 抑制物（C1INH）、C4bp 等；存在于细胞膜表面的衰变加速因子（DAF、CD55）、膜辅助蛋白（MCP、CD46）、CD59 等。

（3）补体受体（complement receptor）：系指存在于不同细胞膜表面的，能与补体激活过程中形成的活性片段相结合，介导多种生物效应的受体分子。目前已发现一些，如 CR1、CR2、CR3、CR4、CR5、C3a/4aR、C5aR 等。

2. 补体系统的命名原则　目前国际学术界已形成对补体系统的统一命名原则，即：①参与经典途径的固有成分以符号"C"表示，按其发现的顺序分别称为 C1、C2、……C9，其中 C1 由 C1q、C1r 和 C1s 三个亚单位组成。②补体系统其他成分以英文大写字母表示，如 B 因子、D 因子、P 因子。③调节蛋白以功能命名，如 C1INH 等。④补体成分的裂解片段，一般在该成分的符号后附加小写字母表示，如 C3a、C3b，小片段用 a，大片段用 b。有酶活性的在其上加一横线，如 $\overline{C_{4b2b}}$、$\overline{C_{3bBb}}$；灭活的补体片段，在其前加字母"i"表示，如 iC3b。

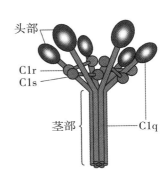

图 12-4　C1 复合物的结构

3. 补体成分的理化特性　补体系统各固有成分分别由肝细胞、巨噬细胞、小肠上皮细胞及脾细胞等产生。补体系统各成分的化学组成均为糖蛋白，多数为 β 球蛋白，少数几种属 α 或 γ 球蛋白，分子量在 25 ～ 390 kD 之间。补体在血清中的含量约为 4g/L，其中 C3 含量最高，高达 1.2 g/L，约为补体总量的 1/3，D 因子含量最低，仅为 0.001 ～ 0.002 g/L。人类胚胎发育早期即可合成补体各成分，出生后 3 ～ 6 个月达到成人水平。某些补体成分（如 C1、C2、C5、C8）性质极不稳定，加热 56℃ 30 min 即被灭活，在室温下会很快失活，在 0 ～ 10℃ 中活性仅能保持 3 ～ 4 天，故补体应保存在 –20℃ 以下，冷冻干燥后能较长时间保存。许多理化因素如机械震荡、紫外线照射、强酸、强碱、乙醇及蛋白酶等均可使补体失活。

（二）补体系统的激活与调节

生理情况下补体系统各成分以类似于酶原的非活性状态存在，只有在某些活化物的作用下，或在特定的某些固相物质表面上，补体各成分才依次被激活。当前一成分被激活，即具备了裂解下一成分的活性，使补体分子以连锁的酶促反应方式依次激活化，并表现出各种生物学活性的过程，故亦称为补体级联（complement cascade）反应。这一过程称为补体的激活。补体的激活过程可分为三条途径，即经典途径（classical pathway），又称传统途径；MBL 途径；旁路途径（alternative pathway），又称替代途径。

1. **经典激活途径（传统途径）** 经典激活途径（classical pathway）指主要由 C1q 与激活物结合后，顺序活化 C1r、C1s、C4、C2、C3，形成 C3 转化酶（$C_{\overline{4b2b}}$）与 C5 转化酶（$C_{\overline{4b2b3b}}$）的级联酶促反应过程。

（1）激活物与激活条件：抗原、抗体形成的免疫复合物（immune complex）是经典途径的激活物。游离的抗体不能激活补体，只有当抗体与抗原或细胞表面抗原结合后，免疫球蛋白的 Fc 段发生构象改变，C1q 才能与 Fc 段的补体结合点接近并结合，从而触发激活过程。触发 C1 活化的条件为：①C1 只能与 IgM 的 CH3 区或某些 IgG 亚类（IgG1、IgG2、IgG3）的 CH2 区结合才能活化。②每一个 C1q 分子须同时与 2 个以上免疫球蛋白的 Fc 段结合。由于 IgG 分子为单体，与抗原结合时需要 2 个相邻的 IgG 分子共同与 C1q 桥联，才能使 C1 活化；而 IgM 为五聚体，可提供 5 个 Fc 段的补体结合位点，故一个 IgM 分子与抗原结合即可有效启动经典途径。

（2）激活过程：经典途径激活过程分为 3 个阶段，即识别、活化和攻膜阶段。

1）识别阶段：即 C1 识别免疫复合物而活化的阶段。C1 是由 1 个 C1q 分子、2 个 C1r 分子和 2 个 C1s 分子借 Ca^{2+} 连接而成的大分子复合物。C1 的 3 个亚单位各司其职：C1q 起识别作用；C1r 和 C1s 发挥催化作用。C1q 分子的头部由 6 个相同的花蕾状亚单位组成，其羧基端为球形结构，呈辐射状排列，是 C1q 与免疫球蛋白 Fc 段结合的部位。结合 Fc 段后的 C1q 分子发生构象改变，使 C1r 活化并进而激活 C1s，形成具有丝氨酸蛋白酶活性的 C1 复合物，见图 12-4。

2）活化阶段：即 C3 转化酶和 C5 转化酶形成阶段。在 Mg^{2+} 存在条件下，C1 可裂解 C4 产生 C4a 和 C4b 两个片段。C4a 游离于液相；C4b 可与邻近细胞表面或免疫复合物结合，形成固相 C4b（游离的 C4b 则很快被灭活）。C2 对固相 C4b 有较高亲和力，能与之结合，继而被 C1 裂解为 C2a 和 C2b。C2a 游离于液相，C2b 与固相 C4b 结合，形成稳定的 $C_{\overline{4b2b}}$ 复合物，此即经典途径的 C3 转化酶。在 C3 转化酶作用下，C3 被裂解为两个片段：C3a 游离于液相；C3b 与 $C_{\overline{4b2b}}$ 结合，形成 $C_{\overline{4b2b3b}}$ 复合物，即 C5 转化酶，见图 12-5。

3）攻膜阶段：即补体活化的末端效应阶段。此阶段形成攻膜复合物（membrane attack complex，MAC），导致靶细胞溶解。C5 转化酶可裂解 C5，这是补体级联反应中最后一个酶促步骤。此后的过程只涉及完整蛋白成分的结合与聚合。C5 与细胞表面的 C5 转化酶中的 C3b 结合，并被裂解成 C5a 和 C5b，C5a 游离于液相；C5b 则结合在细胞表面，可依次与 C6、C7 结合形成 C_{5b67} 复合物，该复合物插入靶细胞膜脂质双层中，并可与 C8 高亲和力结合，$C_{\overline{5b678}}$ 复合物可牢固附着于细胞表面。$C_{\overline{5b678}}$ 可与 12～15 个 C9 分子结合成 $C_{\overline{5b6789}}$ 大分子攻膜复合物。电镜下可见 MAC 为中空的 C9 聚合体，MAC 插入靶细胞的脂质双层膜，形成一个内径为 11nm 的跨膜通道。该孔道允许可溶性小分子和离子等从胞内逸出，而蛋白类大分子则难以从胞内逸出，导致胞内渗透压发生改变，致使大量水分子内流，最终导致细胞肿胀并破裂。此外，MAC 嵌入靶细胞膜可使致死量 Ca^{2+} 向胞内被动弥散，从而导致不依赖渗透作用的细胞死亡。

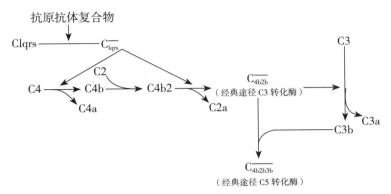

图 12-5　经典激活途径

2. MBL 激活途径　MBL 途径是由 MBL 与细菌甘露糖残基、丝氨酸蛋白酶结合启动的补体激活途径，其激活过程与经典激活途径基本类似，见图 12-6。

在病原微生物感染早期，体内巨噬细胞和中性粒细胞可产生 TNF-α、IL-1 和 IL-6 等细胞因子，导致机体发生急性期反应，并诱导肝细胞合成、分泌急性期蛋白，其中参与补体激活的有 MBL 和 C 反应蛋白。MBL 是一种钙依赖性糖结合蛋白，属于凝集素家族，结构与 C1q 类似，可与甘露糖残基结合。正常血清中 MBL 水平极低，在急性期反应时其水平明显升高。MBL 首先与细菌的甘露糖残基结合并激活 MASP。MASP 与活化的 C1q 具有相似的生物学活性，可水解 C4 和 C2 分子，继而形成 C3 转化酶，其后的反应过程与经典激活途径相同。此激活途径也不依赖特异性抗体产生。此外，C 反应蛋白亦可与 C1q 结合并使之激活，然后依次激活补体其他成分。

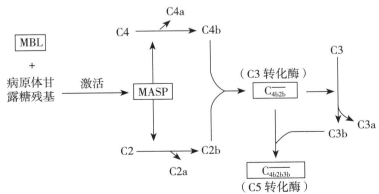

注：MBL 甘露聚糖结合凝集素　　MASP MBL 相关的丝氨酸蛋白酶

图 12-6　MBL 激活途径

3.替代激活途径

（1）激活物与激活条件：某些细菌、革兰阴性菌的内毒素、酵母多糖、葡聚糖、凝聚 IgA 和 IgG4 等为替代激活途径的主要"激活物"。这些"激活物"实则为补体自然活化与灭活过程中对灭活机制的阻断物。这种激活方式不依赖于特异性抗体的形成，从而可在感染早期为机体提供有效的防御机制。

（2）激活过程：C3 是启动旁路途径的关键分子。在生理条件下，血清中 C3 可受蛋白酶等作用，缓慢而持久地自发降解，产生低水平的 C3b。在 Mg^{2+} 存在下，C3b 可与 B 因子结合形成 C3Bb 复合体，血清中活性的 D 因子可将结合状态的 B 因子裂解为 Ba 和 Bb。Ba 释放入液相；Bb 仍黏附于 C3b，形成 $\overline{C_{3bBb}}$，即替代途径的 C3 转化酶，可裂解 C3。$\overline{C_{3bBb}}$ 极不稳定，可被迅速降解。血清中 P 因子可与 $\overline{C_{3bBb}}$ 结合成 $\overline{C_{3bBbP}}$ 而使之稳定。体液中存在的 H 因子可置换 $\overline{C_{3bBb}}$ 中 Bb，使 C3b 与 Bb 解离，游离的 C3b 立即被 I 因子灭活。因此，在生理情况下，I 因子和 H 因子调控着液相中 $\overline{C_{3bBb}}$ 的产量，使之保持在很低水平，避免 C3 大量裂解及后续补体成分的激活。这种 C3 的低速裂解和低浓度 $\overline{C_{3bBb}}$ 的形成对补体的激活具有重要意义。

若存在激活物质，可为 C3b 或 $\overline{C_{3bBb}}$ 提供不易被 I 因子、H 因子灭活的保护性微环境，使替代途径从缓慢进行的准备阶段过渡至激活阶段。结合于激活物表面的 $\overline{C_{3bBb}}$ 或 $\overline{C_{3bBbP}}$，即固相 C3 转化酶，可使 C3 大量裂解，产生更多 C3b。C3b 与 $\overline{C_{3bBb}}$ 结合为 $\overline{C_{3bnBb}}$，此即替代途径 C5 转化酶，见图 12-7。C5 转化酶一旦形成，即进入末端效应阶段，其后续激活过程及效应与经典途径完全相同，最终形成 MAC，导致靶细胞溶解。同时，激活过程中产生的大量 C3b 还可再与 B 因子结合，形成更多 C3 转化酶，从而构成替代途径的反馈性放大机制。

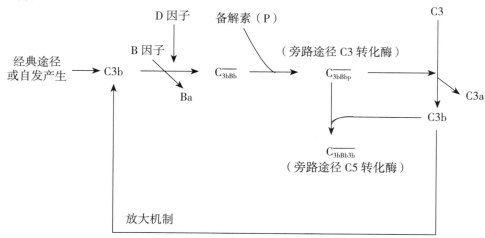

图 12-7　替代激活途径

4. 补体三条激活途径 见图 12-8。

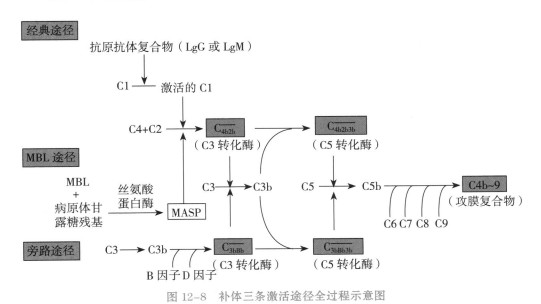

图 12-8 补体三条激活途径全过程示意图

5. 三条补体激活途径比较 见表 12-2。

表 12-2 三条补体激活途径比较

项目	经典激活途径	替代激活途径	MBL 激活途径
激活物质	抗原－抗体（IgM、IgG1、IgG2、IgG3）复合物	细菌脂多糖、酵母多糖、凝聚 IgA	含糖基的病原微生物
起始分子	C1	C3	C4、C2
参与的补体成分	C1 ～ C9	C3、C5 ～ C9、B 因子、D 因子	C2 ～ C9、MASP
C3 转化酶	$\overline{C_{4b2b}}$	$\overline{C_{3bBb}}$	$\overline{C_{4b2b}}$
C5 转化酶	$\overline{C_{4b2b3b}}$	$\overline{C_{3bnBb}}$	$\overline{C_{4b2b3b}}$
生物学作用	参与适应性免疫的效应阶段，感染后期发挥作用	参与固有免疫的效应阶段，感染早期发挥作用	参与固有免疫的效应阶段，感染早期发挥作用

（三）补体系统的激活与调节

补体系统的激活反应在体内受到一系列调节机制的严格控制，以保持补体系统激活与灭活的动态平衡，防止补体成分过度消耗和对自身组织的损伤。这是机体自身稳定功能的主要表现之一。补体系统激活的调控可通过补体自身衰变及体液中和细胞膜上存在的各种调节因子来实现。当这些调节因子缺陷时，就会引起相应的临床病症。

1. 自行衰变调节　某些补体成分的裂解产物极不稳定，易于自行衰变，成为补体激活过程中的一种自控机制。例如 C42 复合物中的 C2b 自行衰变即可使 C42 不再能持续激活 C3，从而限制了后续补体成分的连锁反应。C5b 亦易于自行衰变，影响到 C6 ～ C9 与细胞膜的结合。

2. 调节因子的作用

（1）经典途径的调节

1）C1 抑制物：C1 抑制物（C1inhibator，C1INH）可与 C1 不可逆地结合，使后者失去酯酶活性，不能裂解 C4 和 C2 形成 $C_{\overline{4b2b}}$，从而阻断或削弱后续补体成分的反应。遗传性 C1INH 缺陷的患者，导致 C4、C2 无控制活化，产生的 C2a 为补体激肽，使血管通透性增加。患者在外伤、手术或严重应激状态下，发生以急性暂时性水肿为特征的遗传性血管神经性水肿，可发生多以面部为中心的皮下血管性水肿，并常以消化道或呼吸道黏膜的局限性血管性水肿为特征。

2）抑制 C3 转化酶形成

① C4 结合蛋白：C4 结合蛋白（C4 binding protein，C4bp）能竞争性地抑制 C4b 与 C2b 结合，因此能抑制 $C_{\overline{4b2b}}$（C3 转化酶）的形成。此外，它还是 I 因子的配基，促进 I 因子对 C4b 的水解。

② I 因子：I 因子又称 C3b 灭活因子，能裂解 C3b，使其成为无活性的 iC3b。因而使 $C_{\overline{4b2b}}$ 和 $C_{\overline{3bBb}}$ 不能与 C3b 结合形成 C5 转化酶。当遗传性 I 因子缺陷时，C3b 不被灭活而在血中持续存在，可对旁路途径呈正反馈作用，陆续使 C3 裂解并产生出更多的 C3b。因此血中 C3 及 B 因子的含量因消耗而降低。当发生细菌性感染时，因补体系统主要成分 C3 和 B 因子严重缺乏，削弱了抗感染作用，可因条件致病菌惹发严重的甚至致命性后果。

③膜辅助蛋白（membrane cofactor pritein，MCP）：MCP 表达于白细胞、上皮细胞和成纤维细胞膜表面，它是 I 因子的配基，辅助裂解 C3b 和 C4b，但它不能使 $C_{\overline{4b2b}}$ 解离。

④衰变加速因子（decay accelerating factor，DAF）：DAF 表达于所有外周血细胞、内皮细胞和各种黏膜上皮细胞表面，它同 C2 竞争与 C4b 结合，从而抑制 $C_{\overline{4b2b}}$ 的形成并能促进其分解。

（2）替代途径的调节

1）抑制替代途径 C3 转化酶的组装。H 因子可与 B 因子或 Bb 竞争结合 C3b，促进 I 因子灭活 C3b。另外 CR1 和 DAF 也可竞争性抑制 B 因子与 C3b 结合。上述作用均干扰替代途径 C3 转化酶的组装。

2）抑制替代途径 C3 转化酶的形成。I 因子裂解 C3b 产生 iC3b；H 因子、CR1 和 MCP 均可作为辅助因子，促进 I 因子裂解 C3b 的作用，CR1 和 MCP 还可增强膜结合 C3b 与 H 因子的亲和力。上述调节机制均能降低 $C_{\overline{3bBb}}$ 复合物的形成。

3）促进已形成的 C3 转化酶解离。CRl 和 DAF 可促进 Bb 从已形成的替代途径 C3 转化酶中解离。补体的激活还有正向调节，如在经典途径激活中产生的 C

4）对替代途径的正向调节作用。如在经典途径激活中产生的 C3b 可激活替代途径，生成 $C_{\overline{3bBb}}$ 和 $C_{\overline{3bBb3b}}$，备解素与 $C_{\overline{3bBb}}$ 的结合可起到稳定作用，延缓其衰变。

3. 自身细胞的保护作用　除前面述及的 MCP、CRl、DAF 对自身细胞的保护外，还有 S 蛋白和 C8 结合蛋白的保护作用。

S 蛋白能干扰 C5b67 与细胞膜结合，C5b67 虽能与 C8、C9 结合，这种复合体不与细胞膜（靶细胞和邻近的自身细胞）结合，就不会使细胞裂解。

C8 结合蛋白，又称同源性限制因子。C5b6 与 C7 结合形成 C5b67，该复合体可插入细胞膜的双层结构中，但两者结合之前可在体液中自由流动，因此，C5b67 也可结合在自身的细胞膜上，引起补体激活部位的临近自身细胞的裂解。C8 结合蛋白和 CD59 分子都表现出同源限制的作用，即一旦 C5b67 与自身细胞（即同源细胞）结合，它们可阻止 C5b678 中的 C8 与 C9 结合，有效地抑制攻膜复合体的形成，保护补体激活部位邻近细胞不受裂解。

（四）补体系统的生物学活性

在补体系统激活过程中，可产生多种补体成分的复合物和游离的补体裂解片断，其生物学作用如下。

1. 溶解靶细胞　补体系统激活后能溶解多种靶细胞，包括红细胞、白细胞、血小板、细菌、支原体、具有包膜的病毒和某些肿瘤细胞等。在经典途径中，靶细胞由特异性抗体选择；在替代途径中，靶细胞由其表面化学组成决定。例如，革兰阳性菌对补体溶解的敏感性明显低于革兰阴性菌，可能是由于此类细菌细胞壁缺少脂质双层的外膜、无补体受体所致。这种溶解靶细胞的作用，可由抗体协助完成，也可由补体单独产生。补体系统的溶解活性是机体抗感染机制之一。如果靶细胞是自身细胞，则可损伤自身组织，临床上所见的因药物或血型不符的输血引起的免疫性溶血，就是补体溶解红细胞所致。

2. 调理作用　补体裂解产物（C3b、C4b）与细胞或其他颗粒性物质结合，可促进吞噬细胞对其吞噬，称为补体的调理作用（opsonization）。C3b 的氨基端可与靶细胞结合，羧基端可与带有 C3b 受体的吞噬细胞结合。这样，C3b 在靶细胞（或免疫复合物）和吞噬细胞间作为桥梁使两者连接起来，从而促进吞噬作用。补体成分 C3b、C4b、iC3b 均有调理作用，这种调理作用在机体的抗感染过程中具有重要意义。

3. 免疫黏附与清除免疫复合物作用　免疫黏附（immune adherence）是指抗原抗体复合物激活补体后，可通过 C3b 或 C4b 黏附于具有 CR1 的红细胞、血小板或某些淋巴细胞上，形成较大的聚合物，易被吞噬细胞吞噬和清除。免疫黏附在抗感染免疫和免疫病理过程中具有重要意义。

补体成分的存在，可减少免疫复合物的产生，并能使已生成的复合物溶解，发挥自我稳定作用，借以避免因免疫复合物过度生成和沉积所造成的组织损伤。已经证实，C3b 可嵌入免疫复合物的网格结构，与 Ig 分子结合，致使抗体与抗原之间的亲和力降低，复合物中的一部分抗原与抗体分离，导致复合物变小，易于排出和降解。此外，免疫复合物可通过 C3b 介导的免疫黏附作用结合于红细胞上，随血液进入肝和脾脏，被吞噬细胞吞噬和清除。循环中的红细胞数量大，受体丰富，因此是清除免疫复合物的主要参与者。

4. 中和及溶解病毒作用 病毒与相应抗体结合后可激活，阻止病毒对易感细胞的吸附，此作用称为中和作用。其机理可能是直接溶解有包膜的病毒，阻止病毒对易感细胞的吸附和穿入；或干扰病毒在细胞中增殖。近年发现，某些病毒可不依赖抗体的参与，而能被灵长类动物新鲜血清所溶解，这种病毒溶解现象与病毒包膜上存在 C1 特异性受体有关。

5. 炎症介质作用

（1）激肽样作用：C2 裂解所产生的小分子片段 C2b 具有激肽样作用，能增加血管通透性，引起炎症性充血，故称为补体激肽。遗传性血管神经性水肿症即因先天缺乏 C1INH，血中 C2b 增高而导致水肿。

（2）过敏毒素作用：C3a、C5a 均具有过敏毒素作用，可使肥大细胞、嗜碱性粒细胞释放组胺、白三烯及前列腺素等介质，有增加毛细血管通透性，引起血管扩张、平滑肌痉挛、局部水肿等作用。它们的过敏毒素作用可被抗组胺药物所阻断。

（3）趋化作用：C3a、C5a 和 C5b67 有趋化因子的活性，能吸引中性粒细胞和单核 – 巨噬细胞等向炎症部位聚集，发挥吞噬作用，增强炎症反应。

6. 免疫调节作用 补体成分经细胞膜 CR 的介导可与多种免疫细胞相互作用，产生对免疫细胞乃至免疫应答过程的调节。例如，C3 可参与 APC 捕捉、固定抗原的过程，间接增强抗原提呈；补体活化后形成的 C3d 可通过参与 BCR 共受体复合物而辅助激活 B 细胞；C3b 与 B 细胞表面 CR 结合，可促进 B 细胞增殖、分化为浆细胞；杀伤细胞与 C3b 结合后可增强对靶细胞的 ADCC 作用。

补体系统主要成分及其裂解产物的生物活性，见表 12-3。

表 12-3 补体成分及其裂解产物的生物活性

补体成分或裂解产物	生物活性	作用机制
C1 ~ C9	溶细胞作用	MAC 嵌入细胞膜的磷脂双层结构中，使细胞膜穿孔，细胞内容物渗漏
C3b、C4b、iC3b	调理作用	与细菌或细胞结合，使之易于被吞噬细胞吞噬
C3b	免疫黏附	与免疫复合物结合后黏附于红细胞或血小板，使免疫复合物易被吞噬

续表

补体成分或裂解产物	生物活性	作用机制
C1q、C4	中和、溶解病毒	与某些 RNA 肿瘤病毒直接结合
C2b	补体、激肽	增强血管通透性
C3a、C5a、C4a	过敏毒素	与肥大细胞或嗜碱性粒细胞结合，释放组胺等介质，使毛细血管扩张
C3a、C5a、C567	趋化因子	借其梯度浓度吸引中性粒细胞及单核巨噬细胞

复习思考题

一、名词解释

1. 抗原　2. 抗体　3. 免疫球蛋白　4. 单克隆抗体　5. 补体

二、简答题

1. 试述五类免疫球蛋白的主要生物学特性。

2. 试述补体的生物学作用。

第三节　免疫应答

【学习目标】

　　掌握免疫应答、体液免疫、细胞免疫的概念；熟悉免疫应答的类型和基本过程；了解抗体产生的一般规律及意义。

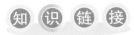

　　机体免疫系统的每个成员分工明确，各自忠实地执行着自己的职责。当病原微生物等外来抗原侵入或体内细胞突变时，这些成员便按照各自的分工向"敌人"或"异己"发起攻击。在攻击过程中，各个成员互相配合，共同完成保持机体内环境稳定的"任务"。当然，在这场"战斗"中，也难免发生自身组织的损伤。

一、免疫应答概述

广义的免疫应答是指机体非特异性地和特异性地识别并排除异己成分以维持自身稳定的全过程。前者为固有免疫应答，也称非特异性免疫应答，或天然免疫应答；后者为特异性免疫应答。一般而言，免疫应答多指特异性免疫应答，又称适应性免疫应答。因此，现代一般认为的免疫应答是指机体免疫系统受抗原刺激后，免疫细胞对抗原的识别、自身活化、增殖、分化及产生特异性免疫效应的全过程。根据参与免疫效应的细胞不同，免疫应答可分为 T 细胞介导的细胞免疫和 B 细胞介导的体液免疫；根据机体对抗原刺激的反应状态可分为正免疫应答与负免疫应答。

（一）免疫应答的特征

1. 特异性　机体受抗原刺激，产生的致敏淋巴细胞或抗体分子只能针对该抗原发挥免疫效应，而对其他抗原不会产生作用。

2. 排他性　机体免疫系统通常对"自身"抗原产生天然的耐受，不会产生免疫应答，但是对"非己"的抗原则发生反应，并将它们破坏和（或）清除。

3. 多样性　T、B 细胞均具有数量庞大的细胞库，在这些细胞库中存在着带有各种特异性受体的淋巴细胞，理论上自然界中存在的任一抗原表位都可以从中找到带有相应受体的淋巴细胞，因此机体可以应对任何外来病原体的入侵。

4. 记忆性　机体存在一种具有记忆抗原信息能力的细胞，在机体受到某一抗原初次刺激时，仍存在于体内的记忆细胞产生免疫效应，出现迅速而增强的应答。

（二）免疫应答的场所

淋巴结、脾脏等外周免疫器官是免疫应答的主要场所。经血流进入脾脏或经淋巴循环进入淋巴结的抗原，可被相应区域的抗原提呈细胞（APC）捕获，经加工处理后与 MHC 分子结合，以抗原肽–MHC Ⅱ类／Ⅰ类分子复合物的形式表达于细胞表面，供抗原特异性淋巴细胞识别并结合。抗原特异性淋巴细胞受抗原刺激后，活化、增殖、分化成为效应细胞或产生效应分子而发挥免疫作用。免疫应答发生时，常伴有局部淋巴结的肿大，这是由于抗原特异性淋巴细胞增殖、多种细胞因子作用、炎性细胞聚集与浸润等多因素作用所致。随着免疫应答逐渐减弱，肿大的淋巴结将恢复正常。

（三）免疫应答基本过程（图 12-9）

1. 感应阶段　感应阶段是指抗原提呈细胞加工处理、提呈抗原和抗原特异性淋巴细胞识别抗原后启动活化的阶段，又称抗原识别阶段。

2. 反应阶段　反应阶段是指抗原特异性淋巴细胞接受抗原刺激后，在细胞间黏附分子和细胞因子协同作用下，活化、增殖为效应淋巴细胞和浆细胞的阶段，又称增殖分化阶段。在此阶段，部分接受抗原刺激的 T、B 淋巴细胞中途停止分化，成为记忆细胞。在间隔相当长的时间后，当它们与同一抗原再次相遇时，可迅速增殖分化为效应淋巴细胞和浆细胞，产生免疫应答效应。

3. 免疫应答的效应阶段　此阶段是特异性效应细胞和免疫分子（抗体）发挥作用的阶段。在效应阶段，往往有非特异免疫细胞（如 MΦ、NK 细胞）及细胞因子参与，它们与特异性免疫细胞及分子相互促进、协同作用，对抗原物质进行破坏和清除。

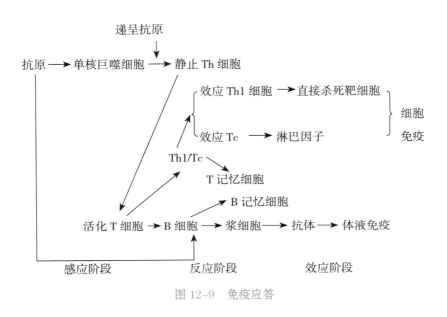

图 12-9　免疫应答

二、体液免疫应答

体液免疫应答是指 B 细胞在抗原刺激下，分化增殖为浆细胞，合成和分泌抗体产生的免疫应答。由于抗体存在于体液中，故将 B 细胞介导的免疫应答称为体液免疫应答。

（一）体液免疫的作用机制

1. 抗原的递呈与识别阶段　外源性抗原（微生物、蛋白质等）进入机体后，在外周免疫器官与巨噬细胞、APC 相遇，被吞噬或吞饮进入胞浆成为吞噬体 / 内体。内体可相互融合，并可再与溶酶体融合，在酸性 pH 条件下，抗原被降解成抗原肽。另一方面内质网合成的 MHC Ⅱ 类分子经高尔基体由转运泡转运，富含 MHC Ⅱ 类分子的转运泡与前述的内体 / 溶酶体融合，形成 MHC（内体 / 溶酶体样结构），此时抗原肽与 MHC Ⅱ 类分子结合成复合物，再表达于 APC 表面，供 CD4$^+$Th 细胞识别。内源性抗原（如病毒编码的蛋白分子、肿瘤抗原等）在细胞浆内被相应蛋白酶降解，并在内质网中与 MHCI 类分子结合成抗原肽 -MHC I 类分子复合物，表达于细胞表面，供 CD8$^+$CTL 细胞识别。

2. 淋巴细胞活化　增殖分化阶段 B 细胞对 TD-Ag 产生的活化必须有 Th 的辅助。静止的 Th 细胞通过 TCR-CD3 复合体和 CD4 识别抗原肽 -MHC Ⅱ 复合物，获得第一信号，使 T 细胞开始活化。在这一过程中，TCR 既要识别抗原肽段，又要识别自身 MHC Ⅱ 类分子，称为双识别。APC 表面的一组协同刺激分子与 Th 上的相应协同刺激分子受体结合，产生协同刺激信号，即第二信号。此时，Th 充分活化、增殖、分化并合成分泌大量细胞因子。如果只有第一信号，没有第二信号，细胞将进入无能状态。细胞因子在 Th 细胞的活化中也有重要作用。APC 在抗原递呈过程中自身被激活，分泌 IL-1。IL-1 可促进 Th 细胞活化，表达 IL-2R、IL-2、IL-4、IL-5 等，使 Th 细胞增殖、分化，并发挥对其他细胞的辅助与调节作用。部分 Th 细胞中途停止增殖，恢复静止状态，但保留对特异性抗原的长期记忆，成为 Tm 细胞，再次接触相同抗原时，不需经上述诱导过程可直接活化、增殖、分化，产生更快、更强的免疫效应。

3. 效应阶段　浆细胞合成并分泌抗体，与相应抗原特异性结合，在机体的其他免疫细胞成分的协同下，表现出各种免疫效应，达到清除异物抗原的目的。

（二）抗体产生的一般规律及意义

1. 初次应答　初次应答是机体初次接受抗原刺激后发生的免疫应答。抗原第一次进入机体时，需经较长潜伏期才能在血液中检出抗体，开始产生的抗体是 IgM。当 IgM 水平下降时，IgG 才出现。一般 5 ～ 10 天后血液中抗体逐渐增多，2 ～ 3 周达高峰。初次应答的特点是：潜伏期长；IgG 抗体产生慢；血中浓度低；亲和力低；在体内维持时间短。许多因素如抗原的性质、剂量、性状、注射途径等，均能影响初次应答。

2. 再次应答　再次应答是机体再次接受相同抗原刺激发生的免疫应答。机体再次受同种抗原刺激时，一般由记忆 B 细胞作为 APC 摄取、处理抗原，并将抗原提呈给记忆 Th 细胞，活化的 Th 细胞表达的膜分子和大量分泌的细胞因子又作用于记忆 B 细胞，使之迅速增殖、分化为浆细胞，合成并分泌抗体。因此，与初次应答相比，其特点是：潜伏期短；血中 IgG 出现早；抗体浓度升高快；亲和力强；维持时间长。IgM 产生的数量和维持时间与初次应答相似，而 IgG 的数量可较初次应答高出数倍至数十倍。

掌握抗体产生的规律，在医学实践中有重要的指导意义：①检测特异性 IgM 可用于感染的早期诊断。②检测患者疾病早期和恢复期特异性抗体的效价有助于诊断疾病及评估疾病的转归。③制订最佳免疫方案，可使免疫机体产生高效价、高亲和力抗体。

（二）抗体的生物学效应

1. 抗感染作用

（1）中和作用：抗毒素抗体与相应的外毒素结合后，可中和外毒素的毒性作用。抗病毒抗体与相应病毒结合后，可阻断病毒侵入易感细胞，使病毒失去感染性。

（2）调理作用：通过抗原 -IgG- 吞噬细胞上 IgG Fc 受体结合，促进吞噬细胞对病原生物的吞噬作用。

2. 抗肿瘤作用　通过 IgG 促进 NK 细胞、巨噬细胞发挥 ADCC 作用杀伤肿瘤细胞。

3. 免疫损伤作用　在某些情况下，抗体可参与 Ⅰ、Ⅱ、Ⅲ型超敏反应，引起机体免疫病理损伤。

三、细胞免疫

T 细胞介导的免疫也称细胞免疫，是指 T 淋巴细胞在抗原作用下活化、增殖和分化，而成效应淋巴细胞。当再次接触同样抗原时，效应淋巴细胞除直接杀伤带抗原的效应外还能释放淋巴因子，发挥免疫效应。

（一）细胞免疫的作用机制

细胞免疫应答过程可分为三个阶段，与 B 细胞介导的体液免疫应答过程基本相似，其效应阶段由迟发性超敏反应 T 细胞（Th1）和细胞毒性 T 细胞（Tc）。

1.Th1 细胞介导的炎症效应　Th1 细胞与抗原再次接触后，可释放淋巴因子，引起局部以单核–巨噬细胞和淋巴细胞浸润为主的炎症反应而发挥效应。Th1 细胞所介导的免疫应答发生较慢、持续时间较长，且能造成局部组织学变化，与迟发型超敏反应（DTH）类似。

淋巴因子是 Th1 细胞活化时释放的一类细胞因子，其中重要的有 IL–2、TNF–α、TNF–β、IFN–γ 等。这些细胞因子可吸引单核吞噬细胞系统、淋巴细胞和粒细胞至局部组织内引起以单核细胞浸润为主的炎症反应。淋巴因子的产生与释放虽然需要特异性抗原起触发作用，但淋巴因子本身的效应是没有特异性的。它们既能对特异性病原体起作用，也能对其他抗原性无关的病原体甚至自身的组织起作用。

2.Tc 细胞介导的细胞毒作用　Tc 细胞主要识别与自身 MHC Ⅰ类分子结合的内源性抗原肽，与带有特异性抗原的效应直接接触，激发和释放细胞毒并杀伤效应的效应，称为 Tc 细胞介导的细胞毒作用。

Tc 细胞可释放穿孔素和颗粒酶等物质。穿孔素导致效应形成跨膜孔道，引起细胞损伤；颗粒酶可通过穿孔素形成的孔道进入效应，间接作用于 DNA，引起细胞凋亡。Tc 细胞的细胞毒作用具有明显的特异性杀伤作用，对效应的杀伤作用受 MHC Ⅰ类分子的限制，并能在短时期内连续杀伤效应。

（二）细胞免疫应答特点

1. 反应发生迟缓，再次接触相同抗原后，需 24 ~ 48 小时方可发生反应。

2. 反应多限于抗原侵入的局部组织，且以单核巨噬细胞、淋巴细胞浸润为主。

3. 针对的抗原多是细胞性抗原，如肿瘤细胞、病毒感染的细胞、移植细胞等。

（三）细胞免疫的生物学效应

1. 抗细胞内感染作用　主要针对细胞内感染的病原体发挥作用，包括细胞内的寄生细菌（如结核杆菌、麻风杆菌、伤寒沙门菌等）、病毒、真菌及寄生虫。在细胞免疫建立前，机体对胞内菌多形成不完全吞噬，细胞免疫建立后，活化的 $CD4^+$ Th1 细胞释放的细胞因子可活化吞噬细胞，形成完全吞噬。

2.抗肿瘤作用　通过 CD8+ Tc 细胞特异性杀伤肿瘤细胞，以及 CD4+ Th1 细胞释放细胞因子发挥直接的和间接的抗肿瘤效应。

3.参与移植排斥反应　由于组织相容性抗原不同，供者与受者可互相刺激对方的免疫系统，引起宿主抗移植物反应或移植物抗宿主反应。

4.引起免疫损伤　引起迟发型超敏反应或参与某些自身免疫的发生和发展。

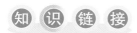

中医药抑制肿瘤

早期肿瘤能够诱发机体产生强烈的免疫应答，这种免疫应答在抑制肿瘤早期生长中起免疫监视和免疫清除等积极作用。然而到肿瘤生长活跃阶段，免疫应答持续时间久而激烈，又能产生抑制性细胞和分子帮助肿瘤细胞逃避机体的免疫识别和攻击，因此存在一个激活和抑制的平衡，肿瘤的消长取决于这个方面对抗的结果。中医从恢复机体阴阳平衡的理念，与现代医学肿瘤免疫疗法从调节人体免疫功能来实现内环境稳态的思路有异曲同工之妙。中药多糖激发细胞免疫和体液免疫抗肿瘤，如地黄多糖能提高创伤小鼠脾 CD4+/CD8+T 细胞的比值，促进脾淋巴细胞的增殖，增强对肿瘤机体的免疫作用。当归多糖通过促进 T 淋巴细胞增殖、分泌 IFN-γ 等细胞因子来杀伤肿瘤细胞。茯苓异多糖具有明显的激活免疫监视功能，能使免疫球蛋白 IgG 含量上升，提高抗肿瘤活性。因此，中药多糖通过纠正阴阳、扶正固本，调节机体免疫平衡，帮助恢复肿瘤患者内环境稳态，破坏肿瘤赖以生存的土壤，具有良好的临床应用前景。

第四节　超敏反应

【学习目标】

掌握超敏反应的概念；熟悉各型超敏反应的发生机制和常见疾病；了解 I 型超敏反应的防治原则。

案例导入

患者男，41岁，因患胆囊炎及呼吸道感染而入院。经询问以前有没有过敏史，患者说以前曾好几次用过青霉素，但无反应和过敏史。于当天上午10时，用0.1mL含40万单位浓度青霉素皮试液皮内注射，约几分钟后，患者出现胸闷、面色苍白、心悸、紫绀、呼吸困难、喉头堵塞感、烦躁不安、四肢发冷、皮肤潮红、全身出现针头大小皮疹、脉搏细弱、血压下降甚至测不到。立即抢救，让患者平卧，迅速注射盐酸肾上腺素；吸氧，迅速建立静脉通道，给地塞米松分次静推；氢化可的松加入葡萄糖（GS）液内滴注，纠正酸中毒及抗组织胺药物等治疗。三日后，以上症状逐渐缓解，也消除了患者的紧张情绪，五日后好转出院。

超敏反应是已致敏的机体再次接触相同抗原时，所发生的以生理功能紊乱或组织损伤为特征的病理性免疫应答。超敏反应的发生主要取决于两方面因素，即抗原物质的刺激和机体的反应性。引起超敏反应的抗原也称变应原或过敏原，它可以是完全抗原，如病原微生物、细菌外毒素、动物血清、异种或异体组织细胞、植物花粉、动物皮毛等；也可以是半抗原，如某些药物（青霉素、磺胺类、普鲁卡因等）、生漆、染料和多糖物质等。变应原也可以是内源性的自身成分，如由于理化、生物因素影响，自身组织成分发生改变而形成的自身抗原。通常接触变应原的人群中只有少数人发生超敏反应，即有个体差异性。这种个体差异与遗传有关，多有家族史。根据超敏反应的发生机制和临床特点，将其分为Ⅰ、Ⅱ、Ⅲ、Ⅳ四型。其中Ⅰ、Ⅱ、Ⅲ型均由抗体介导，可经血清被动转移；Ⅳ型由T细胞介导，可经淋巴细胞被动转移。四型反应的主要区别及特点见表12-4。

表12-4　四型反应的主要区别

超敏反应类型	Ⅰ型	Ⅱ型	Ⅲ型	Ⅳ型
变应原	外源性	外源性或内源性	外源性或内源性	外源性
参与的抗体种类	IgE	IgG或IgM	IgG、IgM	无
补体是否参与	否	是	是	否
参与细胞	肥大细胞和嗜碱性粒细胞	红细胞、白细胞、血小板、MΦ、NK细胞	中性粒细胞、机体组织细胞	效应T细胞
发生机制	上述细胞释放活性物质，如组胺等	红细胞溶解，粒细胞或血小板减少	免疫复合物沉积于毛细血管基底膜上	局部组织的炎症反应或靶细胞溶解

超敏反应类型	Ⅰ型	Ⅱ型	Ⅲ型	Ⅳ型
举例	过敏性休克（青霉素血清）、支气管哮喘、食物超敏反应等	输血反应、新生儿溶血及药物引起的免疫性溶血	Arthus反应、血清病、肾小球肾炎、类风湿性关节炎等	传染性超敏反应、接触性皮炎、移植物排斥反应

一、Ⅰ型超敏反应

Ⅰ型超敏反应又称过敏反应。它的发生是变应原与固定在效应细胞（肥大细胞或嗜碱性粒细胞）上的特异性抗体结合，使其释放过敏介质，引起效应器官生理功能紊乱。Ⅰ型超敏反应具有以下特点：①反应发生迅速，一般在接触变应原数秒至几小时内就出现反应，故又称速发型；②通常使机体出现功能紊乱性疾病，而不发生严重组织细胞损伤；③由抗体IgE介导；④发病有明显的个体差异及遗传倾向，只有少数过敏体质的人才能发生，遗传关系非常明显。

（一）发生机制

1. 致敏阶段　当变应原进入体内后，刺激机体B细胞产生IgE类抗体，IgE以Fc段与肥大细胞和嗜碱性粒细胞膜上的IgE Fc受体结合，使机体对该变应原处于致敏状态，能维持半年至数年。

IgE主要由呼吸道、消化道的黏膜及扁桃体等处的浆细胞产生，而肥大细胞也分布于这些部位的黏膜和皮下疏松结缔组织，尤其多见于血管周围。所以，这些部位较易发生超敏反应。

2. 发敏阶段　当同一变应原再次进入机体，即与结合在致敏细胞上的IgE发生特异性结合。一个变应原可与两个以上的IgE搭桥连接，使细胞膜上Fc受体因IgE联桥而移位、变构，使细胞膜失去稳定性，引起效应内的嗜碱性颗粒脱出，释放多种活性介质，如织胺、白三烯、前列腺素、激肽、嗜酸性粒细胞趋化因子等，它们是引起临床症状的介质。

3. 效应阶段　效应细胞释放多种生物学活性物质，如组胺、白三烯、前列腺素、激肽、嗜酸性粒细胞趋化因子等，是引起临床症状的介质。这些介质均有使平滑肌痉挛、毛细血管扩张、通透性增强及腺体分泌增加等作用。Ⅰ型超敏反应的发生机制和过程见图12-10。

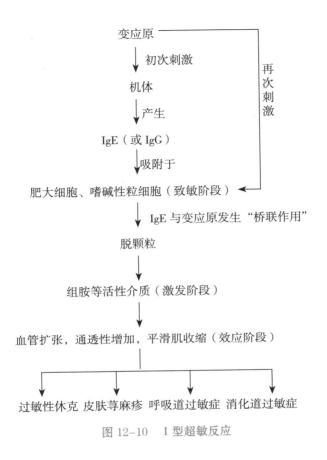

图 12-10　Ⅰ型超敏反应

（二）临床常见疾病

1. 全身过敏性休克　是最严重的一种过敏反应，可于再次注射变应原后数分钟内发生，出现胸闷、气急、呼吸困难、面色苍白、出冷汗、手足发凉、脉搏细速、血压下降、意识障碍或昏迷，严重者抢救不及时可致死亡。

（1）药物过敏性休克：以青霉素过敏性休克最为常见。青霉素的降解产物与组织蛋白结合后可获得免疫原性，刺激机体产生特异性 IgE 抗体，使机体致敏。若再次接触青霉素，可诱发过敏性休克。少数人初次注射青霉素也会发生过敏性休克，因此使用青霉素前询问病史、作皮肤试验、提高青霉素制剂质量、使用新鲜配制的青霉素溶液是预防青霉素过敏性休克的有效措施。其他药物如链霉素、头孢菌素、普鲁卡因、有机碘等也可引起过敏性休克。初次注射青霉素发生过敏性休克，可能的原因是这部分患者以往曾隐性接触过青霉素致使机体致敏。如皮肤、黏膜接触过青霉素或其降解物，吸入过青霉菌孢子等。

（2）血清过敏性休克：临床上用于紧急预防和治疗外毒素性疾病的抗毒素制剂（如破伤风抗毒素、白喉抗毒素等），均为动物来源的血清制剂，所含的动物蛋白可诱发机体产生相应的 IgE 抗体，当患者再次注射抗毒素等动物免疫血清时可引起过敏性休克，又称血清过敏症。

2. 呼吸道超敏反应 致敏个体吸入植物花粉、尘螨、真菌孢子、动物皮屑等变应原后，可迅速引发支气管哮喘或过敏性鼻炎等过敏反应。

3. 消化道超敏反应 少数人进食鱼、虾、蟹、蛋、奶等食物后，可出现恶心、呕吐、腹痛、腹泻等症状，称为过敏性胃肠炎。

4. 皮肤过敏反应 主要表现为荨麻疹、湿疹和血管性水肿等，可由药物、食物、昆虫毒液、肠道寄生虫或冷、热刺激等引起。生物活性介质致局部血管扩张、通透性增强、血液成分渗出，表现为红疹、红斑和瘙痒等。

（三）防治原则

1. 避免接触变应原 尽管自然界中存在的变应原种类很多，但临床上一些重要的变应原还是可以确定并可避免与其接触的。如通过询问过敏史或皮肤过敏试验，可以明确变应原的种类，尤其是对引起过敏性休克的药物更不能掉以轻心。

2. 脱敏注射 对抗毒素过敏者，可采用脱敏注射以避免发生过敏性休克。其方法是，将抗毒素按照使用说明，小剂量、短间隔、多次进行注射。这样做尽管有活性介质的释放，但这些少量的介质并不足以引起明显的症状，直至活性介质被耗竭。

3. 治疗 Ⅰ型超敏反应的治疗应视症状的严重程度而定。对多数患者而言，可采用抗组胺药（如扑尔敏、苯海拉明），这些药物能与组胺竞争效应受体，阻断组胺的生物学效应，可对过敏性鼻炎和荨麻疹起到有效的治疗作用；色甘酸二钠可稳定肥大细胞膜，阻止其脱颗粒，被用于防治支气管哮喘；肾上腺素由于其增加心输出量，收缩血管，升高血压和缓解支气管平滑肌痉挛的药理作用而用于过敏性休克的抢救。此外，氨茶碱、异丙肾上腺素、葡萄糖酸钙等可根据具体情况使用。

知 识 链 接

过敏性疾病是常见病，随着感染性疾病的控制和工业化程度的提高，在全世界范围内呈逐年增加的趋势，已成为各国政府高度关注的全球健康问题。世界超敏反应组织公布的 30 个国家过敏性疾病流行病学调查结果显示：在这些国家的 12 亿总人口中，22%（2 亿 5 千万人）患有免疫球蛋白 E（IgE）介导的过敏性疾病，如过敏性鼻炎、哮喘、结膜炎、湿疹、食物过敏、药物过敏和严重过敏反应等。这些疾病的增多与长期的、持续的环境因素和生活方式的改变有关。西方学者发现，过敏性疾病的发病在发达国家和地区高于发展中国家，城市高于乡村，污染地区高于非污染地区；在发展中国家，过敏性疾病的增多与采用城市化的"西方"生活方式相关，农民的孩子较其他孩子较少患过敏性疾病；在城市，高薪阶层或专业人士的子女较低薪阶层的子女更容易罹患过敏性疾病。

二、Ⅱ型超敏反应

（一）发生机制

Ⅱ型超敏反应的变应原主要是红细胞膜上的血型抗原及药物半抗原，机体自身细胞因受各种因素影响也可成为变应原。变应原进入机体后，可与体内细胞或蛋白质结合成完全抗原，刺激机体产生相应抗体。这些抗体主要是 IgG，少数为 IgM。抗体与效应表面吸附的半抗原或效应本身的表面抗原结合，以免疫复合物的形式黏附于细胞表面，通过三个途径损伤效应：①激活补体系统，使效应细胞溶解；②抗体的 Fab 段与血细胞表面的抗原结合，Fc 段与吞噬细胞的 Fc 受体结合，促进巨噬细胞对血细胞的吞噬（此即免疫调理作用）；③当抗体 Fc 段与 NK 细胞的 Fc 受体结合时，可活化 NK 细胞，继而破坏效应（ADCC 作用）。Ⅱ型超敏反应的发生机制和过程见图 12–11。

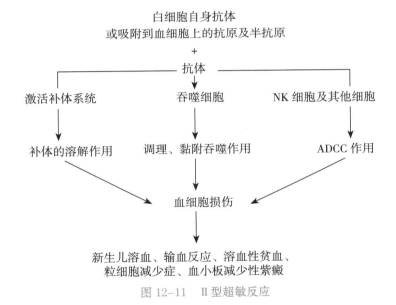

图 12–11　Ⅱ型超敏反应

（二）临床表现

1. 输血反应　多发生于 ABO 血型不符的输血。由于血清存在天然血型抗体 IgM，在供血者与受血者 ABO 血型不符时，受血者体内的血型抗体 IgM 与输入的红细胞表面血型抗原结合，从而激活补体引起溶血性输血反应。

2. 新生儿溶血症　多发生于血型为 Rh⁻ 母亲再次妊娠血型为 Rh⁺ 胎儿时。由于母亲和胎儿之间血型不合，初次妊娠时，胎儿少量 Rh⁺ 红细胞进入母体，刺激母体产生抗 Rh 的 IgG 类抗体。再次妊娠胎儿仍为 Rh⁺ 血型，母体内抗 Rh 抗体通过胎盘进入胎儿体内，与

胎儿 Rh^+ 红细胞结合，通过激活补体导致胎儿红细胞破坏，引起流产、死胎或新生儿溶血症。

3.药物引起的免疫性溶血　某些人服用青霉素、非那西丁、氨基比林、磺胺、甲多巴、奎宁、异烟肼等药物后，可引起各种血细胞减少症，如溶血性贫血、粒细胞减少和血小板减少性紫癜。这些药物半抗原与各种血细胞结合成为完全抗原，刺激机体产生特异性抗体，进一步导致相应的效应溶解。

三、Ⅲ型超敏反应

（一）发生机制

当体内有抗原抗体免疫复合物（immune complex，IC）形成时，通常由单核吞噬细胞清除，但血液中有循环 IC （中等大小 IC）存在，又伴有局部血流缓慢，血管壁通透性增加时，这些 IC 可沉积在该部位的血管壁基底膜，使补体活化，并产生补体裂解片段。这些片段表现出的趋化作用和过敏毒素作用，使 IC 沉积部位出现炎症反应。此型又称免疫复合物型。Ⅲ型超敏反应的发生机制和过程见图 12–12。

（二）临床表现

Ⅲ型超敏反应所致疾病称为免疫复合物病（immune complex disease，ICD），局部 ICD 发生于抗原进入部位，全身 ICD 是 IC 随血流沉积多个部位所致。

1.局部免疫复合物病　临床上反复使用普通胰岛素、生长激素及类毒素等药物时，注射 1 小时后注射部位出现红肿，甚至可发展为出血和坏死，2～3 天后可逐渐吸收和愈合，这是典型的人类局部 Arthus 反应（局部 ICD）。

2.全身免疫复合物病

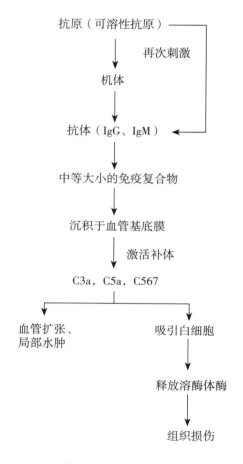

图 12–12　Ⅲ型超敏反应

（1）血清病：多由首次大量注射抗毒素血清引起。如大量注射破伤风抗毒素血清时，12 周后在注射局部出现红肿、附近淋巴结肿大、全身皮疹、关节肿痛、发热及蛋白尿等症状，称为血清病（serum sickness）。其原因是大量的异种动物血清进入体内，刺激机体产生相应的抗体，此抗体在血流中与体内尚未排除的血清抗原结合形成免疫复合物，沉积于小血管、肾小球基底膜和关节滑膜所引起的免疫复合物病。

（2）链球菌感染后肾小球肾炎：约占急性肾小球肾炎的80%，多数患者于发病前2～3周发生A群溶血性链球菌感染，后继发急性肾小球肾炎，病人有浮肿、蛋白尿、血尿或伴有高血压等症状。这是由于链球菌的M蛋白抗原与其相应的抗体成IC，并沉积于肾小球基底膜上所致。

（3）系统性红斑狼疮和类风湿关节炎：系统性红斑狼疮（systemic lupus erythematosus，SLE）和类风湿关节炎（rheumatoid arthritis，RA）病程中均形成IC并参与其病理过程。SLE患者体内出现多种抗核抗体，与核抗原结合成可溶性IC，沉积在肾小球、关节、皮肤等多种组织器官的毛细血管壁，引起多部位的炎症。RA患者血清中产生抗自身变性IgG的抗体，称为类风湿因子（RF），与变性的IgG结合成IC，沉积于小关节滑膜，引起小关节炎，称为RA。

四、Ⅳ型超敏反应

（一）发生机制

Ⅳ型超敏反应实质是细胞免疫应答，所不同的是产生的细胞因子可直接损害正常的组织细胞，引起病变。外来变应原初次进入机体后，刺激T细胞增殖分化成为效应T淋巴细胞（Th1、Tc）和记忆T细胞（Tm）并分布到全身，当再次接触相同变应原时，Tm迅速增殖分化成效应T细胞，Th1可释放多种细胞因子。一方面可激活单核巨噬细胞，对变应原进行吞噬；另一方向能作用于血管内皮细胞，使血管通透性增高，血液中单核细胞、白细胞聚集于抗原侵入的局部，从而导致充血、水肿等炎症反应。在单核细胞吞噬时，还释放出溶酶体酶，引起机体组织损伤；Tc介导的细胞毒作用，则可直接杀伤带有特定抗原的效应。Ⅳ型超敏反应的发生机制和过程见图12-13。

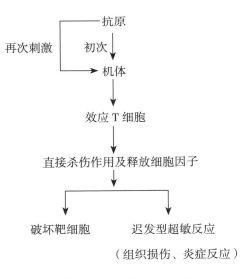

图12-13　Ⅳ型超敏反应

（二）临床常见疾病

1. 传染性超敏反应　一些胞内寄生菌、病毒、真菌及某些寄生虫在感染过程中发生Ⅳ型超敏反应，由于该反应是在传染过程中发生的，故又称为传染性超敏反应。例如，当机体再次感染结核杆菌时，病灶容易局限而不易扩散，结核杆菌的生长受到抑制等现象被人们归为细胞免疫的结果；而对于局部组织的强烈反应，如坏死、液化及形成空洞等，人们则将其归为超敏反应。这两种不同的结果是 T 细胞介导的细胞免疫应答的不同表现。

2. 接触性皮炎　某些人与油漆、塑料、染料、化妆品等化学物质接触后，可出现过敏性皮炎。这是因为这些小分子半抗原与表皮细胞蛋白质结合形成完全抗原，使 T 细胞致敏，当再次接触相同的化学物质时，经过 24 小时，接触变应原的局部出现炎症，48 ～ 96 小时炎症达高峰，局部皮肤呈现红肿、硬结、水疱，严重者甚至发生剥落性皮炎。

3. 移植排斥反应　进行同种异体组织或器官移植时，由于供者与受者之间的组织相容性抗原不同，移植物被排斥，发生坏死、脱落。

上述四型超敏反应是根据发生机制和参与的成分划分的。但事实上，不少超敏反应性疾病并非单一型别，而某种变应原也并非只引起一种超敏反应。例如青霉素对不同的个体，除了可以引起过敏性休克外，还可导致溶血性贫血（Ⅱ型超敏反应）、血清病样反应（Ⅲ型超敏反应）及接触性皮炎（Ⅳ型超敏反应）。因此临床上遇到具体病例时，应结合自身具体情况进行分析判断。

复习思考题

一、名词解释
1. 超敏反应　2. 免疫应答　3. 体液免疫　4. 细胞免疫

二、单选题

1. 抗体初次应答的特点是（　　　）

    A. 抗体以 IgG 类为主　　　　　　B. 抗体亲和力较高

    C. 抗体浓度上升较快　　　　　　D. 抗体浓度上升较慢

    E. 抗体产生潜伏期较短

2. 在免疫应答中能产生记忆细胞的是（　　　）

    A. 巨噬细胞　　　　　　　　　　B. B 细胞

    C. 中性粒细胞　　　　　　　　　D. T 细胞

    E. NK 细胞

3. T 细胞上与细胞识别活化有关的 CD 分子是（　　　）

    A. CD2　　　　　　　　　　　　B. CD3

    C. CD19　　　　　　　　　　　D. CD21

    E. CD28

4. 属于Ⅲ型超敏反应性疾病的是（　　　）

    A. 过敏性溶血性贫血　　　　　　B. 链球菌感染后的肾小球肾炎

C. 过敏性鼻炎　　　　　　　　　D. 结核

E. 青霉素引起的过敏性休克

5. 药物过敏性血小板减少症紫癜（　　　）

A. 属Ⅰ型超敏反应性疾病　　　　B. 属Ⅱ型超敏反应性疾病

C. 属Ⅲ型超敏反应性疾病　　　　D. 属Ⅳ型超敏反应性疾病

E. 不属于超敏反应性疾病

6 输血反应（　　　）

A. 属Ⅰ型超敏反应性疾病　　　　B. 属Ⅱ型超敏反应性疾病

C. 属Ⅲ型超敏反应性疾病　　　　D. 属Ⅳ型超敏反应性疾病

E. 不属于超敏反应性疾病

7. Ⅲ型超敏反应的启动因素是（　　　）

A. 细胞因子　　　　　　　　　　B. 免疫球蛋白

C. 免疫复合物　　　　　　　　　D. 单核 – 吞噬细胞

E. 淋巴毒素

8. 介导Ⅳ型超敏反应的免疫细胞是（　　　）

A. T 细胞　　　　　　　　　　　B. B 细胞

C. 嗜酸性粒细胞　　　　　　　　D. 肥大细胞

E. 中性粒细胞

9. 青霉素过敏性休克（　　　）

A. 属Ⅰ型超敏反应性疾病　　　　B. 属Ⅱ型超敏反应性疾病

C. 属Ⅲ型超敏反应性疾病　　　　D. 属Ⅳ型超敏反应性疾病

E. 不属于超敏反应性疾病

10. 糖尿病人由于反复注射胰岛素，在注射局部出现红肿、出血、坏死等剧烈的炎症，应是（　　　）

A. 类风湿性关节炎　　　　　　　B. 类 Arthus 反应

C. 血清病　　　　　　　　　　　D. 免疫复合物型肾小球性肾炎

E. SLE

三、简答题

1. 简述抗体的生物学效应。

2. 简述Ⅰ型超敏反应的防治原则。

第五节　免疫学应用

【学习目标】

　　熟悉常用免疫学检测技术；了解人工自动免疫和人工被动免疫的区别；了解常用生物制品及免疫治疗。

　　免疫学理论和技术与临床医学实践紧密结合，这是现代免疫学发展的重要特征之一。免疫学在临床医学中的应用涉及免疫学预防、免疫学诊断、免疫学治疗等。

一、人工自动免疫和人工被动免疫的区别

　　根据诱导免疫应答机制的不同，可将人工免疫分为两类：①人工主动免疫（artificial active immunization），将疫苗和类毒素等抗原物质接种机体，诱导免疫系统产生特异性抗体和（或）致敏淋巴细胞，从而预防感染；②人工被动免疫（artificial passive immunization），给人体注射含特异性抗体的免疫血清或细胞因子等制剂，使宿主迅速获得特异性免疫力，以治疗或紧急预防感染。人工主动免疫和人工被动免疫的主要区别见表12-5。

表12-5　人工主动免疫与人工被动免疫的比较

主要区别	人工主动免疫	人工被动免疫
免疫物质	抗原	抗体或细胞因子等
免疫力产生时间	较慢，2至4周	快，立即
免疫力维持时间	较长，数月至数年	短，2～3周
主要用途	预防、治疗	治疗或紧急预防
常用制剂	疫苗、类毒素	抗毒素、胎盘球蛋白、丙种球蛋白、CK、McAb

二、常用生物制品及免疫治疗

（一）人工主动免疫常用的生物制品

　　1.类毒素　细菌外毒素经0.3%～0.4%甲醛处理后，使其失去毒性，保留其免疫原性，制成类毒素。常用的有白喉类毒素、破伤风类毒素。类毒素还可与死疫苗混合，制成联合疫苗（如白喉－百日咳－破伤风三联疫苗）。

2. 疫苗　用病原微生物制成的人工免疫制品称为疫苗。疫苗分为死疫苗（灭活疫苗）和减毒活疫苗两种，二者的主要区别见表 12-6。

表 12-6　死疫苗与活疫苗的区别

区别要点	死疫苗	活疫苗
制剂	杀死的病原体	活的、弱毒或无毒的病原体
接种剂量及次数	量大，2～3 次	量小，多为 1 次
副作用	大	小
免疫效果	较差，6 个月～2 年	较好，3～5 年
细胞免疫效应	不产生	产生
稳定性	稳定，易保存，有效期约 1 年	不稳定，难保存，4℃冰箱保存数周
常用疫苗	霍乱、伤寒、百日咳、钩端螺旋体病、斑疹伤寒、流行性脑膜炎、狂犬病、甲型肝炎、流感及乙型脑炎等疫苗	卡介苗（BCG）、鼠疫耶氏菌低毒株、腮腺炎、麻疹、脊髓灰质炎、风疹、水痘带状疱疹、甲型肝炎等疫苗

3. 新型疫苗

（1）亚单位疫苗：指弃除病原体中与诱导保护性免疫无关、甚至有害的组分，仅应用其有效的免疫原成分制备疫苗。此类疫苗不仅能提高免疫效果，还可减少接种疫苗后的不良反应。例如：用流感病毒血凝素和神经氨酸酶制备的流感疫苗；用乙肝表面抗原制备乙肝疫苗。

（2）合成肽疫苗：人工合成抗原多肽，将合成肽与载体结合制成的疫苗。优点是安全，可大量生产。如临床试验阶段的疟疾疫苗，研制中的肿瘤疫苗、HIV 疫苗及毒素疫苗等。

（二）人工被动免疫常用的生物制品

1. 抗毒素　抗毒素（antitoxin）或抗病毒抗体可用于中和毒素和病毒。例如：破伤风抗毒素用于治疗破伤风；抗 CD3、CD4、CD25 抗体用于防治急性移植排斥反应；抗 CD4抗体用于治疗自身免疫病；抗 CD20 抗体用于治疗淋巴瘤；抗 TNF 抗体用于治疗中毒性休克及某些自身免疫病；抗 HER-2 抗体用于治疗乳腺癌；抗 IgE 抗体用于治疗支气管哮喘和过敏性鼻炎。

2. 人免疫球蛋白　是从大量混合血浆或胎盘血中分离、制备的免疫球蛋白浓缩制剂。常用的制剂：①胎盘丙种球蛋白（placental γ-globulin），从健康产妇胎盘血液中提取，主要含 IgG；②人血浆丙种球蛋白（plasma γ-globulin），来自正常人血清，主要含 IgG和 IgM。

📚 **案例导入**

建筑工人，男，23岁，工作中不小心被锈钉子扎到左脚掌，临床上应该如何处理？

（三）免疫治疗

免疫治疗（immunotherapy）是借助物理、化学和生物学手段，人为增强或抑制机体免疫功能，以达到治疗疾病的目的。免疫治疗的适应证广泛且手段多样，根据其作用特点可分为两类：①特异性治疗，乃以抗原刺激机体，产生（或外源性给予）免疫效应物质，以清除特定靶细胞或靶分子；②非特异性治疗，可非特异性增强或抑制机体免疫功能，以达到治疗或辅助治疗的目的。此外，对某些确诊的免疫缺陷患者，可进行免疫重建或免疫替代疗法。

具有免疫调节作用的生物活性物质统称为生物反应调节剂（bioligical response modifier，BMR），其包括细胞因子、McAb及其交联物、基因工程抗体、过继免疫细胞和分子疫苗等。

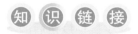

彻底消除宫颈癌不再是梦想

——关注子宫颈癌疫苗

资料显示，有70%的宫颈癌是由人乳头瘤病毒（HPV）引起的，每年全球因此死亡的女性近24万人。

最近由美国成功研制的HPV16和HPV18疫苗，可用来预防由该病毒引起的宫颈癌。这是人类首次真正尝试通过疫苗将一种癌症彻底消除。该疫苗主要用于9至26岁的女性，而且如果女性能在开始性生活前使用此疫苗效果更好。接种者需要在6个月时间内打完三针疫苗，此后人体内HPV抗体的水平将比平常高出数百倍，并在至少3年半的时间内持续保持这种高水平状态。

三、常用免疫学检测技术

抗原、抗体反应的主要类型有凝集反应、沉淀反应、免疫电泳和免疫标记技术等。免疫标记技术包括免疫酶技术、免疫荧光技术、同位素标记技术、免疫胶体金技术等，提高了抗原抗体反应的敏感性（ng/mL或pg/mL），将血清学反应推向一个全新的境界。其中最普遍应用的是酶联免疫吸附试验（ELISA）。

免疫学检测技术已从细胞水平深入到分子乃至基因水平，应用范围不断扩大，技术手段不断更新。日益显现其重要性的优势在于高度敏感性、特异性、准确性。

复习思考题

一、名词解释

1. 人工自动免疫　　2. 人工被动免疫

二、简答题

1. 列表比较人工自动免疫和人工被动免疫的区别。

2. 免疫预防常用的生物制品有哪些？

第四篇　病理学基础

第十三章
病理学基础

第一节　病理学概述

【学习目标】

　　掌握病理学基础常见名词（如病理变化、病理临床联系等）；熟悉病理学基础的主要研究方法；了解病理学基础在医学专业工作中的作用、地位。

　　病理学（pathology）是研究疾病发生发展规律、阐明疾病本质的一门医学基础学科。病理学的任务是研究疾病发生的原因、发病机制、病理变化和转归。疾病过程中患病机体的细胞、组织和器官出现的形态结构、功能代谢改变是病理学的主要研究内容，为疾病的诊断、治疗和预防提供理论基础和实践依据。

　　在病理学的理论体系中，着重研究患病机体的形态结构改变，称之为病理学或病理解剖学（pathologic anatomy）；着重研究患病机体的功能代谢改变，称之为病理生理学（physiopathology）。两者从不同的角度、采用不同方法研究疾病的本质，两者相辅相成、不可分割，应融为一体进行学习。随着时代的发展，不仅基础医学和临床医学的紧密结合在病理学研究和临床实践中显示出巨大的生命力，而且形态的研究与功能的研究相结合也已成为病理学学科发展的必由之路。这正适应了全方位、多学科、相互渗透、相互融合的医学发展新趋势。

一、病理学基础在医药学工作中的作用、地位

在医学教育中，病理学是联系基础医学与临床医学的桥梁学科，在医学体系中占有重要地位，是医学生成长为临床医生的必修课程。通过学习疾病的基本病变、相应的形态结构和功能代谢改变，联系疾病引起的临床表现，掌握疾病的发生发展规律，为今后的临床医学学习打下坚实的基础。要学好病理学，首先应以解剖学、组织胚胎学、生理学、生物化学、分子生物学、微生物学、寄生虫学、免疫学等课程为学习基础；同时，由于病理学能为临床医学提供学习疾病知识的必要理论，而临床医学又不断地向病理学提出新的研究课题，因此，病理学在医学教学体系中起着承上启下的作用。

在医疗实践中，病理学与临床各科有着十分密切的联系，这是因为病理学是诊断疾病最可靠的方法。虽然随着医学科学的发展，临床医学诊断疾病的手段日渐增多，如影像学诊断技术、内镜检查、实验室特殊检测等，这些技术在疾病的发现和诊断上都起到了重要的作用，但很多疾病的最后确诊，还得依赖于病理诊断。如细胞学检查及活体组织检查，在发现早期肿瘤、鉴别肿瘤良恶性等方面有重要的作用；病理诊断和尸体解剖在医疗纠纷和医疗事故鉴定中起着十分重要的举证作用。病理学的一些诊断技术（如免疫组织化学技术）已应用于治疗领域，如分子靶向治疗等。

在医学科学研究中，病理学研究是重要的不可替代的基础和平台。各种有关疾病的研究均需以正确的病理诊断为依据。现代病理学吸收了当今生命科学的最新研究方法和新技术，使病理学的观察从器官、组织、细胞水平，深入到亚细胞、分子水平，这不仅使病理学的研究更加深入，同时也使病理学的研究方法渗透到各基础学科、临床医学、预防医学和药理学等方面。临床医学中对于症状、体征的解释，新病种的发现和预防，新药物的研制和毒副作用的判断等都离不开病理学的基础和解释。

综上所述，病理学在医学教育、临床医疗和科学研究上都具有十分重要的作用，其不仅是一门理论性很强的学科，也是一门实践性很强的学科。只有理论和实践密切结合，才能促进病理学的不断发展，充分发挥其在医学科学领域中的作用。从更为广泛的意义来说，病理学是掌握现代医学与临床实践所必须具备的科学知识和研究方法。

二、病理学基础的主要研究方法

根据研究对象的不同，病理学的研究方法可分人体病理学和实验病理学，前者通过尸体解剖或从患者体内得到的材料为研究对象对疾病做出最后的诊断，后者则以疾病的动

物模型或在体外培养的细胞为研究对象进行医学研究。

（一）　人体病理学研究

1. 尸体解剖检查（autopsy）　简称尸检，即对病死者的遗体进行病理剖验，是病理学的基本研究方法之一。尸检不仅可以直接观察疾病的病理变化，从而明确疾病的诊断，查明死亡原因；帮助临床相关学科探讨、验证诊断和治疗是否正确和恰当，总结经验，以提高医疗服务质量，培养医学人才，并为医疗事故和医疗纠纷的正确解决提供证据；而且能够及时发现并确诊某些传染病、地方病、流行病及新发生的疾病，为防疫部门采取防治措施提供依据；此外，通过尸检还可积累疾病的人体病理材料，以供深入研究和教学所用。目前我国尸检还处于较低水平，亟待立法和大力宣传教育。

2. 活体组织检查（biopsy）　简称活检，即用局部切除、钳取、穿刺、搔刮等手术方法，从患者活体获取病变组织进行病理诊断。活检是目前研究和诊断疾病广为采用的方法，特别是对良恶性肿瘤的诊断有重要意义。活检能及时、准确地对疾病做出病理诊断，为指导治疗、估计预后提供依据。必要时在手术过程中做冰冻切片快速病理诊断，以确定病变性质，协助临床医生选择最佳的手术治疗方案。由于活检取下的材料新鲜，能基本保存病变组织的结构，能较好地反映病变特点，还可采用一些新的研究方法（如免疫组织化学、电子显微镜、细胞培养、液态活检等）对疾病进行更为深入的研究。

3. 细胞学检查（cytology）　是通过采集病变处脱落的细胞，涂片染色后进行病理诊断。细胞的来源可以是运用各种采集器在病变部位直接采集的脱落细胞（如宫颈刮片、食道拉网）；也可以是自然分泌物（如痰、前列腺液）、渗出液（如腹水）及排泄物（如尿液）中的细胞；也可用内镜或细针穿刺病变部位等方法采集细胞。细胞学检查多用于肿瘤的普查和诊断，此法因所需设备简单、操作方便、患者痛苦少、费用低而易被人们接受，但多数情况下要确定恶性肿瘤时则需进一步做活检证实。

（二）　实验病理学研究

1. 动物实验（animal experiment）　是在适宜的动物身上复制出某些人类疾病或病理过程的模型，以便进行病因学、发病机制、病理改变及疾病转归的研究。此外，利用动物实验还可以进行治疗方法、药物筛选和不良反应的观察。动物实验的优点是可以弥补人体病理学研究的局限和不足，但动物与人类之间存在着物种上的差异，因此，动物实验的结果仅具有参考价值而不能直接套用于人体。

2. 组织和细胞培养（tissue and cenculture）　将某种组织或细胞用适宜的培养基在体外培养，可研究在各种病因作用下细胞、组织病变的发生和发展。近年来通过体外培养建立了不少人体和动物肿瘤细胞系或细胞株，对研究肿瘤细胞的生物学特性和进行分子水平的研究起了重要的作用。这种方法的优点是周期短、见效快、节省开支、因素单纯、易于控制；缺点是孤立的体外环境毕竟与复杂的体内整体环境有很大不同，故不能将体外研究的结果与体内过程简单地等同看待。

三、病理学基础常见名词

1. 健康（health） 不仅是没有疾病和衰弱现象（infirmity），而且也是一种躯体上、精神上和社会适应上处于完好的一种状态（state of complete well-being）。长期以来，人们常常以为健康就意味着没有生病，只注重生物学意义上的身体健康。实际上，人是在社会中生活的，具有社会属性，一个躯体完好的人，如果心理状态不良或社会适应能力差，也应该认为是一种不健康的表现。

2. 疾病（disease） 是机体在一定病因和条件作用下，因机体稳态破坏而导致的异常生命活动，表现为组织和细胞功能代谢和形态结构的变化，并引起各种症状、体征和社会行为的异常。

3. 病理过程（pathological process） 是指存在于不同疾病中所共同的、具有内在联系的功能代谢和形态结构变化的整合过程。病理过程既可以局部表现为主，如炎症、血栓形成、梗死等；也可以全身表现为主，如发热、缺氧、休克等。一种疾病可以包含多种病理过程，如细菌性肺炎可发生炎症、发热、缺氧等病理过程；多种不同的疾病也可发生相同的病理过程，如细菌性痢疾和大叶性肺炎都是以大量纤维素渗出为特征的炎症性疾病。

4. 病理状态（pathological state） 是指发展极慢或相对稳定的局部形态变化，常为病理过程的后果，如创伤后形成的瘢痕、类风湿性关节炎所致的关节强直等。

5. 亚健康（sub-health） 是指介于健康与疾病之间的生理功能低下状态。这种状态可体现在躯体、心理及人际交往各方面，其临床有疲乏无力、精神不振、焦虑、烦躁、易怒、失眠，产生被抛弃和遗忘的孤独感，与社会成员关系不稳定等表现，但临床检查却没有明显的病理变化。亚健康状态群体很大，约占人群的75%，尤其中老年人是高发人群，应引起重视，并通过综合防治，争取从亚健康状态向健康状态发展，防止向疾病方向发展。

复习思考题

一、名词解释
1. 健康　2. 亚健康　3. 疾病　4. 病理过程
二、简答题
人体病理学的研究方法主要有哪些？

第二节 组织和细胞的损伤与修复

【学习目标】

掌握相关概念（适应、萎缩、肥大、再生、化生等）；熟悉组织和细胞损伤的常见形态表现（变性、坏死）的主要病理形态变化及其在专业工作中的应用；了解修复、再生的相关病理知识及其在医技工作中的应用；了解肉芽组织的病理变化和作用，能应用肉芽组织的病理知识于工作实践中；了解创伤愈合的类型、特点及其在医学工作中的应用；了解影响创伤愈合的因素及其在医学工作中的应用。

细胞是人体的基本结构单位。细胞的生命活动是在内、外环境的动态平衡中进行的。细胞和由其构成的组织、器官能够耐受内、外环境中各种有害因子的刺激而得以存活的过程称为适应（adaptation）。适应在形态上表现为萎缩、肥大、增生、化生。

一、相关概念

（一）萎缩

1. 概念　萎缩（atrophy）是指发育正常的实质细胞体积缩小导致组织或器官的体积缩小。萎缩的器官常伴有细胞数量的减少。当实质细胞萎缩时，常可继发间质结缔组织增生。萎缩与发育不全（hypoplasia）、未发育（aplasia）不同，后两者是指器官或组织未充分发育至正常大小，或处于根本未发育的状态。

2. 类型　萎缩可分为生理性萎缩和病理性萎缩两类。生理性萎缩是生命过程中的正常现象，指有些组织和器官在机体生长发育到一定阶段时逐渐出现的萎缩，如老年人的脑萎缩、更年期后的性器官萎缩等；病理性萎缩是在病理状态下发生的，依其发生范围可分为全身性和局部性两种。

（1）全身性萎缩：是由于机体摄入蛋白质等营养物质不足（如胃肠道疾病所致长期消化、吸收不良），或因疾病使营养物质消耗过多（如慢性消耗性疾病及晚期恶性肿瘤）而引起的全身萎缩。这种萎缩常先累及脂肪组织，其次为肌肉、脾脏、肺等器官，最后是心和脑。

（2）局部性萎缩：是由于某些局部因素影响而发生的局部组织和器官萎缩。常见的有：①动脉粥样硬化症引起肾、脑动脉供血不足而发生肾、脑的营养不良性萎缩；②肾盂积水、脑积水长期压迫肾、脑实质引起的压迫性萎缩；③骨折后肢体长期固定而不活动所致的肌肉、骨的废用性萎缩；④脑、脊髓中枢神经损伤引起所支配器官组织的神经性萎缩；⑤由于内分泌功能低下、组织器官缺乏正常刺激而引起的内分泌性萎缩，如患西蒙病（Simmond disease）时，由于垂体功能低下，可引起淋巴器官如甲状腺、肾上腺及性腺等萎缩。

3. 病理变化

（1）肉眼观：萎缩的器官或组织体积缩小、重量减轻、颜色加深或黑褐色。当萎缩伴有间质结缔组织增生时，质地变硬。萎缩器官的包膜可因结缔组织增生而稍增厚。心肌萎缩时体积变小、重量减轻，其表面冠状动脉因心脏缩小而弯曲呈蛇行状（图13-1）。

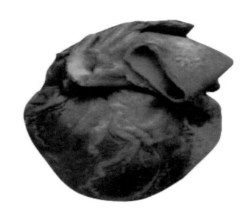

图 13-1　心肌萎缩

（2）镜下观：萎缩器官的实质细胞体积缩小或伴有细胞数目减少，可见间质结缔组织增生。萎缩细胞胞质浓缩，胞质中见褐色颗粒，称脂褐素（1ipofuscin），在心肌细胞及肝细胞内多见，常位于胞核的两端或周围。当这种脂褐素明显增多时，器官可呈棕褐色，故有"褐色萎缩"之称。

（二）肥大

由于实质细胞体积增大引起组织和器官的体积增大称为肥大（hypertrophy），有时肥大也可伴有细胞数量的增多。肥大可发生于生理状态下和病理状态下。按其诱发原因，又分为代偿性肥大和内分泌性肥大。如妊娠期子宫和哺乳期乳腺发生生理性肥大，属于由激素引发的肥大，称为内分泌性肥大（endocrine hypertrophy）。骨骼肌和心肌是不具分裂能力的永久性细胞，只能发生代偿性肥大以适应其工作负荷的增加，如生理状态下，运动员的骨骼肌肥大；病理状态下，高血压病人左心室排血阻力增加所致的左心室心肌肥大。

细胞的肥大导致由其组成的组织和器官体积增大、重量增加和功能增强，通常具有功能代偿意义，多属于代偿性肥大（compensatory hypertrophy）；当代偿而肥大的器官超过其代偿限度时便会失代偿（decompensation），例如高血压病时肥大心肌的失代偿引发左心衰竭。

（三）增生

器官或组织的实质细胞数目增多称为增生（hyperplasia）。细胞增生可致组织、器官的体积增大。增生常与激素和生长因子的作用有关，并随相关引发因素的去除而停止，这种适应性增生显然不同于肿瘤性增生。但是过度增生的细胞有可能演变为肿瘤性增生。

增生可分生理性和病理性两种：如女性青春期乳腺增生属生理性增生；雌激素水平过高所致的子宫内膜和乳腺增生则属病理性增生。

增生与肥大虽然是两种不同的病理过程，但其原因往往类同，是发生增生还是肥大与组织本身的增殖特性（如不稳定细胞、稳定细胞、永久性细胞）有关。对于增殖能力强的细胞（如不稳定细胞和稳定细胞），当环境要求其功能活动增强时则以细胞的数量增多为主，同时也可伴有细胞体积增大；而永久性细胞主要是细胞体积增大而非细胞数量增多。

（四）化生

一种分化成熟的细胞类型因受刺激因素的作用转化为另一种分化成熟细胞类型的过程称为化生（metaplasia）。化生并非由一种成熟的细胞直接转变成另一种成熟细胞，而可能与干细胞（如上皮组织的贮备细胞、间叶组织的原始间叶细胞）调控分化的基因重新编程（reprogramming）有关，属于细胞的转向分化（transdifferentiation）。这种分化上的转向通常只发生于同源性细胞之间，即上皮细胞之间或间叶细胞之间。化生有多种类型，最常见的是柱状上皮（如子宫颈和支气管黏膜上皮）、移行上皮等化生为鳞状上皮，称为鳞状上皮化生（图 13-2）；慢性萎缩性胃炎时胃黏膜腺上皮可发生肠上皮化生；在间叶组织中，纤维组织可化生为软骨组织或骨组织。化生的生物学意义利害兼有，以呼吸道黏膜纤毛柱状上皮的鳞状上皮化生为例，化生的鳞状上皮虽然在一定程度上强化了局部抵抗环境因子刺激的能力，属于适应性变化，但是却减弱了黏膜的自净机制，丧失了原有正常组织的功能。此外，化生如果发生异常增生，可发生恶变，例如支气管黏膜鳞状上皮化生可发生鳞状细胞癌，胃黏膜肠上皮化生可发生肠型腺癌等。

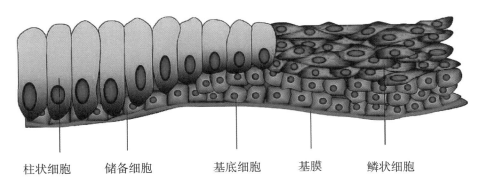

柱状细胞　　　储备细胞　　　　基底细胞　　　基膜　　　鳞状细胞

图 13-2　鳞状上皮化生

二、组织和细胞损伤的常见形态表现及其在医药学工作中的应用

引起细胞损伤的原因很多，可以归纳为缺氧、理化因素、药物因素、生物因素、营养失衡、免疫反应、内分泌因素、遗传变异、衰老、社会－心理－精神因素和医源性因素等。其中不良的社会－心理－精神刺激是现代社会中日益受到重视的致病因素，这种由于心理、情感障碍引发细胞损伤所形成的器质性疾病称为心身疾病。例如心理、精神障碍是原发性高血压、消化性溃疡、冠心病和植物神经功能紊乱等的一个重要发病因素，甚至可成为恶性肿瘤发生的潜在因素。在对患者原有疾病进行诊断、治疗时，由于诊治过程本身继发的伤害属于医源性疾病。

机体细胞受到损伤后，首先呈现代谢性变化，继而出现组织化学和超微结构变化，然后再出现光镜下和肉眼可见的病理形态学变化。较轻的损伤大多是可逆的，消除病因后可恢复正常，称为可逆性损伤，通常称为变性，或细胞内（外）物质积聚。严重的细胞损伤是不可逆的，直接或最终导致细胞死亡。

（一）细胞可逆性损伤

细胞损伤后因物质代谢障碍所致细胞质或间质内出现异常物质或正常物质的异常蓄积，称为变性（degeneration）。变性一般是可逆的，属可逆性损伤。

1. 细胞水肿（ceuular swelling） 是指细胞质内水分增多而致细胞体积增大，是细胞损伤中最早出现的改变，好发于肝、心、肾等脏器的实质细胞。细胞水肿的主要原因是缺氧、感染和中毒。

（1）发生机制：缺氧时线粒体受损伤，使 ATP 生成减少，细胞膜 Na^+-K^+ 泵功能障碍，导致胞质内的钠离子、水增多。

（2）病理变化：①肉眼观：病变器官体积增大、包膜紧张、切面隆起、边缘外翻、颜色苍白而浑浊，曾称为浑浊肿胀，又称为水变性；②光镜下：细胞弥漫性肿胀，轻度水肿时细胞质可见细小红染颗粒，称为颗粒样变（granular degeneration）；重度水肿时细胞质淡染、清亮，称为气球样变（ballooning degeneration）（图 13-3），如病毒性肝炎时所见的肝细胞水肿，也称胞质疏松化；③电镜下：细胞质内的线粒体、内质网等肿胀，呈囊泡状。

去除病因后水肿的细胞可恢复正常。若病因持续存在，严重水肿可致细胞死亡。

2. 脂肪变（fatty degeneration） 是指非脂肪细胞胞质内出现明显脂肪滴。脂肪滴的主要成分是中性脂肪，也可有磷脂及胆固醇等。多发生于肝、肾、心等实质器官。

（1）病理变化：①肉眼观：轻度脂肪变性肝脏可无明显改变，中、重度肝脂肪变性肝脏体积变大，边缘钝。色淡黄、质软、比重轻、切面有油腻感称为脂肪肝（图 13-4）。②镜下观：肝细胞体积增大，胞质内可见许多大小不一的圆形空泡。由于脂肪滴的挤压作用

将核挤到细胞一边，酷似脂肪细胞（图 13-5）。

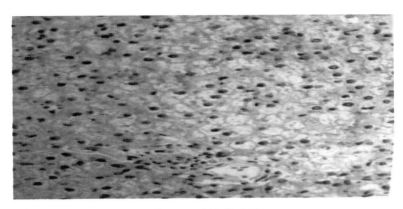

图 13-3　肝细胞水肿

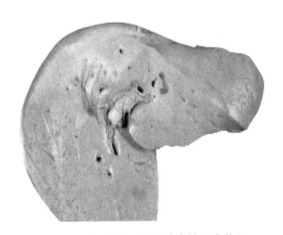

图 13-4　肝脂肪变性（大体）

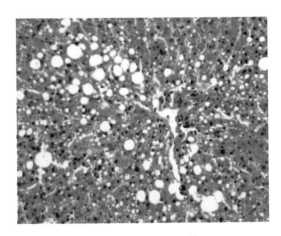

图 13-5　肝脂肪变性（镜下）

　　脂肪变性在肝小叶内的分布与病因有一定的关系。例如：慢性肝淤血时肝小叶中央区缺氧严重，脂肪变性首先发生于该区；磷中毒时肝细胞脂肪变性首先发生在肝小叶周边部。这可能是此区肝细胞对磷中毒更为敏感的缘故。严重的中毒和传染病时脂肪变性常累及全身肝细胞。

　　（2）临床意义：轻度脂肪变性原因消除后细胞可恢复正常。当细胞严重脂肪变性则功能降低甚至发生坏死。例如严重的肝细胞脂肪变性引起黄疸和肝功能障碍，继续发展可引起肝硬化；严重的心肌细胞脂肪变性引起心肌收缩力减弱甚至心力衰竭。

　　3. 玻璃样变性（hyaline degeneration）　又称透明变性，泛指细胞内、外出现嗜伊红染色、均匀半透明、无结构的玻璃样物质。常见玻璃样变性有 3 种。

（1）血管壁玻璃样变性：最常见于高血压患者的肾、脑、脾及视网膜等处的细动脉。细动脉痉挛导致内膜缺血受损，通透性增高，血浆蛋白渗入内膜下，在内皮细胞下凝固成红染、均质的玻璃样物质。此时管壁增厚、变硬，管腔狭窄甚至闭塞，故称细动脉硬化（图 13-6）。

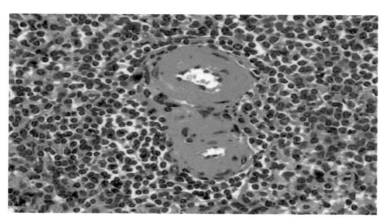

图 13-6　血管玻璃样变性

（2）结缔组织玻璃样变性：常见于纤维瘢痕组织、纤维化的肾小球及动脉粥样硬化的纤维斑块等处。

1）肉眼观：病变组织呈灰白半透明，质地致密坚韧，弹性消失。

2）镜下观：结缔组织中的纤维细胞和血管均减少，胶原纤维变粗，彼此融合形成均质红染的梁状或片状，失去纤维性结构。

（3）细胞内玻璃样变性：各种原因引起细胞内异常的蛋白质蓄积，形成均质、红染的圆形物质。常见于肾小球肾炎或其他疾病而伴有明显蛋白尿时，此时肾近曲小管上皮细胞质内可出现许多大小不等的圆形红染小滴，这是血浆蛋白经肾小球滤出而又被肾小管上皮细胞吞饮并在胞质内融合成玻璃样小滴的结果。

（4）黏液样变（mucoid degeneration）：是指细胞间质内出现黏多糖和蛋白质的蓄积。常见于间叶组织肿瘤、风湿病、动脉粥样硬化和营养不良时的骨髓和脂肪组织等。光镜下见在疏松间质中，有多突起的星芒状纤维细胞散在于灰蓝色黏液样基质中。甲状腺功能低下时，可能是由于甲状腺素减少所致的透明质酸酶活性减弱，使含有透明质酸的黏液样物质及水分蓄积于皮肤及皮下的间质中，形成黏液性水肿。

（5）病理性钙化（pathologic calcification）：在骨和牙齿以外的组织内有固体性钙盐的沉积称为病理性钙化。沉积的钙盐主要是磷酸钙和碳酸钙。肉眼观为灰白色颗粒状或团块状坚硬质块，触之有砂粒感或硬石感。光镜下，在 HE 染色时，钙盐呈蓝色颗粒状、片块状。病理性钙化有两种类型。

1）营养不良性钙化（dystrophic calcification）体内钙磷代谢正常情况下，发生于局部变性、坏死组织或其他异物（例如血栓、死亡的寄生虫卵）内的钙盐沉积。

2）转移性钙化（metastatic calcification）：由于钙磷代谢障碍（高血钙和高血磷）所致正常肾小管、肺泡壁、胃黏膜等处的异常钙盐沉积，可影响细胞、组织的功能。常见于甲状旁腺功能亢进、骨肿瘤破坏骨组织、维生素 D 摄入过多等。

（二）细胞不可逆性损伤

细胞遭受严重损伤时，发生代谢停止、结构破坏和功能丧失等不可逆性变化，称为细胞死亡。细胞死亡包括坏死和凋亡两种类型。

1. 坏死（necrosis） 指活体内局部组织、细胞的死亡。死亡细胞的质膜（细胞膜、细胞器膜等）崩解、结构自溶并引起周围组织的急性炎症反应。炎症时渗出的中性粒细胞释放溶酶体酶，可促进坏死的发生和溶解。

（1）基本病理变化：细胞死亡几小时后光镜下才可见坏死细胞发生自溶性变化。细胞核的变化是坏死的标志性改变，表现为：①核固缩（pyknosis），细胞核缩小、凝聚，呈深蓝色，提示 DNA 停止转录；②核碎裂（karyo，rrhexis），核膜溶解，染色质崩解成碎屑，散在于胞质中；③核溶解（karyolysis），染色质中的 DNA 和核蛋白被 DNA 酶和蛋白酶分解，核淡染，仅见核的轮廓。

此外胞质红染，胞膜破裂坏死，细胞进而解体、消失；间质内胶原纤维肿胀、崩解、液化，基质解聚；最后坏死的细胞和崩解的间质融合成一片模糊的无结构的颗粒状红染物质。

由于坏死细胞膜通透性增加，胞质中的一些酶可释放至血液中，且酶的改变要比细胞坏死的形态改变出现早，临床上可借以作为诊断某些部位细胞坏死性疾病的参考指标。例如心肌梗死时的血液肌酸磷酸激酶、乳酸脱氢酶、谷草转氨酶升高；肝细胞坏死时的血液谷草转氨酶、谷丙转氨酶升高；胰腺坏死时的血液淀粉酶升高等。

临床上将失去生活能力的组织称为失活组织（devitalized tissue），治疗时应将其清除。一般情况下，失活组织颜色苍白、混浊，失去弹性，刺激后回缩不良；无血管搏动，切割时无新鲜的血液流出；失去正常的感觉和运动功能等。

（2）坏死的类型：根据坏死的形态表现可分为以下几个类型。

1）凝固性坏死（coagulative necrosis）：坏死细胞的蛋白质凝固为灰白、灰黄色，干燥、质脆，还保持细胞轮廓残影，与健康组织分界明显，多见于心、肝、脾、肾等器官的缺血性改变（图 13-7）。干酪样坏死是凝固性坏死的一种特殊类型是结核病的特征性病变。肉眼观：坏死组织呈淡黄色，形似奶酪故得名。镜下观：组织的原有结构消失，只见一片红染无结构的颗粒状物质。

2）液化性坏死（liquefaction necrosis）：坏死迅速发生分解，液化成混浊液体状，常发生于脑组织的坏死，因其含水分和磷脂多而蛋白成分少，坏死后不易凝固，易被蛋白溶解液化，形成半流体状物称脑软化（encephalomalacia 图 13-8）。化脓菌感染时，由于大量中性粒细胞的渗出释放水解酶使坏死组织溶解形成脓液，亦属液化性坏死。

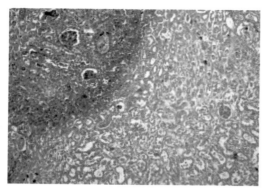

图 13-7　肾凝固性坏死

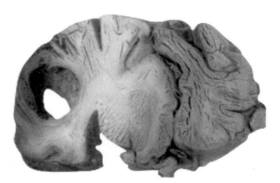

图 13-8　脑液化性坏死

3）坏疽（gangrene）：指继发腐败菌感染的较大范围组织坏死，坏死组织呈黑褐色。坏疽常发生在肢体或与外界相通的内脏。坏死组织被腐败菌分解后产生硫化氢，后者可与血红蛋白分解的铁结合成硫化铁而呈黑色。坏疽分为干性、湿性、气性三种。

①干性坏疽（dry gangrene）：多发生于四肢末端特别是下肢。动脉粥样硬化、血栓闭塞性脉管炎和冻伤等疾病时动脉阻塞肢体远端可发生缺血性坏死。由于静脉回流仍通畅，加上体表水分蒸发，坏死的肢体干燥且呈黑色，与周围正常组织之间有明显的分界线。由于坏死组织干燥不利于腐败菌生长，因此腐败菌感染较轻。

②湿性坏疽（wet gangrene）：多发生于与体表相通的内脏如肺、肠和子宫等。由于坏死组织水分多，故腐败菌感染严重，局部明显肿胀呈污黑色或暗绿色，与健康组织无明显分界线。腐败菌分解蛋白质产生吲哚、粪臭素等，故有恶臭。由于坏死组织腐败分解所产生的大量毒性物质被机体吸收可造成毒血症威胁生命。常见的湿性坏疽有坏疽性阑尾炎、坏疽性胆囊炎、肺坏疽及产后坏疽性子宫内膜炎等。

③气性坏疽（gas gangrene）：是一种特殊类型的湿性坏疽，常继发于深部肌肉的开放性创伤（特别是战伤）合并产气夹膜杆菌等感染时，细菌分解坏死组织并产生大量气体，使坏死组织呈蜂窝状。病变部位严重肿胀，棕黑色，有奇臭，按之有捻发音。因坏死组织分解产物和毒素大量吸收，气性坏疽和湿性坏疽常伴有全身中毒症状。

④纤维素样坏死（fibrinoid necrosis）：是结缔组织和小血管壁的坏死形式，发生于超敏反应性结缔组织病（风湿病、类风湿关节炎、系统性红斑狼疮、结节性多动脉炎等）和急进性高血压病。光镜下，坏死组织呈细丝、颗粒状无结构的红染物质，形似纤维素（纤

维蛋白）而得名。纤维素样坏死物质可能是肿胀、崩解的胶原纤维或沉积于结缔组织中的免疫球蛋白，也可能是血液中渗出的纤维蛋白原转变成的纤维素。

（3）坏死的结局

1）溶解吸收：由于坏死组织本身及坏死灶周围中性粒细胞释放的各种水解酶的作用，可使坏死组织溶解液化，然后由淋巴管或血管吸收。不能吸收的碎片，则由吞噬细胞吞噬、清除。小的坏死灶溶解吸收后，常通过修复使功能和形态恢复；大的坏死灶溶解后不易完全吸收，可形成囊腔（cyst）。

2）分离排出：位于体表和与外界相通脏器的较大坏死灶不易完全溶解吸收，其周围可发生炎症反应，渗出的中性粒细胞释放水解酶，可加速坏死灶边缘组织的溶解，使坏死灶与健康组织分离、脱落，形成缺损。皮肤或黏膜的坏死组织脱落形成的缺损，称为溃疡（ulcer）。肾、肺等器官的坏死组织液化后可经自然管道（输尿管、气管）排出，所留下的空腔称为空洞（cavity）。

3）机化（organization）：坏死组织不能完全溶解吸收或分离排出时，则由肉芽组织长入而代替坏死组织。这种由肉芽组织代替坏死组织（或异物等）的过程，称为机化，最后可形成瘢痕组织。

4）包裹、钙化：如果坏死灶较大或坏死物难以溶解吸收，或不能完全机化则常由周围的肉芽组织加以包裹（encapsulation）继而转变为纤维组织，其中的坏死物质有时可继发营养不良性钙化。

（4）坏死的后果：坏死对机体的影响与下列因素有关：①坏死细胞的生理重要性，例如心肌、脑组织的坏死后果严重；②坏死细胞的数量，例如肝细胞的广泛性坏死后果严重；③坏死细胞所在器官的再生能力，例如肝细胞易于再生如果不是广泛性坏死，坏死后容易再生修复；④发生坏死器官的贮备代偿能力，例如肾、肺为成对器官贮备能力强，即使发生较大的坏死也不会明显影响其功能；⑤坏死组织的继发变化，继发感染、穿孔、出血则会引起严重后果，如肠梗死后继发肠穿孔。

2. 凋亡（apoptosis）　是指发生于活体内单个或小团细胞的死亡。死亡细胞的质膜不破裂，不引发死亡细胞的溶解，也不引起炎症反应。凋亡的发生与基因调节有关。有人称之为程序性细胞死亡。镜下可见凋亡的细胞形成许多凋亡小体。例如病毒性肝炎中所见的嗜酸性小体即为肝细胞凋亡。细胞凋亡普遍存在于生物界，即可发生于生理状态下也可发生于病理状态下，对维持机体正常生理功能和自身稳定十分重要。

三、修复、再生

组织缺损后由邻近健康组织的细胞分裂、增生进行修补恢复的过程称为修复（repair）。修复过程可概括为两种不同的形式：①由损伤周围的同种细胞来修复，并完全恢复原组织的结构及功能，称为完全修复；②由纤维结缔组织来修复取代，称为纤维性修复，纤维结缔组织进而形成瘢痕，故也称瘢痕修复。在多数情况下，由于有多种组织发生损伤，故上述两种修复过程常同时存在。

（一）再生

在损伤修复过程中，参与修复的细胞在局部分裂增殖的现象，称为再生（regeneration）。再生可分为生理性及病理性两种。生理性再生是指在正常情况下，有些细胞、组织不断老化、消耗，由同种细胞新生补充，以保持原有的结构和功能，是为完全再生，如表皮的表层角化细胞经常脱落，而表皮的基底细胞不断地增生、分化，予以补充；消化道黏膜上皮 1 ~ 2d 更新一次；子宫内膜周期性脱落，由基底部细胞增生加以恢复。病理性再生指病理状态下细胞、组织缺损后发生的再生，以其损伤的细胞类型和损伤程度不同可发生完全再生或不完全再生，后者形成瘢痕修复。

1. 组织细胞的再生能力　机体各组织、细胞的再生能力不一。按再生能力的强弱，人体细胞可分为三类。

（1）不稳定细胞（labnecens）：再生能力相当强。这类细胞总在不断地增殖，以代替衰亡或被破坏的细胞，如表皮细胞、黏膜上皮、淋巴及造血组织、间皮细胞等。

（2）稳定细胞（stable cens）：指在生理情况下，细胞增殖现象不明显，只有在遭受损伤或某种刺激时才表现出较强的再生能力。这类细胞包括各种腺体或腺样器官的实质细胞，如肝、胰、涎腺、内分泌腺、汗腺、皮脂腺和肾小管上皮等；还包括成纤维细胞、内皮细胞和原始的间叶细胞等，其中原始的间叶细胞，不仅有较强的再生能力，而且还有很强的分化能力，例如骨折愈合时原始间叶细胞增生并向软骨母细胞及骨母细胞分化。此外平滑肌细胞虽然也属于稳定细胞但一般情况下再生能力很弱。

（3）永久性细胞（permanentcens）：属于这类细胞的有神经细胞、骨骼肌细胞及心肌细胞。中枢神经细胞及周围神经的神经节细胞均缺乏再生能力，一旦遭受破坏则成为永久性缺失。但受损的神经纤维在神经细胞存活的前提下有活跃的再生能力。骨骼肌及心肌细胞损伤后虽然有微弱的再生能力，但缺损基本上由瘢痕修复。

2. 各种组织的再生过程

（1）上皮组织的再生

1）被覆上皮再生：鳞状上皮缺损时由创缘或底部的基底层细胞分裂、增生，向缺损中心迁移，先形成单层上皮，然后增生、分化为鳞状上皮。黏膜（如胃肠黏膜）上皮缺损后同样也由邻近的细胞分裂、增生来修补。

2）腺上皮再生：腺上皮再生能力较强，如果腺上皮缺损而腺体的基膜未被破坏可由残存细胞分裂、增生而完全恢复原来的腺体结构；如果腺体结构（包括基膜）被完全破坏则难以再生恢复。

（2）纤维组织的再生：在损伤的刺激下，受损处的成纤维细胞可进行分裂、增生。成纤维细胞可由静止的纤维细胞转变而来，或由原始间叶细胞分化而来。成纤维细胞胞体大，两端常有突起，呈星状，胞质略呈嗜碱性，细胞核体积大，染色淡，有 1 ～ 2 个核仁。电镜下胞质内有丰富的粗面内质网及核蛋白体说明其合成蛋白质的功能很活跃。当成纤维细胞停止分裂后开始合成并分泌前胶原蛋白在细胞周围形成胶原纤维，同时细胞则逐渐成熟，胞质越来越少核越来越深染，成为长梭形的纤维细胞。

（3）血管的再生

1）毛细血管的再生：是以出芽（budding）方式来完成的，又称为血管形成（angiogenesis）。首先在蛋白分解酶作用下基膜被分解，该处内皮细胞分裂、增生形成突起的幼芽随着内皮细胞向前移动增生而形成实性细胞条索，数小时后可被血流冲击出现管腔，形成新生的毛细血管，进而彼此吻合构成毛细血管网（图 13-9）。增生的内皮细胞分化成熟时分泌 Ⅳ 型胶原、层粘连蛋白和纤维粘连蛋白形成基膜的基板；周边的成纤维细胞分泌 Ⅲ 型胶原及基质组成基膜的网板，成纤维细胞则成为血管外膜细胞。新生的毛细血管基膜不完整，内皮细胞间空隙较大，故通透性较高。为适应功能的需要有些毛细血管不断改建为小动脉、小静脉，其管壁的平滑肌可能由血管外原始间叶细胞分化而来。

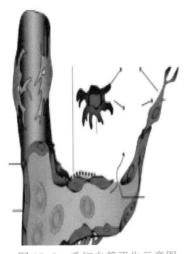

图 13-9　毛细血管再生示意图

2）大血管的修复：大血管断离后需手术吻合，吻合处两侧内皮细胞分裂增生互相连接恢复原来内膜结构。但离断的肌层不易完全再生而由纤维性修复进而形成瘢痕以维持其完整性。

（4）神经纤维的再生：外周神经受损时如果与其相连的神经细胞仍然存活则可进行再生修复。首先断裂处远侧端全部和近侧端一部分的神经纤维髓鞘及轴突崩解，巨噬细胞增生吞噬清除这些崩解产物。其相应的神经细胞出现尼氏体溶解游离核蛋白体增多，蛋白合成增强，以利于近端残留的轴突向远端增生。近端轴突以每天约 1mm 的速度逐渐向远端生长，穿过神经髓鞘细胞带最后到达末梢细胞，髓鞘细胞产生髓磷脂将轴索包绕形成髓鞘（图 13-10）。此再生过程常需数月以上才能完成。若断离的两端相隔太远，或有瘢痕或其他组织阻隔，或因截肢失去远端，再生轴突均不能到达远端而与增生的纤维组织混杂在一起卷曲成团，称为创伤性神经瘤，常引起顽固性疼痛。

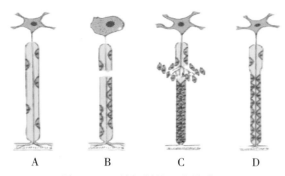

图 13-10 神经纤维再生模式图

（二）肉芽组织

肉芽组织 （granulation tissue）是指由新生的毛细血管及成纤维细胞构成的幼稚结缔组织，并伴有炎性细胞浸润。肉眼观为鲜红色，颗粒状，柔软湿润，形似鲜嫩的肉芽而得名。

1. 肉芽组织的结构

（1）肉眼观：呈鲜红色，颗粒状，柔软湿润，触之易出血而无痛觉。

（2）镜下观：可见大量由内皮细胞增生形成的实性细胞索及扩张的毛细血管对着创面垂直生长，并以小动脉为轴心在周围形成弯曲的毛细血管网；成纤维细胞散在分布于毛细血管之间，多少不等的炎细胞浸润于肉芽组织中，炎细胞中常以巨噬细胞为主，也有中性粒细胞及淋巴细胞等（图 13-11）。肉芽组织中常含渗出液，早期无神经纤维故无痛觉。

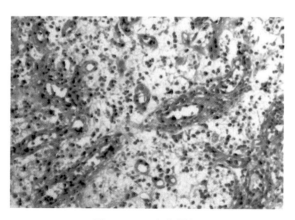

图 13-11 肉芽组织

2. 肉芽组织的作用及结局

（1）肉芽组织在组织修复过程中的重要作用：①抗感染保护创面；②填补创口及其他组织缺损；③机化或包裹坏死组织、血栓、炎性渗出物及其他异物。

（2）结局：肉芽组织在组织损伤后 2～3d 内即可出现，自下向上（如体表创口）或从周围向中心（如组织内坏死）生长、推进，填补创口或机化异物。随着时间的推移（约1周）肉芽组织按其生长的先后顺序逐渐成熟，表现为间质的水分逐渐吸收减少；炎性细胞减少并逐渐消失；部分毛细血管管腔闭塞、数目减少；成纤维细胞产生越来越多的胶原纤维最后变为重纤维细胞，此即肉芽组织成熟为纤维结缔组织并逐渐老化为瘢痕组织。

3. 瘢痕组织

（1）瘢痕组织结构：瘢痕（scar）指肉芽组织成熟、老化形成的纤维结缔组织。肉眼观：颜色苍白或灰白，半透明，质硬韧，缺乏弹性并呈收缩状态。光镜下：由大量平行或交叉分布的胶原纤维束组成，常呈均质红染的玻璃样变；纤维细胞稀少，核细长而深染；毛细血管少。

（2）瘢痕组织对机体的影响：①由于瘢痕组织含大量胶原纤维比肉芽组织的抗拉力强，可使损伤后修复的组织器官保持其坚固性。②瘢痕组织收缩和粘连可影响器官的功能，如发生于关节附近时常引起关节挛缩或活动受限，胃溃疡瘢痕可引起幽门狭窄或梗阻。③器官内广泛纤维化及玻璃样变性可导致器官硬化。④瘢痕组织增生过度形成肥大性瘢痕可突出于皮肤表面称为瘢痕疙瘩（keloid），临床常称为"蟹足肿"。

四、创伤愈合的类型、特点

创伤愈合（wound healing）是指机体遭受外力作用使组织出现缺损后的修复过程，包括各种组织再生和肉芽组织增生、瘢痕形成的各种过程。

（一）皮肤创伤愈合

1. 创伤愈合的基本过程　以皮肤伤口为例，叙述创伤愈合的基本过程。

（1）伤口早期的炎症渗出：在伤口局部有不同程度的组织坏死和血管断裂出血；数小时内便出现炎症反应，表现为充血、浆液渗出及白细胞游出，故局部红肿；早期炎性细胞浸润以中性粒细胞为主，3d 后则以巨噬细胞为主。伤口中的血液和渗出液中的纤维蛋白原很快凝固形成纤维素凝块，凝块表面可干燥形成痂皮。

（2）伤口收缩：2 ～ 3d 后边缘的皮肤及皮下组织向中心移动，伤口迅速缩小，直至14d 左右停止。伤口收缩是由伤口边缘新生的肌成纤维细胞的牵拉作用引起的，与胶原无关。伤口收缩的意义在于缩小创面。

（3）肉芽组织增生和瘢痕形成：大约从第 3d 开始，伤口底部及边缘长出肉芽组织并逐渐填平伤口。肉芽组织中没有神经故无感觉。从 5 ～ 6d 起成纤维细胞产生胶原纤维，随着胶原纤维的增多而形成瘢痕；大约在伤后 1 个月瘢痕完全形成，其胶原纤维可能由于局部张力的作用而最终与皮肤表面平行。

（4）表皮及其他组织再生：创伤发生 24h 内，伤口边缘的基底细胞开始增生并向伤口中心迁移形成单层上皮覆盖在创口的表面；当这些细胞彼此相遇时则停止迁移，但可继续增生、分化成为鳞状上皮。健康的肉芽组织对表皮再生十分重要，可提供上皮再生所需的营养及生长因子。如果肉芽组织长时间不能将伤口填平则上皮再生将延缓；相反由于异物及感染等刺激而过度生长的肉芽组织常高出于皮肤表面也会阻止表皮再生，因此临床上常需将其切除；若伤口过大（一般认为直径超过 2cm 时）则再生表皮很难将伤口完全覆盖往往需要植皮。

皮肤附属器（毛囊、汗腺及皮脂腺）如遭完全破坏则不能完全再生而出现瘢痕修复。肌腱断裂后初期也是瘢痕修复，但随着功能锻炼胶原纤维可不断改建并按原肌腱纤维的方向排列，达到完全再生。

2. 创伤愈合的类型　根据损伤程度及有无感染，创伤愈合可分为两种类型。

（1）一期愈合（healing by first intention）：见于组织缺损少、创缘整齐、无感染、经黏合或缝合后创面对合严密的手术伤口。这种伤口只有少量的血凝块，炎症反应轻微，表皮再生在 24 ～ 48h 内便可将伤口覆盖。肉芽组织在第 3d 就可从伤口边缘长出并很快将伤口填满。5 ～ 7d 伤口两侧出现胶原纤维连接，此时切口达临床愈合标准，可以拆线。然而肉芽组织中的毛细血管及成纤维细胞仍继续增生胶原纤维不断积聚，切口瘢痕呈鲜红色，甚至可略高出皮肤表面；随着水肿消退，炎细胞和血管数量减少第 2 周末瘢痕开始"变白"，其过程需数月最终形成一条白色线状瘢痕（图 13-12）。一般而言，1 个月后覆盖切口的表皮结构已基本正常，抗拉力强度则需 3 个月才能达到顶峰。

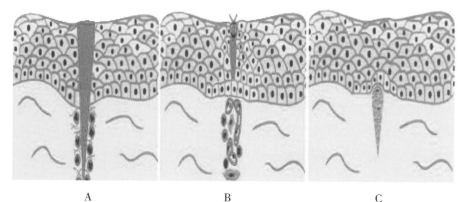

A　　　　　　　　　　B　　　　　　　　　　C
A. 创缘整齐，组织破坏少　B. 经缝合，创缘对合，炎症反应轻
C. 表皮再生，少量肉芽组织从边缘长入；愈合后少量瘢痕形成

图 13-12　一期愈合模式图

（2）二期愈合（healing by second intention）：见于组织缺损较大、创缘不整、哆开、无法整齐对合或伴有感染的伤口。二期愈合与一期愈合有以下不同：①由于坏死组织多或由于感染引起局部组织变性、坏死，炎症反应明显。这种伤口只有等到感染被控制，坏死组织被消除修复才能开始。②伤口大，伤口收缩明显，伤口底部及边缘长出多量的肉芽组

织才能将伤口填平。③愈合的时间较长，形成的瘢痕也大（图 13-13）。

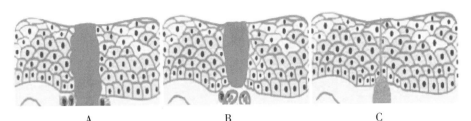

A. 创口大，创缘不整，组织破坏多　B. 伤口收缩，炎症反应重
C. 肉芽组织从伤口底部及边缘将伤口填平，然后表皮再生；愈合后形成瘢痕大

图 13-13　二期愈合模式图

（二）骨折愈合

　　骨的再生能力很强，骨折愈合的基础是骨内膜或骨外膜细胞的再生。骨折愈合的好坏、所需时间的长短与骨折的部位、性质、错位的程度、年龄以及引起骨折的原因等因素有关。骨折（bone fracture）通常可分为外伤性骨折和病理性骨折两大类。一般而言，经过良好复位后的单纯性外伤性骨折，几个月内便可完全愈合，恢复正常结构和功能。骨折愈合过程如下。

　　1. 血肿形成　　骨组织和骨髓都有丰富的血管，骨折时两端及其周围伴有大量出血，形成血肿，数小时后血肿发生凝固；与此同时常出现轻度的炎症反应。骨折早期常可见到骨髓组织的坏死，骨皮质亦可发生坏死。如果坏死灶较小，可被破骨细胞吸收；如果坏死灶较大，可形成游离的死骨片。

　　2. 纤维性骨痂形成　　骨折后的 2 ～ 3d，血肿开始由增生的毛细血管及成纤维细胞长入而被机化，继而发生纤维化，形成纤维性骨痂，或称暂时性骨痂。肉眼观及 X 线检查见骨折局部呈梭形肿胀。1 周左右，增生的肉芽组织及纤维组织可进一步分化，形成透明软骨；透明软骨的形成一般多见于骨外膜的骨痂区，骨髓内骨痂区则少见。

　　3. 骨性骨痂形成　　纤维性骨痂可逐渐分化出骨母细胞并形成类骨组织以后出现钙盐沉积使类骨组织转变为编织骨（woven bone）；纤维性骨痂中的软骨组织也可经软骨化骨过程演变为骨组织形成骨性骨痂。

　　4. 骨痂改建或再塑　　编织骨由于结构不够致密、骨小梁排列紊乱，仍达不到正常功能需要。为了适应骨活动时所受的应力，编织骨经过进一步改建成为成熟的板层骨。最终皮质骨和髓腔的正常关系以及骨小梁正常的排列结构也重新恢复。骨改建是在破骨细胞的骨质吸收及骨母细胞新骨质形成的协调作用下完成的。

五、影响创伤愈合的因素

1. 全身因素

（1）年龄：青少年的组织再生能力强、愈合快。老年人则相反，组织再生力差、愈合慢，与老年人血管硬化、血液供应减少有关。

（2）营养：严重的蛋白质、氨基酸缺乏时肉芽组织及胶原形成不良伤口愈合延缓。维生素中以维生素 C 对愈合最重要，当维生素 C 缺乏时，前胶原分子难以形成，从而影响了胶原纤维的形成。微量元素锌对创伤愈合有重要作用，手术后伤口愈合迟缓的患者，皮肤中锌的含量大多比愈合良好的患者低，因此补锌能促进创伤愈合。

（3）激素及药物：机体的内分泌功能状态对修复有着重要影响。如肾上腺皮质激素能抑制炎症渗出、毛细血管新生和巨噬细胞的吞噬功能，同时还可影响成纤维细胞增生和胶原合成。因此，在创伤愈合过程中，要避免大量使用这类激素。一些药物亦可影响再生修复，如青霉胺可使伤口愈合延迟及抗张力强度减弱，其原因可能是青霉胺能与胶原 α－肽链上的建基结合，干扰胶原分子内及分子间的交联形成，使胶原纤维不稳定，可溶性胶原增多，从而促进胶原纤维的分解吸收。

2. 局部因素

（1）感染与异物：感染对再生修复的妨碍甚大。许多化脓菌产生一些毒素，能引起组织坏死，并溶解基质或胶原纤维，加重局部组织损伤，妨碍创伤愈合；伤口感染时，渗出物很多，可增加局部伤口的张力，常使正在愈合的伤口或已缝合的伤口裂开，或者导致感染扩散加重损伤；坏死组织及其他异物也妨碍愈合并有利于感染。临床上对于创面较大、已被细菌污染但尚未发生明显感染的伤口，常施行清创术以清除坏死组织、异物和细菌，并在确保没有严重感染的情况下缝合伤口，以使本来是二期愈合的伤口，达到一期愈合。

（2）局部血液循环：局部血液循环一方面保证组织再生所需的氧和营养，另一方面对坏死物质的吸收及局部感染的抑制也起重要作用。因此，局部血液供应良好时，则再生修复较为理想。相反，如下肢有动脉粥样硬化或静脉曲张等病变，局部血液循环不良时，则该处伤口愈合迟缓。

（3）神经支配：正常的神经支配对组织再生有一定的作用。例如麻风引起的溃疡不易愈合，是因为神经受累致使局部神经性营养不良所导致；植物神经的损伤，使局部血液供应发生变化，对再生的影响则更为明显。

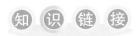

骨折临床愈合标准

1. 局部无压痛无纵向叩击痛；

2. 局部无异常活动；

3. X 线照片显示骨折线模糊，有连续性骨痂通过骨折线；

4. 功能测定：在解除外固定情况下上肢能平举 1kg 重物达 1min，下肢能连续徒手步行 3min 并不少于 30 步；

连续观察两周骨折处不变形则观察的第一天即为临床愈合日期。2、4 两项功能的测定必须慎重（尽量不要自测），以不发生变形或再骨折为原则。

复习思考题

简答题

1. 简述玻璃样变性的病变特点、常见类型及对机体的影响。

2. 简述坏死的病理变化及各种坏死的病变特点。

3. 简述细胞再生能力分类并举例。

4. 简述肉芽组织的形态特点及功能。

5. 举例说明化生的病理学意义。

6. 干性坏疽与湿性坏疽的区别。

第三节　局部血液循环障碍

【学习目标】

掌握充血分类；熟悉淤血的病变、后果；熟悉梗死概念、原因、类型及病变、常见器官的梗死的后果；了解血栓形成概念、形成原因、结局、对机体的影响；了解栓塞概念、栓子运行途径、栓子的常见类型及后果。

血液将各种营养成分出入全身各器官组织又将各器官组织的代谢产物输出以维持机体的正常运转。正常的血液循环主要是运输 O_2、CO_2、营养物质、代谢产物、内分泌激素和其他生物活性物质，从而保证机体新陈代谢的正常进行、维持内环境稳定、实现机体的体液调节和血液的防御功能。血液循环发生障碍可引起全身或局部不同程度的损伤，相应组织和器官的功能代谢、形态结构就会受到影响出现萎缩、变性、坏死等改变。严重者甚至导致死亡。血栓形成、栓塞和梗死都是导致人类死亡的主要原因如脑出血、心肌梗死、肺栓塞等。

局部血液循环的表现形式很多，常见为：

1. 局部组织血管内血量异常　器官或局部组织血管内血量增多称为充血；器官或局部组织血供减少或停止称缺血。

2. 血管内容物及性状的异常　包括血液成分凝结形成的血栓以及血管内出现异常物质（脂滴、空气、羊水、寄生虫等）阻塞局部血管导致血管栓塞和组织梗死。

3. 血管壁完整性和通透性的变化　组织间隙中水分增加称水肿；水分在体腔内聚集称积液；红细胞逸出血管称出血。

一、充血分类

充血（hyperemia）指器官或局部组织血管内血液含量增多的现象。根据发生的部位可分为动脉性充血和静脉性充血两类（图 13-14）。通常把动脉充血称为"充血"；静脉充血称为"淤血"。二者的简要区别见下表（表 13-1）。

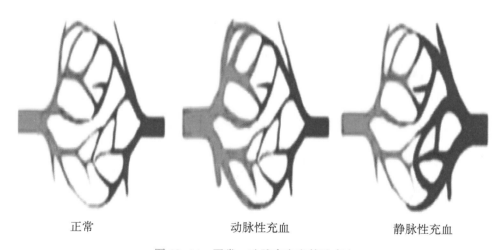

正常　　　　　　　动脉性充血　　　　　　静脉性充血

图 13-14　正常、动脉充血和静脉充血

表 13-1 充血和淤血的区别

	动脉性充血（简称充血）	静脉性充血（简称淤血）
概念	器官或组织动脉血输入过多	器官或组织因静脉血回流受阻所致
原因	引起细动脉扩张的因素	静脉受压、静脉阻塞、心力衰竭
病变	器官或组织体积增大、鲜红、温度升高	血液瘀滞、发绀、皮肤温度低
分类	生理性充血、炎症性充血、减压后充血、 肺淤血、肝淤血、侧支性充血	肺淤血、肝淤血

（一）动脉性充血

由于小动脉和毛细血管扩张而流入组织或器官的血量增多称为动脉性充血（arterial hyperemia）也称为主动性充血（active hyperemia）简称充血。

1. 常见充血类型 各种原因通过神经 – 体液作用使舒血管神经兴奋性增高或缩血管神经兴奋性降低舒血管物质释放增加等引起细动脉扩张血流加速使动脉血输入微循环灌注量增多。

（1）生理性充血：为适应器官和组织因生理需要和代谢增强需要而引起的充血。如情绪激动时的面颈部充血、运动时的骨骼肌充血、进食后的胃肠道黏膜充血、妊娠时的子宫充血等。

（2）病理性充血：指各种病理状态下的充血，常见类型有：

1）炎症性充血：是较为常见的病理性充血，见于局部炎症反应的早期，由于致炎因子的作用引起的神经轴突反射使血管舒张神经兴奋以及组织胺、缓激肽、5- 羟色胺等舒血管活性物质作用，使细动脉扩张充血、局部组织肿胀变红。

2）减压后充血：局部组织或器官长期受压血管张力降低，若突然解除压力受压组织内的小动脉发生反射性扩张而引起的充血。如一次性抽取大量腹水或摘除腹腔巨大肿瘤后腹腔内的压力突然消失，腹腔内受压的动脉发生扩张充血致使过多的血液流入腹腔脏器。这种充血易造成其他器官（如脑）、组织的急性缺血，严重时会危及生命。

3）侧支性充血：当某一动脉发生堵塞或受压迫变狭窄时局部血液循环受阻，缺血组织周围的动脉吻合支发生扩张充血借以建立侧支循环以补偿受阻血管的供血不足。

2. 病理改变 动脉血含氧合血红蛋白多，营养、养分多，代谢旺盛，因而充血部位若发生于体表可见局部呈鲜红色且温度升高、体积微肿并伴明显搏动感。较大动脉充血：呈树枝状（鲜红）可视血管数量增多（如脑膜充血）较小动脉充血：呈弥漫状（潮红）与周围组织无明显界限（如 13-15 胃黏膜充血）。镜下：血管明显扩张，血管内充满红细胞，毛细血管因充盈而明显可见；或伴有水肿、炎性细胞浸润等。

427

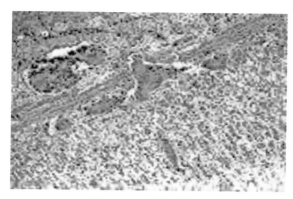

图 13-15　胃黏膜充血

3. 后果及意义　充血是机体防御、适应性反应之一。轻度、短时间充血是血的正常反应，消除原因局部血量很快可以恢复正常，一般不会对机体造成不良后果。相反，血流加快，代谢增强，加速排出病理产物，有利于损伤部位的恢复。医学上运用此机制采取干热（红外线或微波局部加温）、湿热（熏蒸）等来治疗疾病。例如桑拿和美容。但减压后充血，如短时间内快速抽出大量液体或摘除腹部巨大肿瘤，使内脏动脉受压解除而发生血管扩张充血，可导致脑缺血和昏厥。重度、持久充血可出现血管壁损伤、淤血、破裂等不良后果。此外在原有心脑血管疾病的基础上因情绪激动导致脑血管充血易引发脑血管破裂出血导致"中风"。

（二）静脉性充血

静脉性充血（venous hyperemia）指动脉输入正常但静脉回流受阻血液淤积在小静脉和毛细血管里引起局部组织中静脉血含量增多的现象，又称被动性充血（passive hyperemia），简称淤血（congestion）。

1. 常见病因

（1）回流受阻：局部组织器官内的静脉血管管腔狭窄或完全阻塞，如炎症（静脉炎）、血管肿瘤、血栓等，且未能建立有效的侧支循环。

（2）外力压迫：肠扭转、套叠、血管外肿瘤、绷带等外力压迫血管导致血流不畅。

（3）心脏功能障碍：心肌收缩力减弱、心脏扩张受阻（心包炎）等其他原因引起的心脏功能障碍。

（4）心力衰竭：肺原性心脏病时发生的右心衰竭导致体循环脏器淤血（如肝淤血）；心瓣膜疾病、高血压引起左心衰竭导致肺淤血。

2. 病理变化

（1）一般病变：与动脉性充血相反，淤血时器官温度降低，色泽暗红或蓝紫体积增大。镜下可见局部毛细血管扩张淤血伴组织水肿和出血。

428

（2）皮肤、可视黏膜淤血：局部皮肤发绀肉眼观呈蓝紫色，因代谢低下皮肤湿冷。

（3）重要器官淤血：常因心力衰竭心功能不全引起。

1）肝淤血：主要为右心衰竭引起。急性肝淤血时病变部位肿胀、体积增大、被膜紧张、边缘圆钝，暗紫色。切面流出大量暗红色血液。慢性肝淤血可见槟榔肝（nutmeg liver）。肝脏切面可见红黄相间的斑纹状似槟榔切面故得名。红者为肝小叶中央静脉及窦状隙中扩张，并淤积大量红细胞，黄者为肝小叶周边肝细胞因缺血缺氧而发生脂肪变性所致（图 13-16）。

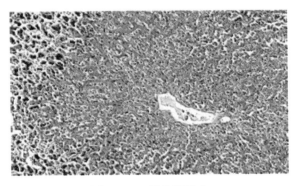

图 13-16　慢性肝淤血

2）肺淤血：常因左心衰竭引起。急性肺淤血：体积增大，紫红色，切面流出大量带有泡沫的血液，做浮游试验呈半浮沉状态。镜检：肺小静脉及毛细血管扩张充满红细胞。慢性肺淤血时肺泡腔中常出现吞噬了红细胞和含铁血黄素（hemosiderin）的巨噬细胞，由于这种细胞多见于心力衰竭故称为心衰细胞。长期肺淤血可引起肺泡壁中结缔组织增生，肺脏质地变硬加之淤血肺组织呈暗褐色外观，因此称肺褐色硬化（brown duration）（图 13-17）。患者有明显的气促、缺氧、发绀、咳铁锈色痰等症状。

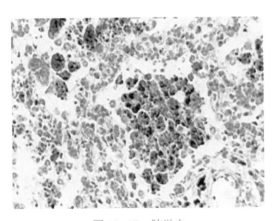

图 13-17　肺淤血

3. 结局与影响 相对于充血，临床上淤血更为常见，其对机体的损害取决于淤血的范围、器官、程度、速度及侧支循环建立的情况。轻度淤血可自行消退；重度淤血可发展为淤血性水肿（肺淤血）、淤血性出血、淤血性坏死等。

二、血栓形成的概念、形成原因、结局、对机体的影响

在活体的心血管内从血液成分中析出的物质由液体状态变为固体物质的过程称血栓形成（thrombosis），所形成的固体物质被称为血栓（thrombus）。

血液中存在凝血系统和抗凝血系统，后者又称为纤维蛋白溶解系统。在正常状态下，血液中会不断产生凝血因子，形成的纤维蛋白沉着于血管内膜，同时又会产生相应的酶使其溶解。上述过程使二者处于动态平衡，一方面保证血液循环正常进行，另一方面使血液具有潜在的可凝固性，防止出血。若在某些因素的作用下这种动态平衡被破坏便使得血栓形成（图13-18）。

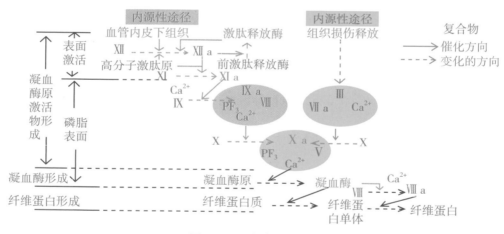

图 13-18 血栓形成关系

（一）血栓形成的条件与机理

1. 血栓形成的条件

（1）心血管内膜受损：完整的血管内皮生成一些抗凝血酶以防止血液凝聚保持内壁光滑，而内皮下结缔组织却能加强血小板在内壁上的黏集促进血液凝固。当血管内膜受损时内皮下结缔组织显露促使血凝发生。此乃血栓形成的首要条件。当血管内皮细胞因机械、感染、免疫及血管自身病变等因素受损伤时即可通过下列机制促使血栓形成：①反射性血管收缩等使血流变缓血液瘀滞；②内皮下组织暴露、vWF释放等导致血小板在血管壁内黏附、聚集及释放反应的发生；③TF表达及释放、内皮下基底胶原纤维暴露启动凝血过

程；④内皮血小板聚集（前列环素 I2 等）及抗凝功能（硫酸肝素等）受损加速凝血过程。

（2）血流状态改变：正常血流分为边流（血浆）和轴流（红细胞、血小板），使血液中有形成分和血管壁分开，血小板不与内膜接触。当血流缓慢、不规则形成漩涡时边流和轴流界限消失，血小板靠边为凝血创造了条件。

（3）血液性质改变：指血液凝固性增高。在大失血、重度脱水时血液黏稠度增加。

血小板、凝血酶原、纤维蛋白等数量相应增多促进了血栓的形成。以上三个条件在血栓形成的过程中同时存在，只是在不同时期各起着不同的作用。

2. 血栓形成的机理（图 13-19）

（1）血小板黏集：血小板的作用就是促进血液凝固，因而血栓形成的第一个阶段即为血小板的相互黏集。

（2）血液凝固：血小板破裂→释放并激活各种凝血因子→纤维蛋白析出→形成网架附着血管内壁→阻塞血流→形成血栓。

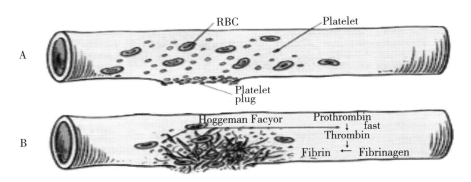

图 13-19 血栓形成简图

（二）血栓形成的过程和类型

1. 血栓形成过程 血栓形成过程首先源于血小板黏附于损伤内膜裸露的胶原表面，此为启动内源性凝血过程，当血小板激活后释放血小板颗粒进而释放 ADP、血栓素 A2、5-HT 以及血小板 IV 因子等物质，最终形成血小板小丘，此时形成的血栓为不牢固的血栓，可被血流冲散而消失；一旦外源性凝血途经亦启动，伴随纤维蛋白的产生使得血小板牢牢固定于受损的血管内皮表面形成不可逆的血小板血栓并作为血栓的起始部位，俗称"头部"。

2. 血栓的分类 血栓为一条管状物阻塞在血管中，血栓的形成过程、组成形态及大小取决于发生部位和局部血流速度，其类型决定于形成的过程。因此根据血栓形成的过程一般将血栓分为四种类型。

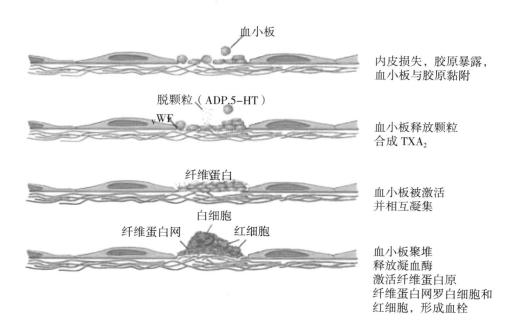

血小板

脱颗粒（ADP.5-HT）

vWF

纤维蛋白

白细胞

纤维蛋白网   红细胞

内皮损失，胶原暴露，
血小板与胶原黏附

血小板释放颗粒
合成 TXA_2

血小板被激活
并相互凝集

血小板聚堆
释放凝血酶
激活纤维蛋白原
纤维蛋白网罗白细胞和
红细胞，形成血栓

图 13-20   血栓形成过程

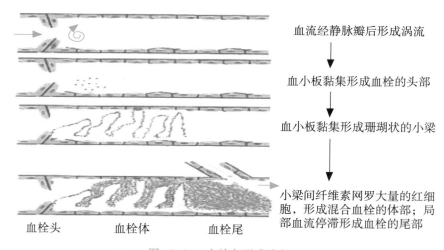

血流经静脉瓣后形成涡流

血小板黏集形成血栓的头部

血小板黏集形成珊瑚状的小梁

小梁间纤维素网罗大量的红细
胞，形成混合血栓的体部；局
部血流停滞形成血栓的尾部

血栓头   血栓体   血栓尾

图 13-21   血栓各形成阶段

（1）白色血栓：白色血栓（pale thrombus）多发生于血流较快的部位镜下，由血小板、白细胞及少量纤维素组成形成，血栓的起始部（或称"头部"）。由于血小板在受损的血管内壁附着并激活纤维蛋白原变为纤维蛋白，后者形成网架结构，血流中体积较大的白细胞首先被"俘虏"而沉寂下来呈小山丘状，因此血小板＋白细胞就形成了血栓的头部牢固地附着于血管内壁。由于其颜色灰白而被称为"白色血栓"（图 13-22）。

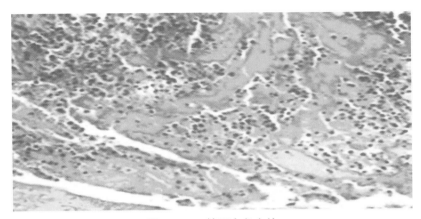

图 13-22　镜下白色血栓

（2）混合血栓：混合血栓（mixed thrombus）多发生于血流减慢或漩涡处。白色血栓形成后血流速度进一步减慢，纤维蛋白网架因先前白细胞的大量沉积网格变得狭小，此时更多的白细胞以及体积较小的红细胞也逐渐沉积下来形成红、白相间的混合血栓，即血栓的体部由血小板、白细胞及红细胞组成（图 13-23）。

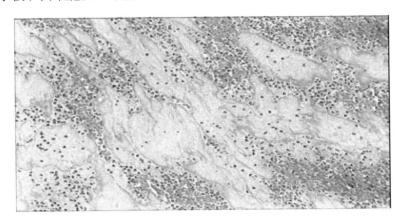

图 13-23　镜下混合血栓

（3）红色血栓：红色血栓（red thrombus）在血栓形成最后阶段血流几乎停滞，多量红细胞沉积，血液凝固形成了颜色暗红的红色血栓，构成延续性血栓的尾部，主要成分为大量的红细胞。

（4）微血栓：微血栓（micro thrombus）由于静脉血流缓慢以上三种血栓均常见于静脉血管，但是在微循环的小静脉、小动脉和毛细血管内往往有凝集而成的一种只能在显微镜下才能见到的微血栓，由于其均质、透明又称为"透明血栓（hyaline thrombus）"（图 13-24）。在诸多传染病、中毒时可广泛出现于身体的组织器官内。

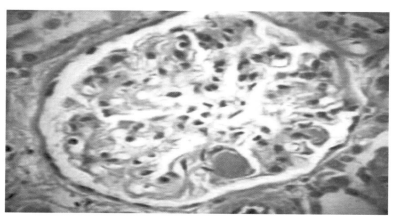

图 13-24　镜下微血栓

（三）血栓的结局及对机体的影响

1. 血栓的结局

（1）软化和溶解：纤维蛋白溶解酶、蛋白分解酶等可将血栓溶解、软化。较小的血栓可被完全溶解吸收，较大的则被血流冲走形成栓子阻塞在其他血管内。

（2）机化与再通：在血栓形成后的数天内机体可以用肉芽组织取代血栓，这一过程被称为血栓的机化（图 13-25）。肉芽组织在机化过程中由于血流的冲击可以形成新的通道称血流再通。

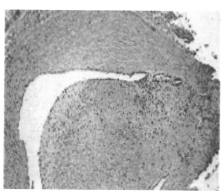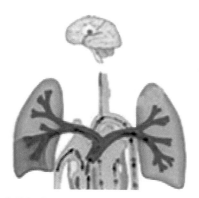

图 13-25　血栓机化

（3）钙化：钙盐沉积于血栓形成坚硬的结石长期存在于血管内成为"动脉石"、"静脉石"，统称为血管石。

2. 血栓对机体的影响　血栓形成对机体有利的一面，如消化道溃疡在病变侵蚀血管前已形成血栓可防止大出血的可能性。血栓的形成以破裂的血管起止血的作用。但多数情况下血栓的形成对机体会有不同程度的不利影响。

（1）阻塞血管：血栓阻塞动脉血管对机体造成的影响取决于其阻塞的程度，若动脉未完全阻塞可引起所阻塞部位局部组织或器官缺血、实质细胞萎缩；若完全阻塞又未建立有效的侧支循环则会导致相应的部位发生缺血性坏死。如心冠状动脉血栓引起心肌梗死；脑动脉血栓引起脑梗死；血栓闭塞性脉管炎引起患肢的梗死，若合并腐败菌感染可发生坏疽。阻塞静脉血管若未建立有效侧支循环时则会引起局部淤血、水肿、出血甚至坏死。如肠系膜静脉血栓可引起肠的出血性坏死。但肢体浅静脉血栓由于侧支循环丰富通常不引起明显的症状。

（2）栓塞：血栓附着于血管壁，因血液流动或自身的变化，血栓整体或部分可能脱落成为栓子随血流运行引起栓塞。来自左心的栓子随体循环可引起相应器官及肢体栓塞，来自体静脉或右心的栓子可随肺循环进入肺部引起肺栓塞。

（3）心瓣膜病：风湿性或感染性心内膜炎时因反复产生的血栓发生机化可使瓣膜增厚变硬造成瓣膜口狭窄腱索增粗缩短引起瓣膜关闭不全导致心瓣膜病。

（4）广泛性出血：出血见于弥漫性血管内凝血（DIC），微循环内广泛性透明血栓的形成耗尽凝血因子最终引起全身广泛性出血和休克。

病案分析

某一大面积烧伤病人住院期间输液时曾行大隐静脉切开插管。患者后因感染性休克而死亡，死后尸检出现髂外静脉内有血栓形成。

思考题

1. 该患者血栓形成的原因是什么？

2. 血栓是何种类型并描述其大体及镜下特点？

三、栓塞概念、栓子运行途径、栓子的常见类型及后果

循环血流中出现不溶于血液的异常物质随血液循环阻塞血管腔的过程称为栓塞（embolism），引起栓塞的异常物质被称为栓子（embouls）。

（一）栓子的运行途径

栓子一般顺着血流方向运行（图13-26），在血管变细的部位管腔小于或等于栓子大小，栓子不能顺利通过时引起栓塞。不同血管系统来源的栓子其运行途径有所差异。

1. 右心或体静脉的栓子　右心或体静脉的栓子随肺循环进入肺动脉主干及其分支引起肺栓塞。

2. 左心或主动脉的栓子　左心或主动脉的栓子随体循环阻塞各器官的细小动脉常引起脑、下肢、脾、肾、心等器官的栓塞。

3.门静脉的栓子　来自肝内门静脉系统的栓子可引起门静脉分支的栓塞。

4.交叉栓子　交叉栓子（crossed embolism）指原本属右心的栓子由于种种原因，如压力升高或通过先天房、室间隔缺损，进入左心引起栓塞；同样左心的栓子亦可进入右心引起栓塞。

5.逆行栓子　逆行栓子（retrograde embolism）极其罕见。下腔静脉内的血栓在胸、腹压突然升高（如咳嗽、屏气或深呼吸）时使血栓一过性逆血流方向运行至肝、肾、髂静脉分支并引起栓塞。

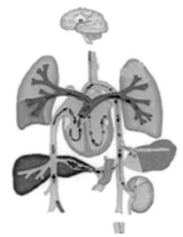

图 13-26　栓子运行途径

（二）栓子的种类及对机体的影响

1.血栓性栓塞　由血栓或血栓的一部分脱落引起的栓塞称为血栓栓塞（thromboembolism）。脱落的血栓是最常见的一种栓子，主要来自静脉系统。由于血栓栓子的来源、栓子的大小和栓塞的部位不同其对机体的影响也不相同。

（1）肺动脉栓塞：肺动脉血栓栓塞的栓子绝大多数来自下肢深部静脉特别是腘静脉、股静脉和髂静脉，偶可来自盆腔静脉或右心附壁血栓。根据栓子的大小和数量其引起栓塞的后果也有不同。中、小栓子多栓塞肺动脉的小分支，常见于肺下叶，一般不引起严重后果，因为肺有双重血液循环，肺动脉和支气管动脉间有丰富的吻合支侧支循环可起代替作用。这些栓子可被溶解吸收或机化变成纤维状条索。若在栓塞前肺已有严重的淤血致微循环内压升高使支气管动脉供血受阻可引起肺组织的出血性梗死。大的血栓栓子栓塞肺动脉主干或大分支，较长的栓子可栓塞左右肺动脉干，称之为肺动脉栓塞症，常引起严重后果。患者可突然出现呼吸困难、发绀、休克甚至猝死。猝死的机制一般认为肺动脉主干或大分支栓塞时肺动脉内阻力急剧增加致急性右心衰竭。研究表明肺栓塞刺激迷走神经通过神经反射引起肺动脉、冠状动脉、支气管动脉和支气管的痉挛致发生急性右心衰竭和窒息；肺栓塞的血栓栓子表面黏集血小板释出 5-HT 及血栓素 A2 亦可引起肺血管的痉挛（图 13-27）。

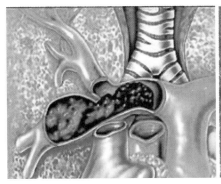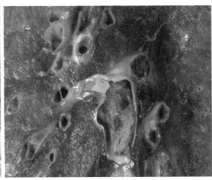

图 13-27　肺动脉栓塞

（2）体循环动脉栓塞　栓子大多数来自左心（如亚急性细菌性心内膜炎时心瓣膜赘生物、二尖瓣狭窄时左心房附壁血栓、心肌梗死的附壁血栓）；少数发生于动脉粥样硬化溃疡或主动脉瘤表面的血栓；极少数来自腔静脉的栓子可通过房、室间隔缺损进入左心发生交叉性栓塞。动脉栓塞的主要部位为下肢和脑亦可累及肠、肾和脾。栓塞的后果取决于栓塞的部位和局部的侧支循环情况以及组织对缺血的耐受性。当栓塞的动脉缺乏有效的侧支循环时可引起局部组织的梗死。

2.脂肪性栓塞　脂肪组织挫伤、骨折时脂肪细胞破裂游离的脂滴可通过破裂的血管进入血流，阻塞于小血管称为脂肪栓塞（fat embolism）。常见于长骨骨折、严重脂肪组织挫伤或脂肪肝挤压伤时脂肪细胞破裂游离出的脂滴经破裂的小静脉或由破裂的骨髓血管窦状隙进入血循环引起脂肪栓塞。脂肪栓塞的后果取决于脂滴的大小和量的多少以及全身受累的程度。

脂肪肝时由于上腹部猛烈挤压、撞击使肝细胞破裂释出脂滴进入血流。在非创伤性的疾病如糖尿病、酗酒和慢性胰腺炎、血脂过高或精神受激烈刺激过度紧张使呈悬乳状态的血脂不能保持稳定而游离并互相融合形成脂肪滴。创伤性脂肪栓塞时脂肪栓子从静脉入右心再到达肺，直径大于 20mm 的脂滴栓子引起肺动脉分支、小动脉或毛细血管的栓塞；直径小于 20mm 的脂滴栓子可通过肺泡壁毛细血管经肺静脉至左心达体循环的分支引起全身多器官的栓塞，最常阻塞脑的血管引起脑水肿和血管周围点状出血。少量脂肪栓塞组织和器官可无肉眼变化仅在组织的冰冻切片脂肪染色时始见小血管腔内有脂滴。临床表现上在损伤后 1～3d 内出现突然发作性的呼吸急促、呼吸困难和心动过速。从脂滴释出的游离脂肪酸还能引起局部中毒，损伤内皮细胞出现特征性的淤斑皮疹，也可能与血小板黏附在脂滴上数量迅速减少有关。脂肪栓塞不仅影响肺，还会影响神经系统。脑脂肪栓塞引起的神经症状包括兴奋、烦躁不安、谵妄和昏迷等。

脂肪栓塞的后果取决于栓塞部位及脂滴数量的多少。少量脂滴入血可被巨噬细胞吞噬吸收或由血中脂酶分解清除，无不良后果。若大量脂滴（9～20g）短期内进入肺循环使75%的肺循环面积受阻时可引起窒息和因急性右心衰竭死亡。

3. 气体栓塞　大量的空气进入血管顺血流进入心脏、肺脏等部位引起栓塞，称为气体栓塞（air embolism）。气体栓塞形成的主要原因来自于血管中气泡表面上的液体的表面张力。对于人体气体栓塞易发生在头颈、胸壁和肺的大静脉，一旦这些血管遭受创伤外界空气就有可能快速进入血管。若在短时间内进入血管的空气量过多，由于心脏搏动空气与血液可在右心房和右心室中混合形成泡沫状血液，这种泡沫状血液在心脏收缩时无法排出易阻塞于右心室和肺动脉干出口，严重时可导致血液循环中断而危及生命。少量气体进入血管虽不会形成泡沫状血液但仍有可能形成气泡而阻塞局部细小血管。因此，在为病人输液、输血时必须排除管路中的气体。气体栓塞主要有空气栓塞和减压病。

（1）空气栓塞：分娩或流产时由于子宫强烈收缩空气被挤入破裂的子宫壁静脉窦；头颈手术、胸壁和肺创伤损伤静脉时空气进入具有负压的静脉，心内直视手术、胸外科手术、胸膜腔穿刺等。

（2）减压病：溶解于血液内的气体迅速游离引起的气体栓塞称为减压病。潜水员从深水中潜升或高压氧舱治疗的病员都应保证适当的缓冲时间。否则高压时溶于血液中的过量气体在正常压强下会迅速释放出来形成气泡也有可能形成气体栓塞。

4. 羊水栓塞　羊水栓塞（amniotic fluid embolism）是指在分娩过程中羊水突然进入母体血液循环引起急性肺栓塞、过敏性休克、弥散性血管内凝血、肾功能衰竭或猝死的严重的分娩期并发症。发病率为4/10万～6/10万。羊水栓塞是由于污染羊水中的有形物质（胎儿毳毛、角化上皮、胎脂、胎粪）和促凝物质进入母体血液循环引起。近年研究认为羊水栓塞主要是过敏反应是羊水进入母体循环后引起母体对胎儿抗原产生的一系列过敏反应，故建议命名为"妊娠过敏反应综合征"。本病发病急，患者突然发生呼吸困难、发绀、休克及死亡。

羊水栓塞引起猝死的机制：①机械性阻塞正常的肺循环；②羊水进入肺，其血管活性物质引起血管反射性痉挛，肺动脉压力急骤增高导致右心衰竭；③羊水中的某些成分作为抗原物质引发的过敏性休克；④羊水具有凝血激活酶样作用引起DIC。

5. 其他栓塞

（1）恶性肿瘤细胞：恶性肿瘤细胞侵入血管形成的癌栓随血流运行至其他部位引发转移并可发生栓塞。

（2）细菌团块、寄生虫等形成的团块：细菌、寄生虫及其虫卵不仅可引起感染，阻塞管腔亦可引起栓塞。

（3）其他异物：如子弹偶可进入血液循环引起栓塞。

四、梗死概念、原因、类型及病变，常见器官梗死的后果

任何原因出现的血流中断导致局部组织缺血性坏死称为梗死（infarction）。梗死一般是由动脉阻塞引起局部组织的缺血缺氧而坏死，但静脉阻塞使局部血流停滞导致缺氧亦可引起梗死。

（一）梗死形成的原因与条件

梗死的主要原因是血栓形成、栓塞所致血管阻塞、血管受压闭塞以及小动脉持续痉挛导致局部组织血液循环中断和缺血，有效的侧支循环未能及时建立。局部组织对缺血的耐受性和全身血液循环状态与梗死的发生也有一定的关系。

1. 梗死形成的原因

（1）血管阻塞：血栓形成引起血管阻塞是梗死发生最常见的原因。主要见于冠状动脉、脑动脉粥样硬化合并血栓形成时引起的心肌梗死和脑组织梗死。伴有血栓形成的足背动脉闭塞性脉管炎可引起足部梗死。动脉栓塞主要是血栓栓塞，亦可为气体、羊水、脂肪栓塞，常引起脾、肾、肺和脑的梗死。静脉内血栓形成一般只引起瘀血、水肿，但肠系膜静脉血栓形成可引起所属静脉引流肠段的梗死。

（2）血管受压闭塞：见于血管外肿瘤的压迫，肠扭转、肠套叠和嵌顿疝时肠系膜静脉和动脉受压，卵巢囊肿扭转及睾丸扭转致血管受压等引起的坏死。

（3）动脉痉挛：如冠状动脉粥样硬化时血管发生持续性痉挛可引起心肌梗死。

2. 梗死形成的条件

（1）未建立有效的侧支循环：梗死的形成主要取决于血管阻塞后能否及时建立有效的侧支循环。有双重血液循环的肝、肺血管阻塞后通过侧支循环的代偿不易发生梗死。一些器官动脉吻合枝少如肾、脾及脑动脉迅速发生阻塞时常易发生梗死。

（2）局部组织对缺血的耐受性和全身血液循环状态：局部组织对缺血的耐受性和全身血液循环状态。如心肌与脑组织对缺氧比较敏感短暂的缺血也可引起梗死。全身血液循环在贫血或心功能不全状态下可促进梗死的发生。

（二）梗死的病理变化及类型

1. 梗死的病理变化　梗死的基本病变是局限性组织坏死。形态不同的组织器官病变表现有所不同。

（1）梗死灶的形状：取决于该器官的血管分布方式。多数器官的血管呈锥形分支，如脾、肾、肺等，故梗死灶也呈锥形切面、呈楔形或三角形，其尖端位于血管阻塞处底部为器官的表面（图 13-28）。心冠状动脉分支不规则故梗死灶呈地图状。肠系膜血管呈扇形分支故肠梗死灶呈节段形。

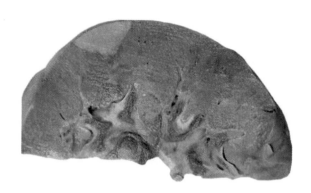

图 13-28　肾梗死

（2）梗死的性质：心、肾、脾和肝等器官梗死为凝固性坏死，坏死组织较干燥、质硬、表面下陷。脑梗死为液化性坏死，新鲜时质软疏松，日久后可液化成囊腔。

（3）梗死的颜色：取决于病灶内的含血量。含血量少时颜色灰白称为贫血性梗死（anemic infarct）。含血量多时颜色暗红称为出血性梗死（hemorrhagic infarct）。

2. 梗死的类型　根据梗死灶内含血量的多少和有无合并细菌感染将梗死分为以下三种类型。

（1）贫血性梗死：又称白色梗死常见于心、肝、脑、肾等侧支循环不丰富的实质性器官。动脉血流断绝后血管发生反射性痉挛将器官内的血液挤出使梗死部位因贫血而呈灰白色。梗死灶形态与发生阻塞的血管分布区域一致即呈树枝状或扇形、三角形。顶部指向被阻塞的血管部位。灰白色梗死灶与周围分界清楚，其外围往往形成一圈红色的充血反应带且常伴有炎症出现，因而又称为炎性反应带或者分界性炎。发生于脾、肾，梗死灶呈锥形，尖端向血管阻塞的部位底部，靠脏器表面浆膜面常有少量纤维素性渗出物被覆（图13-29）

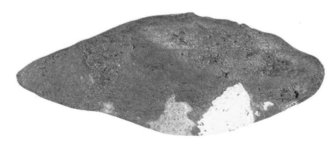

图 13-29　脾凝固性坏死

心肌梗死灶呈不规则地图状。梗死的早期梗死灶与正常组织交界处因炎症反应常见一充血出血带，数日后因红细胞被巨噬细胞吞噬后转变为含铁血黄素而变成黄褐色。晚期病灶表面下陷、质地变坚实、黄褐色出血带消失由肉芽组织和疤痕组织取代。镜下呈缺血性凝固性坏死改变，早期梗死灶内尚可见核固缩、核碎裂和核溶解等改变，细胞浆呈均匀一致的红色，组织结构轮廓保存（如肾梗死）。晚期病灶呈红染的均质性结构，边缘有肉芽组织和疤痕组织形成。此外脑梗死一般为贫血性梗死，坏死组织常变软液化无结构。

（2）出血性梗死：又称红色梗死常见于侧支循环丰富、结构较为疏松的肠、肺等器官组织。由于梗死灶中常伴有淤血、出血颜色成暗红色故称红色梗死。

1）出血性梗死发生的条件：①严重淤血。如肺淤血是肺梗死形成的重要先决条件。因为在肺淤血情况下肺静脉和毛细血管内压增高影响了肺动脉分支阻塞后建立有效的肺动脉和支气管动脉侧支循环，引起肺出血性梗死；卵巢囊肿或肿瘤在卵巢蒂部扭转时静脉回流受阻动，脉供血也受影响逐渐减少甚至停止，致卵巢囊肿或肿瘤梗死。②器官组织结构疏松。肠和肺的组织较疏松，梗死初期时在组织间隙内可见到肺的出血性梗死。

2）常见类型

①肺出血性梗死：其病灶常位于肺下叶，好发于肋膈缘。常可多发，病灶大小不等呈锥形，楔形尖端朝向肺门底部紧靠肺膜，肺膜面有纤维素性渗出物。梗死灶质实因弥漫性出血呈暗红色略向表面隆起，久而久之由于红细胞崩解肉芽组织长入梗死灶变成灰白色病灶，表面局部下陷。镜下见梗死灶呈凝固性坏死可见肺泡轮廓肺泡腔、小支气管腔及肺间质充满红细胞（图13-30）。早期红细胞轮廓尚保存，以后崩解。梗死灶边缘与正常肺组织交界处的肺组织充血、水肿及出血。临床上可出现胸痛、咳嗽、咯血、发热及白细胞总数升高等症状。

②肠出血性梗死：多见于肠系膜动脉栓塞和静脉血栓形成或在肠套叠、肠扭转、嵌顿疝、肿瘤压迫等情况下引起出血性梗死。肠梗死灶呈节段性暗红色（图13－31）。肠壁因瘀血、水肿和出血呈明显增厚，随之肠壁坏死质脆易破碎，肠浆膜面可有纤维素性脓性渗出物被覆。临床上由于血管阻塞肠壁肌肉缺氧引起持续性痉挛致剧烈腹痛；因肠蠕动加强可产生逆蠕动引起呕吐；肠壁坏死累及肌层及神经可引起麻痹性肠梗阻；肠壁全层坏死可致穿孔及腹膜炎引起严重后果。

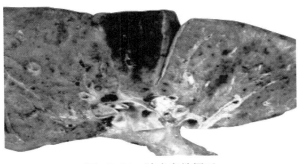

图 13-30　肺出血性梗死

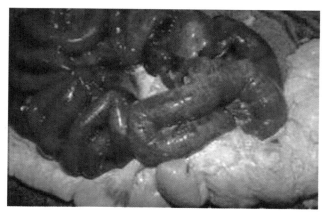

图 13-31　肠出血性梗死

（3）败血性梗死（septic infarct）：由含有细菌的栓子阻塞血管引起。常见于急性感染性心内膜炎，含细菌的栓子从心内膜脱落顺血流运行而引起相应组织器官动脉栓塞所致。梗死灶内可见有细菌团及大量炎细胞浸润，若有化脓性细菌感染时可出现脓肿形成。

较为常见的一般是贫血性梗死和出血性梗死，二者的简要区别见下表（表13-2）。

表 13-2　贫血性梗死与出血性梗死的区别

	贫血性梗死	出血性梗死
颜色	灰白色、质地坚实（白色）	红色、柔软（红色）
部位	心、肾、脾、脑	肺、肠
梗死灶的形状	地图状（心）、锥体状、楔形（肾、脾）	扇面（肺）、节段性（肠）
分界	分界清、充血出血带	不清楚

（三）梗死对机体的影响

梗死对机体的影响取决于发生梗死的器官、梗死灶的大小和部位。发生梗死的部位其功能相应丧失。发生在脑、心等重要器官的梗死往往后果严重。心肌梗死影响心脏功能严重者可导致心力衰竭甚至猝死；脑梗死出现其相应部位的功能障碍梗死灶大者可致死；肾、脾的梗死一般影响较小肾梗死通常出现腰痛和血尿不影响肾功能；肺梗死有胸痛和咯血；肠梗死常出现剧烈腹痛、血便和腹膜炎的症状。四肢、肺、肠梗死等可继发腐败菌的感染而造成坏疽，如合并化脓菌感染亦可引起脓肿。

（四）梗死的结局

梗死灶形成时引起病灶周围的炎症反应，血管扩张充血，有嗜中性粒细胞及巨噬细胞渗出继而形成肉芽组织。在梗死发生24～48h后肉芽组织已开始从梗死灶周围长入病灶内。小的梗死灶可被肉芽组织完全取代机化，日久变为纤维瘢痕。大的梗死灶不能完全机化时则由肉芽组织和日后转变成的疤痕组织加以包裹，病灶内部可发生钙化。脑梗死则可液化成囊腔，周围由增生的胶质疤痕包裹。

病案分析

患者男 65 岁以"心前区压榨性疼痛伴大汗半小时"为主诉于 2000 年 12 月 8 日 6 时 30 分入院。半小时前患者在用力排便时突然出现心前区压榨性疼痛，舌下含服硝酸甘油后无缓解伴大汗、烦躁不安。入院后心电监护提示：V_1-V_6 导联 ST 段呈弓背向上型抬高。立即给予吸氧、硝酸甘油静点、抗心律失常等治疗病情缓解不明显，出现呼吸困难、咳嗽等症状，给予速尿、硝普钠等利尿剂和扩血管药物治疗未见好转，抢救无效于当晚 22 时 10 分死亡。既往史：一个月前曾感胸部不适活动后心悸、气短到医院检查后诊断为"冠心病心绞痛"予扩冠治疗后症状缓解。

尸检：男性尸体身长 165 厘米，肥胖体型，口唇、指（趾）甲紫绀。心脏重 350 克，左心室壁厚 1.2 厘米，肉眼颜色不均匀，右心室壁厚 0.3 厘米。左心室及室间隔多处取材光镜下见大片心肌细胞核溶解消失。左冠脉主干动脉粥样硬化使管腔狭窄 75% 以上。

思考题

1. 请说出该例的主要病理诊断。

2. 指出患者的死亡原因。

3. 如果患者存活机体将如何修复损伤部位？为什么？

复习思考题

简答题

1. 简述淤血的原因、病变及其结局。

2. 简述血栓形成的条件及其对机体的影响。

3. 请列出栓子的种类及栓子运行途径。

4. 简述栓塞的类型及其产生的后果。

5. 简述梗死的原因、类型及其不同类型梗死的形成条件。

6. 描述梗死的病理变化。

7. 简述血栓形成、栓塞、梗死三者相互关系。

第四节 炎 症

【学习目标】
　　掌握炎症概念；熟悉炎症原因、局部的基本病理变化、局部临床表现和全身反应；了解炎症的类型及各系统常见炎症的病理变化、病理临床联系。

　　炎症（inflammation）是具有血管系统的活体组织对各种致炎因子引起的损失所发生的以防御反应为主的全身性病理过程。炎症局部组织的基本病理变化是变质、渗出和增生。临床局部表现为红、肿、热、痛和功能障碍，也伴有发热、白细胞计数改变、单核－巨噬细胞系统增生和实质器官病变等全身反应。

　　炎症是疾病中最常见的病理过程。炎症的本质是机体的一种防御性反应，炎症时机体的变化有利于局限、消除致炎因子，清除坏死组织，修复组织缺损，恢复器官功能。但在一定条件下，炎症过程中发生的一些反应有时也会引起组织和细胞的损伤，给机体带来不同程度的危害，如心包炎时，心包腔内纤维素性渗出物机化可引起缩窄性心包炎，影响心脏舒张功能；发生于脑实质或脑膜的炎症可引起颅内压升高，甚至形成脑疝；声带急性炎症水肿可导致窒息，严重的过敏反应可危及患者的生命。医务工作者要正确认识炎症的两面性，促使炎症向有利于机体康复的方向发展。

一、炎症的原因

　　任何能够引起细胞和组织损伤的因素都可成为炎症的原因，即致炎因子。可归纳为以下几类：

　　1. 生物性因子　包括细菌、病毒、立克次体、支原体、真菌、螺旋体和寄生虫等，细菌和病毒为炎症最常见的原因。生物性因子引起的炎症又称感染。

　　2. 物理性因子　高温、低温、机械性创伤、放射性物质及紫外线等。

　　3. 化学性因子　外源性化学物质如强酸、强碱等。内源性化学物质有坏死组织的分解产物及在某些病理条件下堆积于体内的代谢产物如尿素、尿酸等。

　　4. 坏死组织　缺血缺氧等原因引起的组织坏死是潜在的致炎因子。

　　5. 异常免疫反应　免疫反应所造成的组织损伤最常见于各种类型的超敏反应：Ⅰ型变态反应如过敏性鼻炎、荨麻疹，Ⅱ型变态反应如抗基底膜性肾小球肾炎，Ⅲ型变态反应如免疫复合物沉着所致的肾小球肾炎，Ⅳ型变态反应如结核、伤寒等。

二、炎症的基本病理变化

炎症局部组织的基本病理变化包括变质、渗出和增生。一般说来，急性炎症或炎症的早期以变质和渗出为主，而慢性炎症或炎症的后期，以增生为主。变质为损伤性病理过程，而渗出和增生是以抗损伤和修复为主的病理过程。

（一）变质

变质是指炎症局部组织发生的变性和坏死。变质主要是致炎因子的直接损伤作用，或血液循环障碍及炎症反应产物等间接作用引起。

1.形态变化　变质可发生于实质细胞和间质细胞。实质细胞常出现的变质包括细胞水肿、脂肪变性、凝固性或液化性坏死等。间质结缔组织的变质可表现为黏液样变性、玻璃样变性、纤维素样变性等。

2.代谢变化

（1）局部酸中毒：炎症初期糖、脂肪、蛋白质分解代谢增强，以后由于血液循环障碍，导致氧化不全的代谢产物大量产生，如乳酸、脂肪酸、酮体，出现局部酸中毒。

（2）局部渗透压增高：炎症局部坏死组织崩解，大部分蛋白物质分解为许多小分子物质，使局部胶体渗透压增高；加上局部酸中毒氢离子浓度增高使盐类解离增强，使炎症部位内离子浓度增加，晶体渗透压增高。以上代谢变化为局部血管改变和炎性渗出提供了重要条件。

3.炎症介质的产生和释放　在致炎因子作用下，局部组织或血浆可产生和释放炎症介质，炎症介质是指炎症过程中参与、介导炎症反应的化学因子。炎症介质的作用涉及整个炎症过程，尤其与急性炎症反应关系最为密切。炎症介质的种类很多，根据来源可划分为细胞源性（组胺、5-羟色胺、前列腺素、白细胞三烯、溶酶体成分和淋巴因子）和血浆源性（缓激肽、补体类、纤维蛋白多肽、纤维蛋白降解产物等）两大类。其主要作用是促使血管扩张、血管通透性升高，导致炎性充血和渗出，并具有对炎细胞的趋化作用，有时还可引起发热、疼痛和组织损害等。不同炎症介质的作用是交织在一起的，相互间关系密切。

（二）渗出

炎症局部组织血管内的液体、蛋白质和各种炎症细胞通过血管壁进入组织间隙、体腔、体表或黏膜表面的过程称为渗出。以血管反应为中心的渗出性病变是炎症的重要标志，是消除病原体和有害物质的重要环节。渗出过程包括血流动力学改变、液体渗出和白细胞渗出。

1.血液动力学改变　组织受损伤后的微循环很快发生血液动力学变化。血液动力学的变化表现为血流量和血管口径的变化。按以下顺序发生：

（1）细动脉短暂收缩：持续仅几秒钟。其机制可能是神经源性的，但某些化学介质也能引起血管收缩。

（2）血管扩张和血流加速：细动脉和毛细血管扩张，局部血流加快，血流量增加，是急性炎症早期血液动力学改变的标志，动脉性充血，炎症区组织代谢增强，温度增高，鲜红色。

（3）血流速度减慢：静脉端毛细血管和小静脉也随之扩张，血流逐渐减慢，导致静脉性充血。随之小静脉和毛细血管的通透性升高，使血液中富含蛋白质的液体渗出，导致血液浓缩和黏滞度增加，以致血流停滞。血流停滞有利于白细胞黏附于血管内皮并游出血管外。

2. 血管壁通透性升高　炎症过程中致炎因子、炎症介质等作用于内皮细胞而使血管通透性升高。主要机制有：

（1）内皮细胞收缩，致使内皮细胞间形成宽约 0.5 ~ 1.0μm 的缝隙。抗组胺药物能抑制此反应。

（2）直接内皮损伤，如严重烧伤和化脓菌感染等严重刺激可直接造成内皮细胞损伤，使之坏死和脱落。血管通透性增加发生迅速。

（3）内皮细胞穿胞通道数量增加和囊泡口径增大，穿胞作用增强。

（4）新生毛细血管壁的高通透性。血管通透性增加是导致炎症局部液体和蛋白质渗出的重要原因。

3. 液体渗出　炎症时渗出的液体称为渗出液，是因血管通透性升高、血管内流体静压增高和局部组织渗透压升高等因素，致使血管中富含蛋白质的液体成分和细胞得以逸出，进入周围组织内，包括液体成分和细胞成分。炎症局部渗出的液体称为渗出液。液体渗出引起组织间隙含液量增多，即为炎性水肿；如渗出到浆膜腔（胸膜腔、腹膜腔、心包腔）或关节腔，则引起体腔或关节腔积液。

（1）渗出液和漏出液比较：渗出液中主要为水、盐类和蛋白质。渗出液体的多少及其成分，因致炎因子、炎症部位和血管壁损伤程度而异。急性炎症早期及血管壁轻度损伤时，以盐类物质和分子量较小的白蛋白渗出为主；血管壁损伤严重时，分子量较大的球蛋白，甚至纤维蛋白原也可渗出。临床上，由于毛细血管内压增高（如心力衰竭导致的静脉淤血）或某些疾病（如肝硬化、肾炎、营养不良等）引起低蛋白血症，血浆胶体渗透压降低等，也可使组织间隙或体腔内液体含量增多，此时增多的液体称为漏出液。

区别渗出液和漏出液，对于某些疾病的诊断与鉴别有一定的帮助，见表 13-3。

表 13-3　渗出液与漏出液的区别

	渗出液	漏出液
原因	炎症	非炎症
蛋白量	30g/L 以上	30g/L 以下
比重	>1.018	<1.018
有核细胞数	>1000×10^6/L	<300×10^6/L
黏蛋白试验	阳性	阴性
凝固性	能自凝	不自凝
外观	混浊	澄清

（2）渗出液的意义

1）对机体有利方面：①能稀释毒素，减轻毒素对组织的损伤。②给局部带来葡萄糖、氧等营养物质，带走炎症区内的有害物质。③渗出液中富含抗体、补体、溶菌物质，有利于增强细胞的防御能力，消灭病原体，中和毒素。④渗出的纤维蛋白原形成纤维蛋白，交织成网，能阻止病原体扩散，使病灶局限化，并有利于吞噬细胞发挥吞噬作用；在炎症后期，纤维蛋白网还可成为组织再生修复的支架，促进损伤愈合。

2）对机体不利方面：①渗出液过多可压迫邻近组织和器官，造成不良后果。如严重喉黏膜水肿，可引起呼吸困难。②渗出液内大量纤维蛋白不能完全被吸收时，可发生机化粘连，影响器官功能，如心包纤维性粘连，可影响心脏舒缩功能。③渗出液中的毒素及病原微生物被吸收，能引起机体全身中毒症状及炎症的扩散。

4. 白细胞渗出　炎症过程中，除液体渗出外，还有各种细胞成分的渗出，这是炎症反应最主要的特征。白细胞由血管内渗出到血管外的过程，即为白细胞渗出，进入炎症区组织的白细胞称炎性细胞。渗出到血管外的白细胞，由于趋化性而进入炎区组织内的现象，称为炎细胞浸润。炎细胞可以吞噬和降解细菌、免疫复合物及坏死组织碎片，在局部发挥防御作用。

（1）白细胞游出的过程极其复杂，大致有以下阶段（图 13-22）：

1）白细胞边集和附壁：当炎性充血，血流缓慢时，轴流变宽，白细胞被挤至血液边流（血浆带），向血管壁靠拢（即边集），边集的白细胞沿着内皮细胞滚动，随后贴附于血管内皮细胞表面（白细胞附壁）。

2）白细胞黏附：炎症可使内皮细胞和炎症细胞表达新的黏附分子，在黏附分子的介导作用下，通过一系列复杂的生物反应过程，附壁的白细胞与血管内皮细胞牢固黏着，这是白细胞游出的前提。

3）白细胞游出：黏附的白细胞胞浆凸起形成伪足，伸入内皮细胞间隙，以阿米巴样运动方式穿过内皮细胞连接处，最后整个细胞体逐渐移出至血管外。

4）趋化作用：游出血管壁的白细胞，受某些化学物质的吸引或排斥，沿着组织间隙向着或背离某些化学物质所在的部位做定向移动的现象称为趋化作用，具有吸引白细胞作用的物质，称趋化因子。

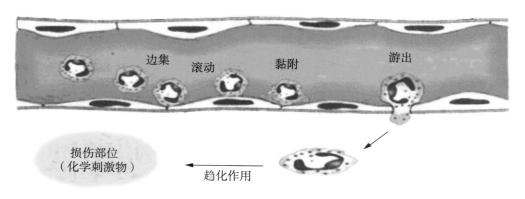

图 13-32　炎症时白细胞游出、趋化模式图

（2）白细胞在炎症局部的作用　游出的白细胞在炎症灶局部发挥吞噬作用、免疫作用和组织损伤作用，能有效地杀伤病原微生物，因而成为炎症防御反应中极其重要的一环。

1）吞噬作用：吞噬作用是炎症防御反应最重要的环节。白细胞游出到达炎症区，吞噬消化病原体及组织崩解产物的过程，称吞噬作用。具有吞噬功能的细胞主要是中性粒细胞和巨噬细胞。其吞噬过程是通过对颗粒的识别接触、包围吞入和杀灭降解排出三个步骤。经吞噬细胞的吞噬作用，大多数病原微生物可被杀灭，但有些病毒和细菌（如结核分枝杆菌）毒力较强，不易被杀灭，在白细胞内处于静止状态，仍具有生命力和繁殖力，一旦机体抵抗力低下，这些病原体又能继续繁殖引起细胞死亡或随吞噬细胞游走而在体内扩散。

2）免疫作用：免疫反应需淋巴细胞、浆细胞和巨噬细胞的协同作用。抗原进入机体后，巨噬细胞将其吞噬处理，再把抗原递呈给 T 和 B 淋巴细胞，使其致敏。致敏的 T 淋巴细胞释放多种淋巴因子，发挥细胞免疫作用；B 淋巴细胞在抗原的作用下，可增殖转化为浆细胞，产生抗体，引起体液免疫反应。

3）组织损伤作用：白细胞激活后可向细胞外间隙释放其产物，这些产物包括溶酶体酶、氧源性代谢产物和花生四烯酸代谢产物（前列腺素和白细胞三烯）等。这些产物本身有强烈的介导内皮细胞和组织损伤的作用及加重原始炎症刺激因子的损伤效能，并因此延长炎症过程。

（3）炎细胞的种类和功能：常见的炎细胞有以下几种：

1）中性粒细胞：又称小吞噬细胞，具有活跃的运动和吞噬功能，能吞噬细菌、组织崩解碎片等，常见于急性炎症和化脓性炎症。

2）巨噬细胞：来自血液的单核细胞和组织内的巨噬细胞，具有较强的吞噬能力，能吞噬较大病原体、异物、组织碎片，还可演变为上皮样细胞或朗格汉斯巨细胞、异物巨细胞等，常见于急性炎症后期、慢性炎症、非化脓性炎、病毒感染、寄生虫感染等。

3）嗜酸性粒细胞：运动能力弱，具有一定的吞噬能力。常见于变态反应性炎症或寄生虫感染等。

4）淋巴细胞和浆细胞：淋巴细胞分为 T 淋巴细胞和 B 淋巴细胞。T 淋巴细胞参与细胞免疫，产生各种淋巴因子，参与靶细胞免疫反应；B 淋巴细胞在抗原刺激下转变成浆细胞，产生抗体（免疫球蛋白），参与体液免疫反应。常见于慢性炎症、结核杆菌、病毒、梅毒螺旋体、立克次体等感染。

5）嗜碱性粒细胞：胞质内含粗大的嗜碱性颗粒，内含肝素、组胺等。当受到炎症刺激时，嗜碱性粒细胞脱颗粒而释放肝素、组胺，引起炎症反应，常见于变态反应性炎症等。

游出白细胞的种类、数量和出现早晚，不仅取决于白细胞本身，还与致炎因子和机体反应性有关。一般炎症早期，以中性粒细胞为主，24 ～ 48h 后则逐渐被单核细胞取代；结核分枝杆菌、伤寒沙门菌感染时，在炎症初期即见明显的巨噬细胞反应；淋巴细胞浸润主要见于病毒感染和免疫反应性炎症。当血管壁损伤严重时也见大量红细胞漏出。

（三）增生

炎症的增生是在致炎因子、组织崩解产物或某些理化因子的刺激下，炎症区的巨噬细胞、血管内皮细胞和成纤维细胞增生，有时尚见附近上皮细胞或实质细胞的增生。通常增生反应在急性炎症后期或慢性炎症较明显，但少数疾病在炎症初期即见明显增生，如伤寒初期有大量巨噬细胞增生；急性肾小球肾炎可见肾小球毛细血管内皮细胞和系膜细胞明显肿胀与增生。增生也是一种重要的防御反应，毛细血管和成纤维细胞增生构成肉芽组织，能促使炎症局限化和损害组织修复。巨噬细胞增生能增进吞噬病原体和清除异物的功能，并把抗原信息传递给 T 和（或）B 细胞，使其致敏成为免疫活性细胞。增生的肥大细胞和由淋巴细胞转化而来的浆细胞，可以产生炎症介质和分泌多种抗体。但过度的纤维组织增生，又对机体产生不利影响，如心肌炎和慢性病毒性肝炎时，心肌细胞和肝细胞损伤破坏和间质纤维组织过度增生，可引起心肌硬化和肝硬化。

综上所述，炎症过程的三种基本病变，各有其表现特点，但它们之间又有密切联系，相互依存，相互制约，共同组成复杂的炎症反应过程。

三、炎症的局部表现和全身反应

任何炎症均有程度不等的局部临床表现和全身反应，了解这些表现有利于对炎症性疾病的诊断。

（一）局部表现

炎症局部的表现以体表的急性炎症最为明显，表现为红、肿、热、痛和功能障碍。

1.红　炎症初期由于动脉性充血，局部血液内氧合血红蛋白增多，组织呈鲜红色；以后因静脉性充血，血液内还原血红蛋白增多，组织变为暗红色。

2.肿　急性炎症时因局部充血、液体渗出，局部明显肿胀；慢性炎症时因组织和细胞增生也可引起肿胀。

3.热　体表的炎症，局部温度较周围组织高，是因动脉性充血及组织代谢增强产热增多之故。

4.痛　与多种因素有关。①组织分解代谢增强，氢离子、钾离子浓度增高刺激神经末梢引起疼痛；② 5-羟色胺、前列腺素、缓激肽等炎症介质刺激导致疼痛；③局部组织肿胀，张力增高，压迫神经末梢引起疼痛，如肝炎时因肝肿大，肝包膜紧张，而有肝区疼痛；牙髓炎时牙髓充血，小脓肿形成，可引起持续性剧痛和叩痛。

5.功能障碍　细胞变性坏死，代谢异常、炎性渗出造成的机械性阻塞、压迫及局部疼痛，均能导致炎症局部组织和受累器官功能障碍。

（二）全身反应

局部的病变既受机体整体的影响，同时又可影响到全身。

1.发热　多见于病原微生物所致的炎症，致炎因子特别是细菌、病毒、疟原虫等病原微生物可作为外源性致热原刺激机体中性粒细胞、单核巨噬细胞、嗜酸性粒细胞等产生内源性致热原，使体温调节中枢调定点上移，产热增多所致。一定程度的发热能使机体代谢增强，促进抗体形成，增强单核吞噬细胞系统的功能促进抗体形成，并能增强肝的解毒功能，所以炎症时的发热是机体重要的防御反应。但体温过高，会影响机体代谢过程，引起各系统尤其是中枢神经系统的代谢和功能紊乱。临床上，若患者炎症病变严重，此时机体体温并不升高反而降低，提示机体抵抗力低下，患者预后不良。

2.白细胞计数的变化　炎症时，造血系统受致炎因子等刺激，生成并释放白细胞增多，从而使外周血液中白细胞数量增多。急性炎症特别是化脓性感染时，血中白细胞数常增多，可达（15～20）×10^9/L，甚至高达（30～40）×10^9/L，白细胞增多可加强炎症反应过程，具有防御意义。血中白细胞反应的类型与炎症性质、病原种类、感染程度有关。急性化脓性炎症时，感染引起中性粒细胞增多，感染严重时出现幼稚的中性粒细胞，临床检验称此为核"左移"现象，胞质内并可见毒性颗粒；病毒感染时淋巴细胞增多；寄生虫感染和某些变态反应性疾病，嗜酸性粒细胞增多；慢性肉芽肿性炎症时以巨噬细胞增多为主。但也有一些疾病，如伤寒、流行性感冒等，白细胞减少。机体抵抗力严重低下，感染严重时，白细胞增加不明显，甚至减少。因此，临床上通过检查白细胞总数和分类对疾病诊断有帮助。

3. 单核吞噬细胞系统和淋巴组织增生　炎症病灶中的病原体、组织崩解产物，可经过淋巴管到达全身单核巨噬细胞系统，促使脾、肝、局部淋巴结的巨噬细胞增生，吞噬能力增强；脾及淋巴结等处的 T、B 细胞增生，能释放淋巴因子和形成抗体。临床表现为肝、脾、局部淋巴结肿大。

4. 实质器官病变　重度炎症，由于病原微生物及其毒素的作用，以及局部血液循环障碍、发热等影响，心、肝、肾、脑等实质细胞可发生变性、坏死，出现相应临床表现，甚至引起这些器官的功能衰竭。

四、炎症的类型

（一）炎症的临床分类

1. 急性炎症　急性炎症是机体对致炎因子的即刻和早期反应，病程短，一般数天至一个月。局部病变多以变质、渗出为主，表现为血管扩张充血、水肿、中性粒细胞浸润，可有轻重不等的组织、细胞坏死，增生反应较轻。

2. 慢性炎症　慢性炎症的病程较长，数月至数年以上。有明显组织和细胞增生，而渗出和变质性变化较轻。慢性炎症的发生除由急性炎症转化而来外，亦可以是开始就无明显急性表现，而呈潜隐性缓慢经过；有的是因长期受潜在毒性物质刺激或自身免疫应答引起。浸润的细胞以淋巴细胞、巨噬细胞、浆细胞为主。

3. 亚急性炎症　较少见，临床上指介于急、慢性炎症之间的炎症，如亚急性细菌性心内膜炎。

（二）炎症的病理分类

根据炎症局部变质、渗出和增生哪一种病变占优势，将炎症概括地分为变质性炎症、渗出性炎症和增生性炎症三大类型。

1. 变质性炎症　以组织、细胞发生明显变性、坏死为特点。主要累及肝、心、脑、肾等实质器官。见于某些病毒感染、严重中毒或变态反应时。如急性病毒性肝炎、流行性乙型脑炎、白喉中毒性心肌炎及阿米巴性肝脓肿等。病变轻时可再生修复，严重时常损害器官功能，甚至发生功能衰竭，如急性重型病毒性肝炎，由于大片肝细胞坏死，肝功能严重受损，可引起肝性脑病，甚至死亡。

2. 渗出性炎症　渗出性炎症以炎症灶内形成大量渗出物为特征。这类炎症多为急性炎症，最为常见，按渗出物成分和炎症发生部位，又分为以下几类：

（1）浆液性炎症：以大量浆液渗出为特点，渗出物中有清蛋白、少量白细胞和纤维蛋白，常发生于黏膜、浆膜、肺、关节滑膜及皮肤等组织疏松部位，见图13-33。如感冒初期的鼻黏膜炎及毒蛇咬伤和皮肤Ⅱ度烧伤形成的水疱等。临床上表现为局部明显肿胀，发生在浆膜可引起浆膜腔积液，如胸膜腔积液、腹膜腔积液。浆液性炎病变一般较轻，易于吸收消散，渗出的浆液可由血管和淋巴管吸收，受损的细胞可完全再生，因而结局好。当心包腔、胸膜腔大量积液时，可产生压迫，影响呼吸和心功能。

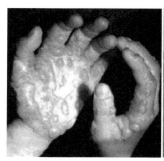 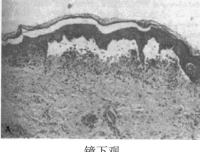

肉眼观　　　　　　　　　　镜下观

图 13-33　浆液性炎症

（2）纤维蛋白性炎症：以渗出物中含有大量纤维蛋白为特点，是血管壁损害严重，通透性明显升高的结果。病变常发生于黏膜、浆膜和肺等部位。

1）黏膜的纤维蛋白性炎：可见表面覆盖由渗出的纤维蛋白、白细胞、坏死的黏膜组织和病原菌混合组成的灰白色膜状物，称为假膜，故该种类型炎症又称假膜性炎。咽部白喉的假膜不易脱落，气管、支气管的假膜容易脱落，常可造成支气管堵塞，引起窒息。

2）浆膜的纤维蛋白性炎：常见于胸膜、腹膜和心包膜。如结核性胸膜炎、风湿性心外膜炎。心包的纤维蛋白性炎，由于心脏不断搏动，心包的脏层和壁层心包膜相互摩擦，致渗出在心包腔脏层和壁层腔面的纤维蛋白可形成无数绒毛状物，覆盖于心脏表面，称绒毛心，见图13-34。

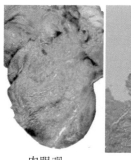 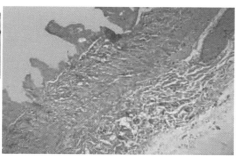

肉眼观　　　　　　　　　　镜下观

图 13-34　纤维蛋白性炎症

3）肺的纤维蛋白性炎：常见于大叶性肺炎。在大叶性肺炎的红色肝样变期和灰色肝样变期，肺泡腔内大量纤维素渗出，可导致肺实变。

纤维蛋白性炎一般呈急性经过，少量渗出纤维蛋白可被中性粒细胞释放的蛋白溶解酶溶解吸收；结肠假膜可脱落形成黏膜溃疡，如急性细菌性痢疾假膜脱落，可形成多发性溃疡；纤维蛋白渗出过多时，不能被完全溶解吸收，可发生机化粘连，影响器官功能。

（3）化脓性炎症：以大量中性粒细胞渗出，伴有不同程度的组织坏死和脓液形成为特点。多由病原性球菌、大肠埃希菌、铜绿假单胞菌等化脓菌感染引起。可发生于全身各器官组织，临床上常见的化脓性炎有皮肤的疖、痈、化脓性阑尾炎、化脓性胆囊炎、化脓性脑膜炎、肾盂肾炎等。渗出的中性粒细胞变性、坏死崩解后，释放出蛋白溶解酶，将坏死组织溶解液化，形成灰黄或黄绿色混浊的凝乳状液体，即组织的化脓过程，所形成的液体状物称为脓液，是一种浑浊的凝乳状液体，呈灰黄色或灰绿色。其中变性、坏死的中性粒细胞即脓细胞。脓液中除脓细胞外，还含有细菌、被溶解的坏死组织碎屑和少量浆液。根据化脓性炎症发生的原因和部位的不同，可分为三类。

1）表面化脓和积脓：指发生在黏膜、浆膜表面的化脓性炎症，其特点是黏膜或浆膜表面有脓液覆盖，深部组织没有明显的炎症细胞浸润，见图13-35。如化脓性支气管炎、化脓性胸膜炎、化脓性脑膜炎等。当脓液蓄积于发生部位的腔道或浆膜腔内时，称为积脓，如胆囊积脓、输卵管积脓、胸膜腔积脓等。淋菌性尿道炎即是一种表面化脓性炎症（脓性尿道炎），形成的脓液可通过尿道排出体外，具有传染性，临床上可通过采取脓性分泌物作微生物检查进行诊断。

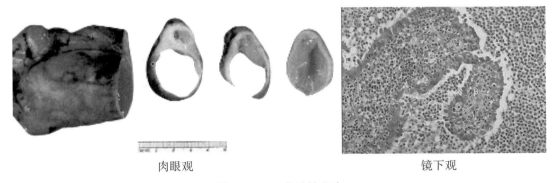

肉眼观　　　　　　　　　　　镜下观

图 13-35 化脓性炎症

2）脓肿：器官或组织内局限性化脓性炎症称为脓肿，主要特征为局部组织坏死、溶解，形成含有脓液的腔。脓肿可发生在皮下及肺、肝、肾、脑等内脏器官，常由金黄色葡萄球菌引起，该菌可产生血浆凝固酶，使渗出的纤维蛋白原转变为纤维蛋白，渗出的纤维蛋白交织成网，有阻止病原菌扩散的作用，因而脓肿病变较局限。

　　小的脓肿可吸收消散，体积较大的脓肿，脓液过多吸收困难，可发生机化或演变为慢性脓肿，常需切开排脓或穿刺抽脓，后由肉芽组织修复，形成瘢痕；有时炎症进一步发展，脓液增多，脓腔内压力增大，可向周围破溃，引起炎症扩散。因此，临床上浅表脓肿脓液较多时检查有波动感，需及时切开排脓或穿刺抽脓以利愈合。

　　皮肤或黏膜的脓肿，可向表面破溃形成溃疡；深部组织的脓肿如向体表或自然通道穿破，可形成窦道或瘘管。窦道是指只有一个开口的病理性盲管；瘘管是指连接于体外与有腔器官之间或两个腔道之间的有两个以上开口的病理性管道。例如，较常见的肛门周围组织脓肿向皮肤穿破可形成肛旁窦道，如同时破入肛管，形成两端开口的通道，即为肛瘘，可不断排出脓性渗出物，经久不愈。见图 13-36。

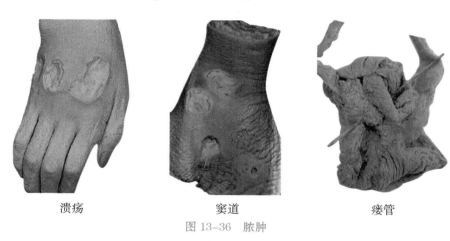

溃疡　　　　　　　　窦道　　　　　　　　瘘管

图 13-36　脓肿

　　疖是毛囊、皮脂腺及其附近组织发生的脓肿，痈是多个疖的融集，在皮下脂肪及筋膜组织中形成许多互相沟通的脓肿。

　　3）蜂窝织炎：是疏松结缔组织的弥漫性化脓性炎症，常见于皮下组织、肌肉和阑尾等处。高度充血、水肿、大量中性粒细胞浸润为其特点。主要由溶血性链球菌引起，此菌能产生大量透明质酸酶和纤维蛋白溶酶，能降解结缔组织基质的透明质酸和溶解纤维蛋白，有利于细胞沿组织间隙和淋巴管蔓延、扩散。炎症不易局限，与健康组织分界不清，全身中毒症状明显。蜂窝织炎性阑尾炎是常见的外科疾患。

　　（4）出血性炎症：以大量红细胞漏出为特点，是血管壁严重损伤，通透性明显升高引起。常见于钩端螺旋体病、流行性出血热或炭疽、鼠疫等传染病。

　　（5）卡他性炎症：是黏膜组织发生的一种较轻的渗出性炎。渗出液沿黏膜表面排出，一般不伴有组织的明显破坏，炎症易于消散愈复。因渗出成分的不同，卡他性炎又可分为浆液性卡他（如感冒初期的鼻黏膜炎）、黏液性卡他（如细菌性痢疾结肠炎）、脓性卡他（如化脓性支气管炎）。

3. 增生性炎　有明显组织和细胞增生，而渗出和变质性变化较轻。多呈慢性经过，可有以下表现形式。

（1）非特异性增生性炎：其重要的特点是：①炎症区有多量巨噬细胞、淋巴细胞和浆细胞浸润；②成纤维细胞和血管内皮细胞增生；③可伴有局部被覆上皮、腺上皮或实质细胞增生。炎症后期因纤维组织大量增生，器官体积常缩小，如慢性肾小球肾炎出现肾固缩；但亦有局部体积明显增大的，如慢性扁桃体炎时，扁桃体因淋巴组织和纤维组织增生而肿大、硬度增加。

发生在某些部位的非特异性炎，有时可以形成具有一定形态特征的改变，如炎性息肉、炎性假瘤。①炎性息肉。黏膜慢性炎症时，局部黏膜上皮和腺体及肉芽组织增生而形成向表面突出、根部带蒂的淡红色肉样肿物，即为炎性息肉。大小数毫米至数厘米不等，单个或多个，质地柔软。常见的有子宫颈息肉、肠息肉、鼻息肉等。②炎性假瘤。临床上常引起出血。肺、眼眶等部位的慢性炎症，有时可因多种细胞成分增生而形成边界清楚的肿瘤样团块，即为炎性假瘤。组织学上，炎性假瘤由肉芽组织、炎细胞、增生的实质细胞及纤维组织构成，增生的细胞无异型性。临床上易误诊为肿瘤，应注意鉴别。

（2）炎性肉芽肿：在某些致炎因子作用下，局部形成以巨噬细胞及其演化的细胞增生构成的境界清楚的结节状病灶，称为炎性肉芽肿。其中的巨噬细胞可转变为类上皮细胞和多核巨细胞，这是一种特殊类型的慢性炎症。由于致病因子不同，又分为：

1）感染性肉芽肿：常见于结核（结核结节）、伤寒（伤寒小结）、真菌感染及麻风、梅毒、血吸虫感染等疾病时，形态上各有一定的特点，病理工作者常可根据肉芽肿的典型形态特点做出相当准确的病因诊断。

2）异物性肉芽肿：由各种异物，如滑石粉、外科缝线、矽尘、石棉纤维、寄生虫卵等引起。其形态特点是在异物周围有多少不等的巨噬细胞、类上皮细胞、异物性多核巨细胞、成纤维细胞和淋巴细胞等包绕而成的结节状病灶。在肉芽肿中心及巨噬细胞或多核巨细胞的胞浆内，常可找到不能被消化的异物。

五、炎症的结局

因致炎因子的强弱、机体免疫防御功能及治疗情况的不同，炎症可有以下结局。

（一）痊愈

大多数炎症能够痊愈，又分完全痊愈和不完全痊愈。组织损伤小，机体抵抗力较强，经及时治疗，清除病因，组织崩解产物及炎性渗出物溶解吸收或排出，通过周围健康同种细胞的再生修复，最终完全恢复原来的结构和功能，即为完全痊愈。如大叶性肺炎的吸收消散和急性病毒性肝炎的愈复。当组织损伤重、范围大，坏死组织及渗出物溶解吸收不良，则由肉芽组织进行修复形成瘢痕，即为不完全痊愈，此时，病变的组织器官的形态结构和功能不能完全恢复正常。如化脓性关节炎脓性渗出物机化，可引起关节强直，影响功能。

（二）迁延不愈转为慢性

当机体抵抗力较低，治疗不及时或不彻底，致炎因子持续存在，且不断损害组织或因自身免疫应答，可使炎症迁延不愈，转为慢性。如急性病毒性肝炎可演变为慢性病毒性肝炎和肝硬化。

（三）蔓延扩散

在病人抵抗力低下或病原微生物毒力强、数量多的情况下，炎症可向周围组织器官蔓延或向全身扩散。

1. 局部蔓延　病原菌可沿组织间隙或器官的自然管道向邻近组织器官蔓延，使感染扩大。如肺结核病灶的扩大，小儿急性支气管炎发展为支气管肺炎等。

2. 淋巴道扩散　病原微生物及其毒素可随淋巴液扩散，引起继发性淋巴管炎及局部淋巴结炎。如急性扁桃体炎，可经淋巴道扩散引起颌下或颈部淋巴结炎，表现为局部淋巴结肿大、压痛。严重的淋巴道感染，病原微生物可进一步通过淋巴入血，引起血道扩散。

3. 血道扩散　病原微生物或其毒性产物可侵入或随淋巴液回流入血，引起菌血症、毒血症、败血症或脓毒血症，表现为全身中毒症状，甚至可发生休克或死亡。

复习思考题

一、名词解释

1. 变质　2. 渗出　3. 蜂窝织炎　4. 脓肿　5. 炎细胞浸润　6. 炎性息肉
7. 炎性假瘤　8. 炎性肉芽肿

二、简答题

1. 简述炎症时液体渗出的机制及意义。
2. 比较各种炎细胞的功能及临床意义。
3. 试述各类炎症的病变特点。
4. 比较渗出液和漏出液的区别。

<h1 style="text-align:center">第五节　肿　瘤</h1>

【学习目标】

　　掌握肿瘤概念、肿瘤的特征、生长与扩散、对机体的影响、肿瘤的命名与分类原则和方法。熟悉良、恶性肿瘤的区别；癌与肉瘤的区别。了解肿瘤的早期诊断方法及常见的癌前病变。

　　肿瘤（tumor）是一类常见病、多发病。目前，恶性肿瘤已成为危害人类健康最严重的疾病之一。全世界每年有约 700 万人死于恶性肿瘤。我国城市恶性肿瘤的死亡率已经超过心脑血管疾病，成为第一位死亡原因。我国常见的恶性肿瘤按死亡率高低排列为胃癌、肝癌、肺癌、食管癌、大肠癌、白血病、淋巴瘤、子宫颈癌、鼻咽癌、乳腺癌等。多种因素的影响，使恶性肿瘤的发病人数仍在逐年增加。因此，对肿瘤的基础理论及其防治研究仍是 21 世纪医学乃至整个生命科学领域研究的重点。

一、肿瘤的概念

　　肿瘤是机体在各种致瘤因素的作用下，局部组织的细胞异常增生而形成的新生物，常表现为局部肿块。

　　肿瘤细胞是从正常细胞转变而来的，当它变为肿瘤细胞后，就表现出不同程度地丧失了分化成熟的能力和相对无限制地生长两大特征。分化不成熟使瘤细胞呈现异常的形态、代谢和功能。瘤细胞呈相对无限制地生长，使它与整个机体不协调。肿瘤细胞在致瘤因素作用下发生了基因水平的异常，即使去除致瘤因素，仍可持续生长，不受机体控制。

二、肿瘤的特征

（一）肿瘤的一般形态与结构

1.肿瘤的形态

　　（1）形状：肿瘤的形状与肿瘤的发生部位、组织来源、生长方式和肿瘤的性质等有关。可呈乳头状、息肉状、菜花状、蕈状、浸润状、溃疡状。

　　（2）大小：肿瘤的大小很不一致。小者肉眼不能察见，只有在显微镜下才能发现，如原位癌；大者瘤体可重达数公斤。肿瘤的大小取决于肿瘤的性质、发生部位和生长时间的长短。良性瘤生长缓慢，如生长时间较长，肿瘤可长得很大，由于恶性瘤对机体危害严重，体积巨大者反而少见。

（3）颜色：肿瘤与其起源组织颜色相同，多数呈灰白色或灰红色，如血管瘤呈红色，脂肪瘤呈黄色，黑色素瘤可呈灰黑色。如肿瘤发生出血、坏死，可呈暗红色或黑色。

（4）硬度：肿瘤的硬度一般与肿瘤的成分、间质多少、有无继发性改变有关。如脂肪瘤质较软，平滑肌瘤质韧，骨瘤质硬，间质多或出现钙化者质硬，实质丰富者或有出血、坏死、囊性变时质软。

（5）数目：肿瘤多为单个，但也可同时或先后在多处发生同一类型的肿瘤，例如子宫平滑肌瘤。

2. 肿瘤的结构　通常肿瘤在显微镜下可分为实质与间质两部分。

（1）肿瘤的实质：即肿瘤细胞，是肿瘤的主要成分，它决定肿瘤的性质和特征，也体现肿瘤的组织来源。多数肿瘤只有一种实质，如平滑肌瘤。少数可由两种或多种实质构成，如畸胎瘤含有多种不同的实质。

（2）肿瘤的间质：一般由结缔组织及血管构成，有时可有淋巴管。一般认为肿瘤没有神经支配。肿瘤的间质成分不具特异性，它构成肿瘤的支架，起支持和营养肿瘤实质的作用，肿瘤细胞能刺激肿瘤组织内血管生成，这是肿瘤能持续生长的重要因素。

（二）肿瘤的异型性

肿瘤组织无论在细胞形态和组织结构上，都与其起源的正常组织有不同程度的差异，这种差异称为异型性。肿瘤的异型性是肿瘤组织成熟程度（即分化程度）在形态结构上的表现。肿瘤的异型性愈小，说明它和正常组织相似，表示瘤组织成熟程度高，即分化程度高；反之，异型性愈大，表示瘤组织分化程度愈低。肿瘤的异型性是诊断肿瘤，区别其良、恶性的主要组织学依据。

1. 肿瘤组织结构的异型性　肿瘤组织结构的异型性是指肿瘤的实质与间质排列紊乱，失去正常组织的层次结构。良性肿瘤的细胞异型性不明显。如平滑肌瘤的瘤细胞束大小不一，纵横交错呈编织状。由腺上皮发生的腺瘤，瘤细胞构成的腺腔大小、形状不甚规则，数目增多。

恶性肿瘤的组织结构异型性尤为明显，瘤细胞排列紊乱，失去正常的层次（极性消失）和结构，如腺癌，其腺腔大小不等，形状不规则，排列紊乱，腺上皮细胞层次增多，甚至腺腔消失。

2. 肿瘤细胞的异型性　良性肿瘤细胞分化程度高，异型性不明显，一般都与其起源的正常细胞相似，如平滑肌瘤的瘤细胞与平滑肌细胞十分相似。

恶性肿瘤细胞分化程度低，异型性明显，表现为以下三个方面。

（1）瘤细胞的多形性：即瘤细胞的形态及大小不一致。大多数恶性肿瘤细胞的体积比正常细胞大（分化很差的瘤细胞，体积也可较小）。各个瘤细胞的大小和形态又很不一致，有时可出现瘤巨细胞。

（2）核的多形性：即瘤细胞核的大小、形状及染色不一致。细胞核体积增大，胞核直径与细胞直径的比例（核浆比例）增大［正常 1 ∶（4～6），恶性肿瘤细胞接近 1 ∶ 1］，核的形状不规则，大小不一，可出现巨核、双核或多核。核染色加深（胞核内 DNA 增多），染色质颗粒常堆积在核膜下，使核膜增厚。核仁肥大，数目增多。核分裂象增多，且可有病理性核分裂。

（3）胞浆的改变：胞浆多呈嗜碱性。

上述瘤细胞的改变，特别是细胞核的多形性和病理性核分裂，常为恶性肿瘤的重要特征。脱落细胞学检查主要根据肿瘤细胞的异型性进行诊断（图 13-37）。

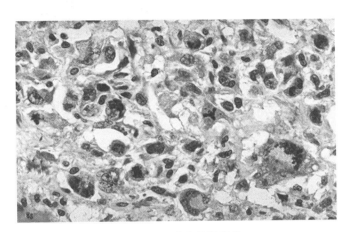

图 13-37　肿瘤的异型性

（三）肿瘤的生长特点

1.肿瘤的生长速度　肿瘤细胞的特征之一是相对无限制生长，与肿瘤细胞群中处于分裂期的细胞明显增加、细胞死亡少、合成核酸的能力增强有关。分化好的良性瘤生长较缓慢，常有几年甚至几十年的病史。分化差的恶性瘤生长较迅速。如果一个长期存在、生长缓慢的良性肿瘤，其生长速度突然变快，应考虑其恶变的可能。

2.肿瘤的生长方式

（1）膨胀性生长：这是大多数良性肿瘤的生长方式。瘤细胞增生向周围扩展，瘤体逐渐增大似膨胀的气球，挤压周围正常组织，常形成纤维包膜，与周围组织分界清楚。触诊时肿瘤可以移动，境界清楚，手术易摘除干净，术后不易复发（图 13-38）。

（2）浸润性生长：这是大多数恶性肿瘤的生长方式。恶性瘤细胞如同树根长入泥土一样直接侵入周围正常组织，不形成包膜，与周围组织没有明显的界线。触诊时肿瘤固定，不易移动，境界不清，手术时应扩大切除范围，但有时术后还会复发（图 13-39）。

（3）外生性生长：发生在体表、体腔或自然管道（消化道、泌尿生殖道等）表面的肿瘤，常向表面生长，形成乳头状、菜花状、息肉状等。良性瘤和恶性瘤都可呈外生性生长，但恶性瘤在外生性生长的同时，还不同程度地向基底部浸润性生长（图 13-40）。

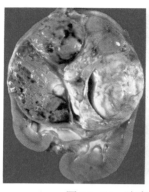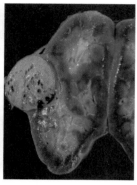

图 13-38　肿瘤的膨胀性生长

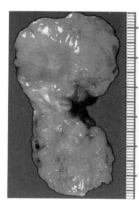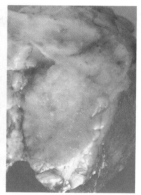

图 13-39　肿瘤的浸润性生长

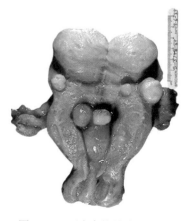

图 13-40　肿瘤的外生性生长

（四）肿瘤的扩散

肿瘤的扩散是恶性肿瘤的特点，扩散的方式有直接蔓延和转移两种。

1. 直接蔓延　恶性肿瘤细胞由原发部位沿组织间隙、淋巴管、血管或神经束衣直接延伸扩展至邻近器官、组织，并继续生长，称为直接蔓延。如晚期乳腺癌可直接蔓延到胸肌，侵入胸膜甚至到达肺。鼻咽癌晚期可直接蔓延到颅底、鼻腔、颈椎或咽鼓管。

2. 转移　肿瘤细胞从原发部位侵入淋巴管、血管或体腔迁移到其他部位继续生长，形成与原发瘤性质相同的肿瘤，此过程称为转移。转移所形成的肿瘤，称为转移瘤或继发瘤。转移是肿瘤术后复发、放疗和化疗失败的主要原因，是恶性肿瘤的一个重要特征。转移途径有以下三种。

（1）淋巴道转移：是癌的主要转移途径。癌细胞侵入淋巴管形成癌细胞栓子，随淋巴液流动，首先到达引流区局部淋巴结，使淋巴结肿大、变硬，切面呈灰白色（图13-41）。局部淋巴结发生转移后，常可继续向其他淋巴结转移或经胸导管进入血流再继发血道转移。如胃癌转移到胃小弯旁淋巴结、胃底淋巴结、左锁骨上淋巴结等处。

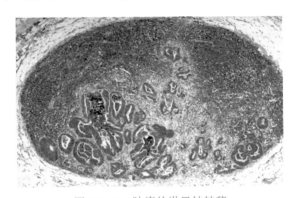

图 13-41　肿瘤的淋巴结转移

（2）血道转移：是肉瘤的主要转移途径。瘤细胞侵入血管后，随血液运行到远隔器官继续生长形成转移瘤。由于静脉壁薄且管内压力较低，瘤细胞多经静脉入血，少数也可经淋巴管入血。进入血液中的瘤细胞先附着于血管内膜，形成瘤细胞栓子，继续繁殖并穿破血管壁，侵入周围组织继续生长，才能形成转移瘤。侵入体静脉的瘤细胞，往往经右心在肺内形成转移瘤；侵入肺静脉的瘤细胞，可经左心随主动脉血流在全身各器官（脑、骨、肾等）转移；侵入门静脉系统（消化道肿瘤）的瘤细胞多在肝发生转移瘤。

（3）种植性转移：体腔内的恶性肿瘤侵及浆膜面时，瘤细胞可以脱落，像播种一样，种植在邻近或远隔器官的表面，形成转移瘤。如胃癌细胞穿透浆膜种植在腹膜、大网膜、腹腔脏器、盆腔器官如卵巢等处形成转移瘤。胃癌细胞转移到卵巢形成的转移瘤称为 Kreukenberg tumors（图13-42）。浆膜被瘤细胞浸润后可引起浆膜腔血性积液，抽取积液检查常可找到癌细胞，对诊断有一定价值。临床上在进行恶性肿瘤切除手术及各种活检和穿刺检查时，应严格遵守手术操作规程，避免癌细胞污染，防止医源性种植性转移的发生。

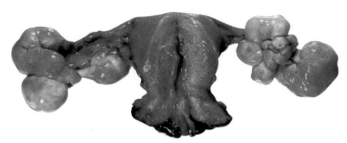

图 13-42　Kreukenberg tumors

（五）肿瘤的复发

肿瘤经过一定治疗后，残留于组织内的瘤细胞又生长繁殖，在原发部位重新长成与原发瘤性质相同的肿瘤，此现象称为肿瘤的复发。恶性肿瘤具有浸润性生长的特性，易复发。某些与周围分界不清的良性瘤，如血管瘤、神经纤维瘤，术后也有复发的可能。

（六）肿瘤的代谢特点

1. 核酸代谢　肿瘤组织合成 DNA 和 RNA 的能力均较正常组织增强，核酸增多是肿瘤迅速增生的物质基础。

2. 蛋白质代谢　肿瘤组织特别是恶性肿瘤的蛋白质合成代谢及分解代谢均增强，但合成代谢超过分解代谢，结果使机体严重消耗而致恶病质。

3. 酶系统　肿瘤组织酶的变化只有含量或活性的改变。酶类改变则不同肿瘤有所不同，如前列腺癌组织中酸性磷酸酶明显增加，骨肉瘤组织中碱性磷酸酶增加等。

4. 糖代谢　大多数正常组织的糖代谢在有氧条件下进行氧化分解获取能量，只有在缺氧时才进行糖酵解。而肿瘤组织，尤其是恶性肿瘤，即使在有氧条件下，仍采取糖酵解获取能量。

三、肿瘤对机体的影响

（一）良性肿瘤对机体的影响

良性肿瘤对机体影响较小，一般只对周围组织器官起局部压迫、阻塞作用。如生长在消化管的良性瘤可引起消化管的阻塞、狭窄或扭转。但生长在重要器官部位时，可引起严重后果。如生长在颅内或脊椎管内的良性瘤，可压迫脑或脊髓，引起颅内压增高及相应的神经系统症状。内分泌腺的良性肿瘤常因能过多产生某种激素而产生全身影响，如胰岛细胞瘤分泌过多的胰岛素，可引起血糖过低。肾上腺的嗜铬细胞瘤可引起阵发性高血压。

（二）恶性肿瘤对机体的影响

恶性肿瘤除引起局部压迫和阻塞外（如食管癌引起吞咽困难），还可有以下危害。

1. 破坏组织器官的结构和功能　如骨肉瘤可引起病理性骨折，晚期肝癌破坏肝组织，引起肝功能损害。

2. 出血和感染　恶性肿瘤生长迅速，常因血液供应不足使肿瘤组织发生坏死、出血。如肝癌破裂引起大出血可致病人死亡。子宫颈癌表面坏死继发感染，可有恶臭的血性分泌物排出。

3. 疼痛　恶性肿瘤晚期，由于肿瘤局部压迫或侵犯神经，可引起相应部位的疼痛。如肝癌的肝区疼痛。

4. 发热　肿瘤代谢产物、坏死分解产物或继发感染等毒性产物被吸收可引起发热。

5. 恶病质　即出现进行性消瘦、贫血和全身衰竭状态，多见于晚期恶性肿瘤患者。其发生机制可能与出血、感染或肿瘤坏死分解产物引起机体代谢紊乱有关。此外，肿瘤生长迅速，消耗机体大量营养物质，进食和消化吸收功能障碍，使营养物质摄入减少。晚期癌引起的疼痛，影响患者进食及睡眠等，也是促进恶病质发生的因素。

某些非内分泌腺的肿瘤可产生激素或激素样物质，称为异位激素，引起相应的症状和体征，称为异位内分泌综合征。产生异位激素的肿瘤称为异位内分泌肿瘤。如前列腺癌可以产生促甲状腺素。此外，肿瘤患者还可出现一些原因不明的症状，包括皮肤、肌肉、神经、造血、骨关节异常及肾损伤等。这些异常表现统称副肿瘤综合征。

四、良性肿瘤与恶性肿瘤的区别

表 13-4　良性肿瘤与恶性肿瘤的区别

	良性肿瘤	恶性肿瘤
组织分化程度	分化好，异型性小	分化不好，异型性大
核分裂象	无或稀少，不见病理核分裂象	多见，并可见病理核分裂象
生长速度	缓慢	较快
生长方式	膨胀性或外生性生长，前者常有包膜形成，边界清楚，可推动	浸润性或外生性生长，前者无包膜，边界不清，通常不能推动，后者常伴有浸润性生长
继发改变	很少发生坏死、出血	常发生出血、坏死、溃疡等
转移	不转移	常有转移
复发	手术切除后很少复发	手术切除等治疗后较多复发
对机体影响	较小，主要为局部压迫或阻塞作用。如发生在重要器官也可引起严重后果	较大，除压迫、阻塞外，还可以破坏原发处和转移处的组织，引起坏死、出血、合并感染，甚至造成恶病质

正确认识和区别肿瘤的良、恶性，关系到病人的治疗与预后，具有重要的临床意义。良性肿瘤与恶性肿瘤的根本区别在于肿瘤细胞的分化成熟程度。一般通过活体组织检查，结合临床表现可资鉴别。上述良、恶性肿瘤区别要点的任何一点都不是绝对的，要综合分析作出正确的结论。肿瘤的良、恶性也并非一成不变，有些良性肿瘤有时可转变为恶性肿瘤，称为良性肿瘤恶性变，如卵巢浆液性乳头状囊腺瘤的恶性变。此外，有些肿瘤生物学特性介于良、恶性之间，又称为交界性肿瘤。

五、肿瘤的命名与分类

（一）肿瘤的命名原则

肿瘤的命名能反映肿瘤的性质、组织来源及发生部位，有时也结合大体或显微镜下的形态进行命名。

1. 良性肿瘤的命名　良性肿瘤通常称为瘤，其命名原则一般是"生长部位 + 起源组织 + 瘤"，如子宫平滑肌瘤。有时还可结合形态特点命名，如来自上皮组织呈乳头状突起的称为乳头状瘤。

2. 恶性肿瘤的命名　恶性肿瘤根据其组织来源不同，一般分为癌和肉瘤两大类，其中以癌最多见。一般人所说的"癌症"，习惯上常泛指所有的恶性肿瘤。

（1）癌：从上皮组织发生的恶性肿瘤称为癌。其命名原则一般是"生长部位 + 上皮组织 + 癌"，如肺鳞状细胞癌。按发生肿瘤的部位不同，有肝癌、胃癌等命名；按来源组织上皮种类的不同，有鳞状细胞癌、腺癌等。有时还加上肉眼或显微镜下形态描述，如卵巢囊腺癌、胃印戒细胞癌。

（2）肉瘤：从间叶组织（包括纤维、肌肉、脂肪、脉管、骨、软骨及淋巴造血组织等）发生的恶性肿瘤称为肉瘤。其命名原则一般是"生长部位 + 间叶组织 + 肉瘤"，如骨肉瘤、纤维肉瘤等。

表 13-5　癌与肉瘤的区别

	癌	肉瘤
组织来源	上皮组织	间叶组织
发病率	较常见，约为肉瘤的 9 倍，多见于 40 岁以上成人	较少见，大多见于青少年
大体特点	质较硬、色灰白、较干燥	质软、色灰红、湿润、鱼肉状
组织学特点	多形成癌巢，实质与间质分界清楚，纤维组织常有增生	肉瘤细胞多弥漫分布，实质与间质分界不清，间质内血管丰富，纤维组织少
网状纤维	癌细胞间多无网状纤维	肉瘤细胞间多有网状纤维
转移	多经淋巴道转移	多经血道转移

3.特殊命名　少数肿瘤不按上述原则命名。

（1）习惯沿用的名称，如白血病、葡萄胎。

（2）以"瘤"命名的恶性肿瘤，如精原细胞瘤、黑色素瘤等。

（3）个别恶性肿瘤以人名命名，例如，霍奇金（Hodgkin）病、尤文（Ewing）瘤等。

（4）有些恶性肿瘤由多种成分组成或组织来源尚有争论者，则在肿瘤的名称之前再冠以"恶性"二字。如恶性畸胎瘤、恶性黑色素瘤等。

（5）有些来源于幼稚组织及神经组织的肿瘤以"母"细胞瘤命名。例如，神经母细胞瘤、肾母细胞瘤等。

（二）肿瘤的分类

表 13-6　肿瘤分类举例

组织来源	良性肿瘤	恶性肿瘤
1. 上皮组织		
鳞状上皮	乳头状瘤	鳞状细胞癌
基底细胞		基底细胞癌
腺上皮	腺瘤	腺癌
	乳头状腺瘤	乳头状腺癌
	囊腺瘤	囊腺癌
	多形性腺瘤	恶性多形性腺瘤
移行上皮	乳头状瘤	移行上皮癌
2. 间叶组织		
纤维结缔组织	纤维瘤	纤维肉瘤
纤维组织细胞	纤维组织细胞瘤	恶性纤维组织细胞瘤
脂肪组织	脂肪瘤	脂肪肉瘤
平滑肌组织	平滑肌瘤	平滑肌肉瘤
横纹肌组织	横纹肌瘤	横纹肌肉瘤
血管组织	血管瘤	血管肉瘤
淋巴管组织	淋巴管瘤	淋巴管肉瘤
骨组织	骨瘤	骨肉瘤
软骨组织	软骨瘤	软骨肉瘤
滑膜组织	滑膜瘤	滑膜肉瘤
间皮	间皮瘤（孤立性）	恶性间皮瘤

续表

组织来源	良性肿瘤	恶性肿瘤
3. 淋巴造血组织		
淋巴组织		淋巴瘤
造血组织		白血病
4. 神经组织		
神经鞘膜组织	神经纤维瘤	神经纤维肉瘤
神经鞘细胞	神经鞘瘤	恶性神经鞘瘤
胶质细胞	胶质细胞瘤	恶性胶质细胞瘤
原始神经细胞		髓母细胞瘤
脑膜组织	脑膜瘤	恶性脑膜瘤
交感神经节	节细胞神经瘤	神经母细胞瘤
5. 其他肿瘤		
黑色素细胞	色素痣	黑色素瘤
胎盘滋养叶细胞	葡萄胎	绒毛膜上皮癌
生殖细胞		精原细胞瘤
		无性细胞瘤
		胚胎性癌
性腺或胚胎剩件		
中全能干细胞	畸胎瘤	恶性畸胎瘤

六、癌前病变、原位癌、早期浸润癌

（一）癌前病变

癌前病变是指具有癌变潜在可能性的良性病变。一般认为，正常细胞可经过一般增生、不典型增生，最后癌变。

不典型增生指细胞增生并出现异型性，但还不能诊断为恶性肿瘤的病变（图 13-43）。根据异型性的大小分为轻、中、重度三度。轻、中度不典型增生可恢复正常；重度不典型增生易发生癌变。早期发现与及时治疗癌前病变对肿瘤的预防具有重要意义。

临床上常见的癌前病变或疾病有以下几种：①黏膜白斑伴上皮非典型增生；②子宫颈糜烂伴上皮非典型增生；③乳腺增生性纤维囊性变伴导管上皮异型增生；④结肠、直肠的息肉状腺瘤；⑤慢性萎缩性胃炎及胃溃疡伴肠上皮化生及非典型增生；⑥慢性溃疡性结肠炎；⑦皮肤慢性溃疡伴上皮非典型增生；⑧肝硬化。

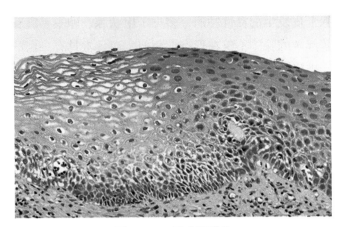

图 13-43 不典型增生

（二）原位癌

原位癌指上皮性恶性肿瘤局限于黏膜上皮层内，包括腺体或皮肤表皮层内，尚未突破基底膜浸润到黏膜下层或真皮。例如，子宫颈、食管等处的原位癌。原位癌是一种早期癌，因上皮内无血管或淋巴管，故原位癌不发生转移。原位癌继续发展可变为浸润癌。少数原位癌可以长期保持其原位癌结构，甚至可以消退。一般认为，对原位癌及早治疗可防止发展为浸润癌，从而提高癌的治愈率。

（三）早期浸润癌

原位癌如突破基膜向深部浸润（上皮层下不超过 3 ~ 5mm 或不超过黏膜下层），又无局部淋巴结转移，称为早期浸润癌。如能及时进行手术治疗，预后较好，术后 5 年生存率接近 100%。

七、常见肿瘤的举例

（一）上皮组织肿瘤

上皮组织包括覆盖上皮、腺上皮和导管上皮，由此发生的肿瘤最为常见。人体的恶性肿瘤大部分来源于上皮组织，故癌对人体的危害最大。

1. 良性上皮组织肿瘤

（1）乳头状瘤：由复层的覆盖上皮发生的良性肿瘤。肿瘤向表面呈外生性生长，形成许多手指样或乳头状突起，并可呈菜花状或绒毛状外观。肿瘤根部常有细蒂与正常组织相连。镜下，每一乳头表面覆盖增生的鳞状上皮、柱状上皮或移行上皮，乳头轴心由具有血管的分支状结缔组织间质构成。鳞状上皮乳头状瘤临床常见于外阴、鼻腔、喉等处。其发生可能与人类乳头状瘤病毒的感染有关。外耳道、阴茎、膀胱等处的乳头状瘤较易发生恶变。

（2）腺瘤：由腺上皮发生的良性肿瘤，多见于甲状腺、卵巢、乳腺、涎腺和胃肠道等处。腺瘤的腺体与其起源的腺体不仅在形态上相似，而且常具有一定的分泌功能，但腺体大小、形态不规则，排列紧密，有时腺管扩张成囊状。常见类型如下：

1）囊腺瘤：常发生于卵巢，偶见于甲状腺及胰腺。卵巢囊腺瘤主要有两种类型：一种为腺上皮向囊腔内呈乳头状生长，并分泌浆液，故称为浆液性乳头状囊腺瘤；另一种分泌黏液，常为多房性，囊壁光滑，少有乳头状增生，称为黏液性囊腺瘤。其中浆液性乳头状囊腺瘤较易发生恶变，转化为浆液性囊腺癌。

2）息肉状腺瘤：发生于黏膜，可呈息肉状、乳头状或绒毛状，有蒂与黏膜相连。多见于直肠和结肠。结肠多发性腺瘤性息肉病常有家族遗传性，不但癌变率高，并易早期发生癌变。

3）纤维腺瘤：常发生于女性乳腺，是乳腺常见的良性肿瘤。肿瘤有完整包膜，境界清楚，灰白色。切面分叶状、有裂隙。镜下，见乳腺导管扩张，上皮增生；肿瘤的实质由增生的腺管及纤维结缔组织共同组成。

4）多形性腺瘤：由腺体、肌上皮、鳞状上皮、黏液样及软骨样组织等多种成分混合组成。常发生于涎腺，特别是腮腺，习惯称为混合瘤。本瘤生长缓慢，但切除后可复发，少数可以发生恶变。

2. 恶性上皮组织肿瘤　癌是人类最常见的一类恶性肿瘤。常见类型有以下几种：

（1）鳞状细胞癌：简称鳞癌，常发生在身体原有鳞状上皮覆盖的部位，如皮肤、口腔、唇、子宫颈、阴道、食管、喉、阴茎等处，也可发生在有鳞状上皮化生的其他非鳞状上皮覆盖部位，如支气管、胆囊、肾盂等处。肉眼上常呈菜花状，也可因坏死脱落而形成溃疡状，癌组织同时向深层浸润性生长。镜下，癌细胞呈巢状分布，与间质界限清楚。分化好的鳞癌癌巢，细胞间可见到细胞间桥，在癌巢的中央可出现层状的角化物，称为角化珠或癌珠。分化较差的鳞癌无角化珠形成，甚至也无细胞间桥，细胞异型性明显并见较多的核分裂象。

（2）腺癌：是从腺体、导管或分泌上皮发生的恶性肿瘤。根据其形态结构和分化程度，可分为管状或乳头状腺癌、实性癌和黏液癌。较多见于胃、肠、甲状腺、胆囊、子宫体和卵巢等处。癌细胞形成大小不等、形状不一、排列不规则的腺样结构。当腺癌伴有大量乳头状结构时称为乳头状癌；腺腔高度扩张呈囊状的腺癌称为囊腺癌；伴乳头状生长的囊腺癌称为乳头状囊腺癌；当腺癌分泌大量黏液时称黏液癌，多见于胃肠道，大体上呈灰白色，湿润，半透明胶冻样，镜下：黏液聚积在癌细胞内，将核挤向一侧，使该细胞呈印戒状，以这种细胞为主要成分则称为印戒细胞癌。

（3）基底细胞癌：多见于老年人面部如眼睑、颊及鼻翼等处。癌巢主要由浓染的基底细胞样癌细胞构成。此癌生长缓慢，表面常形成溃疡，并可浸润破坏深层组织。但几乎不发生转移，对放射治疗很敏感，属低度恶性。

（二）间叶组织肿瘤

1. 良性间叶组织肿瘤

（1）脂肪瘤：常见于背、肩、颈及四肢近端的皮下组织。外观为扁圆形或分叶状，有包膜、质地柔软，切面色淡黄，有油腻感。肿瘤大小不一，常为单发性，亦可为多发性。镜下与正常脂肪组织的主要区别在于有包膜和纤维间隔。脂肪瘤一般无症状，极少恶变，手术易切除。

（2）平滑肌瘤：最多见于子宫，其次为胃肠道。瘤组织由形态比较一致的梭形平滑肌细胞构成。瘤细胞互相编织呈束状或呈栅状排列，核呈长杆状，两端钝圆。

（3）纤维瘤：外观呈结节状，有包膜，切面灰白色，可见编织状的条纹，质地韧硬，常见于四肢及躯干的皮下、肌腱、筋膜等处。瘤细胞由分化良好的纤维细胞构成，呈编织状排列，瘤细胞间有丰富的胶原纤维。此瘤生长缓慢，手术切除后不再复发。

（4）脉管瘤：分为血管瘤及淋巴管瘤两类，其中血管瘤最常见，多为先天性，常见于儿童的头面部皮肤。内脏血管瘤以肝脏最多见。

血管瘤多见于面、颈、唇、舌及肝、脾等部位，呈紫色或红色，可平坦或隆起于表面，无包膜，与周围界限不清，常见为毛细血管瘤、海绵状血管瘤。血管瘤一般随身体发育而长大，成年后即停止发展，较小者可自然消退。

淋巴管瘤常见于唇、舌、颈部及腋下等处，由增生的淋巴管构成，内含淋巴液。淋巴管可呈囊性扩大并互相融合，内含大量淋巴液，称为囊状水瘤，多见于小儿颈部。

2. 恶性间叶组织肿瘤 恶性间叶组织肿瘤统称肉瘤。

（1）脂肪肉瘤：是肉瘤中较常见的一种。多见于40岁以上的成人，常发生在大腿及腹膜后等深部软组织。肉眼观大多数肿瘤呈结节状或分叶状，表面常有一层假包膜，黄红色有油腻感，有时可呈鱼肉状或黏液样外观。镜下，肿瘤细胞大小形态各异，可见分化差的星形、梭形、小圆形或呈明显异型性和多样性的脂肪母细胞，胞浆内含有大小不等脂肪空泡，也可见成熟的脂肪细胞。

（2）纤维肉瘤：来自纤维结缔组织的肉瘤，其发生部位与纤维瘤相似，以四肢皮下及深部组织为多见。分化好的纤维肉瘤，瘤细胞多呈棱形，异型性小，与纤维瘤有些相似；分化差者有明显异型性。镜下：肿瘤组织由大小不一的梭形或短梭状细胞构成，肉瘤细胞产生的胶原纤维呈编织状或漩涡状排列。纤维肉瘤分化好者生长缓慢，转移及复发少见；分化差者生长快，易发生转移，切除后易复发。

（3）平滑肌肉瘤：较多见于子宫及胃肠道。患者多见于中老年人。肿瘤呈实体性，圆形或结节状，边界清楚，部分有假包膜，切面灰红或灰棕色，鱼肉状或编织状，较大者可有出血、坏死、囊性变。镜下：肉瘤细胞多呈棱形，呈轻重不等的异型性。核分裂象的多少对判定其恶性程度有重要意义。恶性程度高者手术后易复发,可经血道转移至肺、肝及其他器官。

（4）骨肉瘤:起源于骨母细胞,是最常见的骨恶性肿瘤。常见于青少年。好发于四肢长骨,尤其是股骨下端和胫骨上端。肉眼观肿瘤位于长骨干骺端,呈梭形膨大,侵犯破坏骨皮质,并可侵犯周围组织。肿瘤表面的骨外膜常被瘤组织掀起,上下两端可见骨皮质和掀起的骨外膜之间形成三角形隆起,在 X 线上称为 Codman 三角。此外,在被掀起的骨外膜和骨皮质之间可形成与骨表面垂直的放射状反应性新生骨小梁,在 X 线上表现为日光放射状阴影,这种现象与 Codman 三角对骨肉瘤的诊断具有特异性。镜下瘤细胞可直接形成肿瘤性骨样组织或骨组织是病理诊断骨肉瘤的最重要组织学依据。

八、肿瘤的原因、发生机制和早期诊断

肿瘤的病因学是研究引起肿瘤的始动因素;肿瘤的发病学研究肿瘤的发生机制与发生条件,对于消灭肿瘤和预防肿瘤有重要意义。

（一）肿瘤的原因

肿瘤的病因十分复杂,既包括外界环境中的各种刺激因素,也包括机体内部的某些潜在因素。近年来提出了肿瘤的综合病因学说,认为绝大多数肿瘤常是多种因素综合作用下发生的。

1.环境致癌因素 人类肿瘤病因中绝大多数与外界环境因素有关,是主要致癌因素。因此,消除污染、改善环境条件,对预防肿瘤的发生有重要意义。

（1）化学致癌因素:是最主要的致瘤因素。动物实验证明,化学致癌物有 1000 余种,与人类恶性肿瘤密切有关者有 30 余种。

1）多环芳烃:具有强致癌作用的物质有 3,4- 苯并芘、苯蒽、甲基胆蒽等。3,4-苯并芘广泛存在于煤焦油、沥青、烟草燃烧烟雾、不完全燃烧的脂肪及用烟熏制的鱼、肉中。近年来肺癌的发生率日益上升,与吸烟和大气污染有密切关系。

2）氨基偶氮染料:如用人造黄色染料奶油黄（二甲基氨基偶氮苯）长期饲喂大鼠可致肝癌。此类物质致癌特点是经过代谢使远隔器官发生癌。

3）芳香胺类:苯胺印染厂工人膀胱癌的发病率较高,是由于长期吸入苯胺的衍化物乙萘胺所致。此外,联苯胺也有较强的致膀胱癌作用。

4）亚硝胺类:亚硝胺类物质具有很强的致癌作用。合成亚硝胺的前身物,如硝酸盐、亚硝酸盐和二级胺广泛存在。亚硝酸盐和二级胺在体外或胃内能合成亚硝胺。肉类食品的保存剂和着色剂、新腌制的蔬菜和食物中均含有较多的亚硝酸盐。

5）真菌毒素:其中以黄曲霉毒素 B_1 致癌性最强,可诱发实验动物的肝癌。黄曲霉毒素广泛存在于霉变的花生、玉米及谷类中。

6）烷化剂与酰化剂：如环磷酰胺，既是抗癌药物又是很强的免疫抑制剂，又可诱发恶性肿瘤，如白血病。

7）其他：铬、镍、砷与恶性肿瘤的发生有关。

（2）物理因素

1）电离辐射：长期接触 X 线及镭、铀等放射性同位素可以引起肺癌、皮肤癌、白血病等。

2）紫外线：紫外线长期过量照射可引起皮肤癌。

3）慢性刺激：慢性机械性刺激或炎症刺激与肿瘤发生有密切关系。

（3）生物致癌因素

1）病毒：目前已有大量资料表明，人类某些肿瘤的发生与病毒有关。非洲伯基特（Burkitt）淋巴瘤与 EB 病毒有关。乙肝病毒与肝细胞癌有关。人类乳头状瘤病毒与宫颈癌、外阴癌有关。人类的某些肿瘤，如白血病、乳腺癌、霍奇金淋巴瘤及某些肉瘤的瘤细胞内，有时能在电子显微镜下看到病毒样颗粒。有些肿瘤如鼻咽癌、子宫颈癌患者的血清中还可测得相应的抗病毒抗体。因此，人类肿瘤病毒病因值得重视。但迄今人类尚不能用这些"肿瘤病毒"诱发肿瘤。

2）细菌：幽门螺杆菌感染与胃癌的发生有密切关系。幽门螺杆菌感染是导致慢性胃炎和十二指肠溃疡的主要原因，而慢性萎缩性胃炎是胃癌的癌前病变。

3）寄生虫：华支睾吸虫病患者有时可合并胆管型肝癌。日本血吸虫病患者可合并结肠癌。埃及血吸虫与膀胱癌的发生有关。但至今尚未证实寄生虫与肿瘤之间有确切关系。

2. 影响肿瘤发生的内在因素

（1）遗传因素：动物实验已证明遗传因素在动物肿瘤发生中起着重要的作用，其决定因素是动物的基因型。人类某些肿瘤有明显的家族倾向，如家族性视网膜母细胞瘤、家族性腺瘤性息肉病等，有人认为其发生可能是由于有一个缺陷的基因遗传所致。一些常见肿瘤呈多基因遗传，如乳腺癌、胃肠癌。

（2）激素因素：内分泌腺功能紊乱时，某些激素持续地作用于敏感的组织，可导致某些组织、细胞增生与恶变，因而激素与某些器官肿瘤的发生、发展有密切关系。致癌作用的激素有卵巢的雌激素，垂体的促性腺激素、促甲状腺激素等。

（3）机体的免疫状态：当机体免疫功能降低时，肿瘤的发生则有所增加，如先天性免疫缺陷患者、器官移植长期使用免疫抑制剂者或有后天获得性免疫缺陷的艾滋病患者，恶性肿瘤的发病率较一般人群明显增高，且大多发生淋巴瘤。

（4）年龄因素：某些肿瘤的发生有年龄分布特征，如儿童急性白血病、肾母细胞瘤等常见；青年人骨肉瘤、横纹肌肉瘤的发病率高；中老年人癌多见。

（二）肿瘤的发生机制

正常细胞转变为恶性肿瘤细胞的过程称为恶性变。目前对恶性变机制提出三种学说。

1.基因突变学说　此学说认为细胞恶变是体细胞基因突变的结果。

2.基因表达失调学说　此学说认为恶变的原因是由于致癌物质的作用引起基因表达的调控失常，使细胞分裂和分化的调控失常，导致细胞持续分裂并失去分化成熟的能力，从而发生恶性变。

3.癌基因学说　原癌基因被激活为活化的癌基因，进而使细胞 DNA 结构改变，影响蛋白质和酶的合成，导致细胞转化和恶变；抑癌基因的突变或丢失，其功能丧失，细胞生长也将失去正常控制，形成肿瘤。

（三）肿瘤的早期诊断和预防

早期癌绝大多数治愈率在 90% 以上，因此应该及早发现肿瘤。最重要的是每年定期接受肿瘤专科医生的检查。细胞学检查因操作简便、患者痛苦少，适用于肿瘤的普查，确定恶性后需进一步经活检证实。此外，聚合酶链反应、免疫组织化学等方式也有利于早期癌的诊断。

复习思考题

一、名词解释

1.肿瘤　2.分化　3.异型性　4.转移　5.癌前病变　6.原位癌

7.早期浸润癌

二、简答题

1.如何鉴别良恶性肿瘤？

2.如何鉴别癌和肉瘤？

第六节　休　克

【学习目标】

掌握休克的概念、原因和分类；了解休克的发展过程和发生机制；了解休克时机体的代谢和主要器官的变化，以及休克发生机制与医学的关系。

"休克"是外来词，是 "shock" 的译音，原意为震荡或打击。1737 年法国医生 Henri

Francois Le Dran 首次用法语 secousseuc 描述患者因创伤引起的临床危重状态，1743 年英国医师 Clare 将此词翻译成英语 shock，并将其应用于医学领域。休克是临床上常见的危重病症，是指病人遭受剧烈创伤后的一种危急状态。迄今人们对休克的认识和研究已有 200 多年的历史，其间主要经历了四个认识发展阶段，即：描述临床表现、认识急性循环衰竭、微循环灌流障碍、细胞分子水平紊乱。

休克概念：是指机体在受到强烈致病因素刺激而发生的急性微循环障碍，组织、器官血液灌流量严重不足，以致各重要生命器官和细胞功能代谢障碍及结构损害的全身性病理过程。临床上表现为烦躁，神志淡漠或昏迷，皮肤苍白或发绀，四肢湿冷，尿量减少或无尿，脉搏细速，脉压变小和 / 或血压降低。

一、病因和分类

（一）休克的病因

各种强烈的致病因子作用于机体均可引起休克，常见的病因有以下几种：

1. 失血与失液　大量快速失血可导致失血性休克。常见于食管静脉曲张破裂出血、严重创伤失血、胃溃疡出血、宫外孕、产后大出血和 DIC 等。失血性休克的发生取决于失血量和失血的速度。一般来说，成人 15 分钟内失血少于全血量 10% 时，机体可通过代偿使血压和组织灌流量保持稳定，但若快速失血量超过全血量 20% 左右即可导致休克，超过全血量 50% 则往往导致迅速死亡。

此外剧烈呕吐或腹泻、肠梗阻、大汗等情况下，大量的体液丢失也可因机体有效循环血量的锐减而导致休克。

2. 烧伤　大面积烧伤早期可引起休克，称烧伤性休克。其发生主要与大量血浆、体液丢失、有效循环血容量减少及剧烈疼痛有关，晚期则可因继发感染而发展为感染性休克。

3. 创伤　严重创伤常因剧烈疼痛和失血而引起休克，称创伤性休克。后期也可因继发感染而发展为感染性休克。

4. 感染　细菌、病毒、霉菌、立克次体等病原微生物的严重感染可引起休克，称感染性休克，细菌内毒素起主要作用。感染性休克根据其血液动力学特点可分为两型：高动力型和低动力型。前者因其心输出量减少、外周阻力增高的特点又称低排高阻型。相反，后者因其心输出量增加、外周阻力降低的特点又称低排高阻型。

5. 心脏及大血管病变　大面积急性心肌梗死、急性心肌炎、心包填塞及严重的心律失常（房颤、室颤）、心脏压塞、心脏破裂、肺栓塞、张力性气胸等妨碍血液回流和心脏射血的心外阻塞性病变，均可引起心输出量明显减少，有效循环血量和灌流量下降而导致心源性休克和心外阻塞性休克。

6. 过敏　具过敏体质的人经注射某些药物（如青霉素）、血清制剂（破伤风抗毒素）

或疫苗后可引起休克，称为过敏性休克。这种休克本质上属Ⅰ型变态反应。发病机制与IgE及抗原在肥大细胞表面结合，引起组胺和缓激肽大量入血，导致血管平滑肌舒张，血管床容积增大，毛细血管通透性大大增加，导致机体有效循环血量相对不足有关。

7. 强烈的神经刺激 剧烈疼痛、高位脊髓麻醉或损伤可引起血管运动中枢抑制，交感缩血管功能受抑，不能维持动、静脉血管张力，引起阻力血管扩张，静脉血管容量增加，循环血量相对不足而导致休克，称为神经源性休克。这种休克微循环灌流正常并且预后较好，常不需治疗而自愈。

（二）根据引起休克的始动环节分类

休克可由不同致病因子引起。按前述病因分类，有利于及时认识并清除病因，是目前临床上常用的分类方法。

不同病因的休克都具有共同的发病基础：有效循环血量减少，组织灌注量减少。而机体有效循环血量的维持，是由三个因素共同决定的：①足够的循环血量；②正常的血管舒缩功能；③正常心泵功能。各种病因均通过这三个环节中的一个或几个来影响有效循环血量，继而导致微循环障碍，引起休克。因此我们把血容量减少、血管床容量增加、心泵功能障碍这三个环节称为休克的始动环节。

根据引起休克的始动环节不同，一般可将休克分为三类。

1. 低血容量性休克 低血容量性休克指各种病因引起的机体血容量减少所致的休克。常见于失血、失液、烧伤、创伤及感染等情况。由于大量体液丢失引起血容量急剧减少，静脉回流不足，心输出量减少和血压下降，而导致休克。

2. 心源性休克 心源性休克指由于心内、外病变引起心脏泵血功能障碍，心输出量急剧减少，有效循环血量和微循环灌流量显著下降，不能维持正常组织的灌流所引起的休克。其病因可分为心肌源性和非心肌源性两类。

3. 血管源性休克 血管源性休克指感染性、过敏性和神经源性休克患者血容量并不减少，但由于内源性或外源性血管活性物质的作用，使外周小血管扩张，血管床容量增加，大量血液淤滞在扩张的小血管内，循环血量异常分布，使有效循环血量减少，组织灌流及回心血量减少而引起的休克，又称分布异常性休克。

（三）按休克血流动力学特点分类

1. 高排-低阻型休克 其血流动力学特点是心输出量高，外周阻力低。由于皮肤血管扩张或动-静脉短路开放，血流增多，使皮肤温度增高，故又称"暖休克"。多见于感染性休克。

2. 低排-高阻型休克 其血流动力学特点是心输出量低，外周阻力高。由于皮肤血管收缩，血流减少，使皮肤温度降低，故又称"冷休克"。常见于低血容量性休克和心源性休克。

3.低排 - 低阻型休克　其血流动力学特点是心输出量低，外周阻力也低，血压明显降低。常见于各型休克的晚期。

二、休克的发生发展机制

（一）微循环机制

首先复习正常微循环的结构及生理功能。

微循环是指微动脉和微静脉之间微血管的血液循环，是血液和组织进行物质代谢交换的基本结构和功能单位。正常微循环由微动脉、后微动脉、毛细血管前括约肌、微静脉、真毛细血管、直捷通路及动静脉短路构成，主要受神经及体液因素的调节。

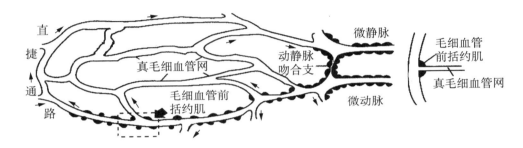

图 13-44　正常微循环结构示意图

下面以失血性休克为例，介绍休克发生的微循环机制。根据微循环变化特点，一般可将休克病程分为三期：代偿期、失代偿期、难治期。

1.休克代偿期　休克代偿期为休克早期，又叫微循环痉挛期或微循环缺血性缺氧期。

（1）微循环改变特点：此期全身小血管，包括小动脉、微动脉、后微动脉、毛细血管前括约肌和微静脉、小静脉都持续收缩引起痉挛，血管口径明显变小，但各自收缩的程度不一致，其中以后微动脉、毛细血管前括约肌收缩比较显著，所以前阻力增加显著。因此毛细血管前阻力明显大于后阻力。

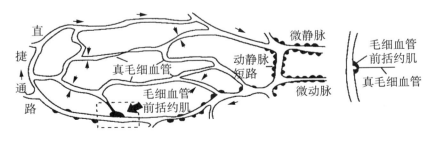

图 13-45　休克代偿期结构示意图

（2）组织灌流情况：少灌少流、灌少于流，组织呈缺血缺氧状态。真毛细血管关闭，动静脉吻合支开放，微循环灌流量急剧减少，出现组织缺血、缺氧。

（3）代偿机制：神经机制是由于此期交感－肾上腺髓质系统强烈兴奋，使儿茶酚胺大量释放，刺激 α 受体，使心、脑外的皮肤、腹腔内脏血管收缩。交感神经兴奋，儿茶酚胺大量释放、肾缺血，使肾素－血管紧张素－醛固酮系统兴奋，血管紧张素 II 增多，加剧了血管收缩。血栓素 A2（TAX2）、内皮素（ET）、白三烯物质（LTs）、血管加压素和心肌抑制因子的产生也加强了血管收缩。

（4）代偿意义

1）有利于维持动脉血压

①回心血量增加：通过自身输血和自身输液完成。自身输血：休克代偿期由于交感－肾上腺髓质系统强烈兴奋，大量儿茶酚胺释放入血。肌性微静脉和小静脉、肝脾储血库收缩，血管床容量减少，回心血量增加，起到"自身输血"的作用，这是休克时增加回心血量和循环血量的"第一道防线"。自身输液：由于毛细血管前阻力血管比微静脉收缩强度要大，前阻力大于后阻力，致使毛细血管流体静力压下降，大量组织液从组织间隙回收进入血管，起到"自身输液"的作用，这是休克时增加回心血量的"第二道防线"。研究表明，中度失血的病例，毛细血管再充盈量每小时达 50 ～ 120mL，成人最多可有 1500mL 的组织液进入血液。代偿后可导致血液稀释，血细胞压积下降。

②心排出量增加：交感－肾上腺髓质系统兴奋，心肌收缩力增强，心输出量增加。

③外周阻力增高：全身小动脉痉挛收缩，外周阻力增高，血压回升。

2）有利于心脑的血液供应：不同器官血管对儿茶酚胺增多的反应性不一致。其中皮肤、腹腔内脏、骨骼肌及肾脏血管的 α 受体分布密度高，对儿茶酚胺的敏感性较高，此处血管收缩明显。而冠状动脉和脑动脉 α 受体分布较少，血管口径则无明显改变，因而心、脑血流量能维持正常或增高，微血管灌流量稳定在一定水平。这种不同器官微循环反应的差异性，导致了血液的重新分布。血液重分布，虽以牺牲皮肤、腹腔内脏等器官的血液供应为代价，建立在非生命器官微循环缺血缺氧的基础上，但保证了心、脑重要生命器官的血液供应，因此对机体有一定的代偿意义。

（5）临床表现：休克代偿期，心脑灌流量正常，病人表现为神志清楚、烦躁不安，皮肤血管收缩，表现为脸色苍白、四肢湿冷、出冷汗，内脏血管收缩，腹腔内脏缺血，病人出现尿量减少、肛温下降。由于心率加快、心肌收缩力增强和外周血管收缩，表现为脉搏加快，脉压减小，血压正常或略降，所以血压下降不是判断休克的标准。

（6）治疗原则：休克代偿期是可逆的，应尽早去除休克的动因，及时补充血容量，恢复有效循环血量，防止休克向失代偿期发展。若休克的病因不能及时清除，组织持续缺血缺氧，休克将进入休克第二期即休克失代偿期。

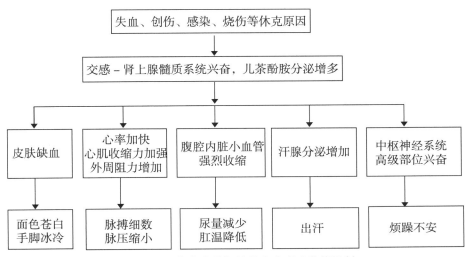

图 13-46 休克代偿期的临床表现及代偿机制

2. 休克失代偿期（图 13-47） 即休克第二期，又叫休克中期或微循环淤滞期或微循环淤血性缺氧期。重点掌握休克失代偿期微循环改变及其发生机制，组织灌流特点及机体的失代偿的原因；熟悉休克失代偿期患者的临床表现及治疗原则。

（1）微循环改变特点：此期休克动因持续存在，小血管痉挛较休克代偿期明显减轻，血管口径明显变大，微动脉、后微动脉、毛细血管前括约肌出现明显扩张现象，但微静脉仍处于收缩状态，由于大量的白细胞黏附于微静脉，增加了微循环流出通路的血流阻力，导致毛细血管后阻力显著增加，因此此期毛细血管后阻力大于前阻力。

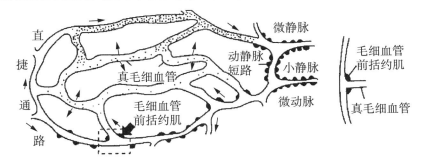

图 13-47 休克失代偿期结构示意图

（2）组织灌流情况：真毛细血管网开放，灌而少流、灌大于流，微循环瘀血性缺氧。

（3）微循环淤血的发生机制

1）神经体液机制：分为以下四方面。

①酸中毒：因微循环缺血缺氧，组织氧分压下降，二氧化碳和乳酸堆积，血液中 [H+]

浓度增高，导致酸中毒，使血管平滑肌对儿茶酚胺的反应性降低，微动脉、后微动脉、毛细血管前括约肌出现明显扩张现象，但微静脉对酸性物质耐受性较强仍处于收缩状态，尽管此期间交感持续兴奋，血浆儿茶酚胺浓度进一步增高，但微血管却由收缩转向扩张。

②局部扩血管代谢产物增多：长期缺血缺氧，肥大细胞释放大量组胺、激肽类物质增多，引起血管扩张；同时腺苷产生增多，另外组织分解产生的钾离子，都可使血管扩张。血管扩张，毛细血管通透性增强，毛细血管流体静压增高，自身输液停止，反而液体外渗入组织间隙，使回心血量及心输出量进一步下降。

③内毒素的作用：革兰阴性菌感染或其他休克时出现的肠源性内毒素血症及细菌吸收入血。内毒素激活巨噬细胞，产生大量血管活性物质（TNF、NO），引起血管扩张，血管壁通透性增强。

④血流阻力增大：因血管通透性增强，液体外渗，血液浓缩，使红细胞聚集，血管腔狭窄，血流阻力增大，血流淤滞甚至停止，形成恶性循环。

2）血液流变学机制

①白细胞黏附、滚动甚至牢固黏附。白细胞黏附于微静脉，增加了微循环流出通道的血流阻力，导致血液淤滞；黏附且激活的白细胞可释放自由基和溶酶体酶，导致内皮细胞和其他组织细胞的损伤。

②组胺、激肽释放增多导致毛细血管通透性增加，血浆外渗，加重血液淤滞。

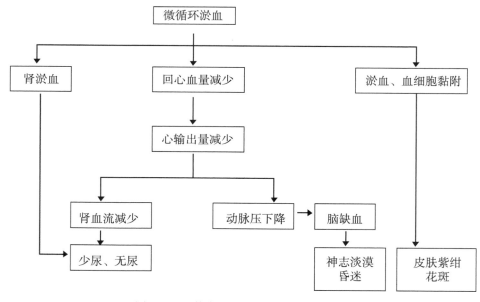

图 13-48　休克失代偿期临床表现及代偿机制

（4）临床表现：休克失代偿期，患者呈典型的休克症状。微循环淤血，回心血量减少，心输出量下降，使动脉血压下降。病人冠状动脉和脑血管灌流量减少，表现为血压和脉压差进行性下降，患者表情淡漠，反应迟钝，甚至昏迷。肾微循环血量和血压下降，少尿甚至无尿。因皮肤微循环淤血，皮肤发绀或花斑纹状。

（5）治疗原则：除了病因学治疗外，主要从下面三个环节改善机体微循环淤滞的情况。

1）纠正酸中毒，提高血管平滑肌对活性药物的反应性。

2）充分输液以扩充血容量。

3）使用血管活性药物疏通微循环。

以上治疗可收到很好的疗效，但若治疗不当或听任病情发展，患者则进入第三期即休克难治期。

3. 休克难治期　即休克晚期，又叫微循环衰竭期或不可逆性休克期。

（1）微循环改变特点：此期微血管发生麻痹性扩张，失去对血管活性物质的高反应性，毛细血管大量开放，由于血液进一步浓缩，血液处于高凝状态，加上血流速度显著减慢，酸中毒越来越严重，微循环中可有微血栓形成，出现继发性纤溶和消耗性出血。血流停止，出现不灌不流状态，组织几乎不能进行物质交换。

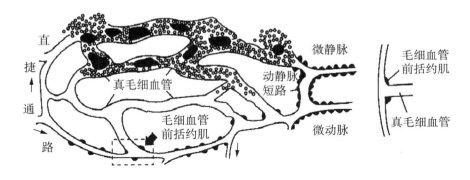

图 13-49　休克难治期结构示意图

（2）组织灌流特点：不灌不流。

（3）难治期的机制

1）血管反应性进行性下降：其机制尚未完全清楚，可能与酸中毒、炎症介质刺激、NO 和氧自由基生成增多有关：H^+、NO 增多导致血管平滑肌细胞膜上 KATP 开放，超极化反应抑制电压依赖性钙通道，钙内流减少，血管平滑肌对儿茶酚胺反应性下降。

2）DIC 的形成：①血管通透性增强。液体外渗、血液浓缩、血流缓慢使血小板和红细胞聚集形成微血栓，血液处于高凝状态。②凝血系统激活。严重缺氧、酸中毒损伤血管内皮细胞使胶原纤维暴露，激活凝血 XII 因子，启动了内源性凝血系统；严重组织损伤，释放组织因子激活了外源性凝血系统。③ TXA_2-PGI_2 平衡失调。内皮损伤导致 PGI_2 释放减少，PGI_2 起抑制血小板聚集、扩张小血管作用；中性粒细胞、血小板因缺氧、酸中毒和毒素作用释放凝血因子，如血小板激活因子（PAF）、TXA_2 的作用，使血小板和红细胞易于聚集。此期广泛微血栓形成，阻断微循环，由于凝血因子消耗和继发性纤溶亢进而大量出血，微循环血流停滞、不灌不流。DIC 形成，加重了休克，使病情恶化。

（4）主要临床表现

1）循环衰竭：病人出现进行性顽固性低血压，升压药难以恢复；脉搏微弱而频速；静脉塌陷，中心静脉压下降。

2）并发 DIC：休克难治期易发生 DIC，其机制主要有三个方面：①血液流变学的改

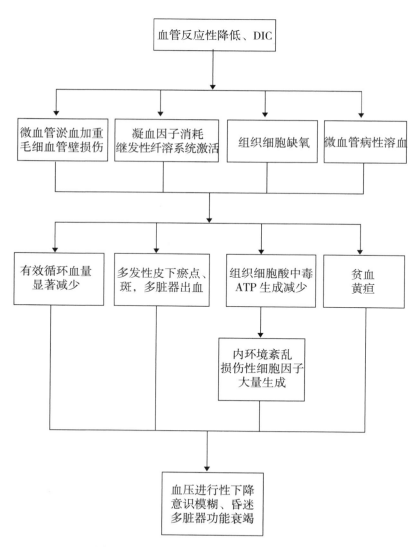

图 13-50　休克难治期临床表现及代偿机制

变。血液浓缩、血细胞聚集、血黏度增高,使血液处于高凝状态,易产生 DIC。②凝血系统激活。严重缺氧、酸中毒或内毒素等损伤血管内皮细胞,促进组织因子大量释放;内皮细胞损伤还可暴露胶原纤维,激活因子 XII,使内、外凝血途径激活。此外,严重创伤、烧伤等引起的休克,可因组织大量破坏,以及白细胞与内皮细胞的黏附等促进组织因子的大量表达释放。各种休克时红细胞破坏释放的 ADP 等可启动血小板的释放反应,促进凝血过程。③ TXA_2-PGI_2 平衡失调。休克时内皮细胞的损伤,一方面使 PGI_2 生成释放减少,另一方面由于胶原纤维暴露,可使血小板激活、黏附、聚集,生成和释放 TXA_2 增多。PGI_2 有抑制血小板聚集和扩张小血管的作用,而 TXA_2 则有促进血小板聚集和收缩小血管的作用。因此 TXA_2- PGI_2 的平衡失调,可促进 DIC 的发生。

3）重要器官功能衰竭 主要发生在心、脑、肺、肝、肾等重要器官,病人常因两个

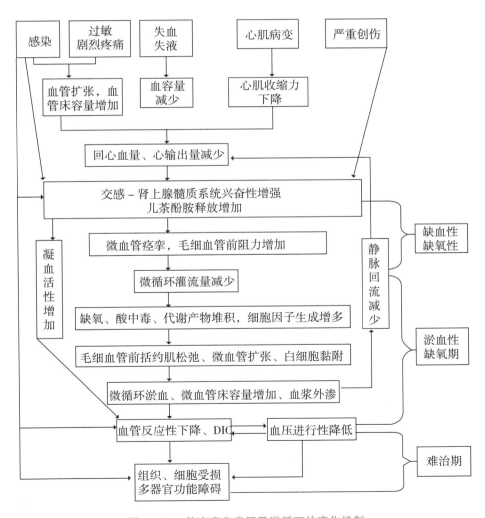

图 13-51 休克发生发展及微循环的变化机制

或两个以上重要器官相继或同时功能障碍，出现多系统器官功能不全或衰竭而导致死亡。

休克难治期临床表现及代偿机制，见图 13-50。

休克的发生、发展过程中，微循环三期变化可归纳为："早、缩、缺"；"中、扩、淤"；"晚、衰、凝"。但是，由于导致休克的病因或始动环节不同，不同类型休克发展并不一定完全相同，如过敏性休克，由于微循环血管广泛舒张和毛细血管通透性增高，可开始就表现为休克进展期的改变；感染性休克则可能很快发生 DIC 和 MODS 进入休克难治期。休克发生发展及微循环的变化机制，见图 13-51。

（二）细胞分子机制

与休克有关的细胞分子机制十分复杂，主要分四个方面。

1. 细胞损伤 细胞膜结构和功能受损，是休克时最早发生损伤的部位。机制：缺氧、酸中毒、高钾及自由基形成。

（1）细胞膜变化：细胞膜上离子泵功能改变，细胞膜通透性增加；组织细胞水肿、内皮细胞水肿。

（2）线粒体受损：线粒体肿胀、破坏，影响呼吸链和能量生成，进一步影响细胞功能。

（3）溶酶体酶释放：缺血、缺氧、酸中毒可使溶酶体膜破坏，溶酶体酶释放，消化基底膜，血管通透性增加，加重微循环障碍。

（4）细胞坏死和凋亡：休克时血管内皮细胞、血液中的各种细胞及器官的细胞均可发生凋亡，这是重要器官功能衰竭的基础。

2. 血管内皮细胞改变，微血管通透性增加 休克时产生的炎症介质、氧自由基、酸中毒可直接损伤内皮细胞，使其发生肿胀坏死脱落，使微血管壁通透性增加。微血管壁通透性增加是多种休克所共有的严重病理变化，与内皮细胞的功能障碍密切相关。

（1）内皮细胞收缩：内皮细胞内及内皮细胞之间含有多种蛋白质，这些蛋白质的改变可影响血管内皮细胞的形态结构和功能，而引起微血管通透性增高。

（2）内皮细胞损伤：休克时产生的炎症介质、氧自由基、溶酶体酶及缺氧、酸中毒等可直接损伤血管内皮细胞，使其发生肿胀、坏死、凋亡及脱落，进一步增加微血管通透性。

3. 炎症介质的泛滥 严重感染及创伤等可激活单核－巨噬细胞及中性粒细胞，导致各种炎症介质的大量产生。其中有些炎症介质具有促炎作用，可引起发热，白细胞活化，血管通透性增加及组织损伤。而有些炎症介质则具有抑炎作用，在感染、创伤、烧伤性休克时，这些抑炎介质过多可使机体出现免疫抑制。休克时的大量炎症介质泛滥产生，与某些休克病因（如 G－菌内毒素）和继发产生的细胞因子激活细胞内信号转导通路、促进炎症因子的大量表达、产生正反馈瀑布效应有关，最终导致全身炎症反应综合征（SIRS）

和多器官功能障碍综合征（MODS）的发生。

4. 细胞内信号转导通路的活化　其中两条信号转导通路目前受到较多的关注：①核因子 –kappaB 信号通路的活化。②丝裂原活化蛋白激酶信号通路的活化。

休克时的复杂病理生理变化与上述两条细胞内信号转导通路的激活密切相关。此外，第二信使 – 蛋白激酶、酪氨酸蛋白激酶、小 G 蛋白等信号转导通路的活化也在休克的发生发展过程中发挥了一定作用。

三、休克时机体的代谢和功能变化

（一）代谢障碍

1. 供氧不足、无氧酵解增强　休克时物质代谢变化表现为氧耗减少，糖酵解加强，糖原、脂肪和蛋白分解代谢增强，合成代谢减弱。

2. 细胞水肿、高钾血症　休克时的有氧氧化受抑及糖酵解增强，使 ATP 生成明显减少。后者使细胞膜上的钠泵（$Na^+–K^+–ATP$ 酶）运转减弱，细胞内 Na^+ 泵出减少，导致细胞内钠水潴留，细胞外 K^+ 增多，引起高钾血症。酸中毒还可经细胞内外 $H^+–K^+$ 离子交换代偿而加重高钾血症。

3. 局部酸中毒

（二）水、电解质与酸碱平衡紊乱

休克时缺氧细胞内钠水潴留；休克时常伴发急性肾功能衰竭，如休克肾，临床表现为少尿、高钾及代谢性酸中毒、呼吸性碱中毒。

（三）休克时各器官的功能变化

1. 肾功能变化　肾脏是最早且最易受损的器官。休克早期发生的急性肾衰竭，以肾灌流不足，肾小球滤过减少为主要原因。及时恢复有效循环血量，肾灌流得以恢复，肾功能即立刻恢复，成为功能性肾衰竭；如果休克持续时间延长，或不恰当地长时间大剂量应用缩血管药，病情继续发展可出现以基膜断裂为特点的急性肾小管坏死（ANT），其机制与肾持续缺血有关，又有肾毒素的作用，也与中性粒细胞活化后释放氧自由基及肾微血栓形成有关。此时即使通过治疗恢复了正常的肾血流量，也难以使肾功能在短期内恢复正常，只有在肾小管上皮修复再生后功能才能恢复，成为器质性肾衰竭。

急性肾功能障碍在临床表现为少尿、无尿，同时伴有高钾血症、代谢性酸中毒和氮质血症。

2. 肺功能的变化　肺部主要病理变化为急性炎症导致的呼吸膜损伤。突出表现为：①小血管内中性粒细胞聚集、黏附，内皮细胞受损，肺毛细血管内可有微血栓形成。②活化的中性粒细胞释放氧自由基弹力蛋白酶和胶原酶，进一步损伤内皮细胞，使毛细血管通透性增加，出现间质性肺水肿。当损伤进一步累及肺泡上皮，肺泡上皮的屏障功能降低，肺

顺应性降低，引起肺泡型水肿。③Ⅲ型肺泡上皮板层体数目减少，肺泡表面活性物质合成降低，出现肺泡微萎陷。④血浆蛋白通透经过毛细血管沉着在肺泡腔，形成透明膜。

休克早期由于创伤、出血、感染等，使呼吸中枢兴奋性增强，呼吸加快，通气过度，可出现低碳酸血症甚至发生呼吸性碱中毒。休克进一步发展时，交感－肾上腺髓质系统的兴奋及其缩血管物质作用，使肺血管阻力升高。休克患者晚期，经复苏治疗在脉搏、血压和尿量都趋向平稳以后，仍可发生急性呼吸衰竭。如肺功能障碍较轻，可称为急性肺损伤，病情恶化则可进一步发展为急性呼吸窘迫综合征（ARDS）。表现为微血栓、肺水肿、肺透明膜形成。

3. 心功能的变化　非心源性休克发展到一定阶段发生心功能障碍的机制主要有：①休克时血压降低及心率加快所引起的心室舒张期缩短，可使冠状脉灌注量减少和心肌供血不足，而交感－肾上腺髓质系统兴奋引起心率加快和心肌收缩加强，使心肌耗氧量增加，更加重了心肌缺氧。②危重患者多伴有水、电解质代谢与酸碱平衡紊乱。③心肌抑制因子（MDF）使心肌收缩性减弱。④细菌毒素，特别是革兰阴性细菌的内毒素，通过其内源性介质，引起心功能抑制。休克早期，通过机体代偿，能够维持冠脉血流量，心功能无明显影响。随着休克的发展，血压进行性降低，冠脉血流量减少，引起心肌缺血、缺氧，导致心功能障碍，可发生急性心力衰竭。临床表现为心排血指数（CI）下降，需正性心肌药物支持。

4. 脑功能的变化　休克早期，由于血液重新分布和脑循环的自身调节，可保证脑的供血，因而患者神志清晰。除了应激引起的烦躁不安，没有明显的脑功能障碍表现。随着休克的发展，休克晚期血压进行性下降。当平均动脉压（MAP）低于 6.55kpa 时，可引起脑的血液供应不足，再加上出现 DIC，加重脑循环障碍，脑组织严重缺血、缺氧、能量衰竭，乳酸等有害代谢产物积聚，细胞内、外离子运转紊乱，导致一系列神经功能损害。患者神志淡漠、神志昏迷。缺氧、缺血还使脑血管壁通透性增高，引起脑水肿和颅内高压，严重者形成脑疝，压迫延髓生命中枢，可导致患者死亡。

5. 胃肠道功能的变化　休克早期就有腹腔内脏血管收缩，胃肠道血流量减少。主要有胃黏膜损伤、肠缺血和应急性溃疡，临床表现为腹痛、消化不良、呕血和便黑等。胃肠道缺血、缺氧、淤血和 DIC 形成，导致肠黏膜变性、坏死、黏膜糜烂，形成应激性溃疡。应激性溃疡多发生在胃近端，溃疡形成与消化液反流引起的自身消化及缺血－再灌注损伤有关。病变早期有黏膜表层损伤。

感染常是导致胃黏膜损伤的重要因素。肠道细菌大量繁殖加上长期静脉高营养，没有食物经消化道进入体内，引起胃肠黏膜萎缩，屏障功能减弱，大量内毒素甚至细菌由肠道经门静脉系统入血。消化道功能紊乱是休克晚期发生肠源性败血症的主要原因之一。

6. 肝功能的变化　休克时常伴有肝功能障碍，主要表现为黄疸和肝功能不全。由于肠道细菌移位，吸收入血的细菌首当其冲地作用于肝脏。肝脏的巨噬细胞，即库普弗细胞，占全组织巨噬细胞的 80% ～ 90%，它们与肝细胞直接接触。受到来自肠道的 LPS 的作用，库普弗细胞比其他部位的巨噬细胞更容易活化。库普弗细胞活化，即可分泌 IL-8，表达 TF，引起中性粒细胞黏附和微血栓形成，导致微循环障碍；TNFα，产生 NO，释放氧自由基等，直接损伤临近的肝细胞。此外，肝脏富含嘌呤氧化酶，容易发生缺血 – 再灌注损伤。

7. 凝血 – 纤溶系统功能的变化　出现凝血 – 抗凝血平衡紊乱，部分患者有 DIC 形成证据。

8. 多器官功能障碍综合征（multiple organ dysfunction syndrome，MODS）　休克时，原来无器官功能障碍的患者，同时或在短时间内相继出现两个以上器官系统的功能障碍，以致机体内环境的稳定必须靠临床干预才能维持的综合征。休克患者可同时出现两个或两个以上的器官功能障碍。

四、休克的防治原则

休克的防治，应针对病因和发病学环节，以恢复生命器官的微循环灌流和防治细胞损害为目的，采取综合措施进行防治。

（一）病因学防治

首先积极处理引起休克的原发病，如止血、补充血容量、抗感染、镇痛等。

（二）发病学防治

1. 改善微循环　改善微循环是休克治疗的中心环节，应尽早采取有效措施改善微循环，提高组织灌流量。

（1）补充血容量：各种休克都存在有效循环血量相对或绝对不足。因此，除了心源性休克外，应尽早及时补充血容量以提高心输出量，改善组织血液灌流。正确的输液原则是"需多少，补多少"。

（2）纠正酸中毒：休克时机体缺血缺氧，必然导致乳酸血症性酸中毒，如酸中毒不纠正，由于酸中毒 H^+–Ca^{2+} 之间的竞争作用，将直接影响活性药物的疗效，故临床应根据酸中毒的程度及时补碱纠酸。

（3）合理使用血管活性药物

1）扩血管药物选择：扩血管药物可以解除小血管痉挛而改善微循环，但可使血压出现一过性降低，因此必须在充分扩容的基础上使用。

2）缩血管药物选择：缩血管药物因可能减少微循环的灌流量，加重组织缺血缺氧，目前不主张在休克患者中大量长期使用。但是，对过敏性休克和神经源性休克，使用缩血管药物则是最佳选择。

（4）防治 DIC。

（5）保护细胞功能，防止细胞损伤：休克时细胞损伤有原发性的，也有继发于微循环障碍之后发生的。去除休克动因，改善微循环是防止细胞受损的基本措施。

（6）拮抗体液因子的作用：涉及休克的体液因子有多种，可以通过抑制某些体液因子的合成，拮抗其受体和对抗其作用等方式来减弱某种或几种体液因子对机体的有害影响。如用 TNF-α 单克隆抗体拮抗 TNFα 的作用；用苯海拉明拮抗组胺；用抑肽酶减少激肽的生成等。

5. 防治器官功能障碍与衰竭　休克时，如出现器官功能障碍或衰竭，除采取一般治疗外，还应针对不同器官衰竭，采取不同的治疗措施。如发生休克肾时，应尽早利尿和透析；如出现休克肺时，则应正压给氧，改善呼吸；当出现急性心力衰竭时，应减少或停止输液，并强心利尿，适当降低前后负荷。

复习思考题

一、名词解释

1. 休克　2. 低血容量性休克　3. 心源性休克　4. 血管源性休克　5. 自身输血

6. 自身输液

二、简答题

1. 休克发生的原因分类和始动环节分类的关系。

2. 休克早期、休克期、休克晚期微循环有哪些变化？

3. 简述休克时机体各器官系统会出现哪些功能变化。

第七节　常见器官功能衰竭

【学习目标】

　　熟悉心力衰竭的概念与分类、发生机制、机体的主要功能、代谢变化、心脏的代偿作用、原因和诱发因素，能应用心力衰竭病理知识于专业实践中；呼吸衰竭概念与分类、原因与发生机制、机体主要功能、代谢变化，能应用呼吸衰竭病理知识于专业实践中。了解肝性脑病原因、诱发因素，能应用肝性脑病的病理知识于专业实践中；急、慢性肾功能衰竭、尿毒症的原因与发生机制、机体的主要功能、代谢变化，能应用肾功能衰竭病理知识于专业实践中。

一、心力衰竭

心功能不全是指由于各种致病因素作用下，心脏泵功能障碍，以致心输出量绝对或相对减少，不足以适应全身组织代谢需要的一种病理过程。

心力衰竭是指在各种致病因素作用下，心脏的收缩和（或）舒张功能障碍，使心输出量减少，以致不能满足机体代谢需要的病理过程。

心功能不全与心力衰竭本质上是相同的，只是在程度上有所区别：心力衰竭一般是指心功能不全的晚期，患者有明显的心力衰竭的临床症状，而心功能不全则指病情从轻到重的全过程，包括没有心力衰竭症状的心功能不全代偿阶段。

（一）心功能不全的分类

1. 根据心脏的受损部位分类

（1）左心衰竭：主要是左心室搏出功能障碍，多见于冠状动脉粥样硬化性心脏病（冠心病）、高血压病等。机体的病理变化是由心输出量减少以及肺部淤血、水肿所引起。

（2）右心衰竭：主要是右心室搏出功能障碍，见于肺心病等疾病，并常继发于左心衰竭。此时心输出量减少，体循环淤血，静脉压增高，常伴有下肢水肿，严重时可发生全身性水肿。

（3）全心衰竭：左、右心都发生衰竭称为全心衰竭，见于：①持久的左心衰竭可使右心负荷长期加重而导致右心衰竭；②心肌炎、心肌病等病变如发生于全心，亦可引起全心衰竭。

2. 根据发病的速度分类

（1）急性心力衰竭：发病急骤。心输出量急剧减少，机体来不及充分发挥代偿作用。常可伴有心源性休克。常见原因为急性心肌梗死，严重的心肌炎等。

（2）慢性心力衰竭：较常见，病人长期处于一种持续的心力衰竭状态，并伴有静脉淤血和水肿。常见原因为心脏瓣膜病、高血压病、肺动脉高压等。

3. 根据心力衰竭时心输出量的高低分类

（1）低心输出量性心力衰竭：常见于冠心病、高血压病、心肌病、心脏瓣膜病等。此种病人在基础状态下心输出量就低于正常。

（2）高心输出量性心力衰竭：继发于代谢增高或心脏后负荷降低的疾病如甲状腺功能亢进症、贫血、维生素 B_1 缺乏病（脚气病）和动静脉瘘等。发生心力衰竭时心输出量比心力衰竭以前有所降低，但可稍高于正常水平。然而，由于组织需氧量增高、外周血管扩张、动静脉短路等原因，这些病人的心输出量虽可比正常水平稍高，但组织的供氧量仍然不足。

（二）心力衰竭的原因和诱因

1. 心力衰竭的病因可以概括为三类。

（1）心脏负荷加重：心脏的负荷可分为前负荷和后负荷两种：①前负荷加重：如二尖瓣关闭不全，导致左心室前负荷过重，肺动脉瓣或三尖瓣关闭不全导致右心室前负荷过重。甲状腺功能亢进、严重贫血等可导致双室容量负荷过重。②后负荷加重是心力衰竭的常见原因。例如，在主动脉瓣狭窄，高血压病或肺动脉高压时。

（2）心肌代谢障碍：在严重或长期的缺血、缺氧时可发生心力衰竭。心肌供血不足最常见的原因是冠状动脉粥样硬化。冠状动脉粥样硬化所引起的急性心肌梗死，也是心力衰竭的重要原因。在高血压病时，心肌代偿性肥大所致的心肌供血相对不足可能也是引起心力衰竭的因素之一。此外严重的贫血和维生素 B_1 缺乏，也可分别引起心肌供氧不足和生物氧化过程的障碍，从而也可导致心力衰竭。

（3）弥漫性心肌病：心肌炎、退行性心肌病等原发性心肌病变时，可因肌原纤维受到损害而使心肌收缩性减弱。如果损害严重或发展迅速，可导致急性心力衰竭（如急性心肌炎时）；若损害较轻，或病变呈慢性经过时，则对损害的反应是心肌肥大等代偿适应性变化，因而在相当一段时间内心功能可处于相对正常状态，但在一定条件下，如在某些诱因的作用下，代偿状态可转向代偿不全而发生心力衰竭。

2. 心力衰竭的诱因见表 13-7。

表 13-7　心力衰竭的诱因

诱因	诱发心力衰竭的主要机制
感染	①致病微生物直接损伤心肌；②伴有发热时交感神经兴奋、心率加快、心肌供血减少
过劳和情绪激动	机体强烈应激状态，使心率加快，增加心肌耗氧量，减少心肌供血
水、电解质代谢紊乱和酸碱平衡失调	①过量、过快输液可加重心脏前负荷，对于老年患者及原有心功能损伤者应特别注意；②高钾血症和低钾血症易引起心肌兴奋性、传导性、自律性的改变，导致心律失常；③酸中毒可干扰心肌钙离子转运而抑制心肌的收缩性
心律失常	快速型心律失常（如室上性心动过速、心房颤动等）可使：①心肌耗氧量增加；②舒张期缩短而减少心肌供血和心室充盈；③房室收缩不协调，导致心输出量降低
妊娠和分娩	①妊娠期血容量增加，加重心脏前负荷；②分娩时疼痛、精神紧张，使交感-肾上腺髓质系统兴奋，心率增快，增加心肌耗氧量
治疗不当	如洋地黄中毒引起的心律失常，与水、电解质代谢紊乱常互为因果，通过干扰心肌的电生理特性、减少心肌供血和增加耗氧等降低心肌舒缩能力

（三）心力衰竭的发病机制

1. 心肌收缩性减弱

（1）心肌细胞数量减少：心肌收缩性下降与心肌细胞数量减少及心肌细胞功能密切相关，心肌细胞数量减少主要见于两种形式，即心肌细胞坏死和心肌细胞凋亡。

1）心肌细胞坏死：心肌细胞坏死的原因很多，主要见于：①缺血、缺氧：可见于急性心肌梗死、心脏负荷增加、心肌肥大及心肌间质网络重建、休克、心率加快等引起心肌缺血、缺氧和心肌耗氧量增加。②生物性因素：如病毒、细菌及其毒素所致心肌炎，可导致心肌细胞坏死。③体液因子：如 Ang Ⅱ、高浓度 NE 可直接通过毒性作用导致心肌细胞坏死，TNF-α 也可导致心肌细胞坏死。

2）心肌细胞凋亡：氧化应激、心脏负荷增加、细胞因子、缺血缺氧、神经 – 内分泌失调等都可诱导心肌细胞凋亡。

（2）心肌能量代谢障碍

1）能量生成障碍：缺血、缺氧、贫血可引起有氧氧化障碍而使 ATP 生成减少，$VitB_1$ 缺乏导致丙酮酸氧化脱羧障碍，不能使乙酰辅酶 A 进入三羧酸循环，使 ATP 生成减少。

2）能量利用障碍：长期心脏负荷过重引起心肌肥大，心肌在由肥大转向失代偿过程中，ATP 并未减少，但由于肌球蛋白 ATP 酶的活性下降，使供肌丝滑行的机械能减少。ATP 酶活性降低，心肌能量利用减少，心肌收缩力下降。

（3）兴奋 – 收缩耦联障碍：在心肌兴奋的电信号转化为心肌收缩的机械活动中，Ca^{2+} 发挥了极为重要的作用。兴奋 – 收缩耦联障碍主要有下面三种情况：①肌浆网摄取、储存和释放 Ca^{2+} 障碍；②胞外的 Ca^{2+} 内流障碍；③肌钙蛋白与 Ca^{2+} 结合障碍。常见于心肌过度肥大、心肌缺氧或酸中毒等。

心肌收缩功能降低的机制，见图 13-52。

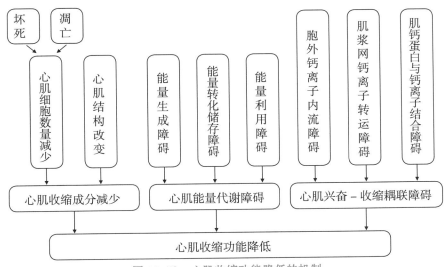

图 13-52　心肌收缩功能降低的机制

2.心室舒张功能异常

（1）钙离子复位迟缓：ATP 减少或肌浆网 Ca^{2+} 泵活性下降，可使 Ca^{2+} 向胞外转移障

碍或肌浆网 Ca^{2+} 泵不能将胞浆中 Ca^{2+} 重新摄回去，胞浆中 Ca^{2+} 不能迅速下降到使其与肌钙蛋白相脱离的水平，心肌舒张延缓。

（2）肌球蛋白－肌动蛋白复合体解离障碍：ATP 不足使肌球蛋白－肌动蛋白复合体难以解离，导致舒张能力下降。

（3）心室舒张势能减少：心肌收缩力下降，心脏收缩期的几何构型变化不大，使舒张势能减少，心室不能充分舒张。

（4）心室顺应性下降：心室顺应性是指心室在单位压力下所引起容积的改变。引起心室顺应性下降的主要原因是心肌肥大引起的室壁增厚和、或室壁组成成分的改变，心肌炎、心包填塞导致的心脏舒张受限、心室顺应性降低。心室顺应性降低，在诱发或加重心力衰竭上具有主要作用。

3. 心室各部舒缩活动不协调性 常见原因是心内传导阻滞，使心脏各部的兴奋－收缩耦联顺序失去原有的协调性，心室射血量减少，舒张不协调，可影响心脏各部的充盈，使心输出量减少。

心力衰竭的发生机制，见图 13-53。

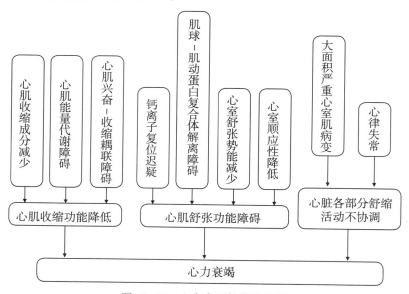

图 13-53 心力衰竭的发生机制

（四）机体的代偿反应

1. 心脏的代偿方式

（1）心率加快：这是一种迅速的代偿。当心输出量减少或血压下降时，反射性引起交感－肾上腺髓质系统兴奋，儿茶酚胺分泌增加。作用于心肌细胞膜 β 受体，使心率加快，心肌收缩性增强。但心率过快（成人超过 180 次／分）时，由于缩短了舒张期，导致心室充盈不足和冠脉供血减少，增加了心肌耗氧量，不仅没有代偿作用，反而引起心输出量下降，促使心力衰竭发生。

（2）心脏扩张：当肌节小于 2.2μm 时，随着肌节长度的增加，心肌收缩力逐渐增强，这种伴有心肌收缩力增强的心腔扩张称为心脏紧张源性扩张，是心脏对容量负荷加重时一种代偿方式。达到 2.2μm 时，粗、细肌丝处于最佳重叠状态，收缩力最大，这个肌节长度为最适长度。当心室舒张期末压力大于 2.4kPa（18mmHg）时，肌节长度超过最适长度 2.2μm，心肌收缩力反而下降，心搏出量减少。这种心腔扩张无代偿意义，称肌源性扩张。

（3）心肌肥大：心肌肥大，心脏重量增加，是心脏长期负荷过度时的一种慢性代偿机制。心肌肥大分为两种类型：向心性肥大是指心脏重量增加，室壁增厚，心腔容积稍大或正常，而室壁厚度与室腔直径之比大于正常，多由心脏长期压力负荷过度，使收缩期室壁应力增加，肌节呈并联性增生所致。如高血压引起的向心性肥大。

离心性肥大是指心脏重量增加，心室腔扩大，室壁稍厚，而室壁厚度与室腔直径的比值等于或小于正常，多由心脏长期容量负荷过度，使心室舒张末容量增加，室壁应力增加，肌节呈串联性增生所致。如主动脉瓣关闭不全导致的离心性肥大。

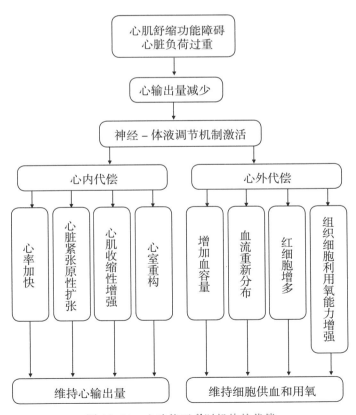

图 13-54　心功能不全时机体的代偿

2. 心脏以外的代偿反应 心力衰竭时，除上述心脏本身及神经－体液代偿机制外，为适应心力衰竭时血液动力学的变化，机体还通过以下环节进行代偿和适应性变化：①血容量增加。②全身血流重分布。皮肤、内脏血管收缩，心脑血流量增加。③组织细胞利用氧能力增强。④骨髓造血功能加强。

心功能不全时机体的代偿，见图 13-54。

（五）病理临床联系

心力衰竭时机体一系列机能代谢变化的根本原因在于心输出量不足（缺血）和回流障碍（淤血），最主要三大表现为心输出量不足、肺循环淤血、体循环淤血。

1. 心输出量不足

（1）皮肤苍白或发绀：由于心输出量不足，加上交感神经兴奋，皮肤血管收缩，因而皮肤的血液灌流减少，患者皮肤苍白，皮温降低，出冷汗等。严重时，患者肢端皮肤呈现斑片状或网状青紫。

（2）疲乏无力、失眠、嗜睡：心力衰竭时身体各部肌肉的供血减少，能量代谢水平降低，不能为肌肉的活动提供充足的能量，因此表现为疲乏无力；脑血流开始下降后，中枢神经系统对缺氧十分敏感，脑血流量下降，供氧不足，必然导致中枢神经系统功能紊乱。病人出现头痛、失眠、烦躁不安、眩晕等症状，严重者发生嗜睡，甚至昏迷。

（3）尿量减少：心衰时，由于心输出量下降，加上交感兴奋使肾动脉收缩，使肾血液灌流减少，肾小球滤过率下降，肾小管重吸收功能增强，尿量减少。尿量在一定程度上可反映心功能状况，心功能改善时，尿量增加。

（4）血压下降：①急性、严重心力衰竭（如急性心肌梗死、心肌炎、克山病等）时由于心输出量急剧减少，动脉血压也随之下降，组织的灌流量显著减少，机体陷入休克状态。②慢性心力衰竭时，机体可通过外周血管收缩、心率加快和血容量增多等多种代偿活动使动脉血压基本维持于正常水平。

2. 肺循环淤血 肺呼吸功能的改变主要是左心衰竭时出现的各种形式的呼吸困难和肺水肿。呼吸困难分为如下三种形式。

（1）劳力性呼吸困难：指伴随体力活动而出现的呼吸困难，休息后可自行消失。①体力劳动时，回心血量增多，加重肺淤血。②体力劳动时，心率加快，舒张期缩短，冠脉灌注不足，左心室的血量减少，加重肺淤血。③体力劳动时，需氧量增加，CO_2 潴留，刺激呼吸中枢，出现呼吸困难。

（2）端坐呼吸：心衰病人平卧时呼吸困难加重，被迫采取端坐或半卧位以减轻呼吸困难的状态。出现端坐呼吸提示心衰已引起明显的肺淤血。端坐呼吸发生机制是：端坐时，因重力作用，下半身静脉血液回流量减少，使肺淤血减轻；端坐时，膈肌下移，胸腔容量加大，肺活量增加，改善肺通气。

（3）夜间阵发性呼吸困难：病人入睡后突然感到气闷而惊醒，并立即坐起喘气和咳嗽后缓解，称为夜间阵发性呼吸困难。如果患者在发作时伴有哮鸣音，则称为心源性哮喘。

发生机制：①端坐呼吸的患者入睡后倾向平卧位，因而下半身静脉血液回流增多，而且在白天因重力关系积聚在下垂部位组织间隙中的水肿液也因体位改变而回流入血，故肺部的淤血水肿明显加剧。②入睡时迷走神经中枢紧张性升高，支气管口径变小，通气阻力增大。③熟睡时神经反射的敏感性降低，因而只有当肺淤血发展到比较严重的时候，才能刺激呼吸中枢，引起突然发作的呼吸困难。

肺水肿：是急性左心衰竭最重要的表现。左心衰发展到一定程度时，肺静脉回流受阻严重，使肺毛细血管静脉压急剧上升及毛细血管通透性明显增加，使血浆渗入肺泡。另外，左心衰竭病人输液不当时，可使肺血容量急剧增加而加速肺水肿的发生。此时，患者表现发绀、呼吸困难、咳粉红色泡沫痰等，需要立即抢救。

3.体循环淤血　体循环淤血是全心衰或右心衰的结果，主要临床表现为体循环静脉系统过度充盈，压力增高，内脏器官充血、水肿等。

（1）静脉淤血和静脉压增高：由于右心衰竭，静脉回流障碍，使体循环静脉系统血液淤积，压力上升。临床上表现颈－静脉怒张、臂－肺循环时间延长、肝－颈静脉返流征阳性等。

（2）全身性水肿：是全心衰竭和右心衰竭的主要表现。根据水肿液分布的不同可表现为皮下水肿、腹水、胸水等。

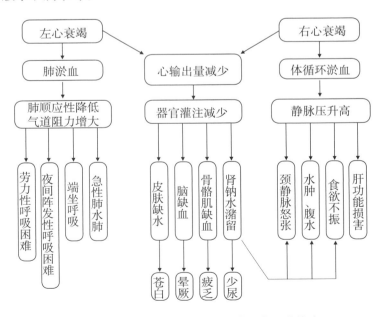

图 13-55　心力衰竭临床表现的病理生理学基础

（3）肝大和肝功能异常：是右心衰竭早期表现，由于右心房压力增高和静脉系统淤血，使肝淤血，长时间淤血、缺氧，肝细胞可变性、坏死导致肝功能异常。长期慢性右心衰竭可引起肝小叶纤维化，造成心源性肝硬化。

心力衰竭临床表现的病理生理学基础，见图13-55。

二、呼吸衰竭

呼吸衰竭是指由于外呼吸功能障碍，导致动脉血氧分压（PaO_2）低于60mmHg（8kPa），伴或不伴有动脉血二氧化碳分压（$PaCO_2$）高于50mmHg（6.7kPa）的病理过程。

根据$PaCO_2$是否升高，通常把呼吸衰竭分为低氧血症型（即Ⅰ型）和低氧血症伴高碳酸血症型（即Ⅱ型）；根据主要的发病机制不同，也可将呼吸衰竭分为通气性和换气性两大类；根据原发病变部位不同又可分为中枢性和外周性；根据病程经过不同还可将呼吸衰竭分为急性和慢性。

（一）呼吸衰竭的病因

外呼吸功能包括肺通气和肺换气两个基本环节，任何因素使肺通气和肺换气过程发生障碍，均可导致呼吸衰竭。

1. 通气功能障碍　根据受损的机制不同，肺通气障碍可分为限制性通气不足和阻塞性通气不足。通气功能障碍通常表现为Ⅱ型呼吸功能不全。

（1）限制性通气不足：指吸气时肺泡扩张受限所引起的通气不足。包括：①呼吸肌活动障碍，如脑外伤、脑炎等中枢和外周神经受损；镇静药过量使呼吸中枢受损或抑制，导致肺泡限制性通气不足引起呼吸衰竭；呼吸肌疲劳、低钾血症、缺氧等呼吸肌本身的功能障碍。②胸壁和肺的顺应性降低，如肺实变、肺不张、肋骨骨折、胸廓畸形等可降低肺和胸廓部顺应性而发生限制性通气不足，引起呼吸衰竭。③胸腔积液和气胸：大量胸腔积液和气胸可压迫肺，限制肺的扩张。

（2）阻塞性通气不足：气道狭窄或阻塞引起的肺泡通气不足称为阻塞性通气不足。常见的有异物阻塞、肿瘤、慢性支气管炎等。气管分叉以上为中央气道阻塞；胸外气道阻塞引起吸气性呼吸困难；胸内气道阻塞引起呼气性呼吸困难。小支气管（内径<2mm）阻塞为外周性，引起呼气性呼吸困难。

肺通气不足时，既影响氧的吸入又减少二氧化碳的排出，导致PaO_2降低，$PaCO_2$升高，发生Ⅱ型呼吸衰竭。

2. 肺换气功能障碍　换气功能障碍通常表现为Ⅰ型、Ⅱ型呼吸功能不全。

（1）弥散障碍：由于肺泡膜面积减少或肺泡膜异常增厚所引起的气体交换障碍。

1）弥散面积减少：正常成人肺泡膜的弥散面积约为80m²，静息时，肺泡弥散面积约为35～40m²，因其储备量大，只有当它减少一半以上时才会引起换气功能障碍。肺泡膜面积减少可见于肺实变、肺不张、肺气肿和肺叶切除等。

2）弥散膜增厚：正常肺泡膜的厚度为 0.35 ～ 1.0μm，故气体易于弥散，交换很快。当肺水肿、肺透明膜形成、肺纤维化、间质性肺炎等时，可引起肺泡膜厚度增加，使肺泡膜通透性降低或弥散距离增宽而致弥散速度减慢，气体弥散障碍。

由于二氧化碳的弥散能力比氧大 20 倍，所以肺泡膜的病变对二氧化碳的弥散影响很小。因此单纯弥散功能障碍时，往往仅有 PaO_2 降低，多为 I 型呼吸衰竭。

（2）肺泡通气与血流比例失调：正常成人在静息状态下，每分钟肺泡通气量（V）约为 4L，每分钟肺血流量（Q）约为 5L，V/Q 约为 0.8。V/Q 失调有以下两种形式：

1）部分肺泡失去通气功能或通气不足，但血流量并不相应减少，使 V/Q 比率降低：见于慢性阻塞性肺疾患、肺炎的肺实变、肺纤维化、肺不张等引起的肺通气障碍，而血流并不减少，使患者可出现 V/Q 比率降低，以致流经这部分肺泡的静脉血未经充分动脉化，便掺入动脉血中，又称为功能性分流。

2）部分肺泡血流量减少或停止而通气良好，使 V/Q 比率增高：见于肺动脉分支栓塞、肺毛细血管床减少（如肺气肿）、肺动脉压降低（出血、脱水）等时。这些肺泡因血流量减少而失去换气功能或不能充分换气，因而肺泡内气体成分和气道内气体成分相似，犹如增加了肺泡死腔量。因此，又称为死腔样通气。

肺泡通气与血流比例失调引起的呼吸衰竭通常是 I 型呼吸衰竭，严重时也可为 II 型呼吸衰竭。肺泡通气与血流关系的模式，见图 13-56。

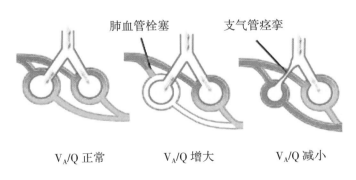

图 13-56　肺泡通气与血流关系的模式图

（二）机体的功能变化

1.呼吸系统变化　当 PaO_2 低于 60mmHg 时，可刺激颈动脉体与主动脉体化学感受器；$PaCO_2$ 轻度升高则主要作用于中枢化学感受器，两者可反射性地或直接使呼吸中枢兴奋，引起呼吸加深加快，以增加肺泡通气量。但当 PaO_2 低于 30mmHg 或 $PaCO_2$ 高于 10.7kPa（80mmHg）时，缺氧对中枢的抑制作用可大于反射性的兴奋作用而使呼吸抑制。

呼吸衰竭时的呼吸变化，多由原发疾病引起。①阻塞性通气不足时，由于气流受阻，可表现为深慢呼吸。上呼吸道不全阻塞时可出现吸气性呼吸困难，下呼吸道阻塞时可发生呼气性呼吸困难。②肺顺应性降低的疾病，因牵张感受器或肺毛细血管旁感受器（J感受器）兴奋而反射性地引起呼吸浅快。③中枢性呼吸衰竭或严重缺氧时，呼吸中枢兴奋性降低，可出现呼吸浅而慢、潮式呼吸、间歇呼吸、抽泣样呼吸或叹气样呼吸等呼吸节律紊乱，甚至呼吸停止。

2. 中枢神经系统变化　由呼吸衰竭引起的以中枢神经系统功能障碍为主要表现的综合征，称为肺性脑病。中枢神经系统对缺氧最为敏感，随着缺氧程度的加重，可出现一系列中枢神经系统功能障碍。PaO_2降至60mmHg，可出现智力和视力轻度减退。在PaO_2降至40～50mmHg以下时，可引起一系列神经精神症状，如欣快感、烦躁，逐渐发展为定向和记忆障碍、精神错乱、嗜睡，甚至昏迷。二氧化碳潴留使$PaCO_2$超过80mmHg时，可引起头痛、头晕、烦躁不安、言语不清、扑翼样震颤、精神错乱、嗜睡、昏迷、抽搐、呼吸抑制等"二氧化碳麻醉"症状。

3. 循环系统变化　一定程度的缺氧和二氧化碳潴留，可反射性地兴奋心血管中枢，代偿性引起心率加快、心收缩力增强。严重缺氧和二氧化碳潴留，可直接抑制心血管运动中枢，导致血压下降，心收缩力减弱，甚至心律失常。慢性肺疾患时，肺循环阻力增加，肺动脉压升高，可导致右心室肥大和右心衰竭。

4. 泌尿系统变化　缺氧和二氧化碳潴留可通过交感神经引起肾血管收缩，肾小球滤过率降低，尿量减少，轻度蛋白尿，管型尿等。重者可发生急性肾衰。

5. 消化系统变化　轻者表现为恶心、消化不良。重者表现为胃黏膜糜烂、出血、坏死及溃疡等。主要因为缺氧、酸中毒使交感神经兴奋增强，使腹腔内脏血管收缩所致。

6. 多种类型的酸碱平衡及电解质紊乱　①呼吸性酸中毒，最常见。②呼吸性碱中毒。③代谢性酸中毒。

三、肝性脑病

肝性脑病（hepatic encephalopathy）是指继发于严重肝脏疾患的中枢神经系统机能障碍所呈现的精神、神经综合病症。它包括从轻度的精神、神经症状，到陷入深度昏迷的整个过程。早期有性格改变（欣快或沉默少言，烦躁或淡漠）；进一步发展，可发生精神错乱，行动异常，定向障碍（时间、地点、人物分辨不清），两手有扑翼样震颤（让患者平举两上肢，两手呈扑翼样抖动）；严重时发展为嗜睡，昏迷。

（一）原因和分类

1. 根据毒性物质进入体循环的途径，分为内源性和外源性肝性脑病。①内源性肝性脑病：常由急性肝细胞坏死，毒性物质通过肝脏时未经解毒即进入体循环引起。②外源性肝性脑病：多由慢性肝脏疾病肝硬化，因门脉高压导致侧枝循环建立，以致肠道吸收毒性物质经侧枝循环绕过肝脏进入体循环，引起肝性脑病。

2. 发生速度　分为急性和慢性肝性脑病。①急性肝性脑病：起病急骤，迅速出现躁动、谵妄以至昏迷，大多数短期内死亡。多见于重型病毒性肝炎及中毒性肝炎引起的广泛而急剧的肝细胞破坏。②慢性肝性脑病：起病较缓，往往有明显的诱因（如上消化道出血），常在慢性肝疾患（如肝硬化）或门腔静脉分流术后的基础上发生。由于门腔静脉间有手术分流或自然形成的侧枝循环，使门静脉中的毒性物质未经肝脏解毒而进入体循环，导致中枢神经系统的功能紊乱，此型患者多伴血氨升高，相当于外源性肝性脑病。

（二）肝性脑病的发病机制

1. 氨中毒学说　临床多数肝性脑病患者血氨水平可升至正常的 2 ～ 3 倍，临床采用降血氨的治疗措施有效，提示肝性脑病的发生与血氨升高有密切关系。

（1）血氨升高的原因

1）产氨增加：肝功能障碍时引起机体产氨增加的原因。

①肠道内含氮成分增多：肝硬化时，由于门静脉回流受阻，消化道淤血致使胃肠蠕动减弱和消化液分泌减少，食物的消化、吸收及排空发生障碍，使肠内积存的蛋白质等含氮成分增多，特别是在高蛋白饮食或上消化道出血后更是如此。细菌繁殖活跃，分解食物蛋白产氨增多。

②尿素的肠肝循环增加：慢性肝病晚期常伴有肾功能不全，由此引起氮质血症，血液中的尿素等非蛋白氮含量增高，因而弥散到肠腔的尿素大大增加。

③肾脏产氨增加：临床上肝硬化腹水患者可发生呼吸性碱中毒或以排钾利尿剂利尿时，可使肾小管上皮细胞排钾增加，氢离子排出减少，尿液酸度降低，因而同氨结合生成的铵也减少，氨弥散入血增加。

④肌肉产氨增加：肝性脑病昏迷前期，患者高度不安、躁动、肌肉活动增强，使产氨增加。

2）氨的清除不足：肝功能障碍时氨清除减弱原因：① ATP 供给不足。②肝内鸟氨酸循环的酶系统严重受损。③来自肠道的氨绕过肝脏。

3）氨经肌肉代谢减少：肝功能障碍时，肌肉即成为重要的氨代谢场所。肝硬化患者肌肉明显萎缩，可促进高氨血症。

4）肾脏排氨减少：肝功能障碍特别是伴有碱中毒时，肾小管上皮细胞分泌氢离子减少，致使肾排氨减少。

（2）氨增高对脑组织的毒性作用

1）干扰脑细胞的能量代谢：进入脑内的氨与 α － 酮戊二酸、谷氨酸结合生成毒性较低的谷氨酰胺，但此过程使脑组织 ATP 生成减少、消耗增加，导致大脑能量严重不足，难以维持中枢神经系统的兴奋活动而昏迷。

2）影响脑内神经递质的平衡：使兴奋性递质如谷氨酸、乙酰胆碱减少，而抑制性递质如谷氨酰胺、γ-氨基丁酸增加。

3）对神经元细胞膜的直接抑制作用：①氨对神经细胞膜上的 Na^+-K^+-ATP 酶有干扰，影响细胞内外 Na^+、K^+ 分布，使膜电位改变和兴奋性异常。②氨可与 K^+ 竞争进入细胞内，从而影响 Na^+、K^+ 在神经细胞膜内、外的正常分布，从而干扰神经兴奋及传导活动。

2.假性神经递质学说

（1）假性神经递质的形成：食物中的蛋白质，经消化后在肠道内分解为多种氨基酸。其中，芳香族氨基酸中的苯丙氨酸与酪氨酸，在肠道内经细菌脱羧酶的作用，分别生成苯乙胺和酪胺。苯乙胺和酪胺经肠壁吸收，经门静脉入肝，在肝脏经单胺氧化酶的作用氧化解毒。肝功能障碍时，由于肝脏解毒功能降低或门-体分流形成，肠道产生的胺类（苯乙胺和酪胺），在肝内清除发生障碍，致使两者在体循环中的浓度增高，大量的苯乙胺和酪胺透过血脑屏障进入脑内，在 β-羟化酶的作用下分别生成苯乙醇胺和羟苯乙醇胺。这两种物质在化学结构上与去甲肾上腺素和多巴胺十分相似，可被脑干网状结构中的肾上腺素能神经元摄取、贮存和释放，但其对突触后膜的生理效应很低，仅相当于去甲肾上腺素的1/10左右，所以两者被称为假性神经递质（图13-57）。

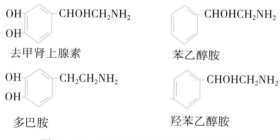

图 13-57 正常及假性神经递质的结构

（2）假性神经递质的毒性：脑干网状结构中假性神经递质增多时，可竞争性取代正常神经递质而被摄取、贮存。但是其生物活性远不及正常神经递质，使脑干网状结构上行激活系统功能失常，传至大脑皮层的兴奋冲动受阻，大脑因此产生异常抑制而出现意识障碍甚至昏迷。如果锥体外系中的多巴胺被假性神经递质所取代，则机体运动协调障碍，可出现扑翼样震颤。

临床上使用左旋多巴可以明显改善肝性脑病的病情。因为左旋多巴可以进入脑内，转变成多巴胺和去甲肾上腺素，与假性神经递质竞争，恢复神经传导功能。

3.血氨基酸失衡学说 在慢性复发型肝性脑病患者发现，血浆氨基酸浓度明显异常。主要表现为：①支链氨基酸（BCAA）含量降低。②芳香族氨基酸（AAA）含量升高。

③ BCAA/AAA 降至 1.0 以下，即可出现肝性脑病。

（1）肝功能障碍患者血浆氨基酸失衡的机制：肝功能障碍时，肝细胞灭活胰岛素和胰高血糖素的功能下降，两者浓度均增高，但以胰高血糖素的增多更显著，血中胰岛素／胰高血糖素比值降低，致使体内蛋白质处于高分解状态，大量的氨基酸释放入血。由于 BCAA 的代谢速率受胰岛素调节，肝功能障碍时，高浓度的胰岛素可增加骨骼肌对支链氨基酸的摄取和分解，故血浆 BCAA 水平大体正常；而 AAA 则因肝功能障碍致代谢速度减慢，在循环中不断堆积，造成血浆 AAA 浓度升高，从而使 BCAA/AAA 的比值变小。

（2）血浆氨基酸失衡引起肝性脑病的机制：当血浆 AAA 显著增高或 BCAA 降低时，使得 AAA 大量入脑。AAA 中苯丙氨酸和酪氨酸与正常神经递质多巴胺和去甲肾上腺素的代谢密切相关。当脑中苯丙氨酸过多时，增多的苯丙氨酸可抑制酪氨酸羟化酶的活性，使酪氨酸不能循正常途径羟化成多巴，转而在芳香族氨基酸脱羧酶的作用下生成酪胺，进一步经 β-羟化酶作用生成羟苯乙醇胺，而苯丙氨酸也在芳香族氨基酸脱羧酶作用下生成苯乙胺，并经 β-羟化酶作用生成苯乙醇胺，因而，苯丙氨酸和酪氨酸大量进入脑内的结果是使脑内假性神经递质增多而正常神经递质的合成减少，最终导致肝性脑病的发生。

另外，当色氨酸大量进入脑内，可经羟化酶的作用生成 5-羟色氨酸，再经脱羧酶的作用生成 5-羟色胺（5-HT）。5-HT 是重要的抑制性神经递质，同时 5-HT 又是一种假性神经递质，可被肾上腺素能神经元摄取而取代去甲肾上腺素。因此，5-HT 增多时可引起中枢抑制，促进肝昏迷的发生。

4.GABA 学说　GABA（γ-氨基丁酸）是哺乳动物中枢神经系统最主要的抑制性神经递质。正常情况下，脑内 GABA 在突触前神经元内由谷氨酸在脱羧酶催化下脱羧生成。血中 GABA 主要来源于肠道，系谷氨酸经肠道细菌酶作用催化而成，并可进入肝脏进一步代谢。由于血脑屏障酶转运系统能使 GABA 变为丁酸而失活，故血中的 GABA 不能或只能极缓慢地通过血脑屏障。

肝功能障碍时，一方面肝脏对来自肠道细菌产生的 GABA 摄取和灭活降低，使血液中 GABA 浓度升高；另一方面由于血脑屏障的通透性改变，致使血液中的 GABA 可以大量进入脑内并与突触后膜上的 GABA 受体结合，引起细胞外氯离子内流，神经元膜电位呈超级化阻滞状态，中枢神经系统功能抑制，引发肝性脑病，血中 GABA 浓度与肝性脑病的昏迷程度相平行。

（三）影响肝性脑病发生发展常见的诱因

1. 不适当的蛋白饮食　如一次大量进食蛋白食物，蛋白质被肠菌分解，产生大量氨和芳香族氨基酸等有害物质，则可能诱发肝性脑病。

2. 止痛、镇静、麻醉药的使用不当　由于肝脏是代谢和清除这些药物的器官，长期使用这些药物的肝病患者，往往在体内已有不同程度的药物蓄积，直接抑制大脑功能活动。

3. 严重肝病并发症的影响　如上消化道出血、过度利尿或大量放腹水、感染、肾功能衰竭等都可以加重肝性脑病。

4. 便秘　便秘使肠道内氨和其他含氮物质产生和吸收增加。

四、肾功能不全

各种原因引起肾脏泌尿功能严重障碍时，出现代谢产物、毒物在体内蓄积，水、电解质和酸碱平衡紊乱，以及肾脏内分泌功能障碍的综合征，称为肾衰竭。

肾功能不全与肾衰竭（renal failure）的本质相同，只是程度上有区别。肾功能不全包括肾功能障碍从轻到重的全过程，而肾功能衰竭则是肾功能不全的晚期阶段。可分为急性、慢性肾功能不全。

急性肾衰竭

急性肾衰竭（acute renal failure，ARF）是指各种原因引起肾脏泌尿功能在短期内急剧降低，以致不能维持内环境稳定，从而引起水、电解质和酸碱平衡紊乱以及代谢产物蓄积的综合征。临床表现主要有水中毒、高钾血症和代谢性酸中毒，多数病人伴有少尿或无尿。

（一）病因与分类

通常将急性肾功能不全的病因分为三类：肾前性、肾性和肾后性。

1. 肾前性急性肾功能不全　任何原因引起的肾血液灌流量急剧减少而导致的泌尿功能障碍，此时肾无器质性病变，如肾灌流量及时恢复，则肾功能也随即恢复正常，又称为功能性急性肾功能不全。常见原因有各型休克早期、失血、重度脱水、心衰、创伤、烧伤等。

2. 肾性急性肾功能不全　由于各种原因引起肾实质病变而产生的急性肾功能不全，又称器质性急性肾功能不全。常见的原因是急性肾小管坏死和肾脏本身疾病。急性肾小管坏死的原因是：①肾缺血和再灌注损伤；②肾毒物；③严重低钾、高钙血症和高胆红素血症等。

3. 肾后性急性肾功能不全　由于肾以下尿路（从肾盏到尿道口任何部位）梗阻，引起的急性肾功能不全，称为肾后性急性肾功能不全。见于尿路结石、盆腔肿瘤和前列腺肥大等。

（二）发病机制

1. 肾血流减少和肾小球病变　一般认为，持续性肾缺血和肾血流量远离皮质分布是ARF初期的主要发病机制。造成肾缺血主要与肾灌注压降低、肾血管收缩和肾血液流变学变化有关。

（1）肾灌注压下降：肾血流量有自身调节，当动脉血压在 80～180mmHg 范围内变动时，肾血管通过自身调节，使肾血流量和肾小球滤过率保持稳定。肾前性 ARF 时，动脉血压常低于 80mmHg，肾血管失去自身调节，肾血流量减少，肾小球毛细血管血压下降，使肾小球有效滤过压减小，导致少尿或无尿。

（2）肾血管收缩：由于交感 - 肾上腺髓质系统兴奋，儿茶酚胺增加，肾素 - 血管紧张素系统活性增高，引起肾血管收缩。

（3）肾血管内皮细胞肿胀、毛细血管腔狭窄。

（4）肾血管内凝血，阻塞血管。肾小球病变是由于各种肾小球肾炎引起肾小球滤过率下降。

2. 肾小管因素　肾缺血、肾毒物引起急性肾小管坏死后脱落的细胞及碎片可阻塞肾小管，溶血性疾患或挤压综合征使大量血红蛋白、肌红蛋白在肾小管内形成管型，其他如多发性骨髓瘤本周蛋白、磺胺等药物结晶，均可沉积在肾小管管腔内，造成广泛的肾小管阻塞，使原尿不易通过，形成少尿。

3. 肾小管原尿返流　急性肾小管坏死（acute tubular necrosis，ATN）肾小管上皮细胞广泛坏死，基底膜断裂，原尿经断裂的基底膜扩散到肾间质，直接造成尿量减少，而且回漏的原尿能引起肾间质水肿，压迫肾小管和肾小管周围的毛细血管。肾小管受压，阻塞加重，阻碍原尿在肾小管内通过并造成囊内压升高，使肾小球有效滤过压进一步降低；毛细血管受压，使肾小管供血进一步减少，导致肾损伤加重，形成恶性循环。

（三）机体功能及代谢变化

急性肾衰竭在临床上表现为两种类型，即少尿型和多尿型。因为少尿型急性肾衰竭比较常见，在下面重点描述。少尿型急性肾衰竭的发生发展可分为三个阶段，即少尿期、多尿期和恢复期。

1. 少尿期　是急性肾功能不全的最初表现，也是病程中最危险的阶段。

（1）尿的变化：①尿量：患者迅速表现少尿（24h 尿量少于 400mL）或无尿（24h 尿量少于 100mL）。②低比重尿：尿的比重在 1.010～1.020 之间，由于肾小管对水的重吸收功能减低，原尿浓缩、稀释功能障碍所致。③尿钠高：肾小管从吸收钠障碍，引起尿液钠含量增高。④血尿、蛋白尿、各种管型尿。

（2）水中毒：ARF 患者发生水中毒的原因：少尿或无尿；机体分解代谢增强、内生水增加；摄入或输入液体过多。水中毒使细胞外液呈低渗状态，水分向细胞内转移引起细胞内水肿，严重时患者可出现心功能不全、脑水肿和肺水肿。患者可出现头痛、恶心、呕吐，发生脑疝、呼吸骤停。

（3）高钾血症：高钾血症是 ARI 患者在少尿期最危险的并发症，是少尿期一周内病人死亡的主要原因。高钾血症可引起传导阻滞和诱发心律失常，严重时出现心室颤动或心脏骤停。ARF 患者发生高钾血症的原因：①尿量减少，引起排钾减少；②组织损伤和分解代谢增强，使钾释放到细胞外液；③食入过多的含钾食物或药物、输入库存血；④酸中毒时细胞内钾离子外逸等。

（4）代谢性酸中毒：①肾小球滤过率降低，酸性代谢产物在体内蓄积。②肾小管泌 H^+ 和泌氨能力降低，使重吸收 $NaHCO_3$ 减少，酸中毒引起心血管系统和中枢神经系统变化。

（5）氮质血症：肾功能不全时，由于肾小球滤过率下降，含氮的代谢终产物如尿素、肌酐、尿酸等在体内堆积，使血中非蛋白质氮（NPN）的含量显著升高，称为氮质血症。

少尿期持续时间一般为 1～3 周，3 周后进入多尿期。此期持续时间长，患者预后差。

2. 多尿期　肾小球滤过率和肾血流量逐渐回复，肾间质水肿消退，肾小管内的管型阻塞解除等因素，急性肾功能不全（acute renal insufficiency，ARI）患者每天尿量超过 400mL 即进入多尿期，说明病情趋向好转，尿量可达 3000～4000mL 或以上，后期，由于水、电解质大量排出易发生低钾血症和低钠血症，引起脱水、血容量减少、血压下降，甚至出现失液性休克，因此，在多尿期仍需控制和调整摄入的水和电解质的量。此期可持续 1～2 周后进入恢复期。

3. 恢复期　一般在发病后一个月进入恢复期，肾功能恢复正常约需要 3 个月到 1 年时间。此期肾小管上皮再生、修复，肾功能逐渐恢复，患者的尿量和血液成分基本恢复正常，代谢产物的潴留和水、电解质、酸碱平衡紊乱得到纠正，但肾小管浓缩功能完全恢复正常需要较长时间。少数患者由于肾小管上皮细胞破坏严重和修复不全，可能转变为慢性肾功能不全。

非少尿型急性肾衰竭的发病机制：非少尿型 ARF 的病理损害较轻，肾小球滤过率下降不如少尿型严重；肾小管损伤也较轻，主要表现为尿浓缩功能障碍，所以尿量相对较多。非少尿型 ARI 患者临床表现一般较轻，病程较短，并发症少，病死率低，预后较好。其主要特点为：①无明显少尿（400～1000mL/d）；②尿比重低（低于 1.020），尿钠含量低；③氮质血症。

慢性肾功能不全

各种慢性肾脏，随着病情恶化，肾单位进行性破坏，以致残存的肾单位能充分排出代谢废物和维持内环境稳定，因而体内出现代谢废物的潴留和水、电解质与酸碱平衡紊乱以及肾内分泌功能障碍，这种情况称之为慢性肾衰竭（chronic renal failure，CRF）。

（一）病因和发生机制

1. 凡能引起慢性肾实质破坏的疾病都可导致慢性肾功能不全（Chronic Renal Insufficiency，CRI），其中以慢性肾小球肾炎最为多见。CRI 的病因分类如下。

（1）肾实质病变：慢性肾小球肾炎、慢性肾盂肾炎、系统性红斑狼疮、多囊肾、肾结核、肾肿瘤等。

（2）肾血管疾患：良性/恶性肾小动脉硬化、糖尿病肾小动脉硬化症、结节性动脉周围炎等。

（3）慢性尿路梗阻：尿路结石、肿瘤、前列腺肥大等。

2. 发病机制　主要有如下两种学说解释。

（1）健存肾单位学说：在慢性肾疾病时，很多肾单位不断遭受破坏而丧失其功能，随着疾病的进展，健存肾单位日益减少以致无法代偿时，临床上出现肾功能不全的症状。

（2）矫正失衡学说：慢性肾脏疾病晚期，随着健存肾单位和肾小球滤过率的进行性减少，体内某些溶质（如磷）增多。作为机体的代偿性反应，可通过分泌某些体液因子（如甲状旁腺素，PTH）来提高这种溶质在单个肾单位的排泄率。这种体液因子的适应性分泌增多虽然通过加强上述某种溶质的排泄而使其在体内的滞留得到了"矫正"，但这种体液因子分泌增多会对机体其他一些生理功能产生不良影响（如 PTH 的溶骨作用），使内环境产生另外一些"失衡"。

（二）机体功能及代谢变化

1. 泌尿功能障碍

（1）尿量的变化：①夜尿。正常成年人每日尿量约为 1500mL，白天尿量约占总尿量的 2/3。CRI 患者早期即有夜间排尿增多的症状，甚至超过白天尿量，称为夜尿。②多尿。24h 尿量超过 2000mL 称为多尿。③少尿。当健存肾单位极度减少，尽管残存的单个肾单位生成尿液仍多，但每日终尿量可少于 400mL。

（2）尿渗透压的变化：在早期 CRF 患者，肾浓缩能力减退而稀释功能正常，尿比重最高只能到 1.020 时，称为低渗尿。随着病情发展，肾浓缩和稀释功能均丧失，终尿的渗透压接近血浆晶体渗透压，尿比重固定在 1.008～1.012，称为等渗尿。

（3）尿液成分的变化：①蛋白尿。②血尿和脓尿。

2. 氮质血症

（1）血浆尿素氮（BUN）：在 CRF 早期，当肾小球滤过率减少到正常值的 40% 以前，BUN 仍在正常范围内。当肾小球滤过率减少到正常值的 20% 以下时，血中 BUN 可高达 71.4mmol/L（>200mg/dl）。由此可见，BUN 浓度的变化并不是反映肾功能改变的敏感指标，而且 BUN 值还与外源性（与蛋白质摄入量）及内源性（感染、肾上腺皮质激素、胃肠道出血等）尿素负荷的大小有关，因此根据 BUN 值判断肾功能变化时，应考虑这些尿素负荷的影响。

（2）血浆肌酐：肌酐浓度主要取决于肌肉磷酸肌酸分解而产生的肌酐量和肾脏排出肌酐的功能，与外源性的蛋白摄入无关。与 BUN 相似，肌酐浓度的变化，只是在 CRF 晚期才明显升高。因此临床上必须同时测定血浆肌酐浓度和尿肌酐排泄率，根据计算的肌酐的清除率（尿中肌酐浓度 × 每分钟尿量 / 血浆肌酐浓度），反映肾小球滤过率。

（3）血浆尿素氮：CRF 时，血浆尿素氮虽有一定程度的升高，但较尿素、肌酐为轻，这主要与肾远曲小管分泌尿酸增多和肠道尿酸分解增强有关。

3. 水、电解质及酸碱平衡紊乱

（1）水代谢障碍：CRF 时水代谢障碍的特点是肾脏对水负荷变化的调节适应能力减退。多尿如不及时补充水，会导致脱水；水补充过多，会造成水潴留，甚至发生水中毒；肾单位极度减少时，肾小球滤过率明显下降，因少尿而导致水肿的发生。

（2）钠代谢障碍：CRF 时的钠代谢障碍，一方面可以继发于水代谢障碍而表现为血钠过高或过低；另一方面肾脏对钠平衡的调节适应能力降低。如过分限制钠的摄入，可导致低钠血症；如钠摄入过多，可导致钠水潴留。

（3）钾代谢障碍：长期使用排钾性利尿剂、厌食、呕吐、腹泻等可导致低钾血症；晚期，由于少尿、摄入富含钾的食物、输入库存血、酸中毒、感染等则可引起高钾血症。

（4）钙磷代谢障碍：出现高磷血症和低钙血症：由于肾小球滤过率下降，肾排磷减少，使血磷暂时上升，但由于钙磷乘积为一常数，血磷上升必然导致血钙降低。血钙降低刺激甲状旁腺分泌甲状旁腺激素，早期在甲状旁腺激素作用下血磷可以恢复正常，但随病情进展，此调节失败，血磷逐渐升高。

（5）肾性骨营养不良：肾性骨营养不良是指在慢性肾功能不全时，由于钙磷代谢障碍、继发性甲状旁腺功能亢进、维生素 D 代谢障碍、酸中毒等所引起的骨病，包括纤维性骨炎、骨质疏松、骨硬化和骨软化。

（6）代谢性酸中毒：由于泌 H^+ 减少，Na^+-H^+ 交换也减少，故 $NaHCO_3$ 重吸收也减少。当肾小球滤过率降至正常人的 20% 以下时，血浆中固定酸不能由尿中排出，特别是硫酸、磷酸等在体内积蓄，引起代谢性酸中毒。

4. 肾性高血压　因肾实质病变引起的高血压。其发生机制可能与下列因素有关：①肾素 - 血管紧张素系统的活动增强；②钠水潴留；③肾分泌的抗高血压物质减少。

5. 肾性贫血　慢性肾脏疾病经常伴有贫血，其发生机制是：促红细胞生成素减少、血液中毒性物质蓄积，如甲基胍可抑制骨髓造血功能。

6. 出血倾向　约 20% 的慢性肾功能衰竭患者，在疾病过程中存在出血现象，其中以鼻衄和胃肠道出血最为常见。其原因可能与体内蓄积毒性物质抑制血小板功能有关。

尿毒症

急性和慢性肾功能不全发展到最严重的阶段，代谢终产物和内源性毒性物质在体内潴留，水、电解质和酸碱平衡发生紊乱以及某些内分泌功能失调，从而引起一系列自身中毒症状，称为尿毒症（uremia）。

（一）发病机制

在肾功能衰竭时，许多蛋白质代谢产物不能由肾脏排出而蓄积在体内，可引起中毒症状，这类物质称为尿毒症毒素。除毒性物质作用外，尿毒症患者的症状可能还与水、电解质、酸碱平衡紊乱及某些内分泌功能障碍有关。

1. 大分子毒素　如甲状旁腺激素（PTH）、胃泌素、胰岛素等。PTH 能引起尿毒症的大部分症状和体征：① PTH 可引起肾性骨营养不良；② PTH 增多可引起皮肤瘙痒；③ PTH 增多可刺激胃酸分泌，促使溃疡发生；④血浆 PTH 持久异常增高，可引起周围神经和中枢神经系统的损害；⑤ PTH 可增加蛋白质的分解，使含氮物质在血内大量蓄积；⑥ PTH 可引起高脂血症与贫血。

2. 中分子毒素　中分子物质是指分子量在 500 ～ 5000 的一类物质，多为细胞和细菌的裂解产物，这些物质可引起中枢及周围神经病变、运动失调、心室传导阻滞、脑水肿、肺水肿、腹水和降低细胞免疫功能等。

3. 小分子毒素　小分子物质分子量小于 500。

（1）胍类化合物：甲基胍是毒性最强的小分子物质，给动物注射大剂量甲基胍，可出现呕吐、腹泻、肌肉痉挛、嗜睡等尿毒症症状。

（2）尿素：尿素的毒性作用与其代谢产物 - 氰酸盐有关。氰酸盐与蛋白质作用后产生氨基甲酰衍生物。突触膜蛋白发生氨基甲酰化后，高级神经中枢的整合功能可受损，产生疲乏、头痛、嗜睡等症状。

（3）胺类：胺类包括脂肪族胺、芳香族胺和多胺。这些胺可抑制某些酶（如 Na^+-K^+-ATP 酶）的活性，可引起恶心、呕吐、蛋白尿和溶血，抑制促红细胞生成素的生成，增加微血管通透性，故胺类在尿毒症发病中的作用已引起广泛重视。

（二）尿毒症的主要临床表现

1. 神经系统

（1）尿毒症性脑病：中枢神经系统早期常有疲劳、乏力、头痛、头晕、表情淡漠、理解能力和记忆力减退等。严重时可出现烦躁不安、肌肉颤动、肌张力增加、抽搐，最后发生嗜睡、昏迷。其发生机制可能与下列因素有关：①某些毒性物质蓄积，使 Na^+-K^+-ATP 酶活性降低，造成脑细胞内钠含量增加，导致脑水肿形成；②肾性高血压所致脑血管痉挛，缺氧和毛细血管通透性增高，可引起脑神经细胞变性和脑水肿。

（2）周围神经病变：表现为下肢乏力、麻木、刺痛及灼痛，运动无力，腱反射减弱，最终引起运动障碍。其原因是尿毒症患者体内胍基琥珀酸增多，抑制了神经中的转酮醇酶，故髓鞘发生变性而表现为外周神经症状。

2. 消化系统

消化系统的症状是尿毒症患者最早出现和最突出的症状。早期表现为厌食，以后出现恶心、呕吐、腹泻、口腔黏膜溃疡以及消化道出血等症状。其发生可能与消化道排出尿素增多，受尿素酶分解生成氨，刺激胃黏膜产生炎症以至溃疡发生。

3. 心血管系统

约有50%慢性肾功能不全和尿毒症患者死于充血性心力衰竭和心律失常。晚期可出现尿毒症性心包炎，多为纤维蛋白性心包炎，可能是尿毒症毒性物质如尿素、尿酸直接刺激心包所致。患者常有心前区疼痛，听诊时可闻及心包摩擦音。引起心功能障碍与肾性高血压、酸中毒、高血钾、钠水潴留等因素作用有关。

4. 呼吸系统

尿毒症时的酸中毒使呼吸加深加快，严重时由于呼吸中枢兴奋性降低，可出现潮式呼吸或深而慢的Kussmaul呼吸。患者呼出气体有氨味，这是由于尿素经唾液酶分解成氨所致。尿素刺激胸膜形成纤维素性胸膜炎，严重患者由于心力衰竭、低蛋白血症、钠水严重潴留等可以导致肺水肿。

5. 免疫功能降低

临床上有60%的尿毒症患者常有严重感染，这可能是免疫功能低下所致，主要表现为细胞免疫反应明显受到抑制，而体液免疫反应正常或稍减弱。其机制可能是尿毒症时毒性物质潴留，抑制了淋巴细胞分化和成熟，减弱了中性粒细胞的吞噬和杀菌能力。

6. 皮肤与黏膜变化

尿毒症患者肤色较黑，有弥漫性黑色素沉着，皮肤上可有尿素结晶，称为尿素霜。此外，患者常感皮肤瘙痒，可能与氮质代谢产物刺激皮肤或甲状旁腺激素分泌增加有关。

7. 代谢紊乱

（1）糖耐量降低：CRF患者常有糖耐量降低，可能与患者血中存在胰岛素拮抗物，使外周组织对胰岛素反应降低有关。

（2）蛋白质代谢障碍：尿毒症患者食欲低下和饮食限制，同时毒性物质使肝脏蛋白合成减少而分解增加，造成低白蛋白血症。

（3）脂肪代谢障碍：患者常有高脂血症，主要是血清甘油三酯增高，这是由于胰岛素拮抗物质使肝合成甘油三酯增加，也可能与脂蛋白酶活性降低致使甘油三酯清除率降低有关。

8. 内分泌紊乱

除肾脏内分泌功能发生障碍外，性激素常发生紊乱，性功能障碍。女性患者可出现月经不调，受孕后自然流产；男性患者则常有阳痿、精子生成减少或活力下降等表现。其他内分泌功能也常发生障碍。

复习思考题

一、名词解释

1. 心力衰竭　2. 端坐呼吸　3. 呼吸功能不全　4. 功能性分流　5. 肝性脑病

6. 假性神经递质　7. 急性肾功能不全　8. 尿毒症

二、简答题

1. 夜间阵发性呼吸困难的发生机制是什么?

2. 试述呼吸功能不全的发病机制。

3. 试述血氨增高对肝性脑病的作用机制。

4. 简述急性肾功能不全发生的原因及少尿期机体功能代谢的变化。

第五篇　药理学基础

第 十 四 章

药理学基础

第一节　药理学概述和药物研究的发展简史

【学习目标】

　　掌握药物的治疗作用与不良反应，药物的量效关系，药物吸收、分布、代谢及排泄的概念和影响因素，药动学的基本概念；熟悉药理学的概念、研究内容及学科任务，受体学说及机制，药物跨膜转运，影响药物作用的因素；了解药物的概念和分类，药物研究的发展简史，药理学的研究方法，药理学在新药开发与研究中的任务，药物的作用机制，常用的药动学参数，合理用药原则。

一、药理学的研究内容和任务

　　药物（drug）是指可以影响机体的生理功能及病理状态，用于预防、诊断、治疗疾病的化学物质。毒物（toxicant）是指在较小剂量即可对机体产生毒害作用，造成人体健康损害的物质。药物和毒物之间无明显严格的界限，任何药物如果剂量过大，都可以产生毒性反应。

根据药物来源不同，可将其分为天然药物、化学合成药物和生物技术药物。天然药物是指从动物、植物或矿物质中提取得到的有效单体，或采取发酵方法提取得到的抗生素，还包括以天然活性物质或抗生素为原料，通过合成方法得到的药物，常见天然药物如青蒿素等；化学合成药物是指通过人工合成得到的自然界中存在或不存在的化学物质，此类药物具有明确的化学结构和药物作用，如喹诺酮类抗菌药等；生物技术药物是指以生物物质为原料的各种生物活性物质及其人工合成物，还包括采用基因重组技术、单克隆抗体技术或其他生物技术研制而成的蛋白质或核酸类药物，如重组人粒细胞集落刺激因子等。

药理学（pharmacology）是研究药物与机体（包含病原体）相互作用及其作用规律的一门学科。药理学的研究内容包括两个方面：一方面研究药物对机体的作用及作用机制，即药物效应动力学（pharmacodynamics），简称药效学；另一方面研究在机体影响下药物所发生的变化及规律，即药物在体内的吸收、分布、代谢及排泄过程，即药物代谢动力学（pharmacokinetics），简称药动学。药效学和药动学相互联系，相互影响。一方面药理学运用基础医学理论知识，如生理学、生物化学、病理学、微生物学和免疫学等理论，阐明药物作用的原理，为预防和治疗疾病及临床合理用药提供基本理论知识和科学的思维方法；另一方面药理学又与药物分析、生药学、药剂学、药物化学组成了药学学科，研究药物的作用及作用规律，为药学的重要学科。所以，药理学是医学与药学、基础医学与临床医学之间的桥梁学科。

药理学的学科任务：①阐明药物与机体之间的相互作用及其作用规律，为指导临床合理用药，发挥药物最佳疗效，减少不良反应提供理论依据；②药理学是新药研发的核心内容，为寻找和发现安全有效的新药及药物的新用途提供理论实验依据；③为其他生命科学的研究提供重要的科学依据和研究方法，为揭示生命活动的奥妙提供重要资料，促进生命科学的发展进步。

学习药理学的重要目的，在于能够熟练掌握各类药物的药理作用、临床应用及不良反应，可在预防疾病及治疗疾病的过程中恰当地选择药物，从而发挥药物的治疗效果，尽可能避免因用药不当给患者带来的危害，如药源性疾病等。学习的过程中应注意密切联系基础医学理论，掌握药物的特点。在重点掌握药物作用的基本理论的基础上，对每类药物的代表药均需全面掌握其药理作用、临床应用及不良反应，其余的药物则采用比较学习法，与代表药物相比较，既要掌握一类药物的共性，更应对不同药物的特性了然于心。认识药物作用的两重性，对治疗作用和不良反应需透彻理解。重视并积极参与药理学实验。这样的学习方法，可达到举一反三、触类旁通，从而提高学习效果。

二、药物研究的发展简史

远古时代，人们从生产、生活实践中认识到某些天然植物、动物及矿物可以治疗疾病与伤痛。文字出现以后，这些民间经验得以记录下来，最早在埃及、中国、希腊等几个文化古国均有关于医药的典籍记载。

公元前 1550～公元前 1292 年，世界上第一部关于药物的书籍是由埃及出版的《埃泊斯医药籍》（Ebers' Papyrus），全书共收录 700 种药物和处方。公元 1 世纪前后，我国第一部药学典籍《神农本草经》问世，全书共载药 365 种，其中不少药物沿用至今。唐代（公元 659 年）的《新修本草》是世界上第一部由唐朝政府颁发的药典，共收载药物 884 种，是我国第一部、也是世界第一部药典，比西方最早的纽伦堡药典早 883 年。明代（1596年）伟大医药学家李时珍历时 27 年，总结历代药方，穷搜博采、详加考订，完成世界闻名的药物学巨著《本草纲目》，全书共 52 卷，190 万字，共收载药物 1892 种，插图 1160幅，药方 11000 条。该著作已被英、日、德、俄、法、拉丁等 7 种文字翻译，在全世界广为流传，成为世界重要的药物学文献之一，对促进世界医药的发展做出了重大贡献。

现代药理学的建立和发展与科学技术的发展密切相关。

欧洲文艺复兴后，人们的思维开始摆脱宗教束缚而导致的僵化，瑞士医学家Paracelsus（1493—1541 年）批判了古希腊医生 Galen 提出的恶液质唯心学说，他认为疾病是由于体内化合物紊乱导致的，指出药物中的有效活性成分是其产生治疗作用的原因。英国解剖学家 W.Harvey（1578—1657 年）发现了血液循环，开创实验药理学的新纪元。瑞士科学家 Johann Jakob Wepfer（1620—1695 年）首次利用动物实验进行药物药理、毒理研究，被誉为"药理学之父"。

18 世纪，意大利生理学家 F. Fontana（1720—1805 年）利用动物实验对上千种药物进行了毒性测试，认为天然药物都有其活性成分，并且可选择性作用于机体某个部位而引起机体反应。

19 世纪，德国科学家 F. W. Sertiirner 从罂粟中提取吗啡，采用动物实验证明吗啡具有镇痛作用。1809 年，法国生物学家 M. Francois 第一次观察到士的宁具有导致惊厥的作用，并证明其作用于脊髓。1842 年，法国生理学家 B. Claude（1813—1878 年）发现箭毒作用于神经肌接头，而非神经或肌肉本身，阐明其药物作用机制，为药理学的发展提供了可靠的实验方法。随着德国第一所综合性大学的成立，1847 年世界上第一位药理学教授 R. Buchheim（1820—1879 年）建立了第一个药理学实验室，写出第一本药理教科书，使药理学成为一门真正独立的科学，标志着现代药理学的诞生。R. Buchheim 的学生O. Schmiedeberg 研究药物作用部位，发展实验药理学，又称器官药理学。1878 年，英国生理学家 J. N. Langley 根据阿托品和毛果芸香碱对猫唾液分泌的拮抗作用的研究，提出受体（receptor）概念，为受体学说的建立奠定了基础，随着受体理论的日益完善，进一步推动药理学的发展，亦成为分子药理学研究的中心内容。

20 世纪以来，随着科学技术的进步，大量新药涌现。1909 年，德国科学家 P. Ehrlich

发现砷凡纳明（第 606 号化合物）不仅对锥虫病疗效较好，而且可成功治疗梅毒，因此被誉为化学疗法的先驱。1928 年，英国的细菌学家 A. Fleming 发现，青霉能够产生一种抑制或杀灭葡萄球菌生长的物质，他把这种化学物质叫做青霉素。1932 年德国生物化学家 G. Domagk 发现百浪多息可以用于治疗细菌感染，1936 年磺胺类药物开始用于临床治疗，开辟化学治疗感染性疾病新篇章。1940 年 H. W. Florey 和 E. B. Chain 在 A. Fleming 研究的基础上，从青霉菌培养液中分离出青霉素，并成功应用于临床治疗，使化学治疗进入抗生素时代。随着化学制药技术的发展和药物构效关系的进一步阐述，化学药物的研发进入黄金时期，改造天然有效成分的分子结构及采用人工合成的方式，都可以作为新药的来源。20 世纪 30 年代到 50 年代是新药发展的黄金时期，除化学治疗药物外，临床上常用的药物如镇痛药、抗精神失常药、抗高血压药、抗组胺药、甾体激素、非甾体抗炎药，以及维生素类中的许多药物均是在这一时期研制开发的。

近年来，分子生物学等学科迅猛发展。1953 年，J. D. Watson 和 F. H. Crick 提出 DNA 双螺旋结构学说。1961 年，法国 F. Jacob 和 J. Monod 提出操纵子学说。这些学说从分子层次揭示了生物遗传信息构成与传递、调节与控制的基本规律，对药物作用机制的研究，已由宏观的系统、器官水平，深入到微观的细胞、受体、分子和量子水平。随着 DNA 限制性内切酶、质粒的发现，促进 DNA 重组技术的建立与完善，1982 年，世界第一个基因工程药物重组胰岛素投放市场。迄今为止，已有重组细胞因子、链激酶、干扰素、白介素、红细胞生成素和抗凝药等近百种基因工程药物应用于癌症、糖尿病等多种疾病的治疗。

我国药理学工作者在药理学研究中硕果累累。20 世纪 50 年代，我国科学家对治疗血吸虫病的酒石酸锑钾的药效学和药动学进行了科学的系统研究，成功研制了安全有效并可供口服的非锑剂抗血吸虫药呋喃丙胺。20 世纪 60 年代初，我国学者邹冈和张昌绍首先确认吗啡的镇痛作用部位主要在丘脑第三脑室周围灰质；在中草药研究方面，我国相继开发了不少有效药物，尤其是抗疟药青蒿素的成功研制，受到世界医药界的瞩目。作为青蒿素研发成果的代表性人物，中国科学家屠呦呦获得 2015 年诺贝尔生理学或医学奖。

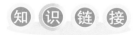

青蒿素与诺贝尔奖

中国是首个发现青蒿素抗疟作用的国家，青蒿素是目前公认的抗疟特效药，挽救无数疟疾患者的生命。中国科学家屠呦呦在中医药古籍中受到启发和灵感，从草本植物青蒿中提取有效成分青蒿素，并研发出多个结构稳定且疗效较好的衍生物。2015 年 10 月 5 日，瑞典卡罗琳医学院宣布，屠呦呦凭借对青蒿素的研究成果获得了诺贝尔生理学或医学奖，用以表彰她多年来对疟疾治疗所做的贡献。迄今为止，这是中国生物医学界获得的世界级最高级别奖项。

随着生命科学基础理论和科学技术的蓬勃发展，自然科学之间相互渗透、相互依赖，药理学由过去的单一学科发展成为与生物化学、分子生物学、生物物理学、免疫学、遗传学等多学科密切联系的综合学科，且逐渐形成各具特色的学科分支。根据药物作用于机体各系统角度，又进一步分为神经药理学、精神药理学、心血管药理学、呼吸药理学、生殖药理学、免疫药理学、内分泌药理学等；根据解剖学层次的不同，出现细胞药理学、分子药理学；根据相关学科及其范围的不同，出现临床药理学、生化药理学、遗传药理学、中药药理学、数学药理学、时间药理学等；根据机体发育阶段，出现妊娠药理学、围生期药理学、发育期药理学、老年药理学等；从应用角度分类，又可分为行为药理学、环境药理学、护理药理学和医用药理学等。这些分支学科的蓬勃发展，大大丰富了药理学的研究内容，使药理学研究更富活力，未来将会有更多研究成果用以造福人类。

三、药理学的研究方法

药理学实验方法种类丰富，根据其实验对象的不同，可分为基础药理学方法和临床药理学方法。药理实验方法的建立和发展对于现代药理学的发展和药理学理论体系的建立具有关键性的作用。

1. 基础药理学方法　基础药理学方法的实验对象为动物，其研究内容为探究药物与动物相互作用的规律。基础药理学方法包括实验药理学方法和实验治疗学方法两个方面。

实验药理学方法分为整体实验和离体实验两类。其中整体实验是以健康动物（清醒动物或麻醉动物）进行药效学或药动学研究，观察药物对某个或某些系统或器官的影响。离体实验是以健康动物的组织、器官、细胞、亚细胞、受体分子和离子通道为实验对象，在体外进行药效学研究，分析药物的作用、作用部位及作用机制。

实验治疗学方法是以病理模型动物或组织器官为实验对象，观察药物治疗作用的一种方法。例如采用自发性高血压大鼠观察药物的降压作用及降压机制，用链脲佐菌素造成糖尿病模型，观察药物的降糖作用，还可采用培养的细菌、病毒、寄生虫及肿瘤细胞等方法进行体外研究。

2. 临床药理学方法　临床药理学方法的实验目的为，研究药物与人体相互作用的规律，也分整体实验和离体实验。通常是在系统的动物实验（包括药效实验和毒理实验）取得充分资料后，再进行实验。也可采用正常人或患者的血液、尿液等体液样本，以及外科手术切除的人体组织、器官进行药理研究。研究药物的药效学、药动学及药物的不良反应等，对新药的开发与研究、指导临床合理用药具有重要的意义。

四、药理学在新药开发与研究中的任务

新药是指化学结构、药物组成或药理作用不同于现有药品的药物。我国《药品管理法》规定：新药指我国未生产过的药品；已生产过的药品改变剂型、给药途径、增加新的适应证或制成新的复方制剂，均属新药范围。新药的开发是非常复杂而严格的过程，药理学研究是新药研发中不可缺少的关键步骤。

新药的研发过程必须经过临床前研究、临床研究和上市后药物检测三个阶段。

临床前研究包括药学、药理学研究。药学研究涉及药物的制备工艺路线、理化性质、质量控制标准等研究；药理学研究是在以符合《实验动物管理条例》的实验动物为研究对象的药动学、药效学及毒理学研究，旨在证明药物是否安全、有效。临床前研究是新药研发必不可少的阶段。

对已经通过临床前有效性和安全性评价的新药，但是由于人和动物对药物的反应性存在有明显的种属差异，且考虑到目前实验方法的局限性，一些药物的不良反应难以或无法在动物实验中准确观察，故最终仍需要以人体为研究对象的临床药理研究，从而对药物做出较为准确的判断评估。

新药的临床评价分四期临床试验（clinical trial）进行。Ⅰ期临床试验的对象主要是20～30例正常健康的成年志愿者，试验内容为药理学及人体安全性实验，目的是阐明药物的治疗效果，观察健康人体对新药的耐受程度，并通过药动学研究，为Ⅱ期临床试验提供合理的临床用药方案。Ⅱ期临床试验为随机双盲临床实验，观察病例不少于100例，是治疗作用的初步评价阶段，本阶段临床试验的目的是初步评价药物对目标适应证患者的治疗作用和安全性，并推荐临床给药剂量，也包括为Ⅲ期临床试验研究设计和给药剂量方案的确定提供依据。Ⅲ期临床试验为新药批准上市前扩大的多中心临床试验阶段，目的在于对新药的有效性、安全性进行社会性考察，观察例数一般不少于300例。新药通过该期临床试验后，方能被批准生产、上市。Ⅳ期临床试验为新药上市后的监测，其目的是考察在广泛使用条件下的药物疗效和不良反应，也要售后调研。Ⅳ期临床试验可评价普通人群或者特殊人群中使用的利益和风险关系，并可改进给药剂量等，该阶段临床试验对最终确立新药的临床价值有重要意义。

目前研发领域又提出0期临床试验的概念。0期临床试验是一种先于Ⅰ期临床试验的研究，目的在于评价受试药物的药效学和药动学特征。其特点为：剂量较小、试验周期较短、受试者较少且不以药物疗效评价为目的。其临床试验的目的是对作用于靶点指标和生物标记物的抗肿瘤候选药物的药效学和药动学进行评价。

第二节　药物效应动力学

药物效应动力学简称药效学，是研究药物对机体的作用及作用机制，以阐明药物防治疾病规律的学说。

一、药物作用与药理效应

（一）药物作用的性质和类型

药物作用（drug action）指药物进入体内后，与机体细胞上的靶位结合时引起的初始反应。药理效应（pharmacological effect）是药物作用的结果，是药物与机体相互作用引起的机体生理生化机能或形态变化的表现。如去甲肾上腺素可引起血管收缩，血压上升，去甲肾上腺素作用于血管内皮细胞膜上的 α_1 受体是其药物作用，因为激活 α_1 受体，引起血管平滑肌的收缩，血压上升，则为其药理效应。

药物的基本作用包括兴奋作用和抑制作用。凡能使机体功能活动增强的药物作用称为兴奋（excitation），如血压升高、心率加快、尿量增加等；凡能使机体功能活动减弱的药物作用称为抑制（inhibition），如血压降低、心率减慢、尿量减少等。兴奋和抑制作用在一定条件下可以相互转化，如过度兴奋可引起惊厥，持续惊厥会转为衰竭性抑制，甚至死亡。

药物的直接作用是指药物直接对它所接触的组织、器官、细胞所产生的作用。药物的间接作用是指在药物直接作用后引起的进一步作用，如治疗慢性心功能不全的强心苷类药物首先作用于心脏，其加强心肌收缩力的作用为直接作用，由于心功能改善，引起肾血流量增多，产生尿量增加的作用则为间接作用。

局部作用是指药物无须吸收，直接在用药部位发挥的作用，如口服硫酸镁在肠道不易吸收而产生导泻作用。全身作用是指药物被吸收进入血液循环后，分布到机体各部位而产生的作用，如口服地高辛，吸收入血后可产生的强心作用。

多数药物是通过化学反应产生药理效应的。化学反应的专一性使药物的作用具有特异性（specificity）。药物化学结构的不同是药物作用特异性的物质基础。

药理效应的选择性（selectivity）是指在一定剂量下，药物对某些组织器官发生明显作用，而对其他组织器官作用较小或不发生作用。有些药物可以影响机体多种功能，选择性低，有些药物只影响机体的一种功能，选择性高。选择性较低的药物，作用广泛，不良反应较多，如阿托品对心脏、血管、腺体、平滑肌及中枢神经系统都有作用，可用于治疗多种疾病，但不良反应较多；有些药物，选择性较高，药物应用针对性较好，不良反应较少，如地高辛对心肌选择性较强，但对骨骼肌无影响。选择性是相对的，如超过一定剂量，药物不表现为选择性，而表现为普遍细胞作用。如咖啡因小剂量兴奋大脑皮层，但用量过大，则引起中枢神经系统强烈兴奋而发生惊厥。选择性的基础有以下几个方面：药物在体内分布不均匀、生化功能存在差异、机体组织细胞的结构不同、组织器官对药物反应性不同、药物与受体的结合不同、细胞代谢的差异等。药物的分类和临床适应证常以选择作用为依据。

（二）药物作用的两重性

药物作用具有两重性，即治疗作用和不良反应。

1. 治疗作用 治疗作用（therapeutic action）指药物作用符合用药目的，有利于防病治病，使患病机体恢复正常。一般分为对因治疗、对症治疗和补充治疗。药物治疗的目的是消除原发致病因子，彻底治愈疾病，则称为对因治疗（etiological treatment）。如用抗生素杀死或抑制致病菌。

用药目的在于改善患者症状的，称为对症治疗（symptomatic treatment）。如解热镇痛药可降低高热患者的体温，抗高血压病药控制患者的血压，胰岛素可控制患者的血糖等。对症治疗不能根除病因，但对于病因尚不明确且暂时无法根治的疾病是非常重要的。对于某些危重急症如惊厥、休克、心力衰竭及呼吸暂停等，对症治疗对维持生命指征、赢得对因治疗时间具有重要作用。对因治疗和对症治疗两者相得益彰，临床用药应遵循"急则治标，缓则治本，标本兼治"的用药原则。

补充治疗（supplementary therapy），也称替代疗法（replacement therapy）。用药目的在于补充体内营养物质和代谢物质的不足，如使用铁剂治疗缺铁性贫血，用维生素 C 治疗坏血病（维生素 C 缺乏症），补充疗法需与对症治疗和对因治疗相结合。

2. 不良反应 不良反应（adverse drug reaction，ADR）是指药物作用不符合用药目的，给患者带来痛苦甚至危害的反应。少数较为严重的难以恢复的不良反应，称为药源性疾病（drug-induced disease），如庆大霉素引起的神经性耳聋等。药物不良反应主要决定于药物（理化性质、剂型、剂量和给药途径等），而另一些反应则主要决定于患者的性状（遗传、生理和病理变异），也有一些与两者都有关系。药物的不良反应主要有以下几类：

（1）副作用（side reaction）：指药物在治疗量下产生的与用药目的无关的作用。副作用一般较轻微，多可自行恢复，属于药物的固有作用，可以预知但一般不可避免。副作用产生的原因是由于药物的选择性低，当某一作用用于治疗目的时，其他作用就成了副作用。治疗目的不同，副作用与治疗作用是可以相互转化的，如阿托品可抑制腺体分泌，用于全身麻醉时，其松弛平滑肌作用引起的腹胀气则为副作用；利用阿托品松弛平滑肌的作用治疗胃肠痉挛时，其抑制腺体分泌引起的口干、心悸、便秘等反应则是副作用。

（2）毒性反应（toxic reaction）：指由于用药剂量过大或时间过长、机体敏感性过高引起的危害性反应，一般比较严重。毒性反应的表现主要是对神经、血液、消化、循环系统及肝、肾等器官造成功能性或器质性损害，甚至可危及生命。毒性反应可分为急性毒性、慢性毒性和特殊毒性反应。急性毒性（acute toxicity）可因短时间内大剂量应用而立即发生，多损害循环系统、呼吸系统和中枢神经系统功能，而慢性毒性反应是指长期用药，药物在体内蓄积而缓慢发生，多损害肝脏系统、肾脏系统、骨髓系统、血液系统和内分泌系统等功能。特殊毒性反应包括致癌作用（carcinogenesis）、致畸作用（teratogenesis）和致突变作用（mutagenesis），通常称为"三致作用"。有些药物能影响胚胎正常发育而引起畸胎，如沙利度胺、性激素等。某些药物可能还有致癌作用、致突变作用，患者用药时应予警惕。毒性反应在性质上和程度上与副作用不同，一般对使用者危害较大，故临床用药时应严格掌握用药剂量及疗程，并定时做相关药物监测。

（3）变态反应（allergic reaction）：指机体受到药物刺激后所发生的病理性免疫反应，又称过敏反应。致敏物质可能是药物本身或其代谢物，也可能是药物制剂中的杂质。变态反应常见于少数过敏体质患者，其发生与药物作用、剂量和疗程无关，极少量即可发生。变态反应无法预知，其反应程度因人而异，临床表现有发热、皮疹、血管神经性水肿等，严重者可发生造血系统抑制、肝肾功能损害、过敏性休克等，甚至危及生命。因此对于易过敏的药物或过敏体质的人，用药前应询问用药史，并常规做皮肤过敏试验，凡有过敏史或过敏试验阳性反应者，应该禁用该药或脱敏后再用。

（4）后遗效应（residual effect）：指停药后，血药浓度已降至阈浓度以下而残存的药理效应。如前一天晚上服用巴比妥类催眠药后，次晨仍有头晕、困倦、乏力等现象。如长期服用肾上腺皮质激素，停药后出现肾上腺皮质功能低下，需数月时间恢复。

（5）继发反应（secondary reaction）：指继发于药物治疗作用后的不良反应。如长期服用广谱抗生素后，肠内敏感菌被抑制或杀灭，肠道菌群的共生平衡状态遭到破坏，导致不敏感的耐药菌株大量繁殖，如耐药葡萄球菌、白色念珠菌等，引起二重感染（suprainfection）。

（6）停药反应（withdrawal reaction）：指长期用药后忽然停药，出现原有疾病症状复发或加剧的现象，又称反跳现象（rebound）或撤药综合征。如长期服用降压药可乐定，忽然停药，次日血压明显升高。突然停用血管扩张药硝酸甘油，可导致反跳性血管收缩引起心绞痛发作。故长期应用此类药物，停药时应采取逐渐减量的方法停药，以免发生停药反应。

（7）特异质反应（idiosyncratic reaction）：指少数特异体质患者对某些药物特别敏感，其反应性质与药物的固有药理作用相关，且严重程度与剂量成正比。如先天性葡萄糖 -6- 磷酸脱氢酶（G-6-PD）缺乏的患者服用伯氨喹时，易发生严重的溶血性贫血。维生素 K 环氧化物还原酶变异者对华法林的抗凝血作用耐受。先天性血浆胆碱酯酶缺乏者在使用骨骼肌松弛药时，可产生呼吸肌麻痹、严重窒息等危及生命的特异质反应。此类反应是由于先天遗传因素异常所导致的。

（8）依赖性（dependence）：是指连续使用某些药物以后，产生一种强迫要求定期或连续使用该药的行为或其他反应。机体对药物产生生理性或精神性的依赖，因此依赖性可分为生理依赖性和精神依赖性两类。

生理依赖性（physiological dependence），也称躯体依赖性（physical dependence），或称为成瘾性（addiction）。生理依赖性是指反复使用某些药物后造成的一种身体适应状态。其特点是一旦中断用药，即可出现强烈的戒断症状，其表现为剧烈疼痛、严重失眠等，甚至为获取这些药物而不顾一切，走向严重犯罪的道路。其原因可能是机体已产生了某些生理性变化。心理依赖性（psychological dependence）也称精神依赖性（psychic dependence），或称为习惯性（habituation）。是指使用某些药物以后机体可产生快乐满足的感觉，并在精神上形成周期性不间断使用的强烈欲望。心理依赖性的特点是一旦中断使用，不产生明显的戒断症状，可出现身体多处不舒服的感觉，但可以自制。心理依赖性只是一种主观精神上的心理渴求，机体无生理生化的改变。

二、药物剂量与效应关系

药物的剂量在一定范围内与效应成正比，这种药物剂量与效应之间的关系，简称量效关系（dose-effectrelationship）。通过对量效关系的分析，有助于了解药物剂量（或浓度）产生相应效应的规律，为临床安全用药提供依据。

量效关系也可用量效曲线（dose-effectcurve）来表示，以药理效应为纵坐标，剂量或浓度为横坐标，绘制出的曲线即为量效曲线。根据所观察的药理效应指标不同，分为量反应量效曲线和质反应量效曲线。

药理效应强弱呈现连续增减变化，可用具体数量或最大效应的百分率表示，称为量反应。其研究对象如血压、心率、血糖浓度、尿钠排泄量、酶活性等，为单一的生物单位。以效应强度为纵坐标，药物剂量或浓度为横坐标作图，可获得一先陡后平曲线。为使量效规律更加直观，将横坐标的剂量转变成对数剂量，则曲线成为近对称的 S 形，见图 14-1。

依据量反应量效曲线，可获得一系列重要的药效学参数。

最小有效量（minimal effect dose）或最低有效浓度（minimal effect concentration），指引起药理效应的最小剂量或浓度，也称为阈剂量或阈浓度（threshold dose or concentration）。

最大效应（maximal effect，Emax）或效能（efficacy），指增加药物剂量或浓度，效应强度也相应增加，当效应增加到一定程度后，虽再增加药物剂量或浓度，但其效应不再继续增强，这一药理效应的极限称为效能。

效价强度（potency intensity），指能引起同等效应（一般采用 50% 效应量）的相对浓度或剂量，其值越小效价强度越大。临床用药时，医生需了解药物的效能和效价强度，并将两者区别开来。

　　例如，环戊噻嗪、氢氯噻嗪、氯噻嗪和呋塞米都属于利尿药，利尿药以每日排钠量为效应指标进行比较。其效价强度及效能的比较如图 14-2。比较可知，环戊噻嗪的效价强度最高，而呋塞米的效能要高于氢氯噻嗪、环戊氯噻嗪和氯噻嗪。由此可见，药物的效价强度和效能不一定一致。临床应用时，对同类药物的效价强度和效能应进行综合考虑和比较，效价强度高的用药剂量小，而效能高的药物效应强。一般说来，药物的效能较有实际意义，因为效能高的药物比效能低的药物可取得更强的治疗效果。

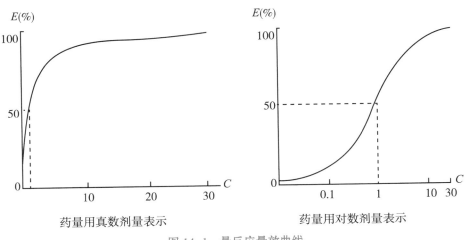

药量用真数剂量表示　　　　　　　药量用对数剂量表示

图 14-1　量反应量效曲线

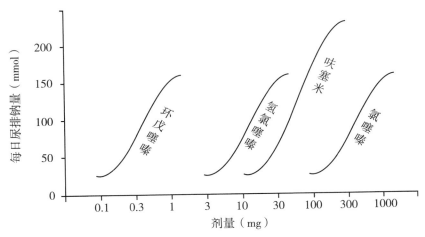

图 14-2　各种利尿药的效价强度及最大效应比较

　　药理效应不随药物剂量或浓度的增减呈现连续性量的变化，而表现为反应性质的变化，则称为质反应。其研究对象为一个群体，一般采用阴性或阳性、全或无的方式来表示，如存活与死亡、睡眠与否等。以阳性反应百分率为纵坐标，药物剂量或浓度为横坐标作图，得质反应量效曲线。采用累加阳性率作图，呈现 S 型量效曲线，见图 14-3。

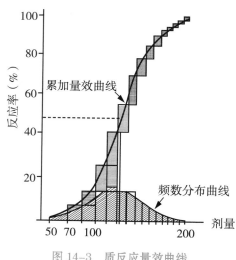

图 14-3　质反应量效曲线

依据质反应两种量效曲线，可获得一系列重要的药效学参数。

半 数 有 效 量（median effective dose，ED50） 和 半 数 有 效 浓 度（median effective concentration，EC50），是指能引起 50% 实验动物出现阳性反应的药物剂量或浓度；当药物剂量加大，达到能引起半数动物中毒时的剂量或浓度称为半数中毒量（median toxic dose，TD50）或半数中毒浓度（median toxic concentration，TC50）；能引起半数动物死亡的剂量，称为半数致死量（median lethal dose，LD50）。

通常将药物 LD50/ED50 的比值称为治疗指数（therapeutic index，TI），TI 越大，药物的安全程度越高。但这一安全指标并不十分可靠，因同一药物的 LD50 与 ED50 两条量效曲线的首尾可能重叠，即在没有获得充分疗效的剂量时，可能已有少数患者中毒。故衡量某个药物的安全范围（margin of safety），还可选用 LD1/ED99 和 LD5/ED95 或 TD1/ED99 和 TD5/ED95 为指标以判断药物的安全性。

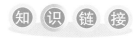

反应停事件

——关注严重药害事件

有些药物能造成胚胎发育异常而引起畸胎，如沙利度胺（thalidomide，反应停）。20 世纪 60 年代发生了震惊世界的反应停事件，促使人们认识到药物安全性评价的必要性和重要性。反应停上市后因具有良好的止吐作用，而被用于缓解妊娠早期反应。大量孕妇使用后，造成全球 12000 余例海豹肢畸形儿的诞生，波及众多国家，是人类用药史上严重的灾难性药害事件。自 20 世纪 60 年代起，反应停就被禁止作为孕期止吐药物使用，仅在严格控制下被用于治疗某些疾病的治疗，如麻风病等。

三、药物作用机制

药物通过多种机制影响机体的生理功能和生化过程，药物作用机制（mechanism of drug action）是药效学研究的重要内容之一。药物主要是从分子水平、细胞水平、组织水平和系统水平影响机体而发挥作用。学习药物作用机制，对理解掌握药物作用和不良反应的本质，为临床合理用药及新药的开发研究提供帮助。药物主要的作用机制如下。

1. 作用于受体　大多数药物是通过和生物机体的大分子成分相互作用而产生药理学作用的。这些和药物发生相互作用的大分子即是受体。药物与受体的相互作用改变了相关大分子的功能，从而引发生物化学和生理学变化，导致药物的特异性效应。受体是大多数药物的作用靶点，有关受体理论，详见下面章节内容。

2. 作用于酶的药物　药物的作用取决于其是否能直接促进或抑制体内酶的活性，如新斯的明可竞争性抑制胆碱酯酶，从而抑制乙酰胆碱分解，产生拟胆碱作用（如缩瞳、眼内压降低、消化道蠕动增加、骨骼肌兴奋等）；噻氯匹定能激活腺苷酸环化酶，使 cAMP 升高，细胞内 Ca^{2+} 浓度下降，产生抗血栓作用；也有的药物本身就是酶，如胃蛋白酶、胰酶等。

3. 影响离子通道　药物直接作用于细胞膜的离子通道而产生药理作用，如 L- 型钙离子通道阻断药通过阻断 L- 型钙离子通道，使细胞内 Ca^{2+} 浓度降低而产生药理作用，代表药物如硝苯地平、维拉帕米等；钠离子通道阻断药可阻断钠离子通道，抑制 Na^+ 流入细胞内，从而抑制动作电位的产生，代表药物如局部麻醉药（普鲁卡因等）、抗癫痫药（苯妥英钠等）、河豚毒素等；钾离子通道兴奋药可使钾离子通道打开，产生过极化状态，细胞兴奋性降低，引起平滑肌松弛，代表药物如尼可地尔等。

4. 影响细胞的代谢　有些药物可通过参与细胞代谢而发挥作用，如补充铁盐、胰岛素、维生素等营养代谢物质以治疗相应缺乏症；有些药物因化学结构与机体的正常代谢物质相似，掺入代谢过程可以抑制或阻断正常代谢的进行而发挥治疗作用，称为抗代谢物（antimetabolite）。如抗肿瘤药物 5- 氟尿嘧啶结构与尿嘧啶相似，可掺入肿瘤细胞 mRNA 中干扰蛋白质合成而发挥作用。

5. 影响物质转运　许多生理物质如无机离子、代谢物、神经递质、激素及代谢物等在体内转运需要载体的参与。药物通过干扰这一环节产生药理作用。如利尿药抑制肾小管 Na^+-K^+、Na^+-H^+ 交换而发挥排钠利尿作用；大剂量碘可抑制甲状腺素的释放，产生抗甲状腺作用。

6. 影响免疫机制　有些药物通过增强或抑制机体的免疫功能而发挥作用，如免疫增强药（如干扰素）和免疫抑制药（如环孢素）。某些药物本身就是抗体（如丙种球蛋白）或抗原（如乙肝疫苗）。

7. 理化反应　有些药物通过改变机体细胞周围环境的理化性质而发挥作用。如抗酸药中和胃酸治疗胃酸过多症；静滴甘露醇通过提高血浆渗透压消除脑水肿；消毒防腐药使微生物的蛋白质变性；四乙酸钠钙络合铅等。

8. 基因治疗　通过基因转移的方式将正常基因或其他有功能的基因导入体内，并使之表达以获得疗效。

四、药物与受体

（一）受体的概念和特性

受体（receptor）是存在于细胞膜上或细胞内，对生物活性物质具有识别和结合能力，通过一系列信息传递，引起特定生物效应的大分子物质（主要为糖蛋白或脂蛋白，也可是核酸或酶的一部分）。配体（ligand）是指神经递质、激素、自体活性物质或结构特异的各种药物。配体与相应的受体结构互补，能结合成配体–受体复合物，并传递信息，引起一系列生理、生化效应。配体与受体大分子中的一小部分结合，受体该部位的构象具有高度选择性，能正确识别并特异地结合某些立体特异性配体，这种特异的结合部位称为结合位点或受点（binding site）。

受体与配体结合具有特异性、灵敏性、饱和性、可逆性及多样性五个特征。①特异性（specificity），是指受体对配体具有高度的识别能力，只能和具有特定的分子大小、形状、电荷的药物分子结合，而且具有严格的构象关系。药物化学结构不同，会显著影响它和不同类型受体的亲和力，从而引起药理效应和毒性作用的改变。②灵敏性（sensitivity），是指受体只需与很低浓度的配体结合就可以产生显著的效应。③饱和性（saturability），是指受体的数量是有限的，当配体增加至一定浓度时，受体可与配体全部结合而产生最大结合，随配体浓度提高不再增加与受体的结合量。作用于同一受体的配体之间存在竞争现象。④可逆性（reversibility），是指配体和药物与受体的结合是可逆的，受体与配体的复合物可以解离，解离后仍为原来的配体。配体与受体结合后可被其他特异性的配体所置换，因此如果拮抗药与激动药同时存在时，若和受体的亲和力相似，则可出现竞争性拮抗作用。⑤多样性（multiple-variation），是指同一受体可在不同的细胞中广泛分布，并产生不同的效应。受体多样性是受体亚型的分类基础，受到生理、病理及药理因素的调节，受体经常处于动态变化之中。

（二）受体的分类

根据受体蛋白结构、信息转导过程、信号传导通路及效应器位置等特点，将受体大致分为五类，即 G 蛋白耦联受体、配体门控离子通道受体、酪氨酸激酶受体、细胞内受体及其他酶类受体如鸟苷酸环化酶等。

1. G 蛋白耦联受体　G 蛋白耦联受体（G protein-coupled receptors）是一类由 G 蛋白（G-protein）组成的受体超家族，是一大类通过 G 蛋白与细胞内效应器系统耦联的膜受体。G 蛋白是鸟苷酸结合调节蛋白的简称，G 蛋白存在于细胞膜内侧，由 α、β、γ 3 个亚单位组成的三聚体，含有 300 ～ 500 个氨基酸残基，分子量在 40 ～ 55kDa 范围内。G 蛋白耦联受体的结构非常相似，均为单一肽链形成 7 个 α 螺旋结构并由疏水氨基酸组成的跨膜区段。这一类受体是目前发现的种类最多的受体，40 多种神经递质或多肽类激素的受体通过 G 蛋白耦联机制产生作用，如肾上腺素、5- 羟色胺、乙酰胆碱、多巴胺、阿片类、嘌呤类、前列腺素及一些多肽激素等受体。G 蛋白的调节效应器包括酶类，如磷脂酶 C、腺苷酸环化酶等，还包括某些离子通道如 Ca^{2+}、K^+ 离子通道。G 蛋白耦联受体见图 14-4。

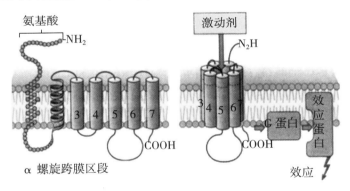

图 14-4　G 蛋白耦联受体示意图

2. 离子通道型受体　离子通道按生理功能分类，可分为配体门控离子通道（ligand-gated ion channel）和电压门控离子通道（voltage-gated ion channel）。离子通道受体存在于快速反应细胞的膜上，由单一肽链往返 4 次穿透细胞膜形成 1 个亚单位，并由 4 ～ 5 个亚单位组成穿透细胞膜的离子通道。受体激动时离子通道开放使细胞膜去极化或超极化，引起兴奋或抑制效应。主要的离子通道型受体有：①钠通道：NM 受体、$5-HT_3$ 受体；②氯通道：GABAA、甘氨酸受体；③钙通道：NMDA 型谷氨酸受体；④钠、钾通道：非NMDA 型谷氨酸受体。离子通道型受体见图 14-5。

3. 酪氨酸激酶受体　这类受体本身具有酪氨酸蛋白激酶的活性，称为酪氨酸激酶受体（tyrosine-protein kinase receptor）。酪氨酸激酶受体存在于细胞膜上，均为跨膜糖蛋白，由三个部分组成。细胞外部分构成结合域以结合配体，接受外部信息；中间有 20 多个疏水氨基酸构成跨膜结构；细胞内侧为酪氨酸激酶的活性区域，有可被磷酸化的酪氨酸残基。许多多肽激素和生长因子的受体，例如胰岛素、表皮生长因子、血小板衍生生长因子及某些淋巴因子受体属于这一类型。酪氨酸激酶受体见图 14-6。

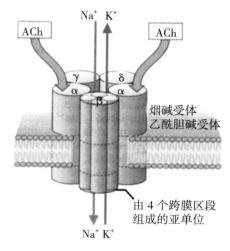

图 14-5　离子通道型受体

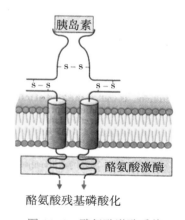

图 14-6　酪氨酸激酶受体

4. 细胞内受体　这类受体能与亲脂性的糖皮质激素、盐皮质激素、甲状腺激素、性激素、维甲酸、维生素 A、维生素 D 等结合，形成激素受体复合物，通过调节基因表达过程而产生作用。细胞核激素受体（cell nuclear hormone receptor）本质上属于转录因子（transcription factors），能与细胞核内染色体附近的特异性 DNA 结合，促进它所调节基因的转录，激素则是这种转录因子的调控物。细胞内受体在治疗学上有两方面的重要意义：

①由于促进新的蛋白质合成需要时间，激素应用后一般需要 30 分钟至数小时才能产生疗效，若需立即缓解哮喘状态，不可应用糖皮质激素。②大多数酶和蛋白质的更替相对缓慢，故激素的作用可持续数小时或数天，停药后激素的药物作用（毒性）不会立即消失。

5. 其他酶类受体　鸟苷酸环化酶（guanylate cyclase，GC）是一类具有酶活性的受体，具有两类：一类是膜结合酶，另一类存在于胞质中。心钠肽可兴奋鸟苷酸环化酶从而产生生物效应。

（三）药物与受体间的相互作用

药物 – 受体作用学说包括受体占领学说、速率学说及二态学说。1926 年 Clark、1937 年 Gaddum 分别提出受体占领学说（receptor occupation theory），该学说认为药物对受体有"亲和力"，并以其亲和力和受体结合后产生效应，效应强度和与被占领的受体数目成正比。但是，受体占领学说无法解释为什么同一类药物或活性物质具有相似的亲和力，但却产生不同的最大效应。1954 年 Ariens 修正了受体占领学说，提出了"内在活性（intrinsic activity）"的概念，认为药物在占领受体后，其效应大小不仅取决于药物和受体的亲和力，同时还取决于药物的内在活性。1961 年 Paton 提出速率学说（rate theory），该学说认为药物的效应与药物占领的受体数量无关，其效应取决于药物与受体的结合速率和解离速率。二态学说（two state theory）认为受体存在两种状态，一是失活态（R），失活态为无活性受体；另一是活化态（R*），活化态为活性受体，两者呈动态平衡。激动药与 R* 结合产生效应，并促进 R 向 R* 转化；拮抗药与 R 的亲和力高，产生拮抗作用；拮抗药与激动药同时存在时，其拮抗作用取决于激动药 –R* 与拮抗药 –R 两种复合物的相对比例。

药物与受体结合并产生效应，需具备两个条件：一是亲和力（affinity），即药物与受体结合的能力；二是内在活性（intrinsicactivity），即药物与受体结合后，能激动受体引起特定药理效应的能力。根据药物与受体结合后产生的效应不同，将作用于受体的药物分为激动药和拮抗药两类。

激动药（agonist）是指对受体既有亲和力又有内在活性的药物。根据亲和力和内在活性，激动药又分为完全激动药和部分激动药。前者对受体有很强的亲和力和内在活性，后者对受体有较强的亲和力，但内在活性较低。部分激动药即使浓度增加也不能达到完全激动药的最大效应，相反较大剂量时还会对抗激动药部分效应。如吗啡（morphine）是阿片受体的完全激动药，喷他佐辛（pentazocine）是阿片受体的部分激动药，喷他佐辛单独应用时具有较强的镇痛作用，但与吗啡合用时，则减弱吗啡单用时的镇痛作用。

拮抗药（antagonist）或称阻断药（blocker），是指对受体具有较强的亲和力但无内在活性的药物。此类药物与受体结合后可占据受体，拮抗激动药的作用。拮抗药按与受体结合是否具有可逆性，可分为竞争性拮抗药和非竞争性拮抗药两类。竞争性拮抗药（competitive antagonist）可与激动药竞争相同的受体，产生竞争性抑制作用，竞争性拮抗药与受体的结合是可逆的,可通过增加激动药的浓度,仍可达到单用时的最大效应。当有竞争性拮抗药存在时,激动药的量效曲线平行右移,但最大效应不变。非竞争性拮抗药（noncompetitive antagonist）与受体结合后,可使激动药的亲和力和内在活性均降低。当有非竞争性拮抗药存在时,不仅使激动药的量效关系曲线右移,而且也抑制其最大效应。见图 14-7。

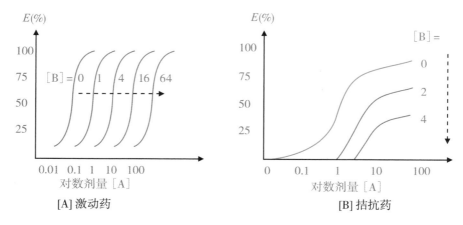

图 14-7　不同药量激动剂与不同类型拮抗药相互作用量效关系

受体的数量、构象、亲和力及效应力容易受生理、病理、药理等因素影响而不断变化。受体调节是维持机体内环境稳定的一个重要因素,其调节方式有向上调节和向下调节两种类型。

向上调节（up regulation）是指长期使用拮抗药或受体激动药水平降低,体内相应受体数目、亲和力和内在活性增强的现象,又称受体增敏。如长期应用 β-受体拮抗药普萘洛尔,突然停药会出现"反跳现象"。向下调节（down regulation）是指长期应用受体激动药后,体内相应受体数目、亲和力和内在活性下降,敏感性降低,又称受体脱敏。若组织或细胞仅对一种类型的受体激动药的反应性下降,而对其他类型受体激动药的反应性不变,称为激动药特异性脱敏;若组织或细胞对一种类型激动药脱敏,对其他类型受体激动药也不敏感,称为激动药非特异性脱敏。

第三节　药物代谢动力学

药物代谢动力学简称药动学,是研究在机体影响下药物所发生的变化及规律的一门学科。药动学研究药物的体内过程（包括吸收、分布、代谢和排泄）,并运用数学的原理方法阐明药物在机体内的动态规律。药物体内过程各个环节的联系和变化规律如图 14-8。

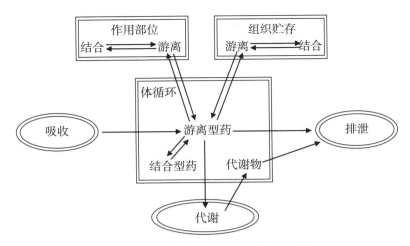

图 14-8 药物体内过程相互联系示意图

一、药物的跨膜转运

药物需跨越体内多种生物膜来实现吸收、分布、代谢及排泄过程。因此必须了解生物膜的特点及药物跨膜转运的方式、特点、机制和影响因素。生物膜是细胞膜和细胞器膜（如线粒体膜、核膜、溶酶体膜等）的总称，它由蛋白质和液态的脂质双分子层（主要是磷脂）组成。蛋白质分布在脂质层的两侧，有些则嵌入膜内部或贯穿至膜两侧，构成膜孔及跨膜转运蛋白。跨膜转运蛋白即为药物转运体（drug transporter），是一种分布于体内各组织脏器的药物载体，影响药物体内过程的各个环节。

常见药物跨膜转运的主要方式有被动转运（passive transport）和主动转运（active transport）两种。

（一）被动转运

被动转运是指药物的顺差（浓度差或电位差）转运过程，不需消耗能量，当膜两侧药物浓度达到平衡时，转运即停止，被动转运又称为顺流转运。被动转运可分为简单扩散、滤过和易化扩散几种类型。

1. 简单扩散（simple diffusion） 指脂溶性药物溶于细胞膜脂质层，继而透过细胞的跨膜转运，又称脂溶性扩散（lipid diffusion）。脂溶性越强的药物越容易跨膜转运。简单扩散不需要载体，不受饱和限速及竞争抑制的影响，大多数药物的转运属于简单扩散。

影响简单扩散的因素有：①膜两侧浓度差。药物从浓度高的一侧向浓度低的一侧扩散。膜两侧浓度差越大，药物扩散速度越快。当膜两侧浓度相同时，扩散即停止。②分子量的大小。转运速率与分子量大小呈反比，分子量越大的药物，转运速度越慢。③药物的脂溶性。脂溶性是每个药物固有特性，采用油 / 水分配系数表示药物的脂溶性，分配系数越大，药物在生物膜中溶入越多，扩散越快。④药物的解离度。大多数药物都是弱酸性或弱碱性化合物，在溶液中都以非解离型和解离型两种形式存在。通常只有非解离型才能以简单扩散方式跨越生物膜，而解离型一般较难通过，被限制在生物膜的一侧，出现离子障（ion trapping）现象。⑤药物所在环境的 pH。药物的解离度还取决于药物所在体液的 pH。弱酸性药物在酸性环境中，解离型少，易透过生物膜，弱酸性药物在碱性环境中，解离型多，不易透过生物膜；弱碱性药物在酸性环境中，解离型多，不易透过生物膜，弱碱性药物在碱性环境中，解离型少，易透过生物膜。临床上，弱酸性药物（如苯巴比妥、阿司匹林）过量中毒，可用碳酸氢钠等碱性药物碱化体液，以增加弱酸性药物的排泄。而弱碱性药物中毒时，可用氯化铵等酸性药物酸化体液，以促进排泄。

2. 滤过（filtration） 指分子量较小，直径小于膜孔的水溶性极性或非极性药物（如水、乙醇等），可在膜两侧的流体静压或渗透压的作用下，穿过细胞膜亲水膜孔进行扩散，又称水溶性扩散（aqueous diffusion）。

3. 易化扩散（facilitated transport） 指一些与生理代谢有关的物质如葡萄糖、氨基酸等，依靠细胞膜上的特定蛋白质通透酶而进行的顺差转运，又称载体转运（carrier transport）。其特点是：不耗能、需要载体、有饱和现象和竞争性抑制现象。一些离子如 Na^+、K^+、Ca^{2+} 等，可经细胞膜上特定的蛋白质通道顺差转运，也属于易化扩散。

（二）主动转运

主动转运是一种依赖载体和 ATP 分解释放能量的逆差转运方式。药物与载体结合后，由低浓度一侧转运进入高浓度一侧，释放药物后，载体又回到原侧。主动转运的特点为消耗能量，逆浓度差或电位差转运，需要载体且载体具有特异性和选择性，有饱和现象和有竞争性抑制现象。如丙磺舒和青霉素在肾小管经同一分泌型转运体转运，两者合用时，丙磺舒竞争性抑制青霉素在肾近曲小管的主动分泌，从而延长青霉素的作用时间。

主动转运可分为原发性主动转运和继发性主动转运。原发性主动转运直接利用 ATP 分解释放的游离自由能来转运物质，也称膜泵转运。如 P- 糖蛋白介导的药物外排。继发性主动转运不直接利用 ATP 产生的能量，间接利用细胞内代谢产生的能量来进行转运，如有机阴离子转运体介导的青霉素肾小管主动分泌。

极少数药物还可通过膜的运动促使大分子物质的转运，该过程称为膜动转运（membrane moving transport）。膜动转运有胞纳（endocytosis）和胞吐（exocytosis）两种过程。胞纳是指细胞外的大分子物质或某些物质团块（如细菌、异物、病毒、血浆中脂蛋白等），通过细胞膜的内陷形成吞饮小泡而进入细胞的过程。如果进入细胞的是固体物质，称为吞噬（phagocytosis）作用，如进入细胞的物质为液体物质，称为胞饮（pinocytosis）作用。胞吐是指胞质内的大分子物质以外泌囊泡的形式由细胞排出的过程，主要见于细胞的分泌活动，如腺体的分泌及递质的释放等。

二、药物的体内过程

（一）吸收

药物由给药部位进入血液循环的过程称为吸收。静脉注射和静脉滴注时药物直接进入血液，其他血管外给药途径均存在吸收过程。不同给药途径吸收快慢顺序依次为：吸入＞舌下＞直肠＞肌内注射＞皮下注射＞口服＞皮肤给药。常见的吸收途径有以下几种。

1. 口服给药 是最常用的给药方式，大多数药物都能充分吸收。口服给药的吸收部位是胃肠道。影响药物口服给药吸收的因素如下：

（1）药物因素：药物的理化性质如脂溶性、分子量、解离度等均可影响药物的吸收。一般来说，不溶于水也不溶于脂肪的药物很难吸收。药物粒径的大小、赋形剂种类、药物的晶体形态等因素均能影响药物的吸收。

（2）机体因素：①胃内容物的 pH 为 1.0～3.0，肠内容物的 pH 为 4.8～8.2，胃肠 pH 决定胃肠道中非解离型药物的药量。弱酸性药物易在胃中吸收，弱碱性药物易从小肠吸收。可通过改变胃肠道 pH，改变药物从胃肠道的吸收情况。如口服抗酸药可碱化胃内容物，减少弱酸性药物在胃吸收。②胃肠道中内容物可与药物发生理化性相互作用，使有些药物吸收减少，如钙可与四环素形成不可溶的络合物引起药物吸收障碍。③胃排空速度及肠蠕动的快慢能显著影响药物在小肠的吸收。肠蠕动增加能促进固体制剂的崩解与溶解，使药物吸收增加。④另外，药物的吸收还受到胃肠道分泌的酸和酶，以及肠道内菌群的生化作用的影响，如青霉素 G 可被胃酸迅速灭活而口服无效；胰岛素在肠内可被水解，因此必须采用非胃肠道途径给药。

某些药物首次通过肠黏膜和肝脏时，部分被代谢灭活，使进入人体循环的药量减少，药效下降，称为首过消除（first-pass elimination），也叫首过效应、首关消除。某些药物尽管透过肠黏膜上皮细胞非常完全，但其进入体循环的药量仍然很少，其原因在于某些药物具有明显的首过消除。具有明显首关消除的药物如硝酸甘油不宜口服给药，故常采用舌下含服等给药方法。首关效应也有饱和性，若剂量加大，口服仍可使血中药物浓度明显升高。但剂量加大，药物代谢产物也会明显增多，可能会出现代谢产物的毒性反应。因此，应用首过消除明显的药物，如果决定采用大剂量口服的给药方法，应先了解其代谢产物的毒性作用和消除过程。

2. 舌下给药 其优点是血流丰富，药物吸收较快。加之该处药物可经舌下静脉，不经肝脏而直接进入体循环，避免首过消除。特别适合经胃肠吸收时易于被破坏或首关效应明显的药物，如硝酸甘油、异丙肾上腺素等。

3. 直肠给药 栓剂或溶液剂经直肠给药后由直肠黏膜吸收。有时直肠给药用以产生抗炎作用，但大部分直肠给药目的是产生吸收作用。直肠内给药的优点在于：①对少数刺激性大的药物或不能口服者较为合适。②若栓剂塞入中、下端直肠，药物经下痔静脉和中痔静脉吸收后进入下腔静脉，可避开首过消除，从而提高药物的生物利用度。若栓剂塞入上端直肠，药物被吸收后进入上痔静脉，仍可经过门静脉入肝而不能避开首过消除。直肠给药时，由于吸收表面积小，肠腔液体量少，吸收不如口服给药迅速和规则。

4. 经皮给药和黏膜给药 皮肤用药常起保护皮肤作用与局部治疗作用，一般脂溶性极强的药物可经完整皮肤吸收，但完整的皮肤吸收能力较差，皮肤薄的部位吸收略强于皮肤厚的部位。利用皮肤吸收的特点，将药物和促皮吸收剂制成贴剂，通过贴敷可产生稳定而持久的药理效应。药物通过皮肤吸收进入血液循环也可产生全身治疗作用，如硝酸甘油贴膜剂涂布皮肤以预防心绞痛发，硝苯地平贴皮剂以达到持久的全身疗效。在皮肤给药时，应注意药物是否可以吸收入血，药物吸收量的多少，特别是当病变面积大、使用激素类药、毒性较大的药应谨慎用药。黏膜吸收能力较皮肤强，可经口腔黏膜、鼻黏膜、支气管黏膜或阴道黏膜给药。

5. 注射给药 注射给药方法有静脉、皮下、肌内、鞘内、关节腔内注射等。除关节腔内注射及局部麻醉药外，注射给药一般产生全身作用。静脉给药直接进入血液循环，起效迅速。肌内和皮下注射给药后，药物先沿结缔组织扩散，再通过毛细血管和淋巴内皮细胞进入血液循环，由于注射部位的毛细血管孔道较大，吸收速度远比胃肠道黏膜快。药物在皮下或肌内注射的速率受药物的水溶性及注射部位的血流量影响，由于肌肉组织的血流量明显多于皮下组织，故肌内注射的吸收速率比皮下注射快。油剂、混悬剂或胶体制剂比水溶液吸收慢。

6. 吸入给药 吸入给药能产生局部或全身治疗作用，某些具有挥发性的脂溶性药物可通过喷雾或气雾给药的方式，经呼吸道黏膜或肺泡上皮细胞吸收。其特点为吸收迅速，吸收速率仅次于静脉给药。吸入给药时，粒径大于 $10\mu m$ 的药物主要接触上呼吸道，粒径为 $2\sim10\mu m$ 的药物可达细支气管，粒径小于 $2\mu m$ 的药物可进入肺泡。由于肺泡表面积很大，肺血流量丰富，因此，药物能迅速吸收，而且吸收后的药物直接进入血液循环，不经肝的首过消除。有些药物如色甘酸钠难溶于一般溶剂，且水溶液不稳定，可制成直径约 $5\mu m$ 的极微细粉末以吸入剂气雾吸入给药。

（二）分布

药物吸收后随血液循环分配到各组织器官称为分布。药物吸收后在体内的分布是不均匀的，各组织器官的药物量是动态变化的。影响药物分布的因素主要有：

1. 药物与血浆蛋白结合 药物吸收入血后可不同程度地与血浆蛋白结合，形成结合型药物，未结合的药物为游离型药物。游离型药物可透过细胞膜进入到相应的组织中或靶器官内，产生药理效应或进行代谢排泄；结合型药物暂时失去药理活性，起类似药库的作用。结合型药物占血液中药物总量比值称为血浆蛋白结合率。不同的药物均有各自的血浆蛋白结合率，药物和血浆蛋白结合是可逆的，且存在竞争性和饱和性现象。

　　药物与血浆蛋白结合的临床意义在于：①药物与血浆蛋白结合率的高低是药物在体内分布的一种重要影响因素，血浆蛋白结合率低的药物，向组织转运多，组织中药物浓度较高，例如磺胺噻唑与血浆蛋白结合率高，故很难进入脑脊液；而磺胺嘧啶与血浆蛋白结合率低，进入脑脊液较多。故可首选磺胺嘧啶治疗化脓性脑膜炎。②当一个药物与血浆蛋白结合达到饱和以后，再继续增加药物剂量，游离型药物会迅速增加，导致药物的药理作用增强或不良反应发生。③药物与血浆蛋白结合的特异性低，与相同血浆蛋白结合的药物之间可发生相互竞争，某些药物游离型增加，导致药物的药理作用增强或不良反应发生。如抗凝血药华法林与保泰松合用时，结合型的华法林被置换出来，使血浆中游离药物的浓度明显增加，华法林抗凝作用增强，可造成严重出血，甚至危及生命。由于慢性肾炎、肝硬化、尿毒症等病理因素的影响，血液中血浆蛋白过少或变质，可与药物结合的血浆蛋白减少，也容易发生药理作用增强和中毒。

　　2. 体内屏障　影响药物分布的屏障包括血脑屏障（blood-brain barrier）、胎盘屏障（placental barrier）、血-眼屏障、血-关节囊液屏障等。

　　（1）血脑屏障：是指血管壁与神经胶质细胞形成的血浆与脑细胞外液间的屏障和由脉络丛形成的血浆与脑脊液间的屏障。它是血-脑、血-脑脊液、脑脊液-脑三种屏障的总称。大多数药物较难通过血脑屏障。血脑屏障能阻止许多大分子、水溶性或解离型药物进入脑组织，只有脂溶性较高、分子量较小的药物可以通过血脑屏障。应注意，急性高血压或静脉注射高渗溶液可以降低血脑屏障的功能，炎症也可改变血脑屏障的通透性。

　　（2）胎盘屏障：是指胎盘绒毛与子宫血窦间的屏障，由数层生物膜组成。所有药物均能通过胎盘进入胎儿体内，仅程度、快慢不同。屏障可阻止水溶性或解离型药物进入胎儿体内，但脂溶性较高的药物仍能通过胎盘屏障进入胎儿体内。由于有些药物可通过胎盘屏障对胎儿有毒性，甚至导致畸胎，故妊娠期用药需谨慎。

　　（3）其他：生理屏障还有血-眼屏障、血-关节囊液屏障等，这些生理屏障使药物在眼和关节囊中难以达到有效浓度，往往采用局部直接注射给药的方式才能达到治疗的目的。

　　3. 器官血流量　药物分布的快慢与组织器官的血流量密切相关。肝、脑、肾等高血流量器官，药物分布较快且浓度较高，皮肤、肌肉等低血流量器官，药物分布慢且浓度较低。如硫喷妥钠用药后，先分布在血流量丰富的脑中发挥麻醉效应，随后迅速再分布到亲和力高的脂肪组织，使其麻醉作用在数分钟内又迅速消失。此现象被称为药物的再分布（redistribution）。

　　4. 组织亲和力　某些药物对一些组织器官有较高的亲和力，从而影响药物的分布。如碘主要集中分布在甲状腺，钙主要沉积在骨组织，氯喹在肝、肺的浓度比血浆高数百倍。

　　5. 细胞内外液 pH 和药物的理化性质　在生理情况下，细胞内液 pH 约为 7.0，细胞外液约为 7.4，由于弱酸性药物在弱碱性环境下解离型多，故细胞外液的弱酸性药物解离型增多，不易进入细胞内，故弱酸性药物在细胞外液浓度高于细胞内。弱碱性药物则相反。改变体液的 pH，可相应改变其原有的分布特点。如口服碳酸氢钠可使血浆及尿液碱化，既可促进弱酸性药物苯巴比妥由脑组织向血浆转运，同时也使肾小管重吸收减少，加速药物自尿液排出，故可用于苯巴比妥中毒抢救。

6.药物转运体　脑内微血管内皮细胞上有多种转运体参与血脑屏障的调节，使得一些药物不易透过血脑屏障。药物转运体如内皮细胞的血管侧膜上的 P-gp、MRPs 和 BCRP 可将药物外排到血管，故细胞膜上的药物转运体可影响药物的分布。

三、药物的体内过程

（一）代谢（生物转化）

代谢指药物在生物体内发生化学结构变化的过程，又称生物转化。由于肝脏药酶种类多且含量丰富，故多数药物代谢的主要场所在肝脏，部分药物也可在肝外如胃肠道、肾、肺、脑、肾上腺、卵巢、肠神经组织及血浆中进行代谢。

1.药物代谢的意义　绝大多数药物经过代谢后，药理活性减弱或消失，称为灭活。极少数药物被代谢后才出现药理活性或者药理活性增强，称为活化，如阿司匹林只有在体内代谢为水杨酸钠才具有药理活性。部分药物在体内不被代谢，直接以原形排出体外。有些药物经过转化后生成的代谢产物具有毒性，称为增毒，如非那西丁在体内可被转化为乙酰氨基苯酚和 P- 乙氧基苯胺，乙酰氨基苯酚可引起肝和肾的坏死，而 P- 乙氧基苯胺具有致变异性和致癌性等各种毒性。药物代谢的最终目的是促进药物及其代谢产物排出体外。

2.药物代谢的方式与步骤　药物在体内代谢的步骤分为两个时相。第 I 相反应（phase I reactions）为氧化、还原、水解反应过程，使药物成为代谢产物，第一步转化往往会引起药理活性的增强或减弱，第 I 相反应主要由肝微粒体混合功能氧化酶及存在于胞浆、线粒体、血浆、肠道菌丛中的非微粒体酶催化。第 II 相反应（phase II reactions）为结合反应过程。经第一阶段转化后的代谢产物或某些原形药物，可与体内的葡萄糖醛酸、硫酸、甘氨酸、谷胱甘肽等共价结合，形成水溶性高的代谢产物，利于排泄。

3.药物代谢的催化酶　药物在体内的转化需酶的催化。催化代谢的酶可分为专一性酶和非专一性酶。

（1）专一性酶：专一性酶只能转化一些特定的药物或物质，如胆碱酯酶、单胺氧化酶等，它们只能转化乙酰胆碱和单胺类等一些特定的药物或物质。

（2）非专一性酶：非专一性酶是可以催化多种药物代谢的酶系，又称药物代谢酶（简称肝药酶）。非专一性酶包括 I 相代谢酶系（如细胞色素 P450 酶、环氧化物水合酶、黄素单加氧酶、水解酶、醇脱氢酶和醛脱氢酶）和 II 相代谢酶系（如葡萄糖醛酸转移酶、硫酸转移酶、谷胱甘肽转移酶、乙酰转移酶和甲基转移酶）。根据这些酶在细胞内的部位分为微粒体酶和非微粒体酶，前者更为重要。在肝脏中参与药物代谢的代谢酶中以细胞色素 P450（cytochromeP450，CYP）酶系最为重要。CYP 为肝脏混合功能氧化酶系中最主要的酶，主要存在于肝细胞内质网中，能催化 60 种以上的代谢反应，促进多种药物转化。人类至今发现 CYP 共 18 个家族，42 个亚家族，64 个酶，与药物代谢密切相关的 CYP 主要是 CYP1A1、CYP1B1、CYP1A2、CYP2A6、CYP2B6、CYP2C8、CYP2C9、CYP2C19、CYP2D6、CYP2E1、CYP3A4 和 CYP3A5。近年还发现在肾上腺、肾、肺、胃肠黏膜及皮肤等组织中也有少量存在。每一个 CYP 均有广谱催化药物代谢的能力，对药物代谢环节具有重要意义。

4. 药物代谢酶的特点　药物代谢酶具有选择性低、变异性较大等特点，常受到遗传、年龄、疾病、营养状态、机体状态等影响而产生较为明显的个体差异。酶的活性易受到外界因素的影响，而出现活性增强或减弱的现象。长期应用某些药物可使酶的合成增加或活性增强，此类药物称为药酶诱导剂（enzyme inducer）；而能使酶合成减少或活性降低的药物称为药酶抑制剂（enzyme inhibitor）。药酶诱导剂和药酶抑制剂不仅可增强或减弱药物自身的转化，当合并使用其他药物时，还可使其他药物的效应比单用时增强或减弱。常见的药酶诱导剂、抑制剂与受其影响的药物见表 14-1。

表 14-1　常见药酶诱导剂和药酶抑制剂

	药物种类	受影响药物
诱导剂	巴比妥类	巴比妥类、地高辛、苯妥英钠、氯霉素、氯丙嗪、可的松、香豆素类、洋地黄毒苷、阿霉素、雌二醇、保泰松、奎宁、睾酮
	利福平	糖皮质激素类、美沙酮、口服避孕药、双香豆素类、地高辛、美托洛尔
	苯妥英钠	地塞米松、可的松、地高辛、茶碱
	灰黄霉素	华法林
抑制剂	异烟肼	安替比林、甲苯磺丁脲、双香豆素类、丙磺舒
	口服避孕药、去甲替林	安替比林
	西咪替丁	地西泮
	双香豆素类	苯妥英钠

（二）排泄

药物或其代谢产物，通过机体的排泄器官或分泌器官从体内排出体外的过程称为排泄。排泄或分泌的主要器官是肾脏，其次是胆道、肠道、唾液腺、汗腺、乳腺及肺等。

1. 肾脏排泄　经肾脏排泄有三种方式：肾小球滤过、肾小管主动分泌和肾小管被动重吸收。①肾小球滤过：药物与血浆蛋白的结合程度及肾小球滤过率会影响药物从肾小球滤过。结合型药物分子量较大不易从肾小球滤过，而肾小球滤过率降低（如肾病患者、新生儿、老年人等），则从肾小球滤过的药量也随之减少。②肾小管分泌：肾小管上皮细胞可由转运体介导，分泌有机酸类与有机碱类药物。这些转运体的选择性不高，当两个弱酸性药物合用可发生竞争性抑制。如青霉素与丙磺舒合用时，两者均可由有机阴离子转运体（OAT）3介导分泌，丙磺舒的转运较慢，从而抑制青霉素的分泌，提高青霉素的血药浓度。③肾小管重吸收：肾小管腔内药物因水重吸收而被浓缩，并通过简单扩散的方式被重吸收。重吸收的程度与药物本身的理化性质、尿量与尿液 pH 的改变有关。如酸化尿液，碱性药物在肾小管中大部分为解离型，重吸收少，排泄增加。碱化尿液，酸性药物在肾小管中大部分为解离型，重吸收少，排泄增加。临床上可通过改变尿液 pH 解救药物中毒。肾功能不全时，药物排泄减慢，易引起蓄积中毒。

2.胆汁排泄　部分药物经肝脏代谢后可形成极性较强的水溶性代谢物，经胆汁排泄。经胆汁排泄的药物有红霉素、利福平、四环素等，可用于胆道系统感染的治疗。有的药物在肝细胞内与葡萄糖醛酸结合后分泌到胆汁中，随后经胆汁排入小肠中被水解，游离药物在肠中再次被吸收，经门静脉返回肝脏，经肝脏进入血液循环，这种肝脏、胆汁、小肠间的循环称为肝肠循环（hepato-enteral circulation），肠肝循环的临床意义视药物经胆汁的排出量而定。药物从胆汁排出量多，肝肠循环可延迟药物的排泄，从而延长药物的作用时间。

3.乳汁排泄　乳汁 pH 较血浆低，且富含脂质。弱碱性药物及脂溶性高的药物如吗啡、奎宁、阿托品等易从乳汁中排出，故哺乳期妇女应谨慎用药。

4.其他途径　许多药物还可通过肠道、唾液、汗液、泪液等排泄。肠道排泄的药物主要包括随胆汁排泄到肠道的药物及肠黏膜主动分泌排泄到肠道的药物。某些药物可自唾液排泄，唾液中的药物浓度与药物在血液中的游离浓度平行，且唾液采集方便，因此临床上常以唾液代替标本进行临床药物的检测。

四、药物代谢动力学基本概念

血液中药物浓度变化反映了药物吸收、分布、代谢和排泄的动态变化，这种动态的过程称为动力学过程。在药动学研究中，测定血药浓度动态变化，计算药动学参数，从而定量描述药物在体内动态变化的规律，可为临床制定给药方案提供依据。

（一）药物浓度–时间曲线

在给药后血药浓度随时间迁移发生变化，以时间为横坐标，以血药浓度为纵坐标，绘制药物浓度–时间曲线（concentration-time curve，C-T），简称药–时曲线，见图 14-9。

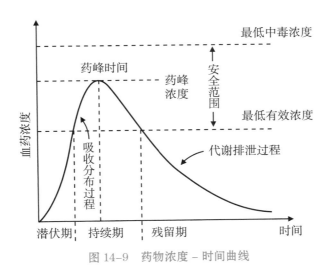

图 14-9　药物浓度 - 时间曲线

药峰浓度（peak concentration，Cmax）和药峰时间（peak time，Tmax）指血管外给药后药物在血浆中的最高浓度及出现时间，代表药物吸收的程度和速度。根据药效的变化，药时曲线一般可分为三期：潜伏期（latent period）、持续期（persistent period）及残留期（residual period）。潜伏期是指用药后到开始出现作用的一段时间，反映药物的吸收、分布过程。持续期是指药物维持有效治疗浓度的时间，与药物剂量成正比。残留期是指药物已降低到最小有效浓度以下，但尚未在体内完全消除。

（二）药物消除类型

药物消除过程的动态规律，均可用速率方程（rate process）表达。药物消除的速率过程分为一级动力学、零级动力学和非线性动力学。

1. 一级动力学（first-order kinetics）　指单位时间内体内药物浓度按照恒定的比例消除，又称恒比消除，见图 14-10A。大多数药物在体内的消除属一级动力学消除。

一级动力学的数学方程：$dC/dt = -K_e C$

式中 C 为药物浓度，dC/dt 表示药物消除速率，K_e 为消除速率常数。

积分后得血药浓度 - 时间方程：$C_t = C_0 e^{-K_e t}$

若以 C_0 为起始血药浓度，C_t 为经 t 时间后的血药浓度。

2. 零级动力学（zero-order kinetics）　指单位时间内体内药物浓度按照恒定的量消除，又称恒量消除，见图 14-B。

零级动力学的方程：$dC/dt = -K_0 C_0 = -K_0$

式中 K_0 是零级动力学消除速率常数

3. 非线性动力学　此类动力学过程较为复杂，高浓度时是零级动力学，低浓度时是一级动力学。其过程符合酶动力学的 Michaelis-Menten kinetics 过程。符合此类消除的药物常以主动转运或易化扩散方式转运或主要经代谢方式消除，当药物达到一定浓度后，转运体和代谢酶会出现饱和现象，此时消除速率恒定，再增加药量仍以最大消除速率消除，即大剂量时以零级动力学消除，小剂量时以一级动力学消除。

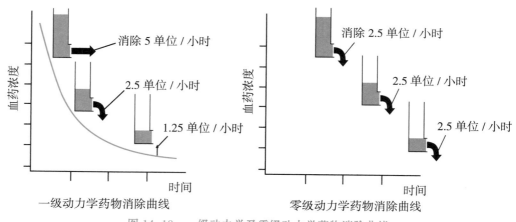

图 14-10　一级动力学及零级动力学药物消除曲线

（三）常用的药动学参数及意义

1. 生物利用度（bioavailability，BA 或 F） 指血管外给药后药物被吸收进入体循环的分量和速度。通常采用药时曲线下的面积（area under the concentration-time curve，AUC）来反映体内药物的相对量。AUC 是指由坐标轴与浓度 - 时间曲线围成的面积，血管内给药如静脉给药的 AUC 最大。生物利用度分为绝对生物利用度和相对生物利用度。

计算公式为：绝对生物利用度 = $\text{AUC}_{血管外}/\text{AUC}_{血管内} \times 100\%$

相对生物利用度 = $\text{AUC}_{被试制剂}/\text{AUC}_{参比制剂} \times 100\%$

绝对生物利用度反映药物的吸收率，血管内给药生物利用度为 100%；血管外给药时，受到一些因素的影响，生物利用度 < 100%。相对生物利用度反映药物制剂的质量，影响因素包括药物粒径、药物晶型、处方中赋型剂的性质与种类、制剂工艺、药物剂型，以及处方中其他物质、首关效应等。不同厂家生产的药物，或同一厂家不同批号的产品，生物利用度可能有明显的差异。

2. 表现分布容积（apparent volume of distribution，Vd） 药物进入体内后，在不同组织中药物的浓度不同，但组织中与血浆中的药物浓度处于动态平衡状态。定义体内药物总量与血浆中药物浓度的比值为表观分布容积。

其计算公式为：$Vd = D_0/C_0$

D_0 为静脉注射剂量，C_0 为零时血药浓度，单位为 L 或 L/kg。

此数值反映药物在体内的分布情况。Vd 在 0.14 ～ 0.29 L/kg，表明药物主要在细胞外分布；Vd 在 0.3 ～ 0.4 L/kg，表明药物主要在细胞内分布；Vd 接近 0.6 L/kg，则为细胞内外分布。当分布容积过大时，如一名体重为 70kg 成人，Vd > 100L 则表示药物集中分布至某个器官中。

3. 清除率（clearance，CL）　指单位时间内多少容积血浆中的药物被清除，是肝、肾和其他消除途径消除率的总和。单位为 mL/（min·kg）。

计算公式为：CL= k·Vd

清除率主要反映肝、肾功能。肝肾功能不全的患者应适当调整用药剂量，或延长给药时间间隔，以免药物在体内蓄积中毒。

4. 半衰期（half-life，$t_{1/2}$）系指血浆药物浓度下降一半所需的时间，也称血浆半衰期。单位为小时或分钟。

一级动力学血浆半衰期的公式为：$t_{1/2}$ ＝ 0.693/K

大多数药物在体内的消除属一级动力学消除，其 $t_{1/2}$ 是恒定值，与血药浓度无关。

零级动力学血浆半衰期的公式为：$t_{1/2}$ ＝ $0.5C_0$/K

零级动力学消除其 t1/2 不是恒定值，随血浆药物浓度 C_0 的变化而变化。

$t_{1/2}$ 反映药物在体内消除的快慢程度，消除快则 $t_{1/2}$ 短，消除慢则 $t_{1/2}$ 较长。一次用药后经 4～6 个 $t_{1/2}$，体内药量消除 93.5%～98.4%。如每隔一个 $t_{1/2}$ 给药一次，则经过 4～6 个 $t_{1/2}$，体内药量可达到稳态水平的 93.5%～98.4%。肝肾功能不全的患者，药物的 t1/2 延长，临床可依此调整用药剂量，确定给药的间隔时间，并作为药物分类的依据。

5. 稳态浓度（steady state plasma concentration，Css）　临床治疗中通过多次重复给药达到有效治疗浓度，并维持在一个稳定水平，此时表明药物的吸收量与消除量达平衡，称为稳态浓度。临床多次给药方法包括等剂量等间隔多次给药方法、间歇给药方法、负荷量与维持量给药方法等。多次用药采用等量等间隔多次给药方案时，血药浓度波动性上升，4～5 个 $t_{1/2}$ 后药时曲线在某一水平范围内波动，即可达到稳态浓度，见图 14-11。

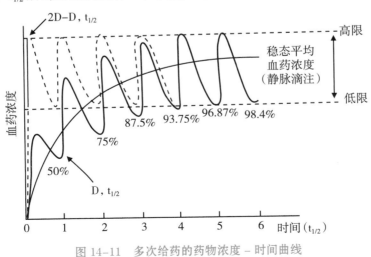

图 14-11　多次给药的药物浓度 - 时间曲线

稳态时，药物进入体内的药量与消除量达到动态平衡，血药浓度在稳态高限和稳态低限之间水平波动，水平波动的平均值称坪值（Plateau），稳态血浆浓度又称坪值浓度。

如每个半衰期间隔给药 1 次，为使体内血药浓度迅速达到稳态浓度，在首次服药时，给予负荷剂量（loading dose）。通常负荷剂量为每次服药的加倍量（首剂加倍），则可立即达到稳态浓度，见图 14-11。但须注意药物毒性较高不可采用这种治疗方法。在临床用药中，需将稳态血浆浓度控制在治疗血药浓度范围之内。

📖 **案例导入**

　　某患者病情危急，需立即达到稳态浓度以控制，应如何给药？

第四节　影响药物作用的因素和合理用药原则

药物在机体内产生的药理作用是药物与机体之间相互作用的结果，药物作用受药物和机体的多种因素影响。在临床用药时，应熟悉各种因素对药物作用的影响，遵循合理用药原则，选择合适的药物类别、剂型及剂量等。

一、药物因素

（一）药物的化学结构

药物的化学结构是确定药物性质和药理作用的重要依据。化学结构相似的药物可产生相似的药理作用，如各种头孢类药物结构较为相似，因此均有抗菌作用。化学结构相似的药物也可能表现出相反或拮抗作用，如华法林和维生素 K 的化学结构相似，但前者为抗凝血药，后者为止血药。

（二）给药剂量

给药剂量不同，药物对机体作用的强度也不同。在一定范围内，药物作用随给药剂量增加，作用逐渐增强；超过一定剂量，可产生毒性反应，甚至导致机体死亡。如镇静催眠药物苯巴比妥，如果给药剂量低于阈剂量，则不产生任何效应，但随着给药剂量的增加，依次可产生镇静、催眠、抗惊厥、抗癫痫等作用，甚至可使中枢神经系统麻痹，引起机体死亡。故临床用药，应掌握药物剂量与作用关系，尤其是使用毒性较大的药物，需特别注意控制给药剂量和间隔时间，防止中毒，临床一般采用治疗量或常用量。

1. 无效量　指给药剂量过小，导致其在体内达不到有效浓度，不出现任何药物疗效的量。

2. 最小有效量　随着给药剂量的增加，开始出现药物疗效的给药剂量。

3. 极量　是指出现最大疗效，但尚未引起毒性反应的给药剂量，又称最大治疗量。在药典中均有明确规定，一般情况给药剂量不得超过极量。

4. 最小中毒量　即能引起中毒的最小剂量。

5. 最小致死量　即能引起死亡的最小剂量。

6. 安全范围　一般将最小有效量和最小中毒量之间的剂量称为安全范围。安全范围大，表明用药相对安全，安全范围小，表明用药易中毒。

7. 治疗量　指最小有效量和极量之间的剂量。

8. 常用量　临床上为了使药物疗效安全可靠，常采用比最小有效量大，而比极量小的剂量作为常用量，见图 14-12。

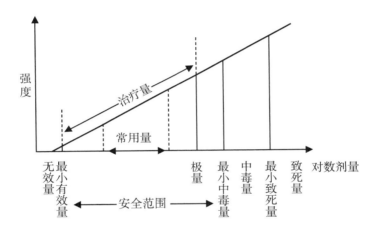

图 14-12　药物剂量与药物作用关系图

（二）药物剂型和药物的性状

药物可制成多种剂型给药，如供口服给药的有片剂、胶囊、口服液；供注射用的有水剂、乳剂、油剂等；还有控制释放速度的控释剂。一个药物的不同剂型对药物的吸收快慢、起效时间、维持时间等均有影响，如注射剂的水溶液较混悬液或油剂吸收快，而作用维持时间也较短；口服给药时溶液剂吸收最快，其次为散剂、片剂和胶囊剂，由于需要崩解，吸收较慢。气体或挥发性较强的药物吸入后经肺泡吸收，又经肺泡排出体外，故作用短而快；液体药物吸收速度较气体药物慢；固体药物只有被溶解后才能被机体吸收。如氯化钡易溶于水，机体吸收后会产生强烈的毒性反应，而硫酸钡不溶于水，故无法被机体吸收，无毒，仅作 X 线造影用。

随着生物制剂学的发展，为达到不同目的，科学家设计多种新的药物制剂，如缓释剂、控释剂、透皮贴剂及靶向药物制剂（如纳米粒、微球制剂）等。缓释剂（slow release formulation，SLF）可使药物按一级速率缓慢释放而吸收，缓释剂可分为延迟释放剂（extended release formulation）和持续释放剂（sustained release formulation）两类。控释剂（controlled release formulation，CLF）可控制药物按零级动力学恒速或近恒速释放，以保持恒速吸收。靶向制剂是使药物连接载体，将药物导向分布到靶细胞，从而起到提高疗效，减少不良反应的作用。

缓释剂与控释剂的优点是：①延长药物作用时间，减少用药次数；②保持较稳定有效的血药浓度，减少一般制剂引起的血药峰谷现象，并可减轻因血药浓度过高而引起的毒副作用。其中缓释剂释药量先多后少，以一级速率递减；控释剂按零级速率恒速释药，疗效更为稳定。

（三）给药途径

选择不同的给药途径对药物的吸收、分布、代谢和排泄都有较大影响，可影响药物效应的强弱，甚至会出现效应性质的改变。如硫酸镁口服给药时产生导泻作用，肌内注射则产生镇静、解痉及降低颅内压的作用；硝酸甘油口服给药首关消除明显，故采用舌下含服方式给药。

（四）给药时间、间隔及疗程

选择合理的用药时间，对减少药物不良反应、增强药效具有十分重要的作用。确定适当的给药时间，应从药物的理化性质、对胃肠道刺激性、患者的耐受能力和需要药物产生作用的时间来考虑。一般情况下，饭前服药物吸收较好，较快发挥疗效；饭后服药物吸收较差，显效也相对较慢。对胃肠道有刺激性的药物宜饭后服；镇静催眠药宜睡前服用。人体机能活动的昼夜变化对某些药物作用有一定影响，研究药物作用的昼夜变化规律的药理学分支，称为时辰药理学（chronopharmacology）。有明显生物节律变化的药物，应按其节律性变化特点给药，如肾上腺糖皮质激素的分泌具有昼夜节律性变化的特点，每日上午8～10时为糖皮质激素分泌高峰，随后逐渐下降，24时左右分泌最低。故可于清晨7～8时用药，对肾上腺皮质功能的抑制作用比其他时间相对较小，可减轻长期用药引起的不良反应。

一般根据药物的半衰期及患者病情、病程等作为参考依据，确定给药时间间隔，若不按规定间隔时间用药，血药浓度会产生很大波动，浓度过高可发生毒性反应，浓度过低则无法产生疗效。

疗程是指为达到一定治疗目的而连续用药的时间。疗程是由病情及病程决定的。一般在症状消失以后即可停止用药。对于某些慢性病及感染性疾病应按规定的时间持续用药，以避免原有病情加重或疾病复发。

（五）长期用药

长期使用某些药物，机体会相应产生一些反应。

1. 耐受性（tolerance）　是指连续用药后，机体对药物的反应性下降，出现药效减弱，需加大剂量才能产生相同的药效，停用一段时间后，机体仍可恢复原有的敏感性。少数患者存在先天耐受性，也称为低敏性。耐受性产生的主要原因可能是药物的药动学改变（如转运受阻、吸收减少、消除加快及肝药酶的诱导作用等）和药效学的改变（如机体调节功能适应性改变、受体的向上和向下调节等）。

根据耐受性的产生时间或表现形式的不同，可将耐受性分为快速耐受性和交叉耐受性两种情况。快速耐受性（tachyphylaxis）是指在短期内连续用药数次后立即发生的耐受现象，如短期内反复使用麻黄素、安非他明、甲基苯丙胺等间接作用的肾上腺素受体激动药，由于囊泡内去甲肾上腺素迅速耗竭而导致药物作用减弱。交叉耐受性（cross tolerance）是指机体对某药产生耐受性后，对同类的另一药反应性也降低。

2. 耐药性（resistance）　是指长时间使用化学治疗药物后，病原体或肿瘤细胞对药物的敏感性降低，此时需加大剂量或改用其他药物。产生耐药性的原因可能主要是病原体发生基因变异，而滥用抗菌药物是病原体产生耐药性的重要原因。耐药性同样可分为快速耐药性和交叉耐药性两种。

3. 依赖性（dependence）　是指连续使用某些药物以后，机体产生一种强迫要求定期或连续使用该药的行为或其他反应。机体可对药物产生生理性或精神性的依赖，因此依赖性又分为生理性依赖和精神性依赖。生理性依赖（physiological dependence）也称躯体依赖性（physical dependence），即为停药后患者出现身体戒断症状。精神依赖性（psychological dependence）即为停药后患者只表现为主观不适，而无客观症状和体征。若患者对药物不仅产生精神依赖性，还有躯体依赖性，一旦停止给药，患者表现出躯体和精神生理功能紊乱的戒断症状，则称为成瘾性（addiction）。某些药物的滥用（如吗啡、尼古丁、可卡因、大麻等），尤其是兴奋药或麻醉药的滥用是引起依赖性的重要原因，轻者全身不适，重者出现抽搐，甚至可危及生命。

（六）药物相互作用

药物相互作用（drug interaction）是指同时或先后使用两种或两种以上药物，药物与药物之间或药物与机体之间产生的相互影响，出现原有药效增强或减弱的现象。药物相互作用包括体内和体外相互作用。药物在体内的相互作用包括药动学和药效学方面的相互作用。药物在体外的相互作用，又称为药物配伍禁忌（incompatibility）。

1. 联合用药对药动学方面的影响主要表现为对药物的吸收、分布、代谢和排泄都会产生影响。

（1）影响药物吸收：有些药物可改变胃肠道的 pH 而影响其他药物的解离度，进而影响其药物吸收。如抗酸药可增加弱酸性药物氨苄青霉素、磺胺类的解离度，因而弱酸性药物吸收减少，但可促进某些弱碱性药物的吸收；有些药物可与其他药物进行吸附、络合或结合，进而影响其药物吸收。如氢氧化铝凝胶可吸附氯丙嗪，考来烯胺能与洋地黄、四环素、保泰松、性激素、甲状腺素、苯巴比妥、华法林、噻嗪类利尿药等结合，四环素类药物可与钙离子、镁离子或铝离子等形成不溶性络合物；浓茶中含大量鞣酸，可与铁制剂或生物碱发生沉淀反应，进而阻碍药物的吸收；有些药物可影响胃排空和肠蠕动，进而影响其药物吸收。多数药物主要的吸收部位在小肠上段，如合用抗胆碱药物，抗胆碱药物能延缓胃的排空，减慢肠蠕动，使同服的对乙酰氨基酚的吸收减慢，也可使部分由胃肠道破坏的左旋多巴吸收量减少；肠壁功能的改变也会影响药物的吸收，如细胞毒类药物可损伤肠黏膜，从而使其他药物的吸收减少。

（2）影响药物的分布：许多药物能与血浆蛋白呈可逆性结合，酸性药物与血浆蛋白的结合要比碱性药物与血浆蛋白的结合更强。如对乙酰氨基酚与血浆蛋白的结合力更强，可将华法林从血浆蛋白结合部位置换出来，导致华法林抗凝血作用增强。早产儿或新生儿服用磺胺类或水杨酸类药物，由于药物与血浆蛋白结合能力较强，可将胆红素从血浆蛋白结合部位置换出来，引起脑核性黄疸症。

（3）影响药物的代谢：许多药物通过诱导或抑制肝药酶而影响其他药物在体内的代谢，从而使其药物半衰期、药理作用及不良反应等发生改变。如异烟肼可抑制肝药酶，与华法林联合应用时，可使华法林的药理作用和毒性增加；别嘌呤醇能抑制黄嘌呤氧化酶，使 6- 巯基嘌呤及硫嘌呤的代谢减慢、毒性增加。有些药物通过影响非微粒体酶，改变此酶作用的药物代谢。如单胺氧化酶抑制药可通过抑制单胺氧化酶，延缓单胺类药物代谢，使这些药物的药理作用和毒性反应增加。

（4）影响药物的排泄：有些药物可影响尿液的 pH 从而影响药物的解离度，影响药物的排泄。尿液呈酸性时可使弱碱性药解离型增多，如抗组胺药等在肾小管的重吸收减少，药物的排出量增加。同理，尿液呈碱性时可使弱酸性药解离型增多，肾小管的重吸收减少，排出量增多；许多弱酸性药物及其代谢产物可从肾近曲小管主动转运分泌，如水杨酸类、丙磺舒、噻嗪类、呋塞米、对氨基水杨酸、头孢噻啶、青霉素等。当这些药物合用时，可竞争转运载体，从而使其排泄减少，药物作用或毒性增加。

2. 联合用药对药效学方面的影响主要表现为协同作用（synergism）和拮抗作用（antagonism）。

协同作用是指联合用药后原有药物效应或毒性增加。协同作用可分为 3 种情况：①相加作用：两药合用后的作用是两药分别作用相加的代数和，如阿司匹林与对乙酰氨基酚合用时，解热镇痛作用是两药分别作用的相加；氨基糖苷类抗生素链霉素、庆大霉素、卡那霉素或新霉素之间联合用药，对听神经和肾脏的毒性反应相加。②增强作用：两药合用后的作用大于它们分别作用相加的代数和，如磺胺甲噁唑与甲氧苄啶合用，使两者的抗菌作用增加数倍至数十倍，甚至出现杀菌作用。③增敏作用：指一种药物可使组织或受体对另一药物的敏感性增强，如可卡因可抑制交感神经末梢对去甲肾上腺素的再摄取，使肾上腺素或去甲肾上腺素的作用增强。

拮抗作用是指联合用药后原有药物效应或毒性减弱。根据其产生机制可分为4种情况，即药理性拮抗、生理性拮抗、生化性拮抗和化学性拮抗，前两种情况较为重要。①药理性拮抗：即一种药物与特异性受体结合，从而阻止激动药与此种受体结合，产生药理性拮抗作用。如纳洛酮可拮抗吗啡的作用，普萘洛尔可拮抗异丙肾上腺素的作用。②生理性拮抗：即两个激动药分别作用于生理作用相反的两个特异性受体，产生生理性拮抗作用。如组胺可作用于 H_1 受体，引起支气管平滑肌收缩；肾上腺素可作用于 β_2 受体，引起支气管平滑肌松弛。③化学性拮抗：如某些重金属（如铋、锑、镉等）可与二巯基丙醇结合成络合物而排泄，重金属中毒时可用二巯基丙醇解救；肝素是抗凝血药，肝素过量可引起出血，此时可静脉注射鱼精蛋白，后者能与肝素形成稳定的复合物，拮抗肝素的抗凝血作用。④生化性拮抗：即拮抗作用通过生化反应而产生，如苯巴比妥能诱导肝药酶，使苯妥英钠等药的代谢加速，药物作用减弱。

3.药物配伍禁忌是指两种或两种以上药物在体外调配在一起时，发生的物理或化学反应，如出现混浊、沉淀、变色、结晶、减效、失效或毒性增强的现象。例如肾上腺素在碱性溶液中易氧化而失效。

二、机体因素

（一）年龄

年龄可对药物的药效学和药动学方面产生影响。不同年龄的机体，其生理功能、血浆蛋白含量、体液或脂肪占体重的比例、代谢酶的活性等均有较大差异。

1.儿童　儿童期分为新生儿期（出生到满月）、婴儿期（满月～1岁）、幼儿期（1～5岁）和学龄期（6～12岁）。儿童的组织器官正处于生长发育时期，各组织器官发育尚不完善。药物使用不当可能会造成较为严重的不良反应，留下后遗症。

（1）药物的吸收：新生儿胃液的pH较低，胃内容物的排出时间也较长，药物的吸收比较慢。新生儿口服给药的吸收与成人有显著差别。由于新生儿血-脑屏障发育不完全，口服给药后药物易透过新生儿血-脑屏障进入脑组织，吸收十分迅速而完全，吸收率较成人高。婴儿期以后的药物吸收则基本上与成人相同。新生儿皮肤角质层较薄，且相对体表面积较成人大，因此皮肤给药时吸收较快且多，临床用药时应注意剂量以防中毒。

（2）药物的分布：新生儿的血浆蛋白只有成人的80%左右，当给予蛋白质结合率高的药物时，新生儿血浆中游离型药物的浓度会增加。如新生儿使用苯巴比妥容易中毒，这是由于新生儿血浆蛋白结合能力差，游离型苯巴比妥浓度过高所致。新生儿体内水分的含量较成人要高，约为体重的70%，如果按相同比例的千克体重给药，和成人相比，新生儿体内水溶性药物的血药浓度会降低，而脂溶性药物的血中浓度则会升高。

（3）药物的代谢：新生儿期的肝脏功能尚未完全发育良好，但随后一年内即可发育成熟，婴幼儿期肝脏的重量占体重的比例较成人为高，因此，对于某些药物，按体重计算婴儿期以后的肝脏代谢功能较成人相对要高。药物代谢的主要酶系如 CYP 等在新生儿肝脏中的活性接近成人，故新生儿肝脏对多数药物的代谢能力和成人无异，但某些酶系统尚未发育完全，可使药物代谢减慢，血浆半衰期延长，发生药物的蓄积中毒，如新生儿肝脏内药物与甘氨酸和葡萄糖醛酸的结合功能较成人差，故新生儿对某些药物如胆红素、氯霉素的结合代谢能力相对缺乏，胆红素与白蛋白结合的位点被药物置换后会引起核黄疸，氯霉素由于肝脏的结合代谢能力低下在组织中蓄积而产生毒性反应，导致灰婴综合征。

（4）药物的排泄：新生儿的肾脏也处于发育阶段，肾小球滤过率和肾小管分泌机能都较差，肾小球的滤过率仅有成人的 30% ～ 40%，因此主要经肾小球滤过或经肾小管分泌的药物，其清除率较低，消除半衰期较长。如对氨基糖苷类、青霉素类及吲哚美辛等的清除率比较低，需要发育至 6 个月才能达到成人水平。故给药时应注意减少给药剂量，延长给药时间间隔。

2. 老年人　老年人由于生理功能逐渐减退，血浆蛋白浓度降低，肝血流量和肝药酶的活性降低，对药物的吸收功能也降低，但肾血流、肾小球滤过和肾小管功能减弱而使药物的消除减慢，综合结果是血中的游离型药物浓度增多，药物作用或毒性增强。

（1）药物的吸收：老年人的胃内容物的排出时间会延长，但药物的吸收却不会随年龄增长而有所变化。

（2）药物的分布：随着年龄的增加，老年人身体脂肪却会增加，细胞外液的量会逐渐减少，故水溶性药物的分布容积会降低，血药浓度会增高；脂溶性药物的分布容积会增加，血药浓度会降低。此外，华法林等药物与白蛋白的结合率比较高，而老年人的血浆白蛋白浓度比较低，故老年人血浆中华法林的游离型浓度升高，抗凝血作用增强，易导致出血。

（3）药物的代谢：随着年龄的增加，老年人的肝血流量都会减少，肝脏重量减轻，对那些代谢与肝脏血流量有关的药物如普萘洛尔、利多卡因等，其药物的清除率下降，血药浓度会升高，易在体内蓄积。肝脏重量减轻也使那些主要依靠肝药酶进行代谢的药物的清除率下降。药物代谢的第Ⅱ时相则不会因年龄增加而受到影响。

（4）药物的排泄：随着年龄的增加，老年人的肾小球滤过率会降低，故药物从肾脏的排出减少。

老年人药物作用靶点敏感性的升高或降低可导致老年人对药物反应性的改变。老年人对中枢神经抑制性药物比较敏感，如老年人使用苯二氮䓬类药物更易引起精神错乱。老年人心血管系统与维持水、电解质平衡的内环境稳定功能减弱，血压调节功能变差，使用降压药物更易引起体位性低血压，故老年人用药时注意剂量调整，并告知老年人变化体位时需缓慢，防止跌倒等严重不良反应的发生。

（二）性别

女性用药时应考虑到月经、妊娠、分娩、哺乳期等特点。如月经期和妊娠期禁用抗凝血药或泻药，以免引起月经过多、流产、早产或出血不止等；孕妇临产前不可用吗啡，因吗啡可透过胎盘，导致胎儿娩出时呼吸抑制；哺乳期用药应注意不宜使用可从乳汁排泄，且对哺乳儿生长发育有影响的药物。

有些药物可通过胎盘屏障进入胎儿体内，对胎儿生长发育和活动造成影响，甚至导致畸胎，故妊娠期用药应十分慎重。药物的致畸性与胎儿生长发育阶段有关。一般认为妊娠头 3 个月是胚胎形态发育期，为产生畸形的主要阶段，此阶段应用有致畸毒性的药物，可导致器官结构的异常和缺陷。妊娠中、后 3 个月是胎儿体内酶形成及完善期，该阶段使用某些药物可引起酶形成不足或导致基因突变，会使物质代谢停滞于某阶段而发生机体功能的缺陷。

（三）个体差异

大多数患者对同一药物的反应较为相近，但也有少数人会产生个体差异。相同剂量的药物在不同个体内的血药浓度不同，以致药物作用的强度和持续时间有较大差异。故临床用药时对于作用强、安全范围小的药物，应根据患者情况及时调整剂量，实施个体化给药方案。

1. 高敏性（hypersensitivity） 是指机体对药物的反应特别敏感，很小用药剂量就能产生其他人常用量时产生的作用。如静注异戊巴比妥，一般麻醉剂量为 12mg/kg，高敏性患者 5mg/kg 就可生效。

2. 低敏性（hyposensitivity） 是指少数人对药物的反应特别不敏感，需加大剂量才能有效。如静注异戊巴比妥，低敏性患者需麻醉剂量 19mg/kg 才有效。

3. 特异质反应（idiosyncrasy） 是指个别患者用药后，出现与一般性质不同的反应。主要由于遗传因素所致，常见以下几方面：

（1）药物代谢酶异常：许多药物如异烟肼、对氨基水杨酸等需在肝乙酰基转移酶作用下经乙酰化灭活，其灭活速度取决于机体内此酶的多少。乙酰化速度在人群中有明显差异，一般分为慢乙酰化和快乙酰化两种类型。黄种人 10% ～ 20% 为慢乙酰化型，美国的白人和黑人约 50% 为慢乙酰化型。慢乙酰化型者口服一次剂量的异烟肼后，血浆药物浓度为 4 ～ 5μg/mL，血浆 $t_{1/2}$ 为 2 ～ 4.5h，慢乙酰化型者长期服用异烟肼约有 23% 的人患多发性外周神经炎。中国人快乙酰化型者约占 49.3%，快乙酰化型者口服一次剂量的异烟肼后，血药浓度仅 1μg/mL，血浆 $t_{1/2}$ 为 45 ～ 100min，且多发性外周神经炎发生率较低。

（2）非药物代谢酶异常：红细胞缺乏葡萄糖 -6- 磷酸脱氢酶（G-6-PD）是人类最

常见的遗传缺陷，不同地区发生率也有较大差异。我国长江流域发生率约33%，广东约86%。葡萄糖-6-磷酸脱氢酶的缺乏引起还原型谷胱甘肽（GSH）减少，患者服用治疗量的对乙酰氨基酚、阿司匹林、磺胺类药、伯氨喹、维生素K后，可能引起溶血性贫血。有些人缺乏高铁血红蛋白还原酶，导致高铁血红蛋白无法还原成血红蛋白而出现紫绀。

（四）种族

种族因素包括遗传和环境两个方面。不同种族的人群，具有不同的遗传背景，且由于长期生活在不同的地理环境中，具有不同文化背景、不同的食物来源和饮食习惯，都会对药物的作用靶点敏感性和代谢酶的活性产生影响，从而导致一些药物的代谢和反应会产生较为明显的差异。如乙醇代谢，服用等量乙醇后，中国人更容易出现面红和心悸，其原因在于中国人体内生成的乙醛血浆浓度要高于白人。如服用抗结核药物异烟肼后，白种人易导致多发性神经炎，而黄种人易导致肝损害。

（五）病理因素

严重肝功能不全患者应用主要在肝脏转化失活的药物时，其代谢速度减慢，作用维持时间延长，易发生蓄积中毒；肾功能不全患者应用主要由肾脏排泄的药物时，其排出减慢，半衰期延长。心衰患者心输出量减少，胃肠道血液淤积，药物在胃肠道的吸收减少，消除减慢。神经功能抑制时，可耐受较大剂量的中枢兴奋药，神经功能兴奋时则能耐受较大剂量中枢抑制药。内分泌功能失调等也可影响药物的作用。严重营养不良可使血浆蛋白含量下降，血中游离型药物浓度增加，药物作用和毒性反应增加。若机体酸碱平衡失调，血液pH降低，可使血中的弱酸性药物如阿司匹林等解离度减小，易跨膜转运进入细胞内。机体发生电解质紊乱，钠离子、钾离子、钙离子、氯离子等在细胞内外液中的浓度发生改变，也将影响药物的效应。

（六）精神因素

患者的精神状态和心理活动对药物疗效具有很大影响。如精神振奋时可使血压升高，也会影响镇静催眠药的治疗效果，而精神萎靡时则可影响抗肿瘤药物的治疗效果。药物的疗效也与患者的心理因素和承受能力有关。患者如对疾病思想负担很重，对药物和医师缺乏信赖，且与医护人员不协作，往往会使药物的疗效下降。如果医护人员能对患者主动关心，并进行相关的心理引导，使其正确对待疾病，调动主观能动性，树立战胜疾病的坚强意志，有利于疾病的痊愈。患者在经医师给予药物后，往往会发生一系列精神和生理上的变化。当医师对疾病的解释及预后推测给患者带来乐观的消息时，患者的紧张情绪也可得到很大缓解。实验证明暗示亦可提高机体痛阈，有的患者服用无药理活性的物质（安慰剂）后也有肯定的疗效。故临床新药研究中常采用安慰剂（placebo）对照试验法以排除精神因素对药物疗效的影响。

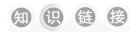

安慰剂

安慰剂是指不含药理活性成分，仅含有赋形剂，在外观和口味上与具有药理活性成分的制剂完全一样的制剂。临床试验表明，安慰剂对慢性、功能性疾病或病情较轻的疾病可产生疗效，同时对如心率、血压、性功能等自主神经系统的功能也有较大影响。安慰剂产生的作用称为安慰剂作用（placebo effects）。安慰剂作用与药物产生的作用一致，则为阳性安慰剂；安慰剂作用与药物产生的作用不一致，则为阴性安慰剂。

（七）其他因素

嗜好、饮食及生活工作环境等都会对药物效应产生影响。研究表明，高蛋白质饮食者，某些药物如氨茶碱等的代谢高于高碳水化合物饮食者。低蛋白饮食可降低 CYP 和 NADPH-450（辅酶Ⅱ-450）还原酶水平，减慢药物的代谢速度，使药物效应和毒性增加。烤炙牛肉中含有大量的多芳香烃化合物，摄入过多可使氨茶碱等代谢加速。禁食和饥饿可使磺胺异噁唑排泄减少，甲苯磺丁脲的分布下降。长期饮酒或吸烟可诱导肝药酶，加速药物代谢，但急性酒精中毒可通过改变肝血流量或抑制肝药酶活性而抑制药物代谢。生活与工作环境中的各种物质如空气中的粉尘、尾气排放物、农作物中的杀虫剂、水中的重金属离子等长期与人接触，也都会改变肝药酶的活性，从而影响药物代谢。

三、合理用药原则

合理用药（rational drug use）指在临床用药时，根据患者具体情况正确合理地选择药物类别、剂型及配伍。合理用药的基本原则包括：明确诊断，再考虑用药；严格掌握药物的适应证和禁忌证；根据病情的轻重缓急、药物的特性、患者承受能力等选择剂型和给药途径；根据病情和疗法确定用药剂量和疗程；采用两种或两种以上药物联合治疗，应考虑药物之间的相互作用和配伍禁忌。

复习思考题

一、单选题

1. 药物是（　　　）

　　A. 能影响机体生理功能的化学物质

　　B. 能改变细胞生化功能的化学物质

　　C. 能干扰机体代谢的化学物质

　　D. 能滋补营养、康复保健的化学物质

　　E. 能影响机体生理功能及病理状态，用于预防、诊断、治疗疾病的化学物质

2. 药理学是（　　　）

　　A. 研究药物的学科

　　B. 研究机体的学科

　　C. 研究药物代谢动力学的学科

　　D. 研究药物与机体相互作用及其作用规律的一门学科

　　E. 研究药物效应动力学的学科

3. 药物产生副作用的药理学基础是（　　　）

　　A. 用药剂量过大　　　　　　　　B. 药物作用选择性低

　　C. 患者肝肾功能不良　　　　　　D. 血药浓度过高

　　E. 用药时间过长

4. 某降压药物停药后，血压剧烈回升，此种不良反应称为（　　　）

　　A. 停药反应　　　　　　　　　　B. 后遗效应

　　C. 副作用　　　　　　　　　　　D. 毒性反应

　　E. 特异质反

5. 一般来说，吸收速度最快的给药方式是（　　　）

　　A. 舌下含化　　　　　　　　　　B. 口服给药

　　C. 皮下注射　　　　　　　　　　D. 肌内注射

　　E. 透皮贴剂

6. 大多数药物在体内跨膜转运方式为（　　　）

　　A. 简单扩散　　　　　　　　　　B. 滤过

　　C. 易化扩散　　　　　　　　　　D. 主动转运

　　E. 胞饮

7. 连续使用某些药物以后，机体产生一种强迫要求定期或连续使用该药的行为或其他反应是因为（　　　）

    A. 耐受性　　　　　　　　　　B. 耐药性

    C. 成瘾性　　　　　　　　　　D. 依赖性

    E. 习惯性

8. 联合应用两种或两种以上的药物，目的在于（　　　）

    A. 减少不良反应

    B. 增加疗效

    C. 减少单药用量

    D. 减少耐药性发生

    E. 以上都是

二、名词解释

1. 药动学　2. 药效学　3. 不良反应　4. 受体激动药　5. 首过消除　6. 肝肠循环

7. 常用量　8. 治疗量

三、简答题

1. 联系实际，比较食物、药物及毒物之间的关系。

2. 药物的不良反应主要包括哪些？举例说明药物不良反应的类型。

3. 什么是药酶诱导剂和抑制剂，思考其有何临床意义。

4. 影响药物作用的因素有哪些？

主要参考书目

［1］张德兴.基础医学概论［M］.3 版.北京：中国医药科技出版社，2005.

［2］郭争鸣，冯志强.生理学［M］.北京：人民卫生出版社，2005.

［3］胡野.疾病学基础［M］.北京：人民卫生出版社，2007.

［4］阮永华，崔进，张雅洁.病理学（案例版）［M］.北京：科学出版社，2007.

［5］申丽娟，张雅洁.病理学学习指导［M］.北京：科学出版社，2009.

［6］樊小力.基础医学概论［M］.2 版.北京：科学出版社，2010.

［7］盖一峰.人体解剖学［M］.2 版.北京：人民卫生出版社，2010.

［8］殷蓉蓉.生物化学［M］.2 版.西安：第四军医大学出版社，2011.

［9］陈杰，李甘地.病理学［M］.2 版.北京：人民卫生出版社，2011.

［10］李桂源.病理生理学［M］.2 版.北京：人民卫生出版社，2011.

［11］许正敏，杨朝华.病原生物学与免疫学［M］.北京：人民卫生出版社，2011.

［12］杨宝峰.药理学［M］.8 版.北京：人民卫生出版社，2013.

［13］杨海旺.美容解剖学基础［M］.2 版.北京：人民卫生出版社，2013.

［14］李凡，徐志凯.医学微生物学［M］.8 版.北京：人民卫生出版社，2013.

［15］王玲.医学免疫学［M］.北京：中国协和医科大学出版社，2013.

［16］曹雪涛.医学免疫学［M］.6 版.北京：人民卫生出版社，2013.

［17］王医术，李玉林.病理学［M］.8 版.北京：人民卫生出版社，2013.

［18］刘春波.人体解剖生理学［M］.3 版.北京：人民卫生出版社，2014.

［19］刘春波.人体解剖生理学［M］.3 版.北京：人民卫生出版社，2014.

［20］肖纯凌，赵富玺.病原生物学与免疫学［M］.北京：人民卫生出版社，2014.

［21］龚非力.医学免疫学［M］.4 版.北京：科学出版社，2014.

［22］刘文辉，刘维庆.免疫学与病原生物学［M］.3 版.北京：人民卫生出版社，2014.

［23］K.Ghoreishi.Encyclopedia of Toxicology.（3rd Edition）.Oxford：Academic Press. 2014.

［24］周洁，方义湖.基础医学概要［M］.北京：人民卫生出版社，2015.

［25］王庭槐.生理学［M］.3 版.北京：人民卫生出版社，2015.

［26］刘世国，刘伯阳.病原生物学与免疫学实验［M］.北京：高等教育出版社，2015.

［27］周长林.微生物学［M］.3 版.北京：中国医药科技出版社，2015.

［28］刘世国，刘伯阳.病原生物学与免疫学实验［M］.北京：高等教育出版社，2015.

［29］丁运良.病理学［M］.2 版.北京：人民卫生出版社，2015.

［30］杨宝峰，陈建国.药理学［M］.3 版.北京：人民卫生出版社，2015.

［31］钱之玉．药理学［M］．4 版．北京：中国医药科技出版社，2015.

［32］杨丽珠．药理学［M］．北京：中国医药科技出版社，2015.

［33］国家食品药品监督管理局执业药师资格认证中心．药学专业知识［M］．北京：中国医药科技出版社，2015.

［34］王玲，李玉晶，龙雨霏［M］．基础医学课程知识点达标测试标准 [M]．北京：科学出版社，2015.

［35］王玲，李玉晶，龙雨霏［M］．人体解剖学技能培训教程 [M]．第 2 版．北京：科学出版社，2016.

［36］邵水晶．人体解剖学［M］．4 版．北京：中国中医药出版社，2016.

［37］施建蓉，赵铁迪．生理学［M］．4 版．北京：中国中医药出版社，2016.

［38］丁文龙，王海杰．系统解剖学［M］．4 版．北京：人民卫生出版社，2016.

［39］晁相蓉，邹丽平，余少培．生物化学［M］．3 版．北京：中国科学技术出版社，2016.

［40］李明远．医学微生物学［M］．北京：科学出版社，2016.

［41］刘建红，王玲．病原生物与免疫学基础［M］．4 版．北京：科学出版社，2016.

［42］郑剑玲．病原生物与免疫学基础［M］．北京：中国中医药出版社，2016.

［43］张雄鹰．微生物学与免疫学［M］．北京：中国医药科技出版社，2016.

［44］袁嘉丽．免疫学基础与病原生物学［M］．4 版．北京：中国中医药出版社，2016.

［45］来茂德，申洪．病理学［M］．北京：高等教育出版社，2016.

［46］黄玉芳，刘春英．病理学［M］．北京：中国中医药出版社，2016.

［47］孙建宁．药理学［M］．4 版．北京：中国中医药出版社，2016.

［48］苗久旺，袁超．药理学［M］．北京：中国科学技术出版社，2016.

［49］刘黎青．基础医学院概论［M］．北京：中国中医药出版社，2017.